国家卫生健康委员会"十四五"规划教材

全国高等中医药教育教材

供中医学、针灸推拿学、中西医临床医学等专业用

第四轮 十四五

中医内科学

第 4 版

中醫

主　　编　胡鸿毅　方祝元　吴　伟

副 主 编　毛静远　石　岩　赵进喜　谢春光　薛汉荣

主　　审　张伯礼

编　　委　（按姓氏笔画排序）

王　真（浙江中医药大学）　　　　　张念志（安徽中医药大学）

王　健（长春中医药大学）　　　　　张琳琪（河南中医药大学）

王彦刚（河北中医学院）　　　　　　林　江（上海中医药大学）

毛静远（天津中医药大学）　　　　　赵　敏（黑龙江中医药大学）

方祝元（南京中医药大学）　　　　　赵进喜（北京中医药大学）

邓奕辉（湖南中医药大学）　　　　　胡鸿毅（上海中医药大学）

石　岩（辽宁中医药大学）　　　　　姜俊玲（广西中医药大学）

孙丽霞（南京中医药大学）　　　　　彭　锐（广州中医药大学）

苏天生（福建中医药大学）　　　　　谢春光（成都中医药大学）

吴　伟（广州中医药大学）　　　　　滕　晶（山东中医药大学）

吴秋玲（山西中医药大学）　　　　　薛汉荣（江西中医药大学）

吴喜利（西安交通大学第二附属医院）

学术秘书　魏华凤、周怡（上海中医药大学）　孙丽霞（兼）　彭锐（兼）

人民卫生出版社

·北京·

版权所有，侵权必究！

图书在版编目（CIP）数据

中医内科学/胡鸿毅，方祝元，吴伟主编. —4 版
. —北京：人民卫生出版社，2021.9（2025.4 重印）
　　ISBN 978-7-117-31635-4

　　Ⅰ.①中…　Ⅱ.①胡…②方…③吴…　Ⅲ.①中医内
科学-教材　Ⅳ.①R25

中国版本图书馆 CIP 数据核字（2021）第 181064 号

| 人卫智网 | www.ipmph.com | 医学教育、学术、考试、健康，购书智慧智能综合服务平台 |
| 人卫官网 | www.pmph.com | 人卫官方资讯发布平台 |

中医内科学
Zhongyi Neikexue
第 4 版

主　　编：胡鸿毅　方祝元　吴　伟
出版发行：人民卫生出版社（中继线 010-59780011）
地　　址：北京市朝阳区潘家园南里 19 号
邮　　编：100021
E - mail：pmph @ pmph.com
购书热线：010-59787592　010-59787584　010-65264830
印　　刷：北京铭成印刷有限公司
经　　销：新华书店
开　　本：850×1168　1/16　　印张：24.5
字　　数：642 千字
版　　次：2002 年 1 月第 1 版　　2021 年 9 月第 4 版
印　　次：2025 年 4 月第 8 次印刷
标准书号：ISBN 978-7-117-31635-4
定　　价：76.00 元

打击盗版举报电话：010-59787491　E-mail：WQ @ pmph.com
质量问题联系电话：010-59787234　E-mail：zhiliang @ pmph.com

◇◇◇ 数字增值服务编委会 ◇◇◇

主　　编　胡鸿毅　方祝元　吴　伟

副 主 编　毛静远　石　岩　赵进喜　谢春光　薛汉荣

主　　审　张伯礼

编　　委　（按姓氏笔画排序）

王　真（浙江中医药大学）　　　　　张念志（安徽中医药大学）

王　健（长春中医药大学）　　　　　张琳琪（河南中医药大学）

王彦刚（河北中医学院）　　　　　　林　江（上海中医药大学）

毛静远（天津中医药大学）　　　　　赵　敏（黑龙江中医药大学）

方祝元（南京中医药大学）　　　　　赵进喜（北京中医药大学）

邓奕辉（湖南中医药大学）　　　　　胡鸿毅（上海中医药大学）

石　岩（辽宁中医药大学）　　　　　姜俊玲（广西中医药大学）

孙丽霞（南京中医药大学）　　　　　彭　锐（广州中医药大学）

苏天生（福建中医药大学）　　　　　谢春光（成都中医药大学）

吴　伟（广州中医药大学）　　　　　滕　晶（山东中医药大学）

吴秋玲（山西中医药大学）　　　　　薛汉荣（江西中医药大学）

吴喜利（西安交通大学第二附属医院）

学术秘书　魏华凤、周怡（上海中医药大学）　孙丽霞（兼）　彭锐（兼）

修 订 说 明

为了更好地贯彻落实《中医药发展战略规划纲要(2016—2030年)》《中共中央国务院关于促进中医药传承创新发展的意见》《教育部 国家卫生健康委 国家中医药管理局关于深化医教协同进一步推动中医药教育改革与高质量发展的实施意见》《关于加快中医药特色发展的若干政策措施》和新时代全国高等学校本科教育工作会议精神,做好第四轮全国高等中医药教育教材建设工作,人民卫生出版社在教育部、国家卫生健康委员会、国家中医药管理局的领导下,在上一轮教材建设的基础上,组织和规划了全国高等中医药教育本科国家卫生健康委员会"十四五"规划教材的编写和修订工作。

为做好新一轮教材的出版工作,人民卫生出版社在教育部高等学校中医学类专业教学指导委员会、中药学类专业教学指导委员会和第三届全国高等中医药教育教材建设指导委员会的大力支持下,先后成立了第四届全国高等中医药教育教材建设指导委员会和相应的教材评审委员会,以指导和组织教材的遴选、评审和修订工作,确保教材编写质量。

根据"十四五"期间高等中医药教育教学改革和高等中医药人才培养目标,在上述工作的基础上,人民卫生出版社规划、确定了第一批中医学、针灸推拿学、中医骨伤科学、中药学、护理学5个专业100种国家卫生健康委员会"十四五"规划教材。教材主编、副主编和编委的遴选按照公开、公平、公正的原则进行。在全国50余所高等院校2 400余位专家和学者申报的基础上,2 000余位申报者经教材建设指导委员会、教材评审委员会审定批准,聘任为主编、副主编、编委。

本套教材的主要特色如下:

1. **立德树人,思政教育** 坚持以文化人,以文载道,以德育人,以德为先。将立德树人深化到各学科、各领域,加强学生理想信念教育,厚植爱国主义情怀,把社会主义核心价值观融入教育教学全过程。根据不同专业人才培养特点和专业能力素质要求,科学合理地设计思政教育内容。教材中有机融入中医药文化元素和思想政治教育元素,形成专业课教学与思政理论教育、课程思政与专业思政紧密结合的教材建设格局。

2. **准确定位,联系实际** 教材的深度和广度符合各专业教学大纲的要求和特定学制、特定对象、特定层次的培养目标,紧扣教学活动和知识结构。以解决目前各院校教材使用中的突出问题为出发点和落脚点,对人才培养体系、课程体系、教材体系进行充分调研和论证,使之更加符合教改实际、适应中医药人才培养要求和社会需求。

3. **夯实基础,整体优化** 以科学严谨的治学态度,对教材体系进行科学设计、整体优化,体现中医药基本理论、基本知识、基本思维、基本技能;教材编写综合考虑学科的分化、交叉,既充分体现不同学科自身特点,又注意各学科之间有机衔接;确保理论体系完善,知识点结合完备,内容精练、完整,概念准确,切合教学实际。

4. **注重衔接,合理区分** 严格界定本科教材与职业教育教材、研究生教材、毕业后教育教材的知识范畴,认真总结、详细讨论现阶段中医药本科各课程的知识和理论框架,使其在教材中得以凸显,既要相互联系,又要在编写思路、框架设计、内容取舍等方面有一定的区分度。

5. 体现传承,突出特色　本套教材是培养复合型、创新型中医药人才的重要工具,是中医药文明传承的重要载体。传统的中医药文化是国家软实力的重要体现。因此,教材必须遵循中医药传承发展规律,既要反映原汁原味的中医药知识,培养学生的中医思维,又要使学生中西医学融会贯通,既要传承经典,又要创新发挥,体现新版教材"传承精华、守正创新"的特点。

6. 与时俱进,纸数融合　本套教材新增中医抗疫知识,培养学生的探索精神、创新精神,强化中医药防疫人才培养。同时,教材编写充分体现与时代融合、与现代科技融合、与现代医学融合的特色和理念,将移动互联、网络增值、慕课、翻转课堂等新的教学理念和教学技术、学习方式融入教材建设之中。书中设有随文二维码,通过扫码,学生可对教材的数字增值服务内容进行自主学习。

7. 创新形式,提高效用　教材在形式上仍将传承上版模块化编写的设计思路,图文并茂、版式精美;内容方面注重提高效用,同时应用问题导入、案例教学、探究教学等教材编写理念,以提高学生的学习兴趣和学习效果。

8. 突出实用,注重技能　增设技能教材、实验实训内容及相关栏目,适当增加实践教学学时数,增强学生综合运用所学知识的能力和动手能力,体现医学生早临床、多临床、反复临床的特点,使学生好学、临床好用、教师好教。

9. 立足精品,树立标准　始终坚持具有中国特色的教材建设机制和模式,编委会精心编写,出版社精心审校,全程全员坚持质量控制体系,把打造精品教材作为崇高的历史使命,严把各个环节质量关,力保教材的精品属性,使精品和金课互相促进,通过教材建设推动和深化高等中医药教育教学改革,力争打造国内外高等中医药教育标准化教材。

10. 三点兼顾,有机结合　以基本知识点作为主体内容,适度增加新进展、新技术、新方法,并与相关部门制订的职业技能鉴定规范和国家执业医师(药师)资格考试有效衔接,使知识点、创新点、执业点三点结合;紧密联系临床和科研实际情况,避免理论与实践脱节、教学与临床脱节。

本轮教材的修订编写,教育部、国家卫生健康委员会、国家中医药管理局有关领导和教育部高等学校中医学类专业教学指导委员会、中药学类专业教学指导委员会等相关专家给予了大力支持和指导,得到了全国各医药卫生院校和部分医院、科研机构领导、专家和教师的积极支持和参与,在此,对有关单位和个人表示衷心的感谢!希望各院校在教学使用中,以及在探索课程体系、课程标准和教材建设与改革的进程中,及时提出宝贵意见或建议,以便不断修订和完善,为下一轮教材的修订工作奠定坚实的基础。

人民卫生出版社

2021 年 3 月

前　言

　　本书为全国高等中医药教育国家卫生健康委员会"十四五"规划教材,由全国21所院校联合编写,供中医学及相关专业本科生学习中医内科学课程使用。

　　全书分总论和各论两部分。总论介绍中医内科疾病的分类和辨证治疗方法。各论分8章,介绍53种常见病证及其附属病证,按脏腑、气血津液、肢体经络分类。各论中,每一病证包括概述、病因病机、诊断与鉴别诊断、辨证论治、预防调护、临证要点,根据需要选设思政元素、知识链接、知识拓展、病案分析、名医经验和临床思维导图等模块;每章后设学习小结、复习思考题。书末附常用方剂、主要参考书目,以备查阅。

　　本版教材的编写根据教育部、国家卫生健康委员会、国家中医药管理局《关于深化医教协同进一步推动中医药教育改革与高质量发展的实施意见》精神,在保持既往教材知识体系的连续性、基础性、系统性和规范性的前提下,围绕"传承精华、守正创新"的总体要求,在传授中医内科学基本概念的同时,突出中医临证能力的训练,引导学生建立中医"圆机活法、法无定法"的思维特色。教材重在写"实",但不写"满",留有学生自主学习和组织拓展教学的空间。教材中设"知识链接",结合具体病证,导入相关经典理论和各家学说的要点,与"古籍推介"等形成互补,进一步强化中医理论正本清源和经典学习的重要性。

　　面对健康中国战略和中医药传承创新发展的新形势,本教材将人文医学、中医职业价值和课程思政理念贯穿始终。同时以"知识拓展"的形式,将典型权威的中医内科现代机制和中西医结合研究写入部分章节中,激发学生发现问题、分析问题和解决问题的能力。

　　本教材在统稿过程中,全体编委克服防控新冠肺炎所带来的困难,坚持复工复产与编写两不误,废寝忘食,付出了辛勤劳动。本书的编写分工见于各章节后的署名。

　　恳请各院校在使用过程中,提出宝贵意见,以便进一步修订提高,与时俱进。

编者

2021年8月

目 录

总 论

各 论

总　论

学习目标

1. 掌握内科疾病的病因病机学、疾病诊断与鉴别诊断的基本原则、常用的辨证论治方法与预防调护原理。

2. 熟悉中医内科学的定义、性质、范围。

3. 了解中医内科学的学术源流，以及理论学说不断创新、临床辨证论治体系不断丰富的发展历史；领会联系现代临床和中医古籍经典的中医内科学的学习方法。

一、中医内科学的定义、性质和范围

中医内科学是运用中医学基本理论和临床思维方法，阐述内科所属疾病的病因病机、诊断、辨证论治、预防康复及调护规律的一门临床学科。

中医内科学既是中医学属下的二级临床学科，又是高等中医药院校中医学、针灸推拿学、中西医结合临床医学等专业的一门临床主干课程；既是中医基础理论架通临床各科实践的桥梁，又是中医经典及各家学说联系临床实践的纽带。因而，它是中医临床各科的基础，在中医学学科中具有非常重要的地位。中医内科学在很大程度上反映了中医临床医学的发展水平。

中医内科学研究的疾病范围很广，古称"大方脉"，可分为外感疾病和内伤疾病两大类。外感疾病主要指《伤寒论》《温病学》所涉及的伤寒、温病等病证，由外感六淫及疫疠之气所致，主要按六经、卫气营血和三焦的病机变化进行证候归类和辨证论治。内伤疾病主要指《金匮要略》及后世内科专著所述的脏腑病、肢体经络病、气血津液病等病证，其病因包括六淫（包含戾气）、七情、饮食、劳倦、禀赋等，主要按脏腑、经络、气血津液的病机变化进行证候归类和辨证论治。外感疾病与内伤疾病，既有区别又有联系。内伤疾病容易感受外邪而诱发加重，外感邪气亢盛或邪气稽留、迁延日久则演变成内伤疾病，两者可以互为因果，决定疾病的预后。

随着科技的进步、学术的发展、学科的分化，原属于中医内科学范畴的外感疾病如伤寒、温病等热性病研究领域已发展为独立学科，更在国家卫生健康委员会"十四五"规划教材新增了《中医疫病学》；内科的部分急症则归入《中医急诊学》。

本教材主要介绍中医内科学的基础理论、常见病证的病因病机、诊断及辨证论治规律。全书以讨论内伤疾病为主，涉及部分外感疾病，按脏腑、气血津液、肢体经络等中医独特的生理系统分章，包括肺系病证、心系病证、脑系病证、脾胃系病证、肝胆系病证、肾系病证、气血津液病证、肢体经络病证八大类。每一系统疾病均先提纲挈领地介绍该系统的生理病理特点、疾病共同特征、病因病机、辨治要点等。各具体病证的编写内容包括概述、病因病机、诊断与鉴别诊断、辨证论治、预防调护、临证要点等，以便达到全面系统学习掌握中医内科学基本理论、基本知识和基本技能的目的。每一节增设历史沿革列表（扫二维码）、病机列表、临床思维导图（扫二维码）、古籍推介（扫二维码）、名医经验（扫二维码）；每一章后设学习小结、复习思考题，扫一扫、测一测（扫二维码）等板块，以便学生提升学习兴趣、拓宽学习视野、梳理学习知识点、增强学习记忆，更便于自我评价学习效果。

二、中医内科学发展简史

中医内科学的形成和发展，经历了漫长的历史过程，它奠定了中医辨证论治的基础。几

千年来,中华民族在与疾病斗争的实践过程中,不断总结中医内科各类疾病治疗方法、治疗效果并探讨发病机制,积累了丰富的经验和理论,有效指导临床实践,为人类卫生健康事业作出了重要贡献。中医内科学的发展,大致经历了如下几个阶段:

(一)中医内科学的萌芽时期

早在原始社会,人们在生产斗争的同时便开始了原始的医药活动。随着医药活动的增加,中医内科学开始萌芽。在殷商的甲骨文中,已有关于疾病的记载,如"疾首""疾身""疾足""风疾""疟疾""蛊病"等一些内科疾病的记载。殷商时期已发明汤液药酒治疗疾病。周代对医学进行分科,有了疾医、疡医、食医、兽医等分工不同的医师,其中的疾医可谓最早的内科医师。

(二)中医内科学的奠基时期

春秋战国时期,出现了《脉法》《五十二病方》《治百病方》等医学著作,医学体系逐步形成。始于战国而成书于西汉的《黄帝内经》是一部古典医学巨著,全面总结了秦汉以前的医学成就,其中记载了200多种内科病证,从病因、病机、治则、转归、传变及预后等方面加以论述;其最显著的特点是体现了整体观念、辨证论治、天人观和治未病的深邃思想,对后世中医学的发展产生了巨大的影响。汉代张仲景勤求古训,博采众方,并结合自己的临床实践,著成《伤寒杂病论》,创立了包括病、理、法、方、药在内的六经病和脏腑病辨证论治理论体系,为中医内科学的形成奠定了基础。《伤寒杂病论》是我国医学史上现存第一部临床治疗学的巨著。清代医家张志聪这样评价《伤寒杂病论》:"不明四书者不可以为儒,不明本论者不可以为医。"

(三)中医内科学的充实时期

自两晋至唐宋,中医内科学理论和临床诊疗水平不断得到充实与发展。

1. 病因学、症状学、诊断和治疗学的充实与发展 晋代葛洪所著《肘后备急方》对疟疾、尸注(结核病)、癞(麻风病)、沙虱(恙虫病)等传染病的发病有较深刻的认识。在病因学方面,隋代巢元方所著《诸病源候论》是我国现存最早的病因病机学专著,对许多疾病的病因与病机认识已经比较深入,如确认疥疮因疥虫感染所致,恙虫病因恙虫感染所致,"寸白虫候"(绦虫病)是食生的猪牛肉感染所致,瘿病的发生与水土和情志有关;宋代陈言所著《三因极一病证方论》在病因上首分内因、外因、不内外因3类。

在症状与诊断学方面,晋代王叔和整理经三国魏晋战乱时期脱简的《伤寒杂病论》,并著《脉经》10卷,创新脉诊方法,把"三部九候"简化为"独取寸口",使脉学理论与方法系统化,对脉象进行排列比较,一直受用于后世临床。《诸病源候论》论及的病名与证候已达784条,对许多疾病的症状学特征及病机描述得详细、准确,如《淋病诸候》指出"石淋者,淋而出石也","膏淋者,淋而有肥,状似膏"。唐代甄立言著《古今录验方》曰:"渴而饮水多,小便数……甜者,皆是消渴病也。"又云:"夫消渴者……每发即小便甜,医者多不知其疾。"这是世界上现存最早记载消渴病尿甜特征的文献,比西方人 Thomas Willis 于 1674 年报道糖尿病尿甜现象要早 1 000 年。这一时期,在症状学上对伤寒、疟疾、肺痨等传染病都有详细的论述,对中风、痹证、心痛、虚劳、脚气、水肿等内伤疾病的辨证水平均有较大提高。宋代朱肱在《类证活人书》首倡以经络论六经方证,提出"因名识病,因病识证",强调脉证合参对"辨病"的重要性,对仲景学术颇多发挥。

在治疗学方面,有些病证的治疗在当时已很先进,如晋代葛洪《肘后备急方》记载用海藻、昆布治疗瘿病;用鲜青蒿汁治疗疟疾,如"青蒿一握,以水二升渍,绞取汁,尽服之"的截疟记载,对屠呦呦发明青蒿素有重要的启迪。《诸病源候论》在传染病学方面创造性地提出戾气学说,指出天地间有一种"乖戾之气",可"转相染易,乃至灭门",还强调传染病可以"预服

3

药及为方法以防之"。唐宋文化盛世时期必然促进学术争鸣,学科发展。唐代《备急千金要方》《外台秘要》记载的内科病治疗方法更加丰富多彩。《备急千金要经》肯定了《神农本草经》用常山、蜀漆治疗疟疾,以及《金匮要略》用白头翁治疗痢疾,并提出用苦参治疗痢疾、槟榔治疗寸白虫病、谷皮煎汤煮粥治疗脚气病等方法。北宋《太平圣惠方》《圣济总录》是当时政府颁行的内科方书,收集整理了大量治疗内科疾病的方药,反映了当时的治疗水平和成就。唐宋时期标志着中医临床证治框架和思维模式达到了空前完备的地步,中医内科学术理论和方药运用体系也得到了又一次的系统总结和提升。

2. 学术理论的创新　学界有"儒之门户分于宋,医之门户分于金元"之说,其实正是由于唐宋医学的高度发展才为中医学派的发展提供了良好基础。至金元时期,内科学术新学肇新,活跃纷呈,对后世影响颇为深远。其中最有影响的医家是刘完素、张从正、李杲和朱震亨,被后世称为"金元四大家"。金元四大家之首刘完素倡火热病机学说,治疗主用寒凉药,被称为"寒凉派",被誉为温病学奠基人;张从正力主攻邪治病,善用汗、吐、下三法,被称为"攻邪派";李杲论内伤而重脾胃,治疗多用补脾升阳法,被称为"补土派";朱震亨创"阳常有余,阴常不足"学说,而主养阴,被称为"滋阴派"。他们在不同方面的独特的学术建树,充实和丰富了中医内科学的理论和实践经验。尽管"金元四大家"理论学说各有侧重,但也要看到其各自理法方药的全面性和中医理论运用的完整性,以及各自学说之间的联系性,避免认识上受"各立门庭、徒骋私见"的影响。

(四) 中医内科学的成熟时期

明代薛己的《内科摘要》是首先用"内科"命名的著作。王纶在《明医杂著》中指出"外感法仲景,内伤法东垣,热病用完素,杂病用丹溪",这是当时对内科学术思想的最好概括,反映当时内科的学术理论凝练处于鼎盛时期。王肯堂的《证治准绳》、张介宾的《景岳全书》、秦昌遇的《症因脉治》、李中梓的《医宗必读》等著作,对许多内科病证都有深刻的认识,如《景岳全书》的阴阳互补和《医宗必读》的治泻九法等,对内科的辨证论治有重要贡献。

据史书记载,约1408—1643年,大规模的疫病流行共有39次。这是中国历史上有记载以来疫病最严重的时期。因疫病而死亡的人数十分惊人,不论男女老幼,染病即死。明末清初的医学家吴有性深入观察瘟疫流行的特点,摆脱学术上的僵化思想,提出了瘟疫病因学的"戾气说",著传染病学专著《温疫论》。这一时期,由于温热病及瘟疫流行频繁,促成了中医温病学、瘟疫学的诞生。最具代表性的医家叶桂在《外感温热篇》中创卫气营血辨证、吴瑭在《温病条辨》中提出三焦辨证,丰富了温病学辨证论治内涵,完善了内科热病学术体系。温病学的形成和发展是中医内科学的一个巨大成就。

在清代,以内科为主体的医学著作汗牛充栋,如李用粹《证治汇补》、张璐《张氏医通》、陈梦雷《古今图书集成·医部全录》、程钟龄《医学心悟》、吴谦《医宗金鉴》、徐大椿《医学源流论》、叶桂《临证指南医案》、沈金鳌《沈氏尊生书》、王清任《医林改错》、林珮琴《类证治裁》、唐宗海《血证论》、张锡纯《医学衷中参西录》,均在中医内科学成熟时期的学术发展中起了很大的促进作用。王清任著《医林改错》,开创血瘀致病病机学说的先河,立血府逐瘀汤、补阳还五汤等9首活血化瘀方剂,被后世广为沿用。徐大椿在《兰台轨范·序》中说:"欲治病者,必先识病之名。能识病名,而后求其病之所由生。知其所由生,又当辨其生之因各不同,而病状所由异,然后考其治之之法。一病必有主方,一方必有主药。"这是对中医内科学"病-理-法-方-药"临床诊治程式的高度概括。

明清时期,医学家们在理论上不拘泥于一家之言,而是博采历代众家之长,勤于临床实践,不断探索新知,敢于提出新的理论学说,从而完善了中医内科学的证治体系,使中医内科学的学术理论更臻成熟。

（五）中医内科学的飞跃时期

从中华人民共和国成立起,特别是进入改革开放之后,中医学进入了快速发展的时期,而中医内科学的发展,也进入了一个崭新的飞速发展阶段。1955年建立卫生部中医研究院,2005年更名为中国中医科学院。1956年起在全国开始建立高等中医药学校,之后在每一个省、自治区、直辖市都建立了中医药教育机构,使中医医疗机构覆盖全国所有市、县。党和国家提出了对中医药学术进行努力挖掘、系统整理并加以研究提高的工作方针。内科专家学者们总结了古今中医内科学的理论和实践,编写出版了《中医内科学》教材、专著。诸多医家著书立说,有力地促进了中医内科学术理论的继承和发展。随着科技进步,中医现代化的步伐加快,中医内科学在继承历代医家学术思想和临床经验基础上,不断汲取现代医学科学发展所取得的新技术、新方法,取得了许多新进展、新成就,为临床实践服务。

综上所述,中医药学是中华民族的伟大创造和中国古代科学的瑰宝。中医药学虽然古老,但它在理念、方法论方面并不落后,如天人合一、整体观念、辨证论治、养生保健、复方治疗、非药物疗法等中医基本理论,都与现代医学发展趋势相同。中医内科学是几千年来临床医家反复实践而凝练的智慧结晶,是经过"实践-理论-实践""理论-实践-理论"循环反复逐步形成和完善的,而且是一路发展的。我们相信,中医内科学必将在新时代得到更大的发展。

♥ 思政元素

再读《伤寒论序》和《东垣老人传》

东汉末年,天灾频仍,战祸连年,自灵帝、桓帝至建安年间,暴发数次大疫,民众死于疫病者,倾家覆族,不计其数。医圣张仲景家族中二百多人,死于伤寒者,十分有七。他"感往昔之沦丧,伤横夭之莫救",勤求古训,博采众方,写成《伤寒杂病论》16卷,以救民济世,更谆谆教导为医者,勿忘医者之心,勿忘救病之责!他在序中感叹道:"观今之医,不念思求经旨,以演其所知,各承家技,终始顺旧。省疾问病,务在口给,相对斯须,便处汤药,按寸不及尺,握手不及足,人迎、趺阳,三部不参,动数发息,不满五十,短期未知决诊,九候曾无仿佛,明堂阙庭,尽不见察,所谓窥管而已。夫欲视死别生,实为难矣!"

对金元四大家之一的李杲,史书、医书等记述较多。然读《东垣老人传》,发现其中并没有过多治验事例,却凸显其医技之高超;"忠信笃敬""慎交游"以及"传道医人"寥寥数语,而展现其品德之高洁:"君之幼也,异于群儿;及长,忠信笃敬,慎交游,与人相接,无戏言。衢间众人以为欢洽处,足迹未尝到,盖天性然也。朋侪颇疾之,密议一席,使妓戏狎,或引其衣,即怒骂,解衣焚之。乡豪接待国使,府尹闻其妙龄有守也,讽妓强之酒,不得辞,稍饮,遂大吐而出。其自爱如此。受《论语》《孟子》于王内翰从之,受《春秋》于冯内翰叔献。宅有隙地,建书院,延待儒士。或不给者,尽周之。泰和中,岁饥,民多流亡,君极力赈救,全活者甚众。"

古往今来,凡是大医,不仅有精湛的医术,而且有高尚的医德,张仲景、华佗、孙思邈如此,李杲亦是如此。能入"金元四大家",其医术自不必说,作为富甲一方的子弟,能始终秉持君子操守,有一颗仁爱之心,"建书院,延待儒士",并能"极力赈救"那些"不给""流亡"之民,其一言一行,让我们看到一个高洁的灵魂!这又让我们联想到,战国时神医扁鹊入虢国,救治太子尸厥假死之症,"闻病之阳,论得其阴;闻病之阴,论得其阳",别其死生,而有起死回生之誉。医之为业,辨病论证,正须周观察验,细心体贴,见微知著,四诊合参,必去尺寸之误,不容毫厘之失。

三、中医内科疾病的分类方法

科学的疾病分类,有助于归纳总结疾病的病因病机、诊断、治疗及转归预后。内科疾病的病种多、范围广,历代医家从不同角度,用不同方法对内科疾病的分类做了尝试。最早对内科病证进行分类的是《黄帝内经》,按病因、病机、主症、病位进行分类,如"病机十九条"按病机、病位分类;"痹证"按病因、主症分类。《伤寒杂病论》则按病因病机把疾病分为伤寒和杂病两类;在此基础上,又按太阳、阳明、少阳、太阴、少阴、厥阴六经把伤寒病分为六大类,按脏腑病机将杂病进一步分类。《诸病源候论》按病因、病位、症状对各种疾病进行分类。《三因极一病证方论》以病因为分类依据,把疾病归属于内因、外因、不内外因三类。张从正《三法六门》也按病因病机把疾病分为风、寒、暑、湿、燥、火六类。明代楼英《医学纲目》以脏腑为纲,另立伤寒一门,将伤寒以外的各种疾病均按脏腑生理学说分为五部分,分别归入相应脏腑。这些分类方法,综合起来有病因病机分类、病位分类、脏腑分类,一方面反映了不同医家的学术思想,同时也反映了他们对内科疾病本质的认识,为内科疾病分类奠定了基础。

进入现代,疾病分类日益受到重视,并加强了研究。1995 年 7 月 25 日国家技术监督局颁布了中华人民共和国国家标准《中医病证分类与代码》(GB/T 15657—1995)。2019 年 5 月 25 日,在瑞士日内瓦召开的第 72 届世界卫生大会审议通过了《国际疾病分类第十一次修订本》,首次纳入起源于中医药的传统医学章节,标志着以世界卫生组织(WHO)为代表的整个国际公共卫生系统对包括中医药以及来源于中医药的这部分传统医学价值的认可,同时也是对中医药在中国、在国际上应用越来越多这一现实的认可,必将对中医临床医学疾病的科学分类起到促进作用。

从指导临床实践出发,常用的内科疾病分类法主要有病因分类、病机分类、脏腑分类等。

以病因分类,内科疾病可分为外感和内伤两大类。所谓病因不仅是指直接致病的因素,而且包括气血津液运行敷布失常及病理过程中形成的病理产物。据此,外感疾病是由外感风寒暑湿燥火六淫和疫疠之气所致;内伤疾病多由七情、饮食劳倦、气血津液敷布失常及病理代谢产物所致。

以病机分类,可把内科疾病分为外感疾病和内伤杂病两大类。外感疾病包括伤寒六经病证、温病卫气营血病证、三焦病证,分别按六经、卫气营血、三焦的病理变化进行证候归类。内伤杂病包括脏腑经络病证、气血津液病证,分别以脏腑、经络、气血津液的病理变化进行证候归类。

病因分类突出了病因的重要性,便于临床辨证求因,审因论治。病机分类则反映了各类疾病病理变化的一般特点,有助于掌握疾病的证候特征。病机分类法是在病因分类基础上进行的,是对病因分类法的补充。这两种分类方法皆是以疾病的某种本质属性为依据,都能在一定程度上反映疾病的某些共同规律,故临床上常把这两种方法结合起来使用。

以脏腑分类,可将内科疾病按脏腑病位进行系统分类。这种分类是在病因、病机分类基础上进行的,其理论依据是藏象学说。藏象学说是中医学研究人体生理功能、病理变化及其相互关系的独特理论。它认为人体是一个以脏腑为核心的有机整体,不仅脏与脏、腑与腑、脏与腑在生理病理上有着密切联系,而且脏腑与四肢百骸、五官九窍等各组织器官也有着不可分割的关系。气血津液虽是构成人体的基本物质,而它们的生成、运行与输布,无不需要通过有关脏腑的功能活动才能完成;各脏腑的功能活动,又都以气血津液作为物质基础。经络是脏腑之间、脏腑与体表的联系通路,是气血津液的运行渠道,也是疾病传递的通路。

内科疾病虽有多种,病理变化亦复杂多样,但其病理机制必然与脏腑功能的失调、经络通路的障碍,以及气血津液的生成、运行、输布的失常密切相关,故内科疾病,主要是根据脏腑、经络、气血津液的生理功能和病理变化来进行归类的。例如肺主气,司呼吸,故凡肺失宣肃,呼吸功能异常的疾病,如咳嗽、喘证、哮病等归类于肺系病证;如痹证,系经络受邪,病在肢节,故归属于肢体经络病证;又如虚劳,乃因气血津液阴阳虚衰所致,涉及脏腑较多,难以用某脏腑归类,则归入气血津液病证。这样,以五脏为主,以脏统腑,辅以气血津液、肢体经络,对大部分内伤杂病进行分类。相比而言,脏腑分类较病因病机分类更能具体指导疾病的辨证论治。

本版《中医内科学》教材沿用在病因病机分类基础上的脏腑分类法,将伤寒、温病以外的外感病证和内伤杂病分为八大类,即肺系病证、心系病证、脑系病证、脾胃系病证、肝胆系病证、肾系病证、气血津液病证、肢体经络病证,编成8章。随着三级学科的分化和中医脑病专科的发展,本版教材把心系与脑系疾病分章独立论述。按照中医脏腑理论,心主血脉,又主神明,脑为元神之府,临床上心脑血脉病证既有区别又有联系,故将脑系病证列于心系病证之后,将对中医内科疾病分类起到促进作用,也便于读者联系起来学习。

四、中医内科疾病的辨证方法

（一）脏腑辨证

人体是一个以五脏为中心,通过气血、经络系统,把六腑、五官、九窍、筋、脉、肉、皮、骨、四肢百骸联系而成的有机整体。故当机体在致病因素作用下,发生病理变化,特别是内伤杂病,脏腑最易受累,故脏腑辨证是内科疾病辨证的最常用、最基本的方法。

1. 肺与大肠证治概要　肺居胸腔,左右各一,其位最高,又称"五脏华盖",与大肠互为表里。肺主气、司呼吸,主宣发肃降,通调水道,朝百脉而主治节。肺在体合皮,其华在毛,开窍于鼻,在液为涕,在志为忧,通于秋气。因肺叶娇嫩,不耐寒热,又为呼吸之通道,故外感病邪,常先犯肺。肺朝百脉而通他脏,故他脏有病或内伤为病,也常累及于肺。肺之病证,有邪实和正虚两端,邪实者,多为外邪所致,或寒闭,或热壅,或痰阻;若病久不愈,正气日虚,或为肺气亏虚,或为肺阴耗伤。

大肠上接小肠,下接魄门(肛门),与肺有经脉相互络属。主要生理功能为传化糟粕,故大肠的病理主要表现在大便异常。热伤津液,或肺失清肃,或肾精亏耗,均可导致便秘。另外,凡脾胃虚弱,升降运化失健,也可影响大肠,导致传导功能失常,出现便秘或便溏。

【常见病证】　肺系病证常见感冒、咳嗽、哮病、喘证、肺痈、肺痨、肺胀、肺痿;与大肠相关的病证有便秘、泄泻。

【常见症状】　肺病常见症状有咳嗽、咳痰、气喘、胸痛、咳血等;大肠传导功能失常,主要表现为便秘、泄泻。

【证治要点】　见表1。

表1　肺与大肠证治要点

	证型	病机要点	辨证要点	症状	治法	代表方剂
虚证	肺气虚证	肺气虚弱,卫外不固	咳嗽无力,气短而喘,自汗,兼见气虚症状	咳嗽无力,气短而喘,动则尤甚,咳痰清稀,声低懒言,或有自汗、畏风,易于感冒,神疲体倦,面色淡白。舌淡苔白,脉弱	补益肺气,敛汗固表	补肺汤、玉屏风散
	肺阴虚证	肺阴亏虚,虚热内扰	干咳、痰少难咳,兼见阴虚症状	干咳无痰,或痰少而黏、不易咳出,或痰中带血,声音嘶哑,口燥咽干,形体消瘦,五心烦热,潮热盗汗,两颧潮红。舌红苔少乏津,脉细数	滋阴降火,润肺止咳	百合固金汤、沙参麦冬汤

续表

	证型	病机要点	辨证要点	症状	治法	代表方剂
实证	风寒犯肺证	风寒侵袭，肺卫失宣	咳嗽，咳稀白痰，兼见风寒表证	咳嗽，咳少量稀白痰，气喘，恶寒发热，鼻塞，流清涕，喉痒，或见身痛无汗。舌苔薄白，脉浮紧	宣肺散寒	杏苏散、华盖散
	风热犯肺证	风热侵袭，肺卫失宣	咳嗽，痰少色黄，兼见风热表证	咳嗽，痰少而黄，气喘，鼻塞，流浊涕，咽喉肿痛，发热，微恶风寒，口微渴。舌尖红，苔薄黄，脉浮数	疏风清热，宣肺止咳	桑菊饮
	燥邪犯肺证	外感燥邪，肺失润降	干咳痰少，鼻咽口舌干燥，多兼见风热表证	干咳无痰，或痰少而黏、不易咳出，甚则胸痛，痰中带血，或见鼻衄，口、唇、鼻、咽、皮肤干燥，尿少，大便干结。或微有发热恶寒，无汗或少汗。舌苔薄而干燥少津，脉浮数或浮紧	清热肃肺，润燥止咳	桑杏汤、清燥救肺汤
	肺热炽盛证	火热炽盛，壅塞于肺，肺失清肃	咳喘气粗，鼻翼扇动，兼见火热症状	发热，口渴，咳嗽，气粗而喘，甚则鼻翼扇动，鼻息灼热，胸痛，或有咽喉红肿疼痛，小便短黄，大便秘结。舌红苔黄，脉洪数	清泄肺热，止咳平喘	麻杏石甘汤
	痰热蕴肺证	痰热壅滞，肺失清肃	发热，咳喘，痰多黄稠	咳嗽，咳痰黄稠而量多，胸闷，气喘息粗，甚则鼻翼扇动，喉中痰鸣，或咳吐脓血腥臭痰，胸痛，发热口渴，烦躁不安，小便短黄，大便秘结。舌红苔黄腻，脉滑数	清热肃肺，豁痰止咳	清金化痰汤
	寒痰阻肺证	寒痰阻肺，肺失宣降	咳喘，痰白量多易咳	咳嗽，痰多、色白、质稠或清稀、易咳，胸闷，气喘，或喉间有哮鸣声，恶寒，肢冷。舌质淡，苔白腻或白滑，脉弦或滑	燥湿化痰	二陈汤合三子养亲汤
	饮停胸胁证	饮停胸胁，气机受阻	胸廓饱满，胸胁胀闷或痛	胸廓饱满，胸胁部胀闷或痛，咳嗽，气喘，呼吸、咳嗽或身体转侧时牵引胁痛，或有头目晕眩。舌苔白滑，脉沉弦	泻肺逐饮	葶苈大枣泻肺汤、控涎丹
	风水相搏证	风邪外袭，肺卫失宣，水湿泛溢	突起头面浮肿，兼见卫表症状	眼睑头面先肿，继而遍及全身，上半身肿甚，来势迅速，皮肤薄而发亮，小便短少，或见发热重恶寒轻，咽喉肿痛。舌苔薄黄，脉浮数	疏风清热，宣肺行水	越婢加术汤
	津枯肠燥证	血虚津少，肠腑失润	大便秘结，兼见内热症状	虚人及老人，大便秘结干燥，艰于排出，数日一行，或口臭，咽燥，头昏，腹胀。舌红少津，苔黄燥，脉细	润肠通便	丹溪润肠丸

2. 心与小肠证治概要　心居胸膈之中，心包围护其外，与小肠互为表里。心主血脉，为生命活动的中心；又主神明，为五脏六腑之大主。心在体合脉，其华在面，开窍于舌，在液为汗，在志为喜，通于夏气。心之本脏病多起于内伤，如禀赋不足，脏气虚弱，或病后失调、思虑

过度伤及心脾,均可导致心阴虚或心阳虚。若心气暴脱,易发厥证,重者一厥不复。若思虑太过,气机郁结,津液凝聚,生痰化火,痰火上扰,或气滞脉中,瘀血阻络,或饮邪阻遏心阳,可出现心之热证和实证。临床常见血脉运行障碍和情志思维活动异常表现。

小肠上接幽门,与胃相通,下连大肠,与心互为表里。小肠受盛胃中水谷,主泌别清浊。小肠之病,多因饮食失节、损伤脾胃下传引起,心热也多移于小肠。一旦小肠为病,主要为浊清不分,转输障碍。

【常见病证】 心系病证常见心悸、胸痹心痛、心衰、厥证、不寐、汗证等。与小肠相关的病证有腹痛、水肿、泄泻、癃闭等。

【常见症状】 心病常见惊悸、怔忡、失眠、健忘、胸闷短气、心痛,或口舌生疮、口糜,或癫狂痫;心火下移小肠则可见小便赤涩、尿道灼痛、尿血。

【证治要点】 见表2。

表2　心与小肠证治要点

	证型	病机要点	辨证要点	临床表现	治法	代表方剂
虚证	心气虚证	心气不足,鼓动无力	心悸,神疲,兼见气虚症状	心悸,胸闷,气短,精神疲倦。或有自汗,活动后诸症加重,面色淡白。舌淡,脉虚	补益心气	养心汤
	心阳虚证	心阳虚衰,虚寒内生	心悸怔忡,心胸憋闷,兼见阳虚症状	心悸怔忡,心胸憋闷或痛,气短,自汗,畏冷肢凉,神疲乏力,面色㿠白,或面唇青紫。舌淡胖或紫暗,苔白滑,脉弱或结或代	温通心阳	保元汤
	心阳虚脱证	心阳虚衰,阳气欲脱	心悸胸痛,冷汗,肢厥,脉微	突发冷汗淋漓,四肢厥冷,面色苍白,呼吸微弱,或心悸,心胸剧痛,神志模糊或昏迷,口唇青紫。舌青紫,脉微欲绝	回阳救逆	参附汤
	心血虚证	血液亏虚,心失濡养	心悸,失眠,多梦,兼见血虚症状	心悸,头晕眼花,失眠,多梦,健忘,面色淡白,或萎黄,口唇色淡。舌色淡,脉细无力	补益心血	四物汤、归脾汤
	心阴虚证	心神失养,虚热内扰	心烦,心悸,失眠,兼见阴虚症状	心烦,心悸,失眠,多梦,口燥咽干,形体消瘦,或见手足心热,潮热盗汗,两颧潮红。舌红少苔乏津,脉细数	补益心阴	天王补心丹
实证	心火亢盛证	火热内炽,扰乱心神	发热,心烦,吐衄,舌赤生疮,尿赤涩灼痛	发热,口渴,心烦,失眠,便秘,尿黄,面红。或口舌生疮,溃烂疼痛;或见小便短赤,灼热涩痛;或见吐血、衄血;或见狂躁谵语,神识不清。舌尖红绛,苔黄,脉数有力	清心泻火	泻心汤、导赤散
	心脉痹阻证	瘀血闭阻心脉	心悸怔忡,刺痛,兼见瘀血症状	心悸怔忡,心胸疼痛剧烈,痛引肩背内臂,痛有定处,以刺痛为主。舌质晦暗或有青紫斑点,脉细、涩、结、代	活血化瘀,通脉止痛	血府逐瘀汤、失笑散
		痰浊闭阻心脉	以心胸憋闷为主,兼见痰湿症状	心胸憋闷为主,阴雨天加重,体胖痰多,身重困倦,伴有纳呆便溏,口黏,恶心,咳吐痰涎。舌苔白腻或白滑,脉滑	通阳泄浊,豁痰开结	瓜蒌薤白半夏汤

续表

	证型	病机要点	辨证要点	临床表现	治法	代表方剂
实证	心脉痹阻证	寒凝心脉	猝然心痛如绞，常伴阳虚之象	猝然心痛如绞，畏寒肢冷，冷汗自出，心悸气短，以遇寒痛剧为主，得温痛减。舌淡苔白，脉沉迟或沉紧	祛寒活血，宣痹通阳	当归四逆汤
		气滞心脉	以心胸满闷，隐痛，兼见气滞症状	心胸满闷，隐痛，痛无定处，或胀痛，善太息，遇情志不遂时容易诱发或加重。舌淡红苔薄，脉弦	疏调气机，和血舒脉	柴胡疏肝散
	痰蒙心神证	痰浊蒙蔽心神	神志抑郁、错乱、痴呆、昏迷，兼见痰浊症状	神情痴呆，意识模糊，甚则昏不知人，或神情抑郁，表情淡漠，喃喃独语，举止失常。或突然昏仆，不省人事，口吐涎沫，喉有痰声，并见面色晦暗，胸闷，呕恶等症。舌苔白腻，脉滑	豁痰开窍	菖蒲郁金汤
	痰火扰神证	火热痰浊交结，扰闭心神	谵语，兼见痰热	发热，口渴，胸闷，气粗，咳吐黄痰，喉间痰鸣，心烦，失眠，甚则神昏谵语，或狂躁妄动，打人毁物，不避亲疏，胡言乱语，哭笑无常，面赤。舌红苔黄腻，脉滑数	清心豁痰，开窍醒神	礞石滚痰丸、清气化痰丸、局方至宝丹
	小肠实热证	心火下移小肠	小便赤色刺痛	心烦失眠，口舌生疮，小便赤色刺痛，或见尿血。舌红苔黄，脉滑数	导赤清热	导赤散

3. 脑病证治概要　脑居颅内，又名"髓海"，由髓汇聚而成，为奇恒之腑。其主要生理功能是主神机记性，并与情志活动有关。传统中医藏象学说，五脏藏五志，将脑的生理和病理分属于五脏而归统于心，但脑的病变不能完全归属于五脏之某脏，特将其独立出来。

【常见病证】　脑系病证常见头痛、眩晕、中风、痴呆、癫狂、痫病。

【常见症状】　脑病症状常见头痛、头晕、目眩、健忘、耳鸣、或口舌㖞斜、半身不遂，或情志异常，或表情呆滞、智能减退等。

【证治要点】　见表3。

表3　脑病证治要点

	证型	病机要点	辨证要点	临床表现	治法	代表方剂
虚证	脑髓空虚证	气血精血亏虚，脑髓元神失养	眩晕，痴呆，健忘，兼见精血不足症状	眩晕不止，健忘耳鸣，腰膝酸软，懒怠思卧，步行艰难，齿枯发焦。舌瘦苔薄，脉沉细弱	补益肝肾，填精益髓	七福饮、左归丸、右归丸
实证	瘀阻脑络证	瘀血犯头，阻滞脑络	头痛，头晕，兼见瘀血症状	头痛、头晕经久不愈，痛如锥刺，固定不移及瘀血的见症。若瘀血不去，新血不生，心神失养，可伴见心悸、失眠、健忘。舌紫或有瘀斑、瘀点，苔薄白，脉沉细或细涩	通窍活络化瘀	通窍活血汤
	痰浊阻窍证	痰浊闭窍，痹阻脑络	头痛，头晕，兼见痰浊症状	头痛，头晕，重坠如裹，或突然昏仆，不省人事，半身不遂，或仅舌㖞偏瘫，或猝然昏仆，四肢抽搐。苔厚腻，脉弦滑	涤痰化浊，开窍通络	半夏白术天麻汤、菖蒲郁金汤、定痫丸

4. 脾与胃证治概要　脾胃位于中焦,在膈之下,生理功能主要包括主运化、升清、统摄血液。脾在体合肌肉、主四肢,其华在唇,开窍于口,在液为涎,在志为思,通于长夏之气,与胃互为表里。外邪侵袭、饮食劳倦、情志内伤,或久病累及,皆可导致脾胃生理功能失常。脾胃病证,有寒热虚实之不同。脾病以阳气虚衰,运化失调,水湿痰饮内生,不能统摄血液为常见。

胃主受纳腐熟,脾气主升,胃气主降,共同完成水谷的消化、吸收与精微物质输布,为气血生化之源,后天之本。胃病以受纳腐熟功能障碍,胃气上逆为主要病机。临床上多脾胃同病并称,以脾气不升,胃气不降为主要病机的中焦气机枢纽升降失常较多见;脾胃运化失常,又导致湿热困阻中焦。

【常见病证】 脾胃系病证常见胃痛、痞满、呕吐、噎膈、呃逆、腹痛、泄泻、痢疾、便秘等。

【常见症状】 脾病症状常见腹胀腹痛、泄泻、便溏、浮肿、吐血、便血、各种出血等;胃病症状常见胃脘痛、痞满、呕吐、嗳气、反酸、嘈杂、呃逆。

【证治要点】 见表4。

表4　脾与胃证治要点

	证型	病机要点	辨证要点	临床表现	治法	代表方剂
虚证	脾气虚证	脾气不足,运化失职	食少,腹胀,便溏,兼见气虚症状	纳少,脘腹胀满,食后胀甚,或饥时饱胀,大便溏稀,肢体倦怠,神疲乏力,少气懒言,形体消瘦,或肥胖、浮肿,面色淡黄或萎黄。舌淡苔白,脉缓或弱	益气健脾	六君子汤、参苓白术散
	脾虚气陷证	脾气虚弱,中气下陷	脘腹重坠,内脏下垂,兼见气虚症状	脘腹重坠作胀,食后益甚,或便意频数,肛门重坠,或久泄不止,甚或脱肛,或小便混浊如米泔,或内脏、子宫下垂,气短懒言,神疲乏力,头晕目眩,面白无华,食少,便溏。舌淡苔白,脉缓或弱	益气升提	补中益气汤
	脾阳虚证	脾阳虚衰,阴寒内生	食少,腹胀腹痛,便溏,兼见虚寒症状	食少,腹胀,腹痛绵绵,喜温喜按,畏寒怕冷,四肢不温,面白少华或虚浮,口淡不渴。大便稀溏,甚至完谷不化,或肢体浮肿,小便短少,或白带清稀量多。舌质淡胖或有齿痕,舌苔白滑,脉沉迟无力	温补脾阳或温脾行水	理中汤、实脾饮
	脾不统血证	脾气虚弱,固摄失职	各种慢性出血,兼见气血两虚症状	各种慢性出血,如便血、尿血、吐血、鼻衄、紫斑,妇女月经过多、崩漏,食少,便溏,神疲乏力,气短懒言,面色萎黄。舌淡,脉细无力	补气摄血	归脾汤
	胃气虚证	胃气虚弱,胃失和降	胃脘痞满,隐痛喜按,食少,兼见气虚症状	胃脘隐痛或痞胀,按之则舒,食欲不振,或得食痛缓,食后胀甚,嗳气,口淡不渴,面色萎黄,气短懒言,神疲倦怠。舌淡苔白,脉弱	益气补中	四君子汤

续表

	证型	病机要点	辨证要点	临床表现	治法	代表方剂
虚证	胃阳虚证	胃阳不足，虚寒内生	胃脘冷痛，喜温喜按，畏冷肢凉	胃脘冷痛，绵绵不已，时发时止，喜温喜按，食后缓解，泛吐清水或夹有不消化食物，食少脘痞，口淡不渴，倦怠乏力，畏寒肢冷。舌淡胖嫩，脉沉迟无力	温中和胃止痛	黄芪建中汤
	胃阴虚证	胃阴不足，胃失濡润	胃脘嘈杂，灼痛，饥不欲食，兼见虚热症状	胃脘嘈杂，饥不欲食，或痞胀不舒，隐隐灼痛，干呕，呃逆，口燥咽干，大便干结，小便短少。舌红少苔乏津，脉细数	滋阴益胃	益胃汤
实证	寒湿困脾证	寒湿内盛，脾失温运	纳呆，腹胀，便溏，兼见寒湿症状	脘腹胀闷，口腻纳呆，泛恶欲呕，口淡不渴，腹痛便溏，头身困重，或小便短少，肢体肿胀，或身目发黄，面色晦暗不泽，或妇女白带量多。舌体淡胖，舌苔白滑或白腻，脉濡缓或沉细	运脾化湿	胃苓汤
	湿热蕴脾证	湿热内蕴，脾失健运	发热，腹胀，纳呆，便溏不爽，兼见湿热症状	脘腹胀闷，纳呆，恶心欲呕，口中黏腻，渴不多饮，便溏不爽，小便短黄，肢体困重；或身热不扬，汗出热不解；或见面目发黄色鲜明，或皮肤发痒。舌质红，苔黄腻，脉濡数或滑数	清热利湿	茵陈蒿汤、茵陈五苓散
	胃热炽盛证	胃热炽盛，胃失和降	胃脘灼痛，消谷善饥，兼见实火症状	胃脘灼痛、拒按，渴喜冷饮，或消谷善饥，或口臭，牙龈肿痛溃烂，齿衄，大便秘结，小便短黄。舌红，苔黄，脉滑数	清胃泻火	清胃散
	寒饮停胃证	寒饮停胃，胃失和降	脘腹痞胀，胃中有振水声，呕吐清水	脘腹痞胀，胃中有振水声，呕吐清水痰涎，口淡不渴，眩晕。苔白滑，脉沉弦	温阳化饮	苓桂术甘汤合小半夏加茯苓汤
	瘀血停着证	血行瘀滞，胃络受阻	胃脘刺痛，痛有定处，入夜尤甚	胃脘疼痛，如针刺、似刀割，痛有定处，按之痛甚，痛时持久，食后加剧，入夜尤甚，或见吐血、黑便。舌质紫暗或有瘀斑，脉涩	活血化瘀，和胃止痛	失笑散合丹参饮

5. 肝与胆证治概要　肝位于右胁下，与胆相表里。肝的主要生理功能为主疏泄，主藏血；肝在体合筋，其华在爪，开窍于目，在液为泪，在志为怒，通于春之气。肝与人的情志活动关系密切，情志抑郁，所欲不遂，极易影响肝胆生理功能。外邪侵袭、饮食不洁，或久病不愈，亦可伤肝及胆。肝之病证，有虚实之别。实证多见气郁、阳亢、风动、火盛，或湿热、寒邪侵袭；虚证多以血亏及阴伤为主。

胆附于肝，主贮藏排泄胆汁，以助消化。胆之病证，多为火旺、胆怯之证。

【常见病证】　与肝胆相关的病证常见胁痛、胆胀、黄疸、积聚、肝癖、鼓胀、瘿病、疟疾；中风，亦多与肝有关。

【常见症状】　肝胆病证症状常见胸胁少腹胀痛、窜痛、烦躁易怒、头晕胀痛、肢体震颤、手足抽搐，或口苦、身目发黄、惊恐、失眠、耳鸣耳聋、眩晕。

【证治要点】　见表5。

表5 肝与胆证治要点

	证型	病机要点	辨证要点	临床表现	治法	代表方剂
虚证	肝血虚证	血液亏损，肝失濡养	眩晕，视力减退，经少，肢麻手颤等，兼见血虚症状	头晕眼花，视力减退或夜盲，或见肢体麻木，关节拘急，手足震颤，肌肉瞤动，或为妇女月经量少色淡，甚则闭经，爪甲不荣，面白无华。舌淡，脉细	滋补肝血	补肝汤
	肝阴虚证	阴液亏损，肝失濡润，虚热内扰	头晕，目涩，胁痛等，兼见虚热症状	头晕眼花，两目干涩，视力减退，或胁肋隐隐灼痛，面部烘热或两颧潮红，或手足蠕动，口咽干燥，五心烦热，潮热盗汗。舌红少苔乏津，脉弦细数	柔肝滋肾，育阴潜阳	一贯煎、杞菊地黄丸
实证	肝郁气滞证	肝失疏泄，气机郁滞	情志抑郁，胸胁或少腹胀痛	情志抑郁，善太息，胸胁、少腹胀满疼痛，走窜不定。或咽部异物感，或颈部瘿瘤、瘰疬，或胁下肿块。妇女可见乳房作胀疼痛，月经不调，痛经。病情轻重与情绪变化关系密切。舌苔薄白，脉弦	疏肝理气	柴胡疏肝散、逍遥散
	肝火炽盛证	肝火炽盛，气火上逆	头痛，烦躁，耳鸣，胁痛，兼见火热症状	头晕胀痛，痛如刀劈，面红目赤，口苦口干，急躁易怒，耳鸣如潮，甚或突发耳聋，失眠，噩梦纷纭，或胁肋灼痛，吐血、衄血，小便短黄，大便秘结。舌红苔黄，脉弦数	清泻肝火	当归龙荟丸、龙胆泻肝汤
	肝阳上亢证	阳亢于上，阴亏于下	眩晕耳鸣，头目胀痛，面红，烦躁，腰膝酸软	眩晕耳鸣，头目胀痛，面红目赤，急躁易怒，失眠多梦，头重脚轻，腰膝酸软。舌红少津，脉弦有力或弦细数	滋阴潜阳	镇肝熄风汤
	肝风内动证	肝阳上亢，肝风内动	眩晕，肢麻震颤，头胀痛，面赤，甚至突然昏仆，口舌㖞斜，半身不遂	眩晕欲仆，步履不稳，头胀头痛，急躁易怒，耳鸣，项强，头摇，肢体震颤，手足麻木，语言謇涩，面赤，甚至突然昏仆，口舌㖞斜，半身不遂，舌强语謇。舌红，或有腻苔，脉弦细有力	平肝息风，滋阴潜阳	天麻钩藤饮、镇肝熄风汤
		邪热炽盛，热极动风	高热，神昏，抽搐	高热口渴，烦躁谵语或神昏，颈项强直，两目上视，手足抽搐，角弓反张，牙关紧闭。舌质红绛，苔黄燥，脉弦数	凉肝息风	羚角钩藤汤
		肝阴亏虚，虚风内动	眩晕，手足震颤、蠕动，兼见阴虚内热症状	手足震颤、蠕动，或肢体抽搐，眩晕耳鸣，口燥咽干，形体消瘦，五心烦热，潮热颧红。舌红少津，脉弦细数	滋阴息风	三甲复脉汤、大定风珠
		肝血亏虚，虚风内动	眩晕，肢麻，震颤，拘急，瞤动，瘙痒，兼见血虚症状	眩晕，肢体震颤、麻木，手足拘急，肌肉瞤动，皮肤瘙痒，爪甲不荣，面白无华。舌质淡白，脉细或弱	滋阴养血，柔肝息风	阿胶鸡子黄汤、圣愈汤

续表

证型		病机要点	辨证要点	临床表现	治法	代表方剂
实证	寒滞肝脉证	寒邪侵袭，凝滞肝经	少腹、前阴、巅顶冷痛，兼见实寒症状	少腹冷痛，阴部坠胀作痛，或阴器收缩引痛，或巅顶冷痛，得温则减，遇寒痛增，恶寒肢冷。舌淡，苔白润，脉沉紧或弦紧	暖肝散寒	暖肝煎
	胆郁痰扰证	痰浊或痰热内扰，胆郁不疏	胆怯，惊悸，烦躁，失眠，眩晕，呕恶	胆怯易惊，惊悸不宁，失眠多梦，烦躁不安，胸胁闷胀，善太息，头晕目眩，口苦，呕恶。舌淡红或红，苔白腻或黄滑，脉弦数	清化痰热，和胃降逆	黄连温胆汤

6. 肾与膀胱证治概要　肾左右各一，位于腰部，与膀胱互为表里。肾藏精，主生长、发育和繁殖，为先天之本；又主水，并有纳气功能。肾与膀胱、骨髓、脑、发、耳等密切相关，在体合骨、主骨生髓，其华在发，开窍于耳及二阴，在液为唾，在志为恐，通于冬气。肾主一身阴阳，藏元阴元阳，为人体生长发育之根，脏腑功能活动之本。若禀赋不足，久病体虚，一有耗伤，则诸脏皆病，故肾病多虚证。

膀胱位于小腹中央，主要生理功能是贮藏排泄尿液，即膀胱气化，实际上隶属于肾气的气化、开阖功能。膀胱为病，多见湿热实证。

【常见病证】　肾与膀胱病证常见水肿、淋证、癃闭、关格、阳痿、遗精、虚劳等。

【常见症状】　肾系病证症状常见水肿、腰膝酸软、腰痛、耳鸣耳聋、青年白发、脱发、牙齿动摇、阳痿、遗精、不孕不育、月经不调、二便异常；膀胱病证常见尿频、尿急、尿痛、尿血、癃闭、遗尿、小便失禁。

【证治要点】　见表6。

表6　肾与膀胱证治要点

证型		病机要点	辨证要点	症状	治法	代表方剂
虚证	肾阳虚证	肾阳亏虚，虚寒内生	腰膝酸冷，性欲减退，夜尿多，兼见虚寒症状	头目眩晕，面色㿠白或黧黑，腰膝酸冷疼痛，畏冷肢凉，下肢尤甚，精神萎靡，性欲减退，男子阳痿早泄，滑精精冷，女子宫寒不孕；或久泄不止，完谷不化，五更泄泻，或小便频数清长，夜尿频多。舌淡苔白，脉沉细无力，尺脉尤甚	温补肾阳	金匮肾气丸、右归饮
	肾虚水泛证	阳气亏虚，水液泛溢	水肿下肢为甚，尿少，畏冷肢凉	腰膝酸软，耳鸣，身体浮肿，腰以下尤甚，按之没指，小便短少，畏冷肢凉，腹部胀满，或见心悸，气短，咳喘痰鸣。舌质淡胖，苔白滑，脉沉迟无力	温阳化水	真武汤、济生肾气丸
	肾阴虚证	肾阴亏损，虚热内扰	腰酸而痛，遗精，经少，头晕耳鸣，兼见虚热症状	腰膝酸软而痛，头晕，耳鸣，齿松，发脱，男子阳强易举、遗精、早泄，女子经少或经闭、崩漏，失眠，健忘，口咽干燥，形体消瘦，五心烦热，潮热盗汗，骨蒸发热，午后颧红，小便短黄。舌红少津，少苔或无苔，脉细数	滋补肾阴或滋阴降火	六味地黄丸或知柏地黄丸

续表

	证型	病机要点	辨证要点	症状	治法	代表方剂
虚证	肾精不足证	肾精亏损，脑髓失充	生长发育迟缓，早衰，生育功能低下	小儿生长发育迟缓，身体矮小，囟门迟闭，智力低下，骨骼痿软；男子精少不育，女子经闭不孕，性欲减退；成人早衰，腰膝酸软，耳鸣耳聋，发脱齿松，健忘恍惚，神情呆钝，两足痿软，动作迟缓。舌淡，脉弱	滋阴填精，益气壮阳	龟鹿二仙胶
	肾气不固证	肾气亏虚，固摄失职	腰膝酸软，小便、精液、经带、胎气不固，兼见气虚症状	腰膝酸软，神疲乏力，耳鸣失聪；小便频数而清，或尿后余沥不尽，或遗尿，或夜尿频多，或小便失禁；男子滑精、早泄；女子月经淋漓不尽，或带下清稀量多，或胎动易滑。舌淡苔白，脉弱	补肾固摄	金锁固精丸、大补元煎
实证	膀胱湿热证	湿热蕴结膀胱	突发小便频急、灼涩疼痛，兼见湿热症状	小便频数、急迫、短黄，排尿灼热、涩痛，或小便混浊、尿血、尿有砂石，或腰部、小腹胀痛，发热口渴。舌红苔黄腻，脉滑数或濡数	清利湿热	八正散

7. 脏腑兼病证治概要　人体脏腑之间，在生理上具有相互资生、相互制约的关系，五脏相关。当一脏或一腑发生病变时，不仅表现为脏腑本身的证候，而且在一定条件下，可影响其他脏器发生病变。一般来说，具有表里、生克、乘侮关系的脏器，兼证容易发生；反之较少见。另外，由于胃、小肠、大肠是水谷受纳、腐熟、运化、传导的连续通道，病证发生时常相互影响、相互累及，故将其分列。

【证治要点】

（1）脏腑兼病证治要点：见表7。

表7　脏腑兼病证治要点

	证型	病机要点	辨证要点	症状	治法	代表方剂
虚证	心肾不交证	肾阴亏虚，心火亢盛	心烦，失眠，腰膝酸软，耳鸣，梦遗，兼见虚热症状	心烦失眠，惊悸健忘，头晕耳鸣，多梦，腰膝酸软，梦遗，口咽干燥，五心烦热，潮热盗汗，便结尿黄。舌红少苔，脉细数	交通心肾	黄连阿胶汤或交泰丸
	心肾阳虚证	心肾阳虚，水液内停	心悸，水肿，兼见虚寒症状	畏寒肢冷，心悸怔忡，胸闷气喘，肢体浮肿，小便不利，神疲乏力，腰膝酸冷，唇甲青紫。舌淡紫，苔白滑，脉弱	温化水气	真武汤
	心肺气虚证	心肺气虚	咳喘，心悸，胸闷，兼见气虚症状	胸闷，咳嗽气短而喘，心悸，动则尤甚，吐痰清稀，神疲乏力，声低懒言，自汗，面色淡白。唇舌淡紫，脉弱或结或代	补益心肺	保元汤
	心脾气血虚证	脾气亏虚，心血不足	心悸，神疲，头晕，食少，腹胀，便溏	心悸怔忡，失眠多梦，头晕健忘，食欲不振，腹胀便溏，倦怠乏力，面色萎黄，或皮下出血，女子月经量少色淡，淋漓不尽。舌质淡嫩，脉细弱	补益心脾	归脾汤

续表

	证型	病机要点	辨证要点	症状	治法	代表方剂
虚证	心肝血虚证	血液亏少，心肝失养	心悸，多梦，眩晕，肢麻，兼见血虚症状	心慌，多梦健忘，失眠，头晕目眩，视物模糊，肢体麻木，震颤拘挛，女子月经量少色淡，甚则闭经，面白无华，爪甲不荣。舌质淡白，脉细	补血养肝	四物汤
	脾肺气虚证	脾肺气虚	咳嗽，气喘，咳痰，食少，腹胀，便溏，兼见气虚症状	食欲不振，食少，腹胀，便溏，久咳不止，气短而喘，咳痰清稀，面部虚浮，下肢微肿，面白无华。舌淡，苔白滑，脉弱	补土生金，补益肺脾	六君子汤
	肺肾气虚证	肺肾气虚，摄纳无权	久病咳喘，呼多吸少，动则尤甚，兼见气虚症状	咳嗽无力，呼多吸少，气短而喘，动则尤甚，吐痰清稀，声低乏力，白汗耳鸣，腰膝酸软，或尿随咳出。舌淡紫，脉弱	补肺益肾，止咳平喘	人参蛤蚧散
	肺肾阴虚证	肺肾阴虚，虚火上炎	干咳，少痰，腰酸，遗精，兼见虚热症状	咳嗽痰少，或痰中带血，或声音嘶哑，腰膝酸软，形体消瘦，口燥咽干，骨蒸潮热，盗汗颧红，男子遗精，女子经少。舌红少苔，脉细数	滋肾保肺，止咳化痰	百合固金汤
	肝肾阴虚证	肝肾阴虚，虚热内扰	腰膝酸软，胁痛，耳鸣遗精，眩晕，兼见虚热症状	头晕目眩，耳鸣健忘，胁痛，腰膝酸软，口燥咽干，失眠多梦，低热或五心烦热，颧红，男子遗精，女子月经量少。舌红少苔，脉细数	滋阴降火	知柏地黄丸、大补阴丸
	脾肾阳虚证	脾肾阳虚，虚寒内生	久泻久利，水肿，腰腹冷痛，兼见虚寒症状	腰膝、下腹冷痛，畏冷肢凉，久泻久利，或五更泄泻，完谷不化，粪质清冷，或全身水肿，小便不利，面色㿠白。舌淡胖，苔白滑，脉沉迟无力	健脾温肾	附子理中汤、四神丸
实证	肝火犯肺证	肝火犯肺，肺失肃降	胸胁灼痛，急躁，咳嗽痰黄或咳血，兼见实热症状	胸胁灼痛，急躁易怒，头胀头晕，面红目赤，口苦口干，咳嗽阵作，痰黄黏稠，甚则咳血。舌红，苔薄黄，脉弦数	清肝泻肺	黛蛤散合泻白散
	肝胆湿热证	湿热内蕴，疏泄失常	胁肋胀痛，身目发黄，或阴部瘙痒，带下黄臭，兼见湿热症状	身目发黄，胁肋胀痛，或胁下有痞块，纳呆，厌油腻，泛恶欲呕，腹胀，大便不调，小便短赤，发热或寒热往来，口苦口干；或为阴部潮湿、瘙痒、湿疹，阴器肿痛，带下黄稠臭秽。舌红，苔黄腻，脉弦滑数	清热利湿	茵陈蒿汤、龙胆泻肝汤
	肝胃不和证	肝气郁结，胃失和降	脘胁胀痛，嗳气，吞酸，情绪抑郁	胃脘、胁肋胀满疼痛，走窜不定，嗳气，吞酸嘈杂，呃逆，不思饮食，情绪抑郁，善太息，或烦躁易怒。舌淡红，苔薄白，脉弦	泻肝和胃	四逆散合左金丸
虚实夹杂证	肝郁脾虚证	肝失疏泄，脾失健运	胁胀作痛，情志抑郁，腹胀	胸胁胀满窜痛，善太息，情怀抑郁，或急躁易怒，食少，腹胀，肠鸣矢气，便溏不爽，或腹痛欲便，泻后痛减，或大便溏结不调。舌淡红，苔薄白，脉弦	调理肝脾	逍遥散

（2）胃肠病证治要点：见表8。

表8　胃肠病证治要点

	证型	病机要点	辨证要点	症状	治法	代表方剂
虚证	肠燥津亏证	肠道津亏，传导不利	大便燥结，排便困难，兼见津亏症状	大便干燥如羊屎，艰涩难下，数日一行，腹胀作痛，或可于左少腹触及包块。口干，或口臭，或头晕。舌红少津，苔黄燥，脉细涩	润肠通便	麻子仁丸或增液承气汤
实证	寒滞胃肠证	寒邪侵犯胃肠，阻滞气机	胃脘、腹部冷痛，痛势急剧	胃脘、腹部冷痛，痛势暴急，遇寒加剧，得温痛减，恶心呕吐，吐后痛缓，口淡不渴，或口泛清水，泻下清稀，或腹胀便秘，面白或青，恶寒肢冷。苔白润，脉弦（或沉）紧	温胃散寒，理气止痛	良附丸
	食滞胃肠证	饮食停滞胃肠，阻滞气机	脘腹痞胀疼痛，呕泻酸馊腐臭	脘腹胀满疼痛、拒按，厌食，嗳腐吞酸，呕吐酸腐食物，吐后胀痛减轻，或肠鸣腹痛，矢气臭如败卵，泻下不爽，大便酸腐臭秽。苔厚腻，脉滑或沉实	消导化滞	保和丸
	胃肠气滞证	胃肠气滞，胃失和降，肠失传导	脘腹胀痛走窜，嗳气、肠鸣、矢气	胃脘、腹部胀满疼痛，走窜不定，痛而欲吐或欲泻，泻而不爽，嗳气、肠鸣、矢气，得嗳气、矢气后痛胀可缓解，或无肠鸣、矢气则胀痛加剧，或大便秘结。苔厚，脉弦	理气止痛	柴胡疏肝散或加味枳术丸
	饮留胃肠证	寒饮留滞胃肠，胃失和降	胃肠有振水声，脘腹胀满	脘腹胀满，胃中有振水声，呕吐清涎，肠间水声辘辘。舌白或黄，脉沉弦或伏	攻下逐饮	甘遂半夏汤
	肠热腑实证	里热炽盛，腑气不通	发热，大便秘结，腹满硬痛	高热，或日晡潮热，汗多口渴，脐腹胀满硬疼痛，拒按，大便秘结，或热结旁流，气味恶臭，小便短黄，甚则神昏谵语、狂乱。舌红，苔黄厚而燥，或焦黑起刺，脉沉数（或迟）有力	清热导滞通下	大承气汤
	肠道湿热证	湿热内蕴，阻滞肠道	腹痛，暴泻如水，下痢脓血，大便黄稠秽臭，兼见湿热症状	身热口渴，腹痛腹胀，下痢脓血，里急后重，或暴泻如水，或腹泻不爽，粪质黄稠秽臭，肛门灼热，小便短黄。舌红苔黄腻，脉滑数	清化湿热	葛根芩连汤或黄芩汤
	虫积肠道证	虫积肠道，阻滞气机	腹痛，面黄体瘦，大便排虫	胃脘嘈杂，时作腹痛，或嗜食异物，大便排虫，或突发腹痛，按之有条索状物，甚则剧痛，呕吐蛔虫，面黄体瘦，睡中龄齿，鼻痒或面部出现白色斑，唇内有粟粒样白点，白睛见蓝斑。舌淡苔薄，疼痛发作时脉乍紧乍疏	安蛔止痛或驱杀肠虫	乌梅丸或化虫丸

（二）气血津液辨证

1. 气病证治概要　《难经·八难》曰："气者,人之根本也。"人体之气,主要具有推动、温煦、防御、固摄、气化等生理功能。气的生成、运行与脏腑关系密切。五脏气泛指五脏正常功能。各种致病因素,均可导致气的病理变化。气之病证较多,正如《素问·举痛论》所云"百病生于气也"。临床辨证常据气的虚实进行分类,证治要点见表9。

表9　气病证治要点

	证型	病机要点	辨证要点	症状	治法	代表方剂
虚类证	气虚证	元气不足,脏腑功能减退	神疲乏力,气短,脉虚	气短声低,少气懒言,神疲乏力,或有头晕目眩,自汗,动则诸症加重。舌淡嫩,脉虚	补气	四君子汤
	气陷证	气虚无力升举,清阳之气下陷	气短,气坠,脏器下垂	头晕眼花,气短疲乏,脘腹坠胀感,大便稀溏,形体消瘦,或见内脏下垂、脱肛、阴挺。舌淡嫩,脉虚	补中益气	补中益气汤
	气不固证	气虚固摄失职	疲乏,气短,脉虚及自汗或二便、经、精等不固	气短疲乏,面白舌淡,或自汗不止,或流涎不止,或遗尿,或二便失禁,或妇女崩漏,滑胎,小产,或男子遗精,滑精,早泄。舌淡嫩,脉虚无力	益气固涩	玉屏风散、归脾汤、真人养脏汤、固冲汤
	气脱证	元气亏虚已极	病势危重,气息微弱,汗出不止,脉微	呼吸微弱或不规则,汗出不止,口开目合,全身软瘫,神识朦胧,二便失禁,面色苍白,口唇青紫。舌淡苔白润,脉微欲绝	补气固脱	参附汤
实类证	气滞证	气机阻滞,运行不畅	胸胁脘腹或损伤部位的胀闷,或胀痛、窜痛	胸胁脘腹等处或损伤部位的胀闷或胀、窜、攻痛,症状时轻时重,部位不固定,按之无形,胀痛常随嗳气、肠鸣、矢气等而减轻,或随情绪变化而增减。舌象可无明显变化,脉弦	理气	四逆散、柴胡疏肝散
	气逆证	气机升降失常,气上冲逆	咳喘或呕吐呃逆等	咳嗽频作,呼吸喘促;呕吐,呃逆,嗳气不止,或呕血;头痛,眩晕,甚至昏厥,咯血。舌象可无明显变化,脉弦	降气	苏子降气汤、旋覆代赭汤
	气闭证	气机闭阻神机或脏器官窍	突发昏厥或绞痛,二便闭塞,息粗,脉实	突发势急、危重之昏厥,或内脏绞痛,或二便闭塞,呼吸气粗声高。舌象可无明显变化,脉沉弦有力	开窍顺气解郁	通关散、五磨饮子

2. 血病证治概要　血行脉中,内灌脏腑,外至肌肤,无处不到。其主要生理功能是营养和滋润全身。血液的生成、运行与脏腑关系密切,特别是心、肝、脾三脏。若邪气干扰,脏腑失调,可导致血的病理变化,出现血的虚实寒热的病候。证治要点见表10。

3. 津液病证治概要　津液是人体正常水液的总称,具有滋养脏腑、润滑关节、濡养肌肤等生理作用。其生成、运行与脏腑关系密切,特别是肺、脾、肾三脏。津液的病理变化常见水液停聚和津液不足,证治要点见表11。

表 10　血病证治要点

	证型	病机要点	辨证要点	症状	治法	代表方剂
虚类证	血虚证	血液亏少，失于濡养	肌肤黏膜淡白，脉细	面色淡白或萎黄，眼睑、口唇、爪甲色淡，头晕或眼花，两目干涩，心悸，多梦，健忘，神疲，肢麻，妇女经少、色淡、延期或经闭。舌淡，脉细无力	补血	四物汤、归脾汤
	血脱证	血液大量耗失，血脉空虚	有血液严重损伤的病史，面色苍白，脉微或芤	面色苍白，头晕，眼花，心悸，气短，四肢逆冷。舌色枯白，脉微欲绝或芤	益气补血	急用独参汤，继用人参养营汤
实类证	血瘀证	血液运行受阻，壅积凝聚	固定刺痛、肿块、出血、瘀血色	胸腹诸疼痛，痛处拒按，疼痛如刺，固定不移，夜甚；体表者包块色青紫，腹内者质硬，推之不移；出血反复不止，色紫暗或夹血块，或便黑如柏油状，或妇女血崩、漏血；面色黧黑、或唇甲青紫、或皮下紫斑、或肌肤甲错、或腹露青筋、丝状红缕。舌有紫色斑点或舌下络脉曲张，脉细涩或结代	活血化瘀	桃红四物汤、血府逐瘀汤
	血热证	火热内炽，血热妄行，或血行壅聚化热，伤阴耗液	身热口渴，斑疹吐衄，烦躁谵语，舌绛，脉数	身热夜甚，或潮热，口渴，面赤，心烦，失眠，躁扰不宁，甚或狂乱、神昏谵语，或见各种出血色深红，或斑疹显露，或为疮痈、皮肤瘙痒。舌红绛，脉数、疾	凉血散血	犀角地黄汤、清瘟败毒饮、四妙勇安汤
	血寒证	寒客血脉，凝滞气机，血行不畅	患处冷痛拘急、畏寒、唇舌青，妇女月经后期、经色紫暗夹块	畏寒，手足冷痛、遇寒则肢体皮肤青紫，或为少腹拘急冷痛，得温痛减，或为痛经、月经愆期、色暗、瘀块。舌青紫，苔白滑，脉沉弦、或沉迟、或涩	温经散寒	当归四逆汤、温经汤

表 11　津液病证治要点

	证型	病机要点	辨证要点	症状	治法	代表方剂
水液停聚证	痰证	痰浊内阻或流窜	咳吐痰多，胸闷，呕恶，眩晕，体胖，或局部有圆滑包块，苔腻，脉滑	咳吐黏稠痰，胸脘痞闷，呕恶，纳呆，或头晕目眩，或形体肥胖；或神昏而喉中痰鸣；或神乱而为癫、狂、痴、痫；或见圆滑柔韧的包块、瘿瘤。苔腻，脉滑	燥湿化痰	二陈汤、温胆汤、滚痰丸
	饮证	津失布化，水饮停聚	胸闷脘痞，呕吐清水，咳吐清稀痰涎，肋间饱满，苔滑	饮停胃肠见脘腹痞胀，水声辘辘，呕吐清水；饮停心包或肺见胸闷心悸，咳吐清稀痰涎，或见哮鸣；饮停胸胁见肋间饱满，咳唾引痛等；饮阻清阳见眩晕、呕吐。舌淡苔滑，脉弦或滑	温化水饮	五苓散、苓桂术甘汤、十枣汤
	水停证	气化失常，水液停聚	肢体浮肿，小便不利，或腹大痞胀，舌淡胖	头面、肢体甚或全身水肿，按之凹陷不起，或为腹水见腹部膨隆、叩之浊音，小便短少不利，身体困重。舌淡胖，苔白滑，脉濡缓	温阳利水	真武汤

续表

证型	病机要点	辨证要点	症状	治法	代表方剂
津液不足证	津液生化不足或津液耗损过多	口渴尿少、口、鼻、唇、舌、咽、皮肤、大便干燥	口、鼻、唇、舌、咽、皮肤干燥，目陷，口渴欲饮水，大便干，小便短少而黄。舌红少津，脉细数无力	滋阴生津	增液汤、沙参麦门冬汤

（三）外感六淫辨证和内伤五邪辨证

风、寒、暑、湿、燥、火称"六淫"。人体常外感六淫而致病。因情志、饮食、劳倦、禀赋等引起脏腑功能活动失调而致病，类似风、寒、湿、燥、火致病特点的邪气特点，称内生五邪。

1. 风　风性轻扬，善行数变，虽为春季主气，四时均可致病，故有"风为百病之长"说。风性主动，致病具有善行而数变、动摇震颤的特点。风之为病有外风、内风两类，证治要点见表 12。

表 12　风证证治要点

证型	病机要点	常见病证	症状	治法	代表方剂
外风证	外风袭表，营卫不和，易夹寒、湿、燥、火	感冒、头痛、痹证、痉证	恶风、自汗，或四肢抽搐，甚则颈项强直、角弓反张，或游走性关节肌肉疼痛	疏风解表	麻黄汤、桂枝汤、银翘散、桑菊饮、羌活胜湿汤、防风汤
内风证	肝病易生内风，常见肝阳化风、热极生风、阴虚风动、血虚生风等	头痛、眩晕、中风	常见症状有头晕目眩，四肢麻木，抽搐或震颤，甚则突然昏倒，不省人事，口舌㖞斜，半身不遂	详见肝与胆证治概要	

2. 寒　寒为阴邪，冬季之主气，易伤阳气；寒性收引、凝滞，易出现筋脉拘挛和气血阻滞疼痛症状。寒之为病，亦可分为外寒、内寒两类，证治要点见表 13。

表 13　寒证证治要点

证型	病机要点	常见病证	症状	治法	代表方剂
外寒证	寒邪外袭，失于温煦	感冒、头痛、痹证、腹痛、泄泻	恶寒、无汗、头痛，或筋脉拘急挛缩，屈伸不利，肌肉关节疼痛，或胃痛、腹痛、呕吐、泄泻等	辛温（热）散寒	麻黄汤、桂枝汤、良附丸、吴茱萸汤、理中汤、四逆汤等
内寒证	阳气不足，寒从中生。五脏皆有阳虚，脾肾两脏多见	胸痹、心悸、肺痿、胃痛、腹痛、水肿、痹证、阳痿等	常见症状畏寒肢冷，口淡不渴，喜热饮，小便清长或尿少不利，腹痛便溏等	详见脏腑辨证	

3. 暑　暑从外来，系火热所化。暑邪致病有明显季节性，为夏季主气，如《素问·热论》所云"后夏至日者为病暑"。暑邪炎热，易耗气伤津，多夹湿为患。证治要点见表 14。

表 14　暑证证治要点

证型	病机要点	常见病证	症状	治法	代表方剂
暑证	暑热炽盛，耗气伤津，易犯心营，易夹湿邪	感冒、暑温、中暑等	身热、烦渴、疲乏，或高热昏迷、不省人事、汗多肢冷	清解暑热，佐以益气生津，或芳香化湿	清暑益气汤

4.　湿　湿为阴邪,其性趋下;湿性重浊、黏滞,其病常缠绵留着,不易速去。体内之湿邪,易聚湿成痰,痰瘀互结为患。湿亦有内外之分,证治要点见表15。

表15　湿证证治要点

证型	病机要点	常见病证	症状	治法	代表方剂
外湿证	湿邪侵袭,或留于表,或阻于中,或滞于下	感冒、呕吐、泄泻、痹证	常见头胀、头痛,或头重如裹、昏蒙眩晕,或胸脘痞闷、胃纳不香;或四肢沉重,倦怠乏力;或面垢眵多,大便黏滞不爽,小便混浊,带下稠浊	化湿燥湿、祛湿利湿	香薷饮、藿朴夏苓汤、三仁汤、薏苡仁汤
内湿证	湿邪内蕴,或聚湿成痰,或寒或热	胃痛、痞满、泄泻、黄疸、淋证、胸痹心痛、眩晕	常见寒湿困脾、湿热蕴脾、肠道湿热、膀胱湿热、痰湿中阻、痰浊蒙窍等,详见脏腑辨证		

5.　燥　燥邪常在秋冬干燥季节致病,最易伤津,出现人体皮肤干燥皲裂、口鼻干燥、咽干口渴等症;燥邪又易伤肺,出现干咳少痰或痰中带血等症状。燥有外燥、内燥之分,证治要点见表16。

表16　燥证证治要点

证型	病机要点	常见病证	症状	治法	代表方剂
外燥证	燥邪伤肺,肺失宣肃	感冒、咳嗽	温燥:身热有汗,口渴,鼻咽干燥,咳嗽,少痰,甚者痰中带血丝,舌干苔黄,脉浮数 凉燥:头微痛,恶寒,无汗,咳嗽、无痰,喉痒,鼻塞,舌干而苔白,脉濡	润燥宣肺	桑杏汤、杏苏散
内燥证	津液耗伤,津亏生燥	咳嗽、肺痿、肺痨、呕吐、消渴	病变可涉及肺、胃、肝、肾等脏,参见脏腑辨证与气血津液辨证		

6.　火　火乃热之极,火热并称,有"六气皆从火化""五志过极皆为热甚"之说。火邪为阳邪,其性炎上,易耗气伤津,易生风动血,易变生为毒邪,并攻窜全身。火邪之为病,亦有内外之分,证治要点见表17。

表17　火证证治要点

证型	病机要点	常见病证	症状	治法	代表方剂
外火证	火热炽盛,充斥三焦,扰及心神	感冒、痉证、血证、痹证	常见高热面赤、口渴引饮、烦躁不寐,或高热抽搐、项强、角弓反张,或吐血、衄血、咯血	清热泻火	黄连解毒汤、羚角钩藤汤、清营汤、小蓟饮子
内火证	五志化火,或阴虚内热,或火毒内攻	咳嗽、喘、心悸、不寐、胃痛、痞满、黄疸、头痛、胸痹心痛、中风、消渴、淋证、痹证、痉证、虚劳等	常见发热不恶寒,甚至壮热,面赤烦躁,或潮热低热,口干渴,两颧潮红等;易出现各种变证;各种温热病、瘟疫出现的症状	详见脏腑辨证	

笔记栏

（四）六经、卫气营血、三焦辨证

1. 六经病证证治概要　　六经辨证由东汉张仲景创立,以阴、阳为纲,经、腑为目,对外感疾病的不同阶段进行辨证论治,证治要点见表18。

表18　六经病证证治要点

六经病证		病机要点	症状	治法	代表方剂
太阳病	经证 伤寒证	风寒袭表,卫阳被遏,营阴郁滞,营卫不和	恶风寒,发热,头痛,身疼,腰痛,骨节疼痛,无汗,喘,脉浮紧	发汗解表,宣肺平喘	麻黄汤
	经证 中风证	风寒袭表,卫外不固,营阴外泄,营卫失和	恶风,发热,汗出,头项强痛,脉浮缓	解肌祛风,调和营卫	桂枝汤
	腑证 蓄水证	表邪随经入腑,膀胱气化不利	小便不利,小腹满,烦渴,消渴,甚则水入即吐,发热,脉浮	化气利水,兼以解表	五苓散
	腑证 蓄血证	表邪随经,化热入腑,血热互结	如狂,或发狂;少腹急结,或硬满;小便自利,脉微而沉(涩)	活血化瘀,或破血逐瘀,泻下瘀热	桃核承气汤、抵当汤、抵当丸
阳明病	经证	胃热炽盛,津液受伤	身热,汗自出,不恶寒,反恶热,烦渴,脉大	辛寒清热	白虎汤
	腑证	热结胃肠,腑气不通	腹满而痛,大便秘结,潮热谵语,脉沉实	泄热通腑	承气汤
少阳病		胆气内郁,枢机不利	口苦,咽干,目眩,脉弦;往来寒热,胸胁苦满,嘿嘿不欲饮食,心烦喜呕	和解少阳	小柴胡汤
太阴病		脾阳受损,运化失职,寒湿内生	腹满而吐,食不下,自利益甚,时腹自痛,口不渴	温中散寒,健脾燥湿	理中汤、四逆汤
少阴病	寒化证	心肾阴阳虚衰,邪从寒化	畏寒蜷卧,四肢逆冷,精神萎靡,似睡非睡,脉微细,或下利清谷,小便清长	回阳救逆	四逆汤
	热化证	心肾阴阳虚衰,邪从热化	心烦不得眠,口燥咽干,舌红少苔,脉细数	育阴清热	黄连阿胶汤
厥阴病		肝木失调,木乘土行,胃热脾寒,寒热错杂	消渴,气上撞心,心中疼热,饥而不欲食,食则吐蛔	寒热并用,补虚泻实	乌梅丸

六经涉及太阳、阳明、少阳、太阴、少阴、厥阴所属脏腑经络、气血津液的生理功能,六经辨证的内涵外延极为丰富。除六经本证外,尚有合病、并病、兼证、变证等,如太阳与阳明合病的葛根汤证,太阳与少阳合病的黄芩汤证,太阳中风兼经腧不利的桂枝加葛根汤证,太阳伤寒兼水饮内停的小青龙汤证、兼内热烦躁的大青龙汤证、兼肺热壅盛的麻黄杏仁甘草石膏汤证,太阳阳明合病、热迫大肠的葛根黄芩黄连汤证。又如,真武汤治疗阳虚水泛证,半夏泻心汤、生姜泻心汤、甘草泻心汤治疗痞证,茵陈蒿汤治疗黄疸证,麻子仁丸治疗脾约证,白头翁汤治疗热利下重证,四逆散治疗阳郁厥逆证等。虽然《伤寒论》经方侧重治疗外感疾病,但外感入里日久,或外感引动内邪,或本身内伤杂病加感外邪也多见,故六经辨证也可用于杂病辨证。张仲景在《金匮要略》中对杂病的辨证论治,就完整地将脏腑辨证与六经辨证有机结合起来。《伤寒杂病论》的理论核心是六经辨证。六经辨证首先辨阴与阳,以三阴三阳的阴、阳两纲统摄六经,然后进一步阐述六经病的病位之表里、病性之寒热、病势之虚实、合病

并病与传变。临床上，以八纲辨证与脏腑、经络辨证有机结合起来，必须突破"寒邪致病"与"扶阳"的偏向，正确认识内科疾病"病""症""证"，按照"病-理-法-方-药"程式，辨证施治。

2. 卫气营血、三焦证治概要　卫气营血辨证由清代叶桂所创立，揭示了温热病发生发展的病机演变规律，按病变深浅轻重而划分卫、气、营、血四个阶段病证。三焦辨证由清代吴瑭提出，将外感温热病，尤其是湿温病的病理变化，归纳为上、中、下三焦病证。卫气营血辨证、三焦辨证，旨在阐明温病之发病先后、病位浅深、邪正盛衰及传变规律，同时强调了温病的动态演变过程，证治要点见表19、表20。

表19　卫气营血病证证治要点

病证	病机要点	症状	治法	代表方剂
卫分证	温邪外袭，表卫郁阻。有风热、燥热、湿热、暑湿不同	发热，微恶风寒，口干，舌边尖红，脉浮数。可伴头痛，咳嗽，咽痛	辛凉解表	银翘散、桑菊饮、桑杏汤、藿朴夏苓汤
气分证	风温之邪，侵犯肺胃，或湿热留恋三焦	发热不恶寒，口渴，口苦，心中懊侬，咳嗽，尿黄赤，有汗热不解，脉洪大，或沉实	清热透邪宣肺	栀子豉汤、麻杏石甘汤、白虎汤、蒿芩清胆汤
营分证	温热内盛，营阴被灼	身热夜甚，心烦不寐，口干不甚渴饮，斑疹隐隐，时有谵语，甚或神志昏迷，舌红绛，脉细数	清营泄热或清心开窍	清营汤，或清宫汤送服安宫牛黄丸、神犀丹、紫雪丹
血分证	热入血分，耗血、动血、伤阴、动风	全身灼热、夜甚、躁扰不安，或昏迷、或神昏谵狂，抽搐惊厥，吐血，衄血，便血，尿血，皮肤斑疹紫黑密布，舌质深绛或光红如镜，脉虚数，或细促	凉血散血，凉肝息风，滋阴息风	犀角地黄汤、羚角钩藤汤、加减复脉汤、大定风珠、加服安宫牛黄丸、紫雪丹

表20　三焦病证证治要点

病证		病机要点	症状	治法	代表方剂
上焦病证		邪袭肺卫	发热，微恶风寒，咳嗽，口渴或不渴，舌边尖红赤，苔薄白欠润，脉浮数或两寸独大	辛凉解表，宣肺泄热	银翘散、桑菊饮
		邪陷心包	神昏谵语，甚或昏愦不语，舌謇肢厥，舌红绛，脉数细	清心开窍	清宫汤送服安宫牛黄丸或紫雪丹或至宝丹
中焦病证		阳明燥热	面红目赤，呼吸俱粗，发热或日晡潮热，大便秘结，或热结旁流，腹部硬满疼痛，口干咽燥，唇裂舌焦，或神昏谵语，苔黄黑而燥，脉沉有力	通腑泄热	调胃承气汤或大承气汤
		太阴湿热	面色淡黄，头胀身重，胸闷不饥，泛恶欲呕，身热不扬，小便不利，大便不爽或溏泄，舌红苔黄腻，脉细而濡数	清热化湿	三仁汤
下焦病证		肾精耗损	低热，手足心热甚于手足背，耳聋，口干咽燥，神惫委顿，消瘦无力，舌绛不鲜干枯而萎，脉虚	滋补肝肾	加减复脉汤
		虚风内动	神倦肢厥，耳聋，五心烦热，心中憺憺大动，手指蠕动，或瘈疭，舌干绛而萎，脉虚弱	滋阴息风	三甲复脉汤或大定风珠

卫气营血、三焦辨证虽为温病而设，但就其具体内容，均不离八纲、脏腑、经络、气血津液辨证。叶桂、吴瑭发展了内科辨证理论学说。清代温病学派虽以温病辨证论治闻名，但对于

笔记栏

内伤杂病辨证论治亦贡献斐然。卫气营血，细分为四，粗分即二。叶桂《温热论》指出："肺主气属卫，心主血属营。"他把卫、气作为一个层次，与肺脏关联；把营、血作为一个层次，与心脏关联。这说明叶桂对温病的辨治，非常重视脏腑气血。叶桂进一步阐述了"久病入络""久痛入络"络病证治。吴瑭发扬叶桂之学，对于血分络病的治疗亦颇有见地。

可见，无论六经辨证，还是卫气营血、三焦辨证，其外延内容丰富，既可用于外感疾病辨证论治，又可广泛地用于内科杂病的辨证治疗。

五、中医内科疾病的治疗法则

（一）治疗原则

中医治疗疾病的原则，是在阴阳五行、整体观和辨证论治的理论指导下制定的，对治疗过程中的立法、处方、用药等具有指导意义。其内容可概括为平调阴阳、整体论治；权衡缓急、治病求本；参机应变、守更相宜；医护结合、预防调摄等。

1. **平调阴阳，整体论治**　阴阳平衡是人体维持正常生理活动的基础，而阴阳失调则是人体病理状态的共同特征。所以平调阴阳当为首要治疗原则，"察色按脉，先别阴阳"，治疗目的是"以平为期"。平调阴阳有补其不足、去其有余两个方面。

由于人体既是由脏腑、经络以及形体诸窍构成一个完整有机体，同时又与自然界保持密切联系。因此，人体任何局部的疾病往往影响全身，治疗时单纯治疗局部一脏一腑之病是不够的，更应基于"五脏相关"理论，重视调治整体阴阳气血、脏腑功能，达到治疗目的。整体论治，不仅把人体视为一个整体，还必须把人体与自然视为一个整体而"三因制宜"。应该综合考虑天时、地理、体质等因素，采取因时、因地、因人制宜的方法，才能获得更好疗效。

2. **权衡缓急，治病求本**　"急则治其标，缓则治其本"亦是中医主要治疗原则之一。治病求本，是指对发病的根本原因予以治疗。"本"和"标"是相对的，如就正邪关系而言，正气是本，邪气是标，一般以祛邪为先；就疾病先后而言，急性病、新发病、继发病是标，慢性病、宿疾、原发病是本，一般先治新病、继发病；就病情缓急而言，急者多为标，治标多为权益急救之法，待危象缓解，则应转为治本，以除病根；缓者当扶正固本，促进康复。临床应该通过辨证分析认识疾病本质，明辨疾病急缓标本，从而确定相应的治疗方法。运用治病求本这一法则，必须融会贯通、灵活处理"扶正祛邪""正治反治""治标与治本"的关系。急时何尝不需治本，如亡阳厥脱、气随血脱，急需治本；缓时又何尝不可治标，如脾虚气滞、腑气不通，当先行气消导。

3. **参机应变、守更相宜**　无论外感内伤，其疾病过程由不断变化演变和相对稳定的阶段组成，必须用发展的、动态的观点进行观察和处理。在临证过程中，不仅需要掌握"病-理-法-方-药"，而且应随病情的变化调整治法方药，做到"知常达变"。

外感疾病多以六经、卫气营血、三焦作为分期的阶段，内伤疾病一般按初期、中期、末期划分阶段。因此，既要熟悉疾病的某一阶段的特点，又要明了其传变、转归规律，才能随证加减治疗。对于慢性病稳定阶段，辨治又当"效不更方"，谨记程钟龄《医中百误歌》之告诫："药既相宜病自除，朝夕更医也不必。"

4. **医护结合、预防调摄**　疾病的治疗效果与调护有极为密切的关系。在治疗过程中，宜加强情志、饮食、起居、劳逸、服药等方面的调护，避免"食复""劳复"等病情反复情况的出现。同时还应根据不同疾病的特点，在药物治疗的同时，配合使用针灸、推拿、拔火罐、外洗、敷贴、熏熨、足疗等方法，增强治疗效果。

中医重视"治未病"，强调防患于未然，即预防为主、防线前移。包括未病先防、既病防变、瘥后防复。进入现代，中医内科学倡导病证结合，治未病的内涵进一步拓展，包括了治其未生(未生病的健康人就要中医养生调摄,相当于零级预防)、治其未发(没有发病或者有病而没有症状就要预防,相当于一级预防)、治其未传(预防疾病由浅入深、由轻变重,相当于二级预防)、治其未变(预防疾病转化为并证或变证或他病,相当于二级预防)、治其未复(相当于三级预防)。治未病,具有最优的成本效益比,可以有效降低疾病的发病率、复发率和病死率。

(二)治疗方法

中医常用治疗方法很多,包括内治、外治、针灸等诸法。本节仅介绍目前中医内科学最常用的以辨证为基础的内治法,清代程钟龄《医学心悟》"八法":汗、吐、下、和、温、清、补、消。程钟龄曰:"论治病之方……八法尽之。盖一法之中,八法备焉,八法之中,百法备焉。病变虽多,而法归于一。"

1. 汗法　亦称"解表法",是开泄肌腠,逐邪外出的一种治法。

(1)适用范围:外感初期,水肿病初期,痹证,斑疹将透阶段。

(2)具体运用:表实证者,宜辛温发汗,或辛凉发汗;虚人外感者,视病情,宜在滋阴、助阳、益气、养血基础上,加上发汗解表。

(3)应用注意:①剧烈吐下后、汗家、淋家、疮家、亡血家等,都在禁汗之列。②服药后,应啜热稀粥加盖薄被,以遍身絷絷微似有汗者益佳,不可令如水流漓,伤阳损阴,虚人表证尤需注意。③宜避风寒,饮食宜清淡,禁生冷、油炸、辛辣。④若有其他兼证,又当配用他法。兼气滞者,配以理气;兼湿邪者,配以化湿;兼食滞者,配以消积。

2. 吐法　是引导病邪或有毒物质,使之从胃中经口涌吐而出的一种治法。

(1)适用范围:痰涎壅盛;食积胃中痞满;误服或者自杀吞服了毒物;心悸-疾脉。

(2)具体运用:可根据病情采用药物或非药物吐法。

(3)应用注意:①一般用消毒棉枝或干净的手指尖刺激咽喉壁引起呕吐。②凡病情危笃如老弱气衰、心衰、喘病不得平卧、严重失血,神志不清或失常,妊娠等,均为禁忌。③根据病情决定应用吐法之次数、时限。④吐后稍俟方可进食。宜先进糜粥,禁食生冷硬物,且要慎避风寒。⑤对于预计毒物停留胃中过多或昏迷患者,应插胃管,用洗胃法。⑥心悸-疾脉(脉率一息七至,相当于室上性心动过速),刺激咽喉恢复脉律即止。

3. 下法　是攻逐体内积滞,通泄大便的一种治法。

(1)适用范围:邪在肠胃,燥屎内结,热结于里,以及水结、蓄血、痰滞、虫积等病证。

(2)具体运用:可根据证候性质采用寒下、温下、攻下、润下、通瘀、逐水、驱虫等法。

(3)应用注意:①凡外邪在表或半表半里不可下;阳明腑实未成不宜下;②高龄津枯便秘,或素体虚弱、阳气衰微而大便艰难者,不可峻下。③妇女妊娠禁用或行经期间慎用下法。④下法应以腑通邪去为度,中病即止,不可峻泻,以防伤正。⑤根据虚实,合用行气消导、补气、养阴增液等法。

4. 和法　通过调整、和解的方法,使人体的正邪关系条达和平,从而治疗表里间、脏腑间病变的治法。和法,可以扶助正气、透达邪气,调整恢复脏腑功能。

(1)适用范围:少阳证、太阳少阳及少阳阳明合病;肝胃不和、肝郁所致的月经不调;肝木乘土的腹痛泄泻;胃肠功能失调,寒热夹杂,升降失司导致的痞满呕吐、肠鸣下利;药物过量或不当而中毒等。

(2)具体运用:邪在少阳,宜用和解少阳法;肝胃不和、肝脾不调者,常用调和肝脾法;脾胃功能失调,升降失司者,调理胃肠法。

(3)应用注意:①病邪在表未入少阳,或邪已入里之实证以及虚寒证,不宜使用和法。②邪入少阳,有偏表、偏里、偏寒、偏热的不同,临证宜适当增减,权变用之。③药物用偏不当而中毒,当使用和解药物解毒。

5. 温法　是祛除寒邪和补益阳气的一种治法,其主要作用在于温补阳气、回阳救逆、温中散寒,从而达到扶阳而祛邪的目的。

（1）适用范围:寒邪留滞,或阳气亏虚,或热极生寒的疾病。

（2）具体运用:寒邪直中脏腑,或阳虚内寒者,宜温中祛寒;寒邪凝滞经络者,宜温经散寒;阳气衰微,阴寒内盛者,或热毒炽盛,阴竭阳脱,宜先回阳救逆,留人治病。

（3）应用注意:①凡热伏于里,热重厥深,真热假寒者禁用;内热火炽而见吐血、溺血、便血者;素体阴虚,夹热下利,神昏气衰,阴液虚竭者,原则上都列为禁忌。②温热药性燥烈,若温之太过,寒证虽解,但亦耗伤津血,反致燥热,故若非急救回阳,则宜少用峻剂重剂。③寒而不虚者,专用温剂;寒而虚者,则宜温补。

6. 清法　是治疗火热证的方法,具有清热泻火解毒、生津止渴除烦的作用。

（1）适用范围:外感或内伤,热在气分或营血,里热炽盛。

（2）具体运用:热在气分,里热炽盛,宜清气分热;热入营血,扰神动血,宜清营凉血;热毒炽盛,当清热解毒;阴虚内热,宜养阴退热;热邪偏盛于某一脏腑,则根据药物归经,针对此脏腑应用清热药。

（3）应用注意:①表邪未解,阳气被郁而发热,体质素虚,脏腑虚寒者禁用,当先轻清透邪;因气血亏虚而引起的气虚发热,慎用。②阴盛格阳的真寒假热证,命门火衰的虚阳上浮者,不可误用。③热邪易伤津耗气,故清法常与益气、养阴生津配合使用。④清热药多苦寒,不宜长期服用,以免损伤脾胃阳气。

7. 补法　是补益人体阴阳气血之不足,或补益脏腑虚损的一种治法。

（1）适用范围:正气不足、诸虚劳损,如气虚、血虚、阴虚、阳虚以及正气虚弱而无力逐邪者。

（2）具体运用:有补气、补血、补阴、补阳四法,分别针对气虚、血虚、阴虚、阳虚病证。

（3）应用注意:①凡实证表现为虚证假象者,禁补。②补血当少佐补气;补气当助养血滋阴;大量失血者,亟当补气;善补阳者,必于阴中求阳;善补阴者,必于阳中求阴。③虚劳之人,临床需根据五脏的亏损不同,分别确定具体治法,尤其要重视脾肾。④防止"虚不受补",应在补药中少佐理气药。⑤临证时,又可清补结合、寒温并用,而致阴阳和平。

8. 消法　即通过消导和消散方法,使积滞在体内之实邪消散的一种治法。

（1）适用范围:气、血、水、食、湿、痰、瘀、毒等所形成的实邪积滞等疾病。

（2）具体运用:有消坚、散结、行气、利水、消食导滞、化瘀、消痰化饮、清热消毒等法。

（3）应用注意:消法属攻邪之法,须分虚实。实证可消,虚证当消补兼施。

以上八法,临床上可单独运用,但据病情变化配合使用者更为多见,如汗下并用、攻补兼施、清补结合等。

思政元素

生为中医的人,死为中医的魂

邓铁涛(1916 年 10 月 11 日—2019 年 1 月 10 日),中共党员,首届国医大师,著名中医学家、中医教育家。他始终不忘入党初心,践行入党誓言,继承与创新中医理论学说,为我国中医药事业发展,为国家制定中医发展战略建言献策,作出了卓越贡献,被誉为"中医泰斗"。他生前是国家重点基础研究发展计划(973 计划)首席科学家,国家级非物质文化遗产项目——中医诊法代表性传承人,主持的"脾虚重症肌无力的临床和实验研究"在 1992 年获国家科学技术进步奖二等奖,"中医五脏相关理论基础与应用"在 2009 年获广东省科学技术进步奖一等奖。2003 年突发严重急性呼吸综合征(SARS,曾称传染性非典型肺炎,简称非典),国家中医药管理局任命邓铁涛为全国防治非典中医专家顾问组组长,指导广州有关医院治疗 SARS 患者 73 例,获得"患者零死亡、零转院","院内零感染","患者零后遗症"的良好疗效。

邓铁涛一生对党赤胆忠心,矢志中医,德医双馨,坚信"二十一世纪是中华文化的世纪,是中医腾飞的世纪"。他自勉"培养铁杆中医以振兴中医",为中医教育事业鞠躬尽瘁、死而后已。他在学校设立邓铁涛奖学金奖励后学。2017 年获得首届"北京中医药大学岐黄奖",他将 100 万元人民币奖金全部捐出用于中医研究。他生前书写自挽联"生为中医的人,死为中医的魂",并在遗嘱中写道:"我能留给儿孙最大的遗产为仁心仁术,全心全意为人民服务。"邓铁涛 104 岁那年,在病重弥留之际嘱咐家人代交最后一笔党费。邓铁涛于 2019 年 9 月被人力资源社会保障部、国家卫生健康委、国家中医药管理局追授"全国中医药杰出贡献奖";2019 年 10 月被中共中央、国务院、中央军委追授"庆祝中华人民共和国成立 70 周年"纪念章;在中国共产党建党 100 周年之际,被中共中央追授为"全国优秀共产党员"。

六、中医内科学的教学要求和学习方法

(一)教学要求

坚持立德树人,遵循传承精华,守正创新,正本清源的要求,按照早临床、多临床、反复临床的中医临床教育成才之道,使学生掌握中医内科学习与研究方法,提高自主、创新、合作的能力。

根据高等中医院校或医学院校中医学及相关专业培养目标和教学大纲要求,在学习本门课程时,要求学生熟悉中医内科基本理论,掌握中医内科基本知识和基本技能,学会中医内科常见病、多发病、急危重症、疑难病的诊断与鉴别诊断、一般处理原则和辨证论治方法;了解常见病的研究现状和最新进展;培养学生成为具有扎实中医内科"三基"功底、强化中医理论思维、过硬中医诊疗水平的高素质中医临床人才。

(二)学习方法

中医内科学分为理论学习和临床实习两部分。理论学习包括教学大纲所规定的课堂理论学习、课间见习(示教实训学习);临床实习是直接面对患者,在上级医师指导下的诊疗实践,是巩固已学理论知识、提高疾病诊治能力的重要途径。

理论学习阶段,首先,要熟悉中医基础课程,循序渐进。经常复习和联系前期基础课程,如中医基础理论、中医诊断学、中药学、方剂学等;同时,重视四大经典和历代医家学说学习,此部分内容在教材源流有重点介绍。《黄帝内经》《伤寒论》《金匮要略》《温病学》等经典课程对于中医内科学理论和临床实践均有普遍指导意义。其次,在学习过程中,要熟悉心系、肝系、脾系、肺系、肾系、脑系病证以及气血津液病证、肢体经络病证的基本概念,掌握其病因、发病机制,重点掌握各个疾病的诊断与鉴别诊断、辨证证候特征和分型论治,了解常见病的研究进展、预防调护等相关知识。再次,注意辨证和辨病相结合,学会按照"病-理-法-方-药"诊疗程式分析和解决问题。熟悉中医病名与西医病名的范畴与对应,求同存异,提高对临床疾病诊断与鉴别诊断水平和对疾病发展、转归预后的判断。最后,重视临床病例示教见习和临床模拟实训,加深对中医内科疾病诊治过程、诊治方法的认识,为本科毕业临床实习打好基础。

临床实习是中医内科学的重要学习阶段。临床实习一般分为四个阶段,即视诊、侍诊、助诊、试诊。视诊,即观看带教老师接诊患者,了解诊治疾病的过程与方法,学习老师的看病本

领。侍诊,即在带教老师接诊过程中,由带教老师口述,用记录病案及处方,遇到问题要善于思考,主动提出问题,复习有关功课。助诊又称襄诊,协助带教老师接诊患者、书写病案初稿及抄方等,多吸收师长的临床思维方法,要仔细观察,虚心求教,师生之间、同学之间要勤于交流。试诊,带教老师"放手不放眼",即在带教医师指导下独立接诊患者及书写病案,完成诊治疾病包括诊断学技术操作的全过程。通过临床实习,可以巩固和加深对基本理论、基本知识的理解,培养正确的中医临床思维方法,奠定良好的中医临床基本功,以便毕业后走上社会更好地为人民服务。

学习小结

1. 学习内容

中医内科学的定义、性质和范围
- ①中医内科学的定义
- ②中医内科学的性质
- ③中医内科学的范围

中医内科学发展简史
- ①中医内科学的萌芽时期
- ②中医内科学的奠基时期
- ③中医内科学的充实时期
- ④中医内科学的成熟时期
- ⑤中医内科学的飞跃时期

中医内科疾病的分类方法
- ①中医内科疾病分类概况
- ②病因分类法
- ③病机分类法
- ④脏腑分类法
- ⑤本版教材疾病分类情况

中医内科疾病的辨证方法
- ①脏腑辨证概况
- ②气血津液辨证概况
- ③外感六淫和内伤五邪辨证概况
- ④六经、卫气营血、三焦辨证概况

中医内科疾病的治疗法则
- 治则:①平调阴阳,整体论治
  ②权衡缓急,治病求本
  ③参机应变,守更相宜
  ④医护结合,预防调摄
- 治法:汗、吐、下、和、清、温、补、消八法的概念、适用范围、具体运用和应用注意

中医内科学的教学要求和学习方法
- 教学要求:高等医学院校中医学及相关专业培养目标的要求
- 学习方法:理论学习方法,临床实习方法

（总论）

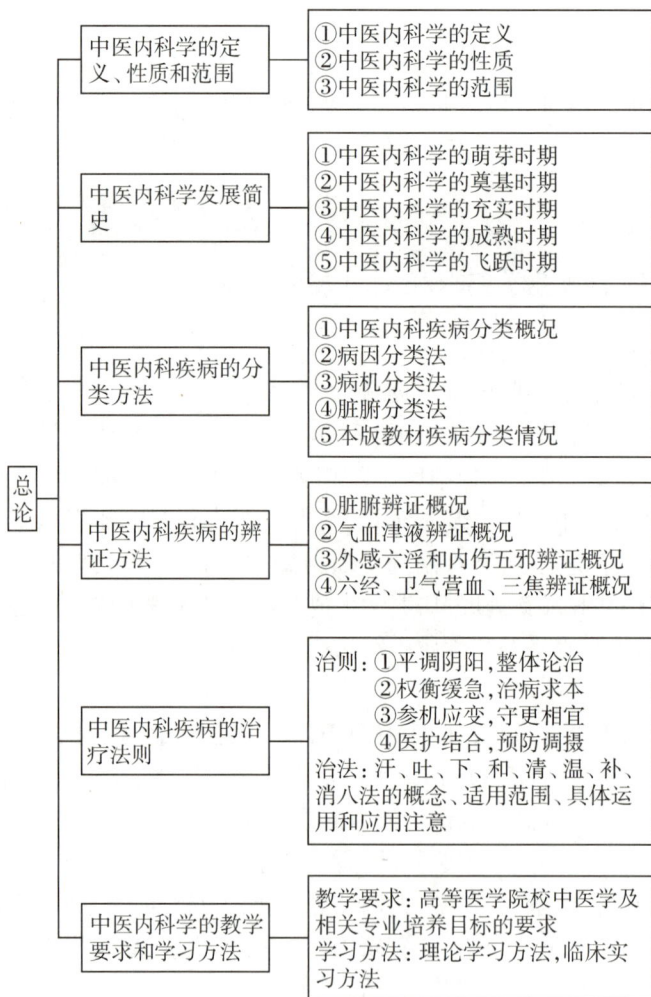

2. 学习方法　在综合所学的前期课程如"中医基础理论""中医诊断学""中药学""方剂学""中国医学史"等基础上,重点联系中医经典著作,以及中医各家学说和学术思想发展史的学习和重温,掌握中医内科学的定义、性质和范围,习惯运用归纳方法梳理中医内科学疾病诊断、辨证论治的规律,并不断结合跟师实践,树立牢固的中医专业思维,为中医临床诊疗工作夯实基础。

（吴　伟　　胡鸿毅）

复习思考题

1. 如何认识中医内科学课程的含义、性质和临床学科的地位？

2. 中医内科疾病的病因病机学说有哪些？中医内科学疾病命名方式、常用分类方法有几种？与现代疾病概念有何联系与区别？

3. "金元四大家"分别提出何种病机学说？其与《黄帝内经》《伤寒杂病论》以及唐宋医学的理论渊源如何？

4. 中医内科疾病常用的辨证方法有几种？试述中医内科学疾病治疗原则和"八法"。

各　论

第一章

肺 系 病 证

学习目标

掌握肺系病证的发病特点,以及感冒、咳嗽、哮病、喘证、肺痈、肺痨、肺胀、肺痿的概念、病因病机、诊断与鉴别诊断、辨证论治。

肺主气,司呼吸,开窍于鼻,外合皮毛。肺为娇脏,不耐寒热,在液为涕,在志为悲,其经脉属肺络大肠。

肺系疾病多因外感六淫、饮食不当、情志所伤、久病体虚所致,病理表现主要为肺气宣降失司。实者由于邪阻于肺,肺失宣肃;虚者由于肺脏气阴不足,或因肺脾、肺肾亏虚,导致肺不主气而升降无权。主要证候包括风寒束肺证、风热袭肺证、风燥伤肺证、痰湿蕴肺证、痰热郁肺证、寒饮伏肺证、痰瘀阻肺证之实证,肺气亏虚证、肺阴亏耗证、气阴两虚证、肺脾气虚证、肺肾阴亏证和肺肾阳亏证之虚证。依据肺的生理功能和病机变化特点,临床上将感冒、咳嗽、哮病、喘证、肺痈、肺痨、肺胀、肺痿等病归属于肺系病证。

治疗强调宣降肺气。实证宜疏邪祛痰利气,偏于寒者宜温宣,偏于热者宜清肃。虚证应辨其阴虚、气虚、阳虚而补之。阴虚者,滋阴养肺;气阴并虚者,治当兼顾。

此外,因肺有通调水道、下输膀胱的功能,并可助心治节;脾土为肺金之母,肝肺升降相因,金水相生,故其为病可涉及心、脾、肝、肾、膀胱、大肠等脏腑,临床上常相兼为病,治当兼顾。

01节01节PPT

PPT 课件

第一节 感 冒

一、概述

感冒是感受触冒风邪引起的常见外感疾病,临床表现以鼻塞、流涕、喷嚏、咳嗽、头痛、恶寒、发热、全身不适等为特征。病情轻者称"伤风""冒风""冒寒";病情重者称"重伤风"。在一个时期内广泛流行、证候多相类似者称"时行感冒"。本病四季均可发生,尤以春冬两季为多。

早在《黄帝内经》已认识到感冒是外感风邪所致。如《素问·骨空论》曰:"风者百病之始也……风从外入,令人振寒,汗出头痛,身重恶寒。"汉代张仲景《伤寒论·辨太阳病脉证并治》所论桂枝汤证和麻黄汤证,为后世辨治感冒的表虚和表实奠定了基础。宋代陈言《三因极一病证方论·叙伤风论》对伤风作了专题论述,其伤风之名一直沿用至今。感冒之名出自宋代杨士瀛《仁斋直指方·诸风》。元代朱震亨《丹溪心法·头痛》始把感冒作为病证名。《丹溪心法·中寒》"附录"中所言"伤风属肺者多,宜辛温或辛凉之剂散之"对感冒的治疗有较大影响。及至明清,多将感冒与伤风互称。清代李用粹对虚人感冒提出扶正达邪的治疗原则。《证治汇补·伤风》言:"如虚人伤风,屡感屡发,形气病气俱虚者,又当补中,而佐以和解。倘专泥发散,恐脾气益虚,腠理益疏,邪乘虚入,病反增剧也。"

至于时行感冒,隋代巢元方《诸病源候论·时气病诸候》提出"因岁时不和,温凉失节,人感乖戾之气而生病者,多相染易",认识到其病与气候异常、病邪特殊有关,且有流行性、传染性,属于"时行病"。清代林珮琴在《类证治裁·伤风论治》中明确提出了"时行感冒"之名。清代医家在治疗上多用桑菊饮、银翘散之类辛凉解表。

西医学中的上呼吸道感染、流行性感冒、新型冠状病毒肺炎轻症表现为本病特征者,均可参照本节辨证施治。

感冒历史沿革列表

📖 知识链接

新型冠状病毒肺炎的中医认识浅析

新型冠状病毒肺炎(COVID-19)是一种具有致病性、传染性、流行性的传染病,起于冬季,春夏依然,全球流行。COVID-19属于中医疫病范畴,病因病机为感受以湿为特征的疫疠毒邪,湿毒起病,郁阻气机,枢机不利,伤及太阴,郁肺困脾,继而出现壅肺、闭肺,毒损肺络,内闭外脱。临床具有"湿、毒、热、痰、瘀、闭、脱"的特点。大部分轻型、普通型病例病位在肺,重型、危重型累及多脏,部分危重症病例出现咯血、神昏、喘脱、死亡。

在这次抗击疫情过程中,中医药干预成为了我国疫情防控的一大亮点。国家中医药管理局在国务院联防联控机制新闻发布会上介绍,中医药通过临床筛选出临床有效的方剂"三药三方"发挥了重要作用。由于中医药的全程干预使用,大部分轻型、普通型病例可单纯中医药治疗获得良效,并减少向重型、危重型转变;重型、危重型中西医结合治疗,优势互补,能够尽早促进肺部炎症吸收、改善症状和降低病死率。

二、病因病机

感冒因六淫、时行疫毒之邪袭表,致卫表不和,肺失宣肃而为病。

(一)病因

1. 六淫外袭　因气候突变,冷热失常,或生活起居不当,寒温失调,六淫之邪侵袭人体而致病。六淫之中,又以风邪为主因,但在不同季节,往往夹时令之邪伤人,如冬季多风寒,春季多风热,梅雨季节多夹湿,夏季多夹暑湿,秋季多夹燥气。一般以风寒、风热多见,夏令暑湿之邪也能杂感为病。如四时六气失常,非其时而有其气,非时之邪伤人,则较感受当令之气为重。

2. 感受时行疫毒　时行疫毒伤人,其发病快,病情重而多变,往往相互传染,造成广泛的流行,且无明显季节性。

(二)病机

外邪侵袭人体是否发病,与正气强弱、感邪轻重有关。《灵枢·百病始生》曰:"风雨寒热不得虚,邪不能独伤人。"若卫外功能减弱,肺卫调节疏懈,外邪乘袭卫表,即可致病。也有素体虚弱,卫表不固,稍有不慎即易感邪者,发为虚体感冒。阳虚者感邪易从寒化,阴虚者感邪易从热化、燥化。其他如肺经素有痰热、痰湿,肺卫调节功能低下者,更易感受外邪,内外相引而发病。

外邪侵袭肺卫,或从口鼻而入,或从皮毛内侵。正如《素问·太阴阳明论》所云:"伤于风者,上先受之。"肺处胸中,位于上焦,主呼吸,开窍于鼻,外合皮毛,职司卫外。外邪入侵,肺卫首当其冲,感邪之后,多致卫表不和及肺失宣肃,而以卫表不和为主。病理性质为表实证。由于四时六气的不同以及体质的差异,临床表现有风寒、风热及夹暑、夹湿的不同,在病程中亦可出现寒热的转化或错杂,如表寒外束,内热已盛之寒包火。正如《证治汇补·伤风》所云:"肺家素有痰热,复受风邪束缚,内火不得舒泄,谓之寒暄。此表里两因之实症也。"其中寒暄的病机与此相似。时行感冒疫毒较重,往往会内传脏腑或变生他病。

感冒一般病程短,预后良好。时行病毒则病情较重。部分婴幼儿、老年人、体弱者可因感冒诱发其他宿疾而使病情恶化。(表 1-1-1)

表 1-1-1　感冒病机列表

关键病机	病机要点	病机转归
卫表不和, 肺失宣肃	气候突变,冷热失常,六淫外袭人体,致卫表不和,肺失宣肃	①病机之间可以出现寒热的转化或错杂,如表寒外束,内热已盛之寒包火证 ②时行感冒疫毒较重,内传脏腑或变生他病
	生活起居不当,寒温失调,卫外功能减弱,肺卫调节疏懈,外邪乘袭卫表,肺失宣肃	
	四时六气的不同以及体质的差异,临床表现有风寒、风热及夹暑、夹湿的不同	
	素体虚弱,卫表不固,稍有不慎即易感邪者,发为虚体感冒	
	感受时行疫毒,发病快,病情重而多变,具有传染性、流行性	

三、诊断与鉴别诊断

(一)诊断

1. 临床表现为鼻塞,流涕,喷嚏,咽痒、咽痛,头痛,肢节酸重,恶风或恶寒,或有发热。
2. 病程一般 3~7 日。普通感冒多不传变,时行感冒少数可传变入里,变生他病。
3. 四季皆可发病,以冬、春两季为多。
血常规及胸部 X 线检查有助于本病的诊断。

(二)鉴别诊断

感冒应与温病进行鉴别(表 1-1-2)。

表 1-1-2　感冒与温病鉴别表

病证	病势	临床特征	疾病传变	疾病的预后
感冒	相对缓慢	发热多不高或不发热,服解表宣肺药后,多能汗出热退;四时常发	多不传变	一般预后较好
温病	急骤	发热高,咳嗽胸痛,头痛较剧;有明显的季节性	传变迅速	疾病较重,甚者出现谵妄、神昏、惊厥等

四、辨证论治

(一)辨证要点

本病邪在肺卫,辨证属表实证,但应根据证情,区别风寒、风热和暑湿兼夹之证。风寒感

笔记栏

冒恶寒重,发热轻,鼻塞流清涕,咽不痛;风热感冒发热重,恶寒轻,鼻塞流黄涕,咽痛;暑湿感冒发于夏季,汗出热不解,鼻塞流浊涕,头昏胀痛,身重倦怠,心烦口渴,尿赤便溏。还需注意虚体外感者邪正虚实主次关系。

（二）治则治法

感冒的治疗原则为解表达邪。正如《素问·阴阳应象大论》所言:"其在皮者,汗而发之。"风寒者治以辛温解表,风热者治以辛凉解表,暑湿合感者当清暑祛湿,时行感冒重以清热解毒。虚体感冒治疗不可过于辛散,单纯祛邪,强发其汗,重伤正气;当扶正达邪,在疏散药中酌加补正之品。

（三）分证论治

1. 风寒感冒

症状:恶寒重,发热轻,无汗,鼻塞声重,喷嚏,流清涕,咽痒,咳嗽,痰白清稀,头痛,肢节酸重,口不渴或渴喜热饮。舌苔薄白,脉浮紧。

病机析要:风寒外束,肺气失宣,故鼻塞声重、流清涕、咽痒、咳嗽;风寒外束,腠理闭塞,卫阳被郁,故见恶寒、发热、无汗、头痛、肢节酸痛;寒为阴邪,故痰白清稀,口不渴或渴喜热饮。主要病机为风寒束表,卫表失和,肺气失宣。恶寒重、发热轻、流清涕、舌苔薄白、脉浮紧为辨证要点。

治法:辛温解表,宣肺散寒。

代表方:荆防达表汤。

常用药:荆芥、防风、苏叶、白芷、淡豆豉、葱白、生姜解表散寒;橘红、杏仁、前胡、桔梗、甘草宣通肺气。

兼见头痛、身重,为风寒夹湿,加羌活、独活,或可用荆防败毒散;兼见脘痞食少,或大便溏烂,舌苔白腻,为湿邪蕴中,加藿香、苍术、厚朴、法半夏;若外寒较重,又见咽痛、痰黄、便秘,为寒包火,可用防风通圣散。

2. 风热感冒

症状:发热较重,微恶寒,汗出不畅,头痛,鼻塞浊涕,咽喉红肿疼痛,咳嗽,痰黏或黄,口干欲饮。舌苔薄微黄,舌边尖红,脉浮数。

病机析要:风热犯表,热郁肌腠,卫表失和,故身热重,恶寒轻,汗出不畅;风热上扰,则头胀痛,鼻流浊涕,咽喉肿痛,口干欲饮;风热犯肺,肺失清肃,则咳嗽痰黏或黄。主要病机为风热袭表,肺失清肃。发热重,恶寒轻,口渴或咽痛,舌苔薄微黄,脉浮数为辨证要点。

治法:辛凉解表,清肺透邪。

代表方:银翘散。

常用药:金银花、连翘辛凉透表,清热解毒;薄荷、荆芥、淡豆豉疏风解表;桔梗、牛蒡子、甘草宣肺祛痰,利咽消肿;竹叶、芦根清热生津。

兼见头痛甚,为风热上壅,加桑叶、菊花;兼见咳嗽痰多,为痰阻于肺,加杏仁、贝母、瓜蒌皮;兼见咽痛甚,为热毒壅阻于咽喉,加板蓝根、马勃、玄参;兼见身热较著,恶风不显,口渴多饮,为气分热盛,加葛根、黄芩、石膏;若见壮热恶寒,头痛身痛,咽喉肿痛,咳嗽气粗者,为时行感冒,热毒较盛,可加大青叶、蒲公英、草河车;兼见头重体倦,胸闷泛恶,为湿阻中焦,加藿香、佩兰以化湿;兼见口鼻咽部干燥、口渴、干咳无痰,为风热化燥伤津或秋令感受温燥之邪,加南沙参、天花粉、梨皮。

3. 暑湿感冒

症状:发热,微恶风,汗出热不解,鼻塞流浊涕,头昏重胀痛,身重倦怠,心烦口渴,胸闷脘痞欲呕,尿短赤。舌质红,苔黄腻,脉濡数。

病机析要:暑湿伤表,表卫不和,故发热,微恶风,汗出热不解;暑湿犯肺,故鼻塞流浊涕;气机不展,故头昏重胀痛,身重倦怠,胸闷脘痞欲呕;暑热灼津,则心烦口渴,尿短赤。主要病机为暑湿伤表,肺卫失和。暑湿见症和表证为辨证要点。

治法:清暑祛湿解表。

代表方:新加香薷饮。

常用药:香薷发汗解表;金银花、连翘、鲜荷叶、鲜芦根清暑解热;厚朴、白扁豆化湿和中。

兼见头昏头痛,发热口渴,为暑热偏盛,加黄连、黄芩、青蒿;兼见身重少汗恶风,为湿困卫表,加藿香、佩兰、豆卷;兼见小便短赤,为湿热壅滞,加六一散、赤茯苓;兼见脘痞腹胀,为里湿偏盛,加苍术、白豆蔻、法半夏。

4. 虚体感冒

(1) 气虚感冒

症状:平时恶风、汗出,神疲体倦,反复易感。发时恶寒较甚,发热无汗,头痛身楚,咳嗽痰白,倦怠无力。舌质淡,苔薄白,脉浮而无力。

病机析要:风寒外袭,卫表不和,故恶寒,发热无汗,头痛鼻塞;卫表不密,素体气虚,腠理不固,故平时神疲体倦,畏风汗出,反复易感。主要病机为表虚卫弱,风寒乘袭,气虚无力达邪。风寒表证伴气虚见症为辨证要点。

治法:益气解表。

代表方:参苏饮。

常用药:人参、茯苓、甘草益气扶正;苏叶、葛根疏风解表;前胡、桔梗、枳壳、法半夏、陈皮理气化痰止咳。

若见身热较轻,恶寒较重,头痛,身痛,面色㿠白,四肢不温,语声低微,舌质淡胖,苔薄白,脉沉无力者,为阳虚外感,治当温阳解表,可用参附再造丸。若平时反复易感,畏风汗出,为卫气虚弱,不能固表,可常服玉屏风散。

(2) 阴虚感冒

症状:平时反复易感,头晕心悸,口干。发时身热,微恶风,少汗,头痛,心烦,干咳少痰。舌红少苔,脉细数。

病机析要:素体阴虚,外感风热,或感邪后邪从热化,表卫失和,津液不能作汗达邪,故身热,微恶风,少汗,头痛,干咳少痰;阴津素亏,故见头晕心悸,口干,舌红少苔,脉细数。主要病机为阴虚感邪,肺失宣降,卫表不和。阴虚内热兼表证为辨证要点。

治法:滋阴解表。

代表方:加减葳蕤汤。

常用药:玉竹滋阴生津以助汗源;葱白、淡豆豉、桔梗、薄荷解表散邪;白薇清热和阴;大枣、甘草甘润和中。

兼见身热甚,恶寒,为表证较重,加荆芥;兼见咽干、咳嗽少痰,为痰热郁结咽喉,加牛蒡子、浙贝母;兼见心烦口干较甚,为邪热伤津,加竹叶、天花粉;若见面色不华,唇甲色淡,心悸头晕,舌质淡,脉细或浮而无力,为气血亏虚,治当养血解表,可用葱白七味饮。

五、预防调护

平时在生活上应慎起居,适寒温,保持室内空气新鲜,冬春注意防寒保暖,盛夏不要贪凉;注意锻炼,增强体质;常易患感冒者,可坚持每天按摩迎香穴,酌情服用扶正固表中药。本病在流行季节须积极防治,如时行感冒流行期间,应少去人流密集的公共场所,防止交叉感染;预防可用贯众、板蓝根(或大青叶)、生甘草等药水煎服,室内可用食醋熏蒸。

感冒期间患者应注意休息,重症者应卧床休息,时行感冒者应予隔离;患者应多饮开水,饮食宜清淡,要注意观察患者的体温、汗出及症情变化。

注意煎药和服药方法,汤剂煮沸后5~10分钟即可。趁温热服,服后避风覆被取汗,或进热粥、米汤以助药力。得汗脉静身凉为病邪外达之象,无汗是邪尚未祛。出汗后尤应避风,以防复感。

六、临证要点

1. 辨清病邪性质,正确用药　感冒寒热两证要辨清。若风寒之证误用辛凉,汗不易出,病邪难以外达,反致不能速解,甚或发生变证;而风热之证误用辛温,则有助热伤津动血之弊,或引起传变。除虚体感冒需扶正达邪外,一般忌用补敛之品,以免留邪。

2. 寒热分辨不清者,可用辛平轻剂　感冒轻证,或初期寒热之别不明显,仅表现为轻度恶风、微热、头胀鼻塞者,可予辛平轻剂。常用荆芥、防风、桑叶、薄荷疏风解表,前胡、浙贝母、桔梗、甘草清宣肺气。

3. 有并发症和夹杂症者应适当兼顾　感冒属轻浅之疾,只要能及时恰当治疗,可以较快痊愈。但对年老、体弱多病、婴幼儿以及时行感冒重症者,必须加以重视,防止发生传变,或诱发加重宿疾。此外,暑湿感冒较为缠绵,虚体感冒则可迁延或易复感,不可不知。

病案分析

邹某,男,60 岁,1958 年 8 月 23 日初诊。

患者形瘦体弱,素易感冒,近因疲劳受凉,头项强痛,畏风,动则汗出,轻微咳嗽,消化不好已久,肠鸣,纳差,精神不振。脉左寸微浮、右寸微弦、两关弦虚、两尺沉弱,舌正苔薄白黏腻。辨证:体虚卫阳不固,复感新凉之气,治法:调营卫,建中气。

处方:党参 6g,桂枝 4.5g,白芍 6g,炙甘草 4.5g,生黄芪 9g,法半夏 6g,陈皮 3g,茯苓6g,生姜 2 片,大枣 2 枚。2 剂。慢火煎 2 次,取 300ml,加饴糖 30g,和匀,分 2~3 次温服。

8 月 25 日复诊:药后 2 小时微烦,继而汗出,畏风消失,头痛亦解,饮食略增,睡眠不好。脉两寸沉微,两关弦缓,两尺沉迟。营卫初和,治宜和脾柔肝,兼滋心肾。

处方:党参 6g,白术 6g,茯苓 9g,炙甘草 3g,半夏 4.5g,橘红 4.5g,五味子(打)20粒,酸枣仁 9g,肥知母 1.5g,川芎 1.5g,大枣 4 枚。水煎温服,2 剂。

本案患者年已 60 岁,素体虚弱,脾胃气虚,卫外不固,故平时容易感冒,脾胃虚弱,运化失职,故见消化不好已久,肠鸣、纳差,精神不振。脾土虚弱,肺气自虚,肝气偏旺,故两寸脉微、两关弦虚。两尺沉弱为年老肾亏。近因疲劳,感受风寒之气,故见头项强痛,恶风,汗出,脉浮,苔薄白,因正虚抗邪无力,无明显寒热,且左寸微浮;卫气不固,而动则汗出。综上分析,证属气虚感冒,脾胃肺肾虚于内,风寒邪气侵于外。治以扶正祛邪,调营卫,建中气,宜黄芪建中汤合新加汤合二陈汤主之。新加汤益气解表、调和营卫,黄芪建中汤补益脾胃建中气,二陈汤燥湿健脾化痰。2 剂后汗出,恶风消失,头痛亦除,知外已解,但饮食略增,睡眠不好,脉虽不浮,但寸微,关弦虚,尺沉弱,外已解,里未和,以六君子汤合酸枣仁汤和脾柔肝,兼滋心肾,以善其后。(中国中医研究院.蒲辅周医疗经验[M].北京:人民卫生出版社,1976.)

感冒古籍推介

感冒名医经验

笔记栏

思政元素

"贤以弘德，术以辅仁"——人民英雄张伯礼

2020年初，突如其来的新型冠状病毒肺炎(简称新冠肺炎)暴发流行。在这场斗争中，以习近平同志为核心的党中央带领14亿中国人民，以生命至上凝聚万众一心，以举国之力对决重大疫情，取得了抗击新冠肺炎疫情斗争重大战略成果。

2020年2月，为应对疫情，张伯礼(中共党员、中国工程院院士、时任天津中医药大学校长、中国中医科学院名誉院长)作为中央指导组专家，指导中医药治疗，开展了中医证候学调查，明确了新冠肺炎为"湿毒疫"核心病机及"兼夹发病"的临床特点。并主动请缨，率领由来自天津、江苏、湖南、河南、陕西等地中医医疗团队组成的"中医国家队"，进驻江夏方舱医院，采用中医药综合治疗方法救治564例患者，取得了零转重、零复阳的成绩。他提出"大疫出良药"，促进"三药三方"的研发及评价工作。他指导中医药全程介入新冠肺炎救治，主持研究制定的中西医结合治疗法成为中国方案的亮点，为推动中医药事业传承创新发展作出重大贡献。中共中央总书记、国家主席、中央军委主席习近平向张伯礼颁授"人民英雄"国家荣誉称号奖章。

作为一名全国优秀共产党员、全国名中医，他以"贤以弘德，术以辅仁"为座右铭，始终把党的宗旨和大医精诚融为一体，为中医药事业奋勇拼搏。他说："中医药学虽然古老，但它的理念、方法并不落后，现代生命科学所遇到的很多困难和挑战，将从中医药学中得到启发。"30多年来，他承担国家及省部级科研项目40余项，先后获国家科学技术进步奖一等奖、二等奖7项，省部级科学技术进步奖一等奖、二等奖20余项。

作为一名中医教育家，他在如何培养高素质中医药人才上倾注了大量心血，提出了"知识、能力、素质并重，以拓展学生创新发展能力为核心"的教育理念。他高度重视以中医临床思维为基础的教育质量，致力于创建中医药高等教育规范。他分别主持制定了《中国·中医学本科教育标准(试行)》《世界中医学本科(中医师前)教育标准(草案)》，组织编写了第一套世界中医教育核心教材，有力地推动了中医药教育的标准化和在国际上的健康发展，获国家级教学成果奖一等奖2项。

01章02节PPT

PPT 课件

第二节　咳　　嗽

一、概述

咳嗽是指因肺失宣降，肺气上逆而引起咳嗽作声、咳吐痰液的病证，也是肺系疾病的主要症状。分而言之，有声无痰为咳，有痰无声为嗽；但一般多痰声并见，难以截然分开，故常咳嗽并称。

《黄帝内经》对咳嗽的病位、病因病机、症状分类、治疗转归等作了较为系统的论述，并设专篇论述。《素问·宣明五气》曰："五气所病……肺为咳。"指出咳嗽病位在肺。关于咳嗽的病因，《素问·咳论》提出咳嗽是由于"皮毛先受邪气"所致，又阐述"五脏六腑皆令人咳，非独肺也"之论，强调了外邪犯肺或脏腑功能失调，病及于肺，均可以导致咳嗽。有关咳嗽的分类，历代论述甚多。《素问·咳论》以脏腑命名，分为五脏六腑咳，并且描述了各类不同证候的特征。隋代巢元方《诸病源候论·咳嗽病诸候·咳嗽候》载有十咳，除五脏咳外，尚有风

咳、寒咳、胆咳、厥阴咳等。明代张介宾首次执简驭繁地把咳嗽归纳为外感、内伤两大类。《景岳全书·杂证谟·咳嗽》指出:"咳嗽之要,止惟二证。何为二证? 一曰外感,一曰内伤而尽之矣。"至此,咳嗽之辨证分类始较完善,切合临床应用。清代医家丰富了咳嗽的治疗,如喻昌《医门法律》论述了燥邪伤肺而致咳嗽的证治,创立温润和凉润治咳之法。叶桂《临证指南医案·咳嗽》中系统阐述了咳嗽的治疗原则:"若因于风者,辛平解之。因于寒者,辛温散之。因于暑者,为薰蒸之气,清肃必伤,当与微温微凉,苦降淡渗……若因于湿者,有兼风、兼寒、兼热之不同,大抵以理肺治胃为主。若因秋燥,则嘉言喻氏之议最精。若因于火者,即温热之邪,亦以甘寒为主……至于内因为病,不可不逐一分之。有刚亢之威,木扣而金鸣者,当清金制木,佐以柔肝入络。若土虚而不生金,真气无所禀摄者,有甘凉、甘温二法,合乎阴土胃阳,阳土以配刚柔为用也。又因水虚而痰泛,元海竭而诸气上冲者,则有金水双收、阴阳并补之治,或大剂滋填镇摄,葆固先天一气元精。"

　　西医学中上呼吸道感染、急慢性支气管炎、支气管扩张、慢性咽喉炎、肺炎等以咳嗽为主要表现者,可参照本节辨证论治。

ER-1-2-1

咳嗽历史沿革列表

二、病因病机

　　咳嗽的病因有外感和内伤两大类。外感咳嗽为六淫外邪犯肺;内伤咳嗽为脏腑功能失调,内邪干肺。不论外邪、内邪,均可导致肺失宣肃,肺气上逆而发为咳嗽。

(一)病因

　　1. 外感六淫　风、寒、暑、湿、燥、火六淫之邪,从口鼻或从皮毛而入,侵袭肺系,或吸入烟尘异味气体,使肺失宣降,气机上逆引起咳嗽。风为六淫之首,外感咳嗽常以风为先导,可夹寒、热、燥等外邪入侵,表现为风寒、风热、燥邪咳嗽。其中又以风邪夹寒者居多,即张介宾所谓"六气皆令人咳,风寒为主"。

　　2. 内邪干肺

　　(1)肺脏自病:由于肺系多种疾病迁延日久,或长期吸烟,耗伤肺气肺阴,影响肺之宣肃功能,肺气上逆。

　　(2)他脏及肺:饮食不节,嗜食生冷,烟酒过度,或过食辛辣肥甘,损伤脾胃,脾失健运,痰湿内生,上渍于肺;或情志不调,肝失疏泄,气郁化火,木火刑金;或年老体弱,肾精亏损,气失摄纳。

(二)病机

　　咳嗽病位在肺,与脾、肝有关,久则及肾。核心病机为肺失宣降,肺气上逆。肺主气,司呼吸,上连气道、咽喉,开窍于鼻,外合皮毛,内为五脏华盖,其气贯百脉而通他脏,不耐寒热,易受内、外之邪侵袭而致宣肃失司,肺气上逆,发为咳嗽。正如《医学三字经·咳嗽》所说:"肺为脏腑之华盖,呼之则虚,吸之则满。只受得本然之正气,受不得外来之客气。客气干之,则呛而咳矣。亦只受得脏腑之清气,受不得脏腑之病气。病气干之,亦呛而咳矣。"提示咳嗽是内、外病邪犯肺,肺脏祛邪外达的一种病理反应。

　　外感咳嗽属于邪实,为六淫外邪犯肺,肺气壅遏不畅所致。因于风寒者,肺气失宣,津液凝滞;因于风热者,肺气不清,蒸液为痰;因于风燥者,灼津生痰,肺失润降,发为咳嗽。若外邪未能及时解散,可发生演变转化,如风寒久郁化热、风热灼津化燥、肺热蒸液成痰等。

　　内伤咳嗽的病理因素主要为"痰"与"火"。痰有寒热之别,火有虚实之分。痰火可互为因果,痰可郁而化火,火能炼液灼津为痰。内伤咳嗽常反复发作,迁延日久,脏气多虚,故病理性质属邪实与正虚并见。他脏有病而及肺者,多为因实致虚,如肝火犯肺,气火炼液为痰,灼伤肺津;脾运失司,痰湿犯肺,上干于肺,久则肺脾气虚,气不化津,痰浊更易滋生,此即"脾为生痰之源,肺为贮痰之器"之义。咳嗽日久,耗伤肺气、肺阴,甚则及肾,肾阴亏损,气失摄纳,由咳致喘。肺脏自病者,多为因虚致实,如肺阴不足,阴虚火炎,灼津为痰;或肺气亏虚,气不化津,津聚成痰,甚则寒化为饮。

外感、内伤咳嗽可互相影响。外感咳嗽迁延失治,邪伤肺气,则易反复感邪,而致咳嗽屡作,肺脏受伤,逐渐转为内伤咳嗽;内伤咳嗽,肺脏虚损,卫外不强,易受外邪引发或加重,在气候转冷时尤为明显。痰湿蕴肺,复感外邪,若为热化,则为痰热咳嗽;若为寒化,可致寒饮咳嗽。

一般而言,外感咳嗽其病尚浅而易治,但夹湿、夹燥较为缠绵。如湿邪困脾阻肺,久则积湿生痰,转为内伤之痰湿咳嗽。燥伤肺津,久则肺阴亏耗,成为内伤阴虚肺燥之咳嗽,故有"燥咳每成痨"之说。内伤咳嗽多呈慢性反复发作,治疗难取速效。如痰湿咳嗽病久,可出现肺脾两伤、痰化为饮、病延及肾的转归,成为痰饮咳喘;若肺阴亏虚咳嗽,初起轻微,久延重伤肺津,肺失濡养,成为肺痿。部分患者病情逐年加重,最终导致肺、脾、肾俱虚,甚至累及于心,痰浊、水饮、血瘀互结而成肺胀。(表1-2-1)

表 1-2-1 咳嗽病机列表

关键病机	病机要点	病机转归
肺失宣降,肺气上逆	外感六淫,侵袭肺系,肺失宣降,气机上逆而咳	①虚实之间可相互演化,外感、内伤咳嗽可互相影响 ②外感咳嗽多易治,内伤咳嗽多难取速效 ③反复发作可向哮病、喘证、肺胀、肺痿转化
	肺系疾病迁延不愈,阴伤气耗,影响肺之宣肃,肺气上逆而咳	
	饮食不节,过食生冷,或过食辛辣肥甘,损伤脾胃,痰湿内生,上渍于肺而咳	
	情志不调,肝郁化火,上逆侮肺而咳	
	久病及肾,或年老体弱,肾精亏损,气失摄纳,肺气上逆,由咳致喘	

三、诊断与鉴别诊断

(一)诊断

1. 咳逆有声,咳痰,或伴喉痒。

2. 外感咳嗽多起病急,病程短,常伴恶寒发热等表证;内伤咳嗽多为久病,常反复发作,病程较长,常伴其他脏腑失调的症状。

肺部听诊、血常规、胸部X线、CT、肺功能等检查有助于诊断。

(二)鉴别诊断

咳嗽应与喘证进行鉴别(表1-2-2)。

表 1-2-2 咳嗽与喘证鉴别表

病证	临床表现	疾病转化
咳嗽	以咳嗽为主,不伴呼吸困难	咳嗽日久不愈,可出现有呼吸困难,转变为喘证
喘证	以呼吸困难,甚则张口抬肩、鼻翼扇动、不能平卧为主要表现,可兼有咳嗽症状	

四、辨证论治

(一)辨证要点

1. 辨外感与内伤 外感咳嗽,多属新病,发病急,病程短,多兼有寒热、头痛、鼻塞等肺卫症状,属于邪实。内伤咳嗽,多是宿疾,常反复发作,迁延不已,兼见他脏病证,多属于邪实正虚。

2. 辨咳嗽特点　咳嗽时作,白天多于夜间,咳嗽较剧,咽痒或咽痛,病势急而病程短者,多为外感风寒或风热;早晨咳嗽阵发加剧,连声重浊,痰出咳减者,多为痰湿或痰热咳嗽;病势缓而病程长者多为阴虚或气虚;午后、黄昏咳嗽加重,咳声轻微短促者,多属肺燥阴虚;夜卧咳嗽较剧,持续不已,咳吐清稀痰涎,或伴气喘者,为肺气虚寒,寒饮阻肺。

3. 辨痰的性质　咳嗽痰少或干咳无痰者,多属风燥、气火、阴虚;痰多者,常为痰湿、痰热、虚寒;痰白清稀者属寒;痰白而稠厚者属湿;痰白质黏者属阴虚、燥热;痰白清稀透明呈泡沫样者属虚、属寒;痰黄而黏稠者属热;痰中带血者,多属肺热、气火或肺阴虚;如脓血相间,为痰热瘀结成痈之候;咳嗽,咳吐粉红色泡沫痰,咳而气喘,呼吸困难者,多属心肺阳虚,气不主血。

(二) 治则治法

外感咳嗽为新病,属邪实,治以宣肺散邪为主。内伤咳嗽多宿疾,常反复发作,多属邪实正虚,标实为主者,治当祛邪止咳,本虚为主者,当补虚养正。咳嗽除治肺外,还应从整体出发,注意治脾、治肝、治肾等。

(三) 分证论治

1. 外感咳嗽

(1) 风寒袭肺证

症状:咳嗽声重,气急或咽痒,痰白稀薄。常伴鼻塞,流清涕,头痛肢楚,恶寒,发热,无汗。舌苔薄白,脉浮或浮紧。

病机析要:外感风寒,肺卫失宣,故咳嗽声重,气粗,咽痒,或兼鼻塞,流清涕;寒邪郁肺,凝聚为痰,故痰白清稀;风寒外束于表,卫阳被遏,头痛肢楚,恶寒,发热,无汗。咳嗽、咳痰清稀色白伴风寒表证为本证的辨证要点。

治法:疏风散寒,宣肺止咳。

代表方:三拗汤合止嗽散。

常用药:麻黄、荆芥宣肺散寒;紫菀、百部温润止咳;杏仁、桔梗、白前、甘草、陈皮化痰利咽。

兼见痰黏胸闷,苔腻,为痰湿内蕴,加法半夏、厚朴;兼见痰稠,烦渴,或有身热者,为风寒外束,里有郁热,加石膏、桑白皮、黄芩,或用麻杏石甘汤。若无汗喘咳,痰多而稀,为寒饮伏肺,风寒束表,可用小青龙汤。

(2) 风热犯肺证

症状:咳嗽频剧,气粗或咳声嘶哑,喉燥咽痛,咳痰不爽,痰黏稠或黄。常伴鼻流黄涕,口渴,头痛肢楚,或见微恶风,身热汗出等。舌苔薄黄,脉浮数或浮滑。

病机析要:风热犯肺,肺失清肃,症见咳嗽频剧,气粗或咳声音哑,喉燥咽痛,口渴;肺热蒸液成痰,故痰黏而稠,咳吐不爽,鼻流黄涕;风热犯表,卫表不和,而见头痛肢楚,微恶风,身热汗出。咳嗽痰黄及风热表证为本证的辨证要点。

治法:疏风清热,宣肺止咳。

代表方:桑菊饮。

常用药:桑叶、菊花、薄荷、连翘疏风清热;前胡、杏仁、桔梗、甘草、紫菀清肃肺气,祛痰止咳;芦根清热化痰生津。

兼见身热较盛,恶风不显,口渴喜饮,为肺热内盛,加黄芩、金银花、鱼腥草;兼见咽痛,为热邪上壅,加射干、青果、牛蒡子;兼见咽燥口干,舌质红,为热伤肺津,加沙参、天花粉;如夏令兼见胸闷烦渴,尿赤,为暑邪夹湿,加鲜荷叶、六一散。

（3）风燥伤肺证

症状:干咳,连声作呛,喉痒,唇鼻干燥,咽干而痛,痰少难咳,或痰中带血,口干,或兼微寒,身热。舌红而干,苔或薄黄,脉浮数或小数。

病机析要:风燥伤肺,肺失清润,见干咳作呛,咽喉口鼻干燥,痰黏不易咳吐,舌质红而干;燥热伤肺,肺络受损,故痰中夹血丝;风燥外客,卫气不和,则见微寒,身热。干咳少痰及干燥少津为本证的辨证要点。

治法:疏风清肺,润燥止咳。

代表方:桑杏汤。

常用药:桑叶、薄荷、淡豆豉疏风解表;杏仁、浙贝母、芦根、枇杷叶润肺化痰止咳;南沙参、天花粉、梨皮生津润燥;栀子清热。

兼见干咳,咳痰不多,舌干红少苔,为津伤较甚,加麦冬、玉竹;兼见热重不恶寒,心烦口渴,为燥热较甚,加生石膏、知母;兼见痰中夹血,为肺络受损,加生地黄、白茅根。

另有干咳少痰或无痰,咽干鼻燥,兼有恶寒发热,头痛无汗,舌苔薄白而干,燥证与风寒并见,为凉燥犯肺,治宜疏风宣肺,润燥止咳,方用杏苏散,药用苏叶、杏仁、前胡辛温宣散,紫菀、款冬、百部、甘草温润止咳;恶寒甚,无汗,配荆芥、防风散寒解表。

2. 内伤咳嗽

（1）痰湿蕴肺证

症状:反复咳嗽,咳声重浊,痰多色白黏腻,每于晨间咳痰尤甚,因痰而嗽,痰出则咳缓,胸闷,脘痞腹胀,呕恶食少,大便时溏。舌苔白腻,脉濡滑。

病机析要:痰湿蕴肺,肺失宣降,故咳嗽痰多,咳声重浊,痰白黏腻;湿痰中阻,脾为湿困,故兼胸闷,脘痞腹胀,呕恶食少,大便时溏。咳嗽痰多与脾运失健见症为本证的辨证要点。

治法:燥湿化痰,理气止咳。

代表方:二陈汤合三子养亲汤。

常用药:法半夏、茯苓、陈皮、甘草燥湿理气化痰;杏仁、紫菀、款冬花温肺降气止咳;白芥子、紫苏子、莱菔子化痰降气消食。

兼见咳痰白沫量多,怕冷,为寒痰阻肺,加干姜、细辛;若病程迁延,见食少、脘痞、便溏,为脾胃气虚兼痰湿,加党参、白术,症状平稳后可常服六君子丸。

（2）痰热郁肺证

症状:咳嗽气息粗促,痰多质黏厚或稠黄,咳吐不利,或咳血痰,胸胁胀满,咳时引痛,面赤,或身热,口干欲饮。舌质红,苔黄腻,脉滑数。

病机析要:痰热壅阻,肺失清肃,故咳嗽气息粗促,痰多质黏稠色黄,咳吐不爽;热伤肺络,故胸胁胀满,咳时引痛,或咳血痰;肺热内郁,则身热,口干欲饮。咳嗽痰黄及肺热证为本证的辨证要点。

治法:清热化痰,肃肺止咳。

代表方:清金化痰汤。

常用药:桑白皮、黄芩、栀子、知母清泄肺热;贝母、瓜蒌、桔梗清热化痰止咳;茯苓、甘草、橘红健脾理气化痰;知母、麦冬清肺养阴。

兼见痰黄如脓,为痰热郁蒸,加鱼腥草、开金锁、薏苡仁、冬瓜子;兼见胸满咳逆,便秘,为痰热壅盛,腑气不通,加葶苈子、大黄;兼见口干,舌红少津,为痰热伤津,加沙参、天冬、天花粉。

（3）肝火犯肺证

症状：气逆阵咳，咳时面红目赤，咽干口苦，常感痰滞咽喉，难以咳出，量少质黏，咳引胸痛，症状可随情绪波动增减。舌质红，苔薄黄少津，脉弦数。

病机析要：肝郁化火，上逆侮肺，以致气逆阵咳；肝火上炎，故咳时面红、口苦咽干；木火刑金，炼液成痰，肺热津亏，则痰黏难以咳吐；肝肺络气不和，故咳引胸痛。咳嗽气逆，胸胁隐痛，性急易怒为本证的辨证要点。

治法：清肺泻肝，化痰止咳。

代表方：加减泻白散合黛蛤散。

常用药：桑白皮、地骨皮、黄芩清肺泻火；栀子、牡丹皮、青黛、海蛤壳泻肝化痰；旋覆花、枇杷叶、枳壳、桔梗、甘草降气止咳。

兼见胸闷痰黏难咳，为痰热搏结，肺气郁滞，加贝母、竹茹、瓜蒌；兼见胸痛，为气滞血瘀，加郁金、丝瓜络；兼见咽燥口干，为火郁伤津，加沙参、麦冬、天花粉。

（4）肺阴亏耗证

症状：干咳，咳声短促，痰少黏白，或痰中夹血，口干咽燥，或声音逐渐嘶哑，或午后潮红，颧红，盗汗，日渐消瘦，神疲。舌质红，少苔，脉细数。

病机析要：肺阴亏虚，虚热内灼，肺失肃降，则干咳，咳声短促，痰少或见夹血，口干咽燥，咳声嘶哑；虚阴火旺，故午后潮热，颧红，盗汗；阴精不足，则形瘦神疲，舌质红，少苔，脉细数。干咳少痰及阴虚内热证为本证的辨证要点。

治法：养阴清热，润肺止咳。

代表方：沙参麦冬汤。

常用药：沙参、麦冬、天花粉、玉竹、百合滋养肺阴，润肺止咳；桑叶、桑白皮清散肺热；川贝母、杏仁润肺化痰；白扁豆、甘草甘缓和中。

兼见痰中带血，为热伤血络，加牡丹皮、白茅根、藕节、栀子；兼见潮热甚，为阴虚生内热，加功劳叶、银柴胡、青蒿、鳖甲；兼见盗汗多，为虚热迫津外泄，加乌梅、煅牡蛎、浮小麦；兼见咳吐黄痰，为肺热灼津，加海蛤壳、知母、黄芩。

五、预防调护

对咳嗽的预防，应注意气候变化，保持空气流通，做好防寒保暖，避免受凉，尤其在气候反常时更要注意调摄。戒烟，注意饮食清淡，过敏体质患者忌鱼腥虾蟹。少食肥甘厚味，以免蕴湿生痰。风热、气火、风燥、肺阴虚咳嗽，忌食辛辣香燥之品及饮酒，以免伤阴化燥助热。痰多者应尽量将痰排出。咳而无力者，可翻身拍背等助痰排出。适当参加体育锻炼，以增强体质，提高抗病能力。

六、临证要点

1. 治疗宜忌　外感咳嗽初起忌用敛肺、收涩留邪之品，误用则肺气郁遏不得宣畅，邪恋不去，咳嗽迁延不愈，当因势利导，肺气宣畅则咳嗽自止；内伤久咳忌过用宣散之品，致阴液耗损，肺气受损，正气愈虚，当标本兼顾。

2. 不可见咳止咳　咳嗽是人体祛邪外达的表现，所以在治疗时不能单纯见咳止咳，注意审证求因。通常咳嗽的轻重可以反映病邪的微甚，但在某些情况下，因正虚不能祛邪外达，咳虽轻微，但病情却重，应加警惕，给予及时的检查和处理。

3. 久咳配合搜风剔络　对于久咳不已，喉痒，常法治疗不效者，病机为"风邪久恋入络"，可用虫类药物，如蝉蜕、僵蚕等搜风剔络。

笔记栏

病案分析

王某,女,29 岁。1975 年 5 月 17 日初诊。

咳嗽月余,喉痒即咳,已服各种止咳药水近 20 瓶,未见减轻。近日来下田耕作,又受外邪,略有鼻塞,寒热已退,剧咳时引起呕吐,痰少,胃纳甚差。脉小滑数,舌苔薄腻。咳嗽已久,外邪未除,肺失清宣。治以疏风宣肺,化痰止咳之法。

前胡 9g,桑叶 9g,炙苏子 9g,杏仁 9g,炙紫菀 15g,白前 9g,苍耳子 9g,陈皮 9g,半夏 9g。7 剂。

二诊:5 月 24 日。咳嗽基本如前,痰量略减,日前又感外邪,曾经发热。舌苔腻,脉上滑数。再守原意。

原方去前胡、桑叶,加射干 9g、枇杷叶 9g、黄芩 9g。6 剂。

三诊:5 月 31 日。咳嗽明显减轻,鼻塞已除,有时喉痒,精神好转,苔薄腻,脉小滑。再拟肃肺化痰止咳。

炙苏子 9g,杏仁 9g,枇杷叶(包)9g,射干 9g,炙紫菀 15g,黄芩 9g,甘草 4.5g,桔梗 4.5g,川贝母 3g(分 2 次吞)。7 剂。

证属外感咳嗽。病由感受外邪而起,且咳嗽见喉痒、鼻塞,曾发热恶寒,虽经治疗,但邪气仍在表未解,风寒邪气束表,肺气不宣,痰饮内停,故治疗应外散风寒,宣肺化痰,用杏苏散加减,方中用杏仁、桑叶疏风解表,半夏、陈皮燥湿化痰,苏子、苍耳子降肺气,前胡、白前、紫菀化痰止咳。服上方后,症状稍减,因患者不慎再感外邪,仍以杏苏散加减调治而愈。治外感咳嗽,药宜轻宜动,忌重忌静。(张小萍,陈明人.中医内科医案精选[M].上海:上海中医药大学出版社,2001.)

第三节　哮　　病

一、概述

哮病是一种发作性的痰鸣气喘疾患。本病发时喉中有哮鸣声,胸闷,呼吸气促困难,甚则喘息不能平卧。

《黄帝内经》虽无哮病之名,但其中有"喘鸣""喘呼""喘喝"的记载,与哮病发作特点类似。《素问·阴阳别论》曰:"阴争于内,阳扰于外,魄汗未藏,四逆而起,起则熏肺,使人喘鸣。"《素问·太阴阳明论》曰:"犯贼风虚邪者……阳受之则入六腑,阴受之则入五脏。入六腑则身热,不时卧,上为喘呼。"《灵枢·本神》曰:"肺气虚则鼻塞不利,少气。实则喘喝,胸盈仰息。"汉代张仲景《金匮要略·肺痿肺痈咳嗽上气病脉证治》曰:"咳而上气,喉中水鸡声,射干麻黄汤主之。"明确指出了哮病发作时的特征及治疗。在病理上将其归属于"伏饮"范畴,《金匮要略·痰饮咳嗽病脉证并治》曰:"膈上病痰,满喘咳吐,发则寒热,背痛腰疼,目泣自出,其人振振身瞤剧,必有伏饮。"宋代王执中的《针灸资生经》首次记载哮病病名,如"凡有喘与哮者,为按肺俞,无不酸疼,皆为谬刺肺俞,令灸而愈"。元代朱震亨首创哮喘病名,并阐明病理因素"专主于痰",提出"未发以扶正气为主,既发以攻邪气为急"的治疗原则。明代虞抟《医学正传》对哮与喘作了明确的区分,指出"哮以声响言,喘以气息言"。清代叶桂《临证医案指南·哮》进一步指出哮病的病因病机:"若夫哮症,亦由初感外邪,失于表散,邪伏于里,留于肺俞。"后世医家鉴于"哮必兼喘",一般统称"哮喘"。古籍中还有呷嗽、哮吼、齁䶎等命名。

西医学中的支气管哮喘、哮喘性支气管炎、嗜酸性粒细胞增多症(或其他急性肺部过敏性疾患)等,以痰鸣气喘为主要表现者,均可参照本节辨证施治。

二、病因病机

哮病的发生乃宿痰内伏于肺,复加外邪、饮食、情志、劳倦等诱因引动而触发,以致痰气交阻,气道挛急,肺失宣降所致。

(一)病因

1. 外邪侵袭　外感风寒或风热之邪,未能及时表散,邪蕴于肺,壅阻肺气,气不布津,聚液为痰。如《临证指南医案·哮》说:"若夫哮症,亦由初感外邪,失于表散,邪伏于里,留于肺俞。"此外,尚有禀赋特异体质者吸入烟尘、花粉、动物毛屑、异味气体等,风邪与杂气搏结,影响肺气的宣降,津液凝聚,痰浊内生而致哮。

2. 饮食不当　过食生冷,寒饮内停;或嗜食酸咸甘肥,积痰蒸热;或进食腥膻发物,以致脾失健运,痰浊内生,上干于肺,壅塞气道,亦可致哮。故又有"食哮""鱼腥哮""卤哮""糖哮""醋哮"等名。

3. 体虚病后　平素禀赋不足、体质不强,则易受邪侵。如幼年患麻疹、顿咳,或反复感冒,咳嗽日久,均可导致肺、脾、肾亏虚,痰邪内生,成为哮病之因。幼儿哮病由于禀赋不足所致者,称"幼稚天哮"。一般而言,禀赋不足、体质不强者多以脾、肾为主,病后所致者多以肺为主。

(二)病机

哮病的病位主要在肺,影响脾肾,久及于心。基本病机为痰气交阻,气道挛急,肺失宣降。病理因素以痰为主,如朱震亨所言"哮喘……专主于痰"。痰的产生主要由于肺不能布散津液,脾不能输化精微,肾不能蒸化水液,以致津液运化失常,凝聚成痰,伏藏于肺,成为发病的"夙根"。如《景岳全书·杂证谟·喘促》云:"喘有夙根,遇寒即发,或遇劳即发者,亦名哮喘。"

哮病发作时的基本病理变化为内伏肺内之痰,遇诱因而引触,痰随气升,气因痰阻,相互搏结,壅塞气道,肺气宣降失常,气道挛急,通畅不利,而致哮鸣如吼,咳痰喘促。常见诱发因素有外邪、情志、饮食、劳累等,其中尤以气候变化为主。发作时以邪实为主,由于体质差异及诱因不同而有寒热虚实之分。病因于寒,或素体阳虚,痰从寒化,发为冷哮;病因于热,或素体阳盛,痰从热化,发为热哮;如痰热内郁,风寒外束引起发作者,则表现为外寒内热的寒包热哮;痰浊伏肺,肺气壅实,风邪触发者,则表现为风痰哮;反复发作不愈,正气耗伤,或素体不强,可表现为虚哮。哮病大发作之时,痰鸣喘促持续不解,邪实与正虚并见,肺肾俱虚而痰浊壅盛。肺虚不能治理调节心血的运行,肾虚命门之火不能上济于心,皆累及心阳,甚至发生喘脱危候。

哮病迁延,寒痰伤及脾肾之阳,痰热耗灼肺肾之阴,则可由实转虚,表现肺、脾、肾等脏气虚弱之候。由于肺、脾、肾三脏之间的相互影响,可病及两脏或三脏同病,表现为肺肾两虚或肺脾肾气虚之象。在平时自觉短气、疲乏,并有轻度喘哮,难以全部消失。

部分青少年,随着年龄增长,正气渐充,肾气日盛,再辅以治疗,哮病可终止发作。中老年或体弱者,肾气渐衰,则难以根除,若久病肾损,不能摄纳肺气,气浮于上,不能敛降,可演变为肺胀。(表1-3-1)

表 1-3-1　哮病病机列表

关键病机	病机要点	病机转归
痰气交阻，气道挛急，肺失宣降	外邪侵袭，未能表散，邪蕴于肺，壅阻肺气，气不布津，聚液为痰，痰气交阻，气道挛急	①病机寒热虚实之间可相互转化②反复发作，寒痰伤及脾肾之阳，痰热耗灼肺肾之阴，则由实转虚，表现肺、脾、肾等脏气虚弱③久病肾损，不能摄纳肺气，气浮于上，不能敛降，可演变为肺胀
	饮食生冷，寒饮内停；或过食肥甘，积痰蒸热；或进食发物，脾失健运，痰浊内生，上干于肺，痰气交阻，气道挛急，肺失宣降	
	体虚病后，肺、脾、肾亏虚，肺肾气虚，气不化津；或肾阴亏虚，热蒸液聚；或脾肾阳虚，水湿不化，痰邪内生，交阻气道，气道挛急，肺失宣降	

三、诊断与鉴别诊断

（一）诊断

1. 反复急性发作。常因气候突变、饮食不当、情志失调、劳累等因素诱发，起病急骤。发作前多有鼻痒、喷嚏、咳嗽、胸闷等先兆。发作时喉中有明显哮鸣声，呼吸困难，不能平卧，甚则面色苍白，唇甲青紫，约数分钟、数小时后缓解。严重者持续不解，可出现张口抬肩、烦躁不安、汗出如珠之喘脱危象。

2. 平时如常人，或稍感疲劳、纳差、痰多。

3. 多与先天禀赋有关，有过敏史或家族史。

血嗜酸性粒细胞计数、肺功能、动脉血气分析、痰液涂片、胸部 X 线检查有助于诊断。

（二）鉴别诊断

哮病应与喘证、支饮进行鉴别（表 1-3-2，表 1-3-3）。

表 1-3-2　哮病与喘证鉴别表

病证	共同表现	概念	症状特点	相互关系
哮病	呼吸急促、困难	一种反复发作的独立性疾病	以声响言，喉中哮鸣有声	哮必兼喘
喘证		多种肺系急慢性疾病的一个症状	以气息言，呼吸气促困难	喘未必兼哮

表 1-3-3　哮病与支饮鉴别表

病证	共同表现	发病特点	症状特点
哮病	痰鸣气喘	喘有夙根，遇寒即发，或遇劳即发。常因气候突变、饮食不当、情志失调、劳累而致，间歇发作，突然起病，可迅速缓解	以喉中哮鸣有声为主，轻度咳嗽或不咳
支饮		急性或慢性起病，由外感或内伤所致	以咳逆倚息，短气不得卧，其形如肿为特征

四、辨证论治

（一）辨证要点

哮病总属邪实正虚之证。发时以邪实为主，当分寒、热、寒包热、风痰、虚哮 5 类，注意是否兼有表证。未发时以正虚为主，应辨阴阳之偏虚，肺、脾、肾三脏之所属。若久发正虚，虚实错杂者，当按病程新久及全身症状辨别其主次。

笔记栏

哮病临床思
维导图

（二）治则治法

哮病的基本治疗原则为"发时治标，平时治本"。发时当攻邪治标，祛痰利气。寒痰宜温化宣肺，热痰当清化肃肺，寒热错杂者当温清并施，表证明显者兼以解表，属风痰为患者又当祛风涤痰。反复日久，正虚邪实者，又当兼顾，不可单纯拘泥于祛邪。若发生喘脱危候，当急予扶正救脱。平时应以扶正治本为主，阳气虚者应予温补，阴虚者则予滋养，当区别肺脾气虚和肺肾两虚，分别采取补肺、健脾、益肾等法，以冀减轻、减少或控制其发作。

（三）分证论治

1. 发作期

（1）寒哮证

症状：喉中哮鸣如水鸡声，呼吸急促，喘憋气逆，胸膈满闷如塞，咳不甚，痰少咳吐不爽，色白而多泡沫，口不渴或渴喜热饮，形寒怕冷，天冷或受寒易发，面色青晦。舌苔白滑，脉弦紧或浮紧。

病机析要：寒痰伏肺，遇感触发，痰升气阻，以致呼吸急促，喉中哮鸣如水鸡声；肺气郁闭，不得宣畅，故见胸膈满闷如塞，痰色白而多泡沫；阴盛于内，阳气不能宣达，故形寒畏冷，面色青晦，口不渴，或渴喜热饮。喉中哮鸣如水鸡声、喘憋气逆、形寒怕冷及寒痰征象为本证的辨证要点。

治法：宣肺散寒，化痰平喘。

代表方：射干麻黄汤。

常用药：麻黄、射干宣肺平喘，化痰利咽；干姜、细辛、法半夏温肺化饮降逆；紫菀、款冬化痰止咳；五味子收敛肺气；大枣、甘草和中。

兼见痰涌气逆不得平卧，为肺气壅滞，加葶苈子、紫苏子；可见胸满闷窒，为痰气交阻，酌加杏仁、紫苏子、白前、陈皮等；兼有咳逆上气、汗多，为肺不敛降，加白芍。

（2）热哮证

症状：喉中痰鸣如吼，喘而气粗息涌，胸高胁胀，咳呛阵作，咳痰色黄或白，黏浊稠厚，排吐不利，口苦，口渴喜饮，汗出，面赤，或有身热。舌苔黄腻，质红，脉滑数或弦滑。

病机析要：痰热蕴肺，壅阻气道，肺气上逆，故喉中痰鸣如吼，喘而气粗息涌，胸高胁胀，咳呛阵作；热蒸津液聚痰，痰热胶结，故咳痰色黄或白，黏浊稠厚，咳吐不利；热盛则口渴喜饮，汗出，面赤，或有身热。喉中痰鸣如吼、喘息气粗、口渴喜饮及痰黏浊稠厚为本证的辨证要点。

治法：清热宣肺，化痰定喘。

代表方：定喘汤。

常用药：麻黄宣肺平喘；黄芩、桑白皮清热肃肺；杏仁、法半夏、款冬、紫苏子化痰降逆；白果敛肺，并防麻黄过于耗散；甘草调和诸药。

兼有形寒、烦闷，为表寒肺热，加石膏，或用越婢加半夏汤；兼痰鸣息涌，不得平卧，为肺气壅实，加葶苈子、地龙；痰吐稠黄，为肺热壅盛，加海蛤壳、射干、知母、鱼腥草；兼大便秘结，为热积肠腑，加大黄、芒硝、全瓜蒌、枳实；若病久不愈，见口干咽燥、舌红少苔，为热盛伤阴，可加沙参、知母、天花粉，或用麦门冬汤。

（3）寒包热哮证

症状：喉中哮鸣有声，胸膈烦闷，呼吸急促，喘咳气逆，咳痰不爽，痰黏色黄，或黄白相间，烦躁，发热、恶寒，无汗、身痛，口干欲饮，大便偏干。舌苔白腻或黄，舌尖边红，脉弦紧。

病机析要：肺热素盛，寒邪外束，或表寒未解，内已化热，热为寒郁，肺失宣降，而见喉中哮鸣有声，呼吸急促；肺气郁闭，不得宣畅，胸膈烦闷，故喘咳气逆，咳痰不爽，或黄白相间;热为寒郁,则发热、恶寒、无汗、身痛。喉中哮鸣有声、胸膈烦闷、发热、恶寒为本证的辨证要点。

治法:解表散寒,清化痰热。

代表方:小青龙加石膏汤。

常用药:麻黄、桂枝散寒解表,宣肺通阳平喘;法半夏、干姜、细辛、炙甘草温中化痰泻饮,芍药、五味子益阴敛气,加石膏清泄肺热。

兼见喘哮,为痰浊气逆,加射干、葶苈子、紫苏子、厚朴;兼有痰吐稠黄胶黏,为痰热郁肺,加黄芩、前胡、瓜蒌皮、杏仁。

(4) 风痰哮证

症状:喉中痰涎壅盛,声如拽锯,或鸣声如吹哨笛,喘急胸满,但坐不得卧,咳痰黏腻难出,或为白色泡沫痰液,无明显寒热倾向,面色青暗,起病多急,常倏忽来去,发前自觉鼻、咽、眼、耳发痒,喷嚏、鼻塞、流涕,胸部憋塞,随之迅即发作。舌苔厚浊,脉滑实。

病机析要:痰浊伏肺,风邪引触,壅塞气道,肺失宣降,故喉中痰涎壅盛,声如拽锯,喘急胸满;风善行数变,风邪上受,肺气不宣,则起病多急,发病前自觉鼻、咽、眼、耳发痒,喷嚏、鼻塞、流涕。喉中痰涎壅盛、咳痰黏腻难出、起病多急为本证的辨证要点。

治法:祛风涤痰,降气平喘。

代表方:三子养亲汤。

常用药:白芥子温肺利气涤痰;紫苏子降气化痰,止咳平喘;莱菔子行气祛痰;麻黄宣肺平喘;杏仁、僵蚕祛风化痰;厚朴、法半夏、陈皮降气化痰;茯苓健脾化痰。

兼有喘急,不能平卧,为痰壅阻肺,加葶苈子、猪牙皂,必要时可暂予控涎丹;兼见恶风、鼻塞、流涕,咳白色泡沫样痰,量多,为风邪偏盛,加苏叶、防风、苍耳草、蝉蜕、地龙。

若哮病反复发作,经久不愈,见喉中痰涎壅盛,喘急气促,咳痰黏腻难出,或为白色泡沫痰液,面色青暗,大便干燥,舌质紫暗,舌苔厚,脉滑,为瘀痰互结之证,可用桂枝茯苓丸合三子养亲汤。

(5) 虚哮证

症状:喉中哮鸣如鼾,声低,气短息促,动则喘甚,发作频繁,甚则持续喘哮,口唇、爪甲青紫,咳痰无力,痰涎清稀或质黏起沫,面色苍白或颧红唇紫,口不渴或咽干口渴,形寒肢冷或烦热。舌质淡或偏红,或紫暗,脉沉细或细数。

病机析要:哮证反复发作,痰气瘀阻,壅塞气道,故喉中哮鸣如鼾;肺肾两虚,摄纳失常,故声低,气短息促,咳痰无力,动则喘甚,甚则持续喘哮;肾阳虚则面色苍白,形寒肢冷;真阴竭则烦热、颧红唇紫。喉中哮鸣如鼾、声低、咳痰无力为本证的辨证要点。

治法:补肺纳肾,降气化痰。

代表方:平喘固本汤。

常用药:人参、黄芪补益肺气;胡桃肉、沉香、脐带、冬虫夏草、五味子补肾纳气;紫苏子、法半夏、款冬、橘皮降气化痰。

兼有腰背冷痛,畏寒肢冷,为肾阳虚,加熟附子、鹿角片、补骨脂、钟乳石;兼有口燥咽干,腰酸,骨蒸潮热,为肺肾阴虚,配沙参、麦冬、生地黄、当归;兼见口唇青紫,为痰气瘀阻,加桃仁、苏木;兼有气逆于上,动则气喘,为肾不纳气,加紫石英、磁石。若久病正虚,发作时邪少虚多,肺肾两亏,痰浊壅盛,甚至出现喘脱危证者,可参照喘证辨治。

2. 缓解期

(1) 肺脾气虚证

症状:气短声低,喉中时有轻度哮鸣,痰多质稀且色白,自汗,怕风,常易感冒,倦怠无力,食少便溏。舌质淡,苔白,脉细弱。

病机析要:卫气虚弱,不能充实腠理,外邪易侵,故自汗、怕风,常易感冒;肺虚不能主气,气不化津,痰饮蕴肺,肺气上逆,故气短声低,喉中时有轻度哮鸣音,痰多色白质稀;脾虚健运无权,故食少便溏,倦怠无力。喉中时有轻度哮鸣、气短声低、食少便溏为本证的辨证要点。

治法:健脾益气,补土生金。

代表方:六君子汤。

常用药:党参、白术健脾益气;山药、薏苡仁、茯苓甘淡补脾;法半夏、橘皮燥湿化痰;五味子敛肺气;甘草补气调中。

兼自汗,为表虚不固,加炙黄芪、浮小麦、大枣;兼怕冷,畏风,易感冒,为营卫失调,加桂枝、白芍、制附片;兼见痰多,为痰饮阻肺,加前胡、杏仁。

(2)肺肾两虚证

症状:短气息促,动则为甚,吸气不利,咳痰质黏起沫,脑转耳鸣,腰酸腿软,心慌,不耐劳累。或五心烦热,颧红,口干,舌质红少苔,脉细数;或畏寒肢冷,面色苍白,舌苔淡白,质胖,脉沉细。

病机析要:哮病久发,精气亏乏,肺肾摄纳失常,气不归原,故短气息促,动则为甚;精气亏乏,不能充养,故脑转耳鸣,腰酸腿软,不耐劳累;五心烦热,口干,舌红少苔,为阴虚之征;畏寒肢冷,舌淡胖,为阳虚之象。短气息促、动则为甚、腰酸腿软为本证的辨证要点。

治法:补肺益肾。

代表方:生脉地黄汤合金水六君煎。

常用药:熟地黄、山茱萸、胡桃肉补肾纳气;人参、麦冬、五味子补益肺之气阴;茯苓、甘草益气健脾;法半夏、陈皮理气化痰。

兼见神疲乏力,手足心热,为气阴两虚,加黄芪、沙参、百合;兼有腰膝酸软,畏寒肢冷,为肾阳虚,加补骨脂、淫羊藿、鹿角片、制附片、肉桂,或用金匮肾气丸;兼见头晕耳鸣,骨蒸潮热,为肾阴虚,加生地黄、冬虫夏草。另可常服紫河车粉补益肾精。

五、预防调护

注意保暖,预防感冒,避免因寒冷空气的刺激而诱发。根据自身情况,进行适当的体育锻炼,以逐步增强体质,提高抗病能力。

饮食宜清淡,忌肥甘油腻、辛辣甘甜,防止痰热积胃,避免腥膻发物,避免烟尘异味;保持心情舒畅,避免不良情绪的影响;劳逸适当,防止过度疲劳。平时可常服玉屏风散、肾气丸等药物,以调护正气,增强免疫。

六、临证要点

1. 注意寒热的互相兼夹与转化　哮证发作虽以寒哮、热哮最为多见,但寒热在一定的条件下还可发生转化,如寒痰、冷哮久郁可以化热,尤其在感受外邪引发时更易如此;热证中部分青少年患者为阳气偏盛之体,但久延而至成年、老年,阳气渐衰,转而寒化,出现寒证。在其发病过程中,常有寒热兼杂。如痰热内蕴,复感风寒可致外寒内热,治当寒热并用,解表寒兼清内热。

2. 久病多邪实正虚错杂　哮病发作期虽以邪实为多,也有正虚;缓解期常以正虚为主,但有痰饮留伏。因此,对于哮病的治疗,发时治标当顾本,酌以益气健脾益肾;平时扶正当顾标,不忘降气化痰祛瘀。对于大发作有喘脱倾向者,更应重视回阳救脱,急固其本,而不能拘泥于"发时治标"之说,错失救治良机。

笔记栏

3. 平时重视治本　平时治本,可冀减轻、减少哮病发作。应区别肺、脾、肾病变之主次,适当兼顾。补肺可加强卫外功能,防止外邪入侵;补脾可杜生痰之源。其中,尤以补肾最为重要,因肾为先天之本、五脏之根,精气充足则根本得固。

🩺 病案分析

温某,女,58岁,2011年11月18日初诊。哮喘史多年,既往冬季发作较甚,今年以来发作持续不已,呼吸困难,动则喘甚,咳嗽咳痰,喉中痰鸣,心慌,时有汗出,舌苔厚腻、质淡暗,脉沉细滑。辨证属肺肾两虚,痰浊阻滞。

处方:肉桂3g(后下),坎炁2条,炙黄芪12g,当归10g,钟乳石10g,炒紫苏子10g,法半夏10g,胡桃肉10g,橘红5g,沉香3g(后下),生姜2片。7剂,每日1剂,温服。

11月25日二诊:气喘减轻,仍有动则喘甚,面色无华,咳嗽痰少,苔白,脉沉细,仍当从肾虚水泛为痰作喘而治疗。

处方:肉桂3g(后下),坎炁2条,炙黄芪12g,当归10g,钟乳石10g,补骨脂10g,炒紫苏子10g,法半夏10g,胡桃肉10g,紫石英12g,熟地黄12g,诃子5g,沉香3g(后下),生姜4片。7剂,每日1剂,温服。

12月2日三诊:气喘减轻,动则喘甚也减轻,咳嗽痰少,诉头昏不适,舌苔白,脉沉细。遵原法加减:上方去钟乳石,加枸杞子10g。7剂,每日1剂,温服。

本例患者,哮喘病史多年,辨证为正虚邪实,肺肾两亏,痰浊壅盛型。方用平喘固本汤加减以培补肺肾。方中坎炁、胡桃肉补益肺肾,固本培元,共为君药。臣以诃子收敛已耗之肺气,紫石英、沉香降逆纳气平喘,与君药相合,共收固本平喘之功。佐以紫苏子、法半夏、橘红化痰降逆,止咳平喘。诸药相伍,肺肾同补,敛降相合,扶正祛邪,标本兼顾,共收补肺益肾、降气化痰平喘之功。[周奎龙,史锁芳.周仲瑛治疗哮喘经验[J].中医杂志,2013,54(1):17-18.]

FR-1-3-3

哮病古籍推介

FR-1-3-4

哮病名医经验

01章04节PPT

PPT课件

第四节　喘　证

一、概述

喘证是以呼吸困难,甚至张口抬肩,鼻翼扇动,不能平卧等为主要临床表现的一种病证,严重时喘促持续不解,甚则发为喘脱。

喘之名称、症状和病因病机在《黄帝内经》中均有记载。如《灵枢·五阅五使》云:"故肺病者,喘息鼻胀。"《灵枢·本脏》曰:"肺高则上气,肩息咳。"《黄帝内经》提出了喘证以肺为主病之脏,可涉及肾、心、肝三脏。如《素问·脏气法时论》曰:"肺病者,喘咳逆气,肩背痛,汗出……虚则少气不能报息……肾病者,腹大胫肿,喘咳身重。"《素问·痹论》云:"心痹者,脉不通,烦则心下鼓,暴上气而喘。"《素问·经脉别论》云:"有所堕恐,喘出于肝。"《黄帝内经》认为喘证病因既有外感,也有内伤。如《灵枢·五邪》指出:"邪在肺,则病皮肤痛,寒热,上气喘,汗出,咳动肩背。"《素问·举痛论》说:"劳则喘息汗出。"汉代张仲景《金匮要略·肺痿肺痈咳嗽上气病脉证治》中之"上气"即指喘息不能平卧,并列射干麻黄汤、葶苈大枣泻肺

笔记栏

汤等方治疗。元代朱震亨认识到六淫、七情、饮食所伤、体质虚弱皆可致喘。《丹溪心法·喘》言："六淫七情之所感伤,饱食动作,脏气不和,呼吸之息,不得宣畅而为喘急。亦有脾肾俱虚体弱之人,皆能发喘。"明代张介宾把喘证分为虚实两端。《景岳全书·杂证谟·喘促》云："实喘者有邪,邪气实也;虚喘者无邪,元气虚也。"清代叶桂明确指出实喘、虚喘之病位不同。《临证指南医案·喘》载:"在肺为实,在肾为虚。"林珮琴提出了喘证的治疗原则,如《类证治裁·喘症论治》所云"喘由外感者治肺,由内伤者治肾"。这些观点至今对临床实践仍有重要指导意义。

西医学中的肺炎、喘息型支气管炎、慢性阻塞性肺疾病、肺结核、硅沉着病、成人呼吸窘迫综合征、心源性哮喘等疾病,出现以呼吸困难为主要临床表现时,均可参照本节辨证论治。

EB-1-4-1

喘证历史沿革列表

二、病因病机

喘证常由多种疾患引起,病因复杂,概言之有外感、内伤两大类。外感为六淫外邪侵袭肺系;内伤为饮食不当、情志失调、劳欲久病等导致肺气上逆,宣降失职;或气无所主,肾失摄纳。

(一)病因

1. 外邪侵袭　以风寒、风热侵犯为主。风寒袭肺,表寒未散,肺失宣降;或风热犯肺,肺热壅盛,甚则蒸液成痰,清肃失司,肺气上逆作喘。也有外寒未解,内已化热;或肺热素盛,寒邪外束,肺失宣降,气逆而喘。

2. 饮食不当　嗜食肥甘厚味,过食生冷,或酒食伤中,致脾失健运,蕴生痰浊,上干于肺,壅阻肺气,升降不利,发为喘促。若痰湿郁久化热,或肺热素盛,痰受热蒸,则痰热交阻于肺,痰涎壅盛,肺气不降,上逆为喘。

3. 情志失调　情志不遂,忧思气结,肝气失于条达,肺气升降失常;或郁怒伤肝,肝气上逆侮肺,肺气不能肃降,升多降少,气逆而喘。

4. 久病劳欲　久病肺虚,肺之气阴不足,肾元亏虚,肾不纳气,或中气虚弱,肺气失于充养,则气失所主而发生喘促;或劳欲伤肾,精气内夺,伤及真元,根本不固,则气失摄纳而为喘。

(二)病机

《类证治裁·喘症论治》载有"肺为气之主,肾为气之根"。肺主气司呼吸,在外合皮毛,内为五脏华盖,是气机出入升降之枢纽。肾主纳气,辅助肺气肃降。若肺失宣肃、肾不摄纳,则气浮于上,发而为喘。喘证的病变部位主要在肺和肾,涉及肝、脾、心三脏。基本病机为肺气上逆,宣降失职;或气无所主,肾失摄纳。

喘证的病性有虚实之分。一般实喘在肺,当外邪袭肺,或他脏病及于肺,皆可致邪壅肺气,宣降失常,呼吸不利而为喘。虚喘责之肺、肾,当久病肺虚,气阴亏耗;或肾元不固,摄纳失常,则肺肾出纳失常而致喘。若实喘病久伤正,由肺及肾;或虚喘复感外邪,或夹痰浊,则病情虚实错杂,每多表现为痰邪壅阻,肾气亏虚的上盛下虚证候;或心阳虚衰,肾元虚损,水气上泛,凌心射肺之喘。

喘证的严重阶段,肺肾俱虚,病及于心,以致孤阳欲脱。肺虚不能助心营运血脉,肾阳无以温煦心阳,导致心气、心阳衰惫,鼓动血脉无力,血行瘀滞。可见喘息鼻扇,摇身撷肚,张口抬肩,又见烦躁不安,面青唇紫,手足厥逆,头汗如油,脉浮大急促无根,或模糊不清的肺气欲绝、心肾阳衰的喘脱危候,出现亡阴、亡阳之危重病情。

本病预后与其病程长短、病位深浅、病邪性质有关。一般而言,实喘易治,虚喘难医,加之每因体虚易感外邪,致喘证反复发作。(表1-4-1)

表 1-4-1　喘证病机列表

关键病机	病机要点	病机转归
肺气上逆，宣降失职；或气无所主，肾失摄纳	外邪侵袭，表寒未散，肺热内郁；或肺热蒸液成痰，痰热壅肺，肺气上逆，宣降失职	①病机虚实之间可错杂兼见，亦可相互转化 ②实喘病久伤正，由肺及肾；或虚喘复感外邪，或夹痰浊，则为痰邪壅阻，肾气亏虚的上盛下虚证 ③肺肾俱虚，病及于心，以致孤阳欲脱，出现肺气欲绝、心肾阳衰的喘脱危候
	饮食不当，脾失健运，水液停聚，蕴生痰浊，上干于肺，壅阻肺气，肺气上逆，宣降失职	
	情志失调，肝气失于条达，肺气升降失常，肺气上逆，宣降失职	
	久病肺虚，肺气不足，阴津亏损，肾元亏虚，气无所主，肾失摄纳	
	劳欲伤肾，精气内夺，伤及真元，根本不固，则气失摄纳	

三、诊断与鉴别诊断

（一）诊断

1. 以喘促气短，呼吸困难为典型临床表现。轻者仅表现为呼吸困难，不能平卧；重者稍动喘促不已，甚则张口抬肩，鼻翼扇动，口唇青紫。

2. 多有慢性咳嗽、哮病、肺胀、心衰等疾病史，每遇外感、情志刺激及劳累而诱发。

血常规、胸部 X 线、心电图、肺功能、血气分析等检查有助于诊断。

（二）鉴别诊断

喘证应与气短进行鉴别（表 1-4-2）。

表 1-4-2　喘证与气短鉴别表

病证	相同点	临床表现	病情程度
喘证	呼吸异常	呼吸困难，张口抬肩，甚至不能平卧	病情相对较重，呼吸困难重，严重者可出现喘脱危象
气短		呼吸微弱而浅促，或短气不足以息	病情相对较轻，呼吸困难轻

四、辨证论治

（一）辨证要点

喘证的辨证首分虚实。实喘者病势多急，症见呼吸深长有余，呼出为快，气粗声高，伴有痰鸣咳嗽，脉数有力。虚喘者病势徐缓，时轻时重，遇劳则甚，症见呼吸短促难续，深吸为快，气怯声低，少有痰鸣咳嗽，脉象微弱或浮大中空。实喘应当辨外感与内伤。外感起病急，病程短；内伤易反复，病程久。虚喘应辨病变脏腑。肺虚者操劳后则呼吸短促，上气微喘；肾虚者静息时呼多吸少，动则喘甚；心气、心阳虚衰时，可见喘息持续不已。

（二）治则治法

喘证治疗应分虚实。实喘治肺，治以祛邪利气为主，区别寒、热、痰、气之不同，而分别采用温宣、清肃、祛痰、理气之法。虚喘治肺肾，以肾为主，治以培补摄纳为主，针对肺、肾、脾、心之病变，采用补肺、纳肾、温阳、益气、养阴、固脱之法。虚实夹杂，下虚上实者，当分清主次，权衡标本，祛邪与扶正兼施。

ER-1-4-2

喘证临床思维导图

（三）分证论治

1. 实喘

（1）风寒袭肺证

症状：喘息咳逆，呼吸急促，胸部胀闷，咳嗽，痰多稀薄而带泡沫，色白质黏，兼有头痛，鼻塞，无汗，恶寒，发热，口不渴。舌苔薄白而滑，脉浮紧。

病机析要：外感风寒，寒邪闭肺，肺郁不宣，肺气上逆，故喘咳，痰多稀薄色白，胸部闷胀；风寒束表，皮毛闭塞，卫阳被郁，故见恶寒、发热、无汗；经气不利，则头痛；肺气不宣，窍道不利，则鼻塞、喷嚏、流涕。喘息急促、咳痰多稀薄而带泡沫、头痛兼风寒表证为本证的辨证要点。

治法：宣肺散寒。

代表方：麻黄汤。

常用药：麻黄、桂枝以解表散寒；杏仁、前胡、法半夏、陈皮、紫菀利气化痰。

兼有气喘重，为气逆上浮，加紫苏子、白前；兼有痰多，为痰湿蕴肺，加法半夏、橘红、瓜蒌或制南星、白芥子；兼有胸脘胀闷，为气机不畅，加枳壳、桔梗、苏梗。若得汗而喘不平，为营卫失和，可用桂枝加厚朴杏子汤；若复感外寒引发者，为寒饮内伏，可用小青龙汤。

（2）表寒肺热证

症状：喘逆上气，胸胀或痛，息粗，鼻扇，咳而不爽，吐痰稠黏，伴形寒，身热，烦闷，身痛，有汗或无汗，口渴。舌质红，苔薄白或黄，脉浮数或滑。

病机析要：寒邪束表，肺有郁热，或表寒未解，内已化热。肺气上逆，故喘逆、息粗、鼻扇、胸部胀痛、咳而不爽、咳痰黏稠；里热内盛，故烦热，汗出；热伤津液，则口渴，溲黄，便干；寒邪束表，则形寒，身痛，无汗。喘逆息粗、胸胀或痛、鼻扇、咳痰稠黏伴形寒、身痛为本证的辨证要点。

治法：散寒泄热，宣肺平喘。

代表方：麻杏石甘汤。

常用药：麻黄宣肺解表；黄芩、桑白皮、生石膏清泄里热；紫苏子、杏仁、法半夏、款冬花降气化痰。

兼有痰黄黏稠量多，为痰热壅肺，加瓜蒌、贝母；兼见胸满喘甚，痰多、便秘，为痰热积腑，加葶苈子、大黄；兼见口干渴甚，为阴津耗损，加天花粉、麦冬、沙参、芦根。

（3）痰热郁肺证

症状：喘咳气涌，胸部胀痛，痰多黏稠色黄，或夹血色，伴胸中烦闷，面赤身热，汗出，口渴喜冷饮，咽干，小便赤涩，或大便秘结。舌苔薄黄腻，脉滑数。

病机析要：痰热郁遏，肺失宣肃，故喘咳气涌，胸部胀痛，痰黏稠色黄；热伤肺络，则痰中带血；痰热郁蒸，故见烦热，目睛胀突，身热面红，汗出，尿赤；津伤则见咽干，口渴，便秘。喘咳气涌、痰多黏稠色黄及里热证为本证的辨证要点。

治法：清泄痰热，宣肺平喘。

代表方：桑白皮汤。

常用药：桑白皮、黄芩、黄连、栀子清泄肺热；杏仁、贝母、射干、法半夏、紫苏子降气化痰。

兼有痰涌便秘，喘不能卧，为痰热腑实，加葶苈子、大黄、青礞石；兼口渴咽干，为肺阴不足，加天花粉、麦冬、芦根；兼有痰有腥味，为痰浊化热，加金荞麦根、蒲公英、冬瓜子；兼见痰中带血，为热伤肺络，加白茅根、茜草、侧柏叶。

（4）痰浊阻肺证

症状：喘而胸满闷窒，甚则胸盈仰息，咳嗽痰多黏腻色白，咳吐不利，兼有呕恶纳呆，口黏

笔记栏

不渴。舌苔厚白腻,脉象滑或濡。

　　病机析要:脾失健运,积湿成痰,痰浊干肺,肃降失职,故喘满闷窒,胸盈仰息,痰多色白黏腻;痰湿蕴中,脾胃不和,故见脘闷,呕恶,纳呆,口黏不渴。喘满闷窒、胸盈仰息、痰多色白黏腻、苔腻为本证的辨证要点。

　　治法:化痰降逆,宣肺平喘。

　　代表方:二陈汤合三子养亲汤。

　　常用药:法半夏、陈皮、茯苓燥湿化痰;紫苏子、白芥子、莱菔子化痰下气平喘;杏仁、紫菀、旋覆花肃肺化痰降逆。

　　兼有便秘,为痰浊腑实,加大黄;兼见痰色转黄,舌苔黄腻,为痰热壅盛,加石膏、黄芩、枇杷叶;兼有脘腹胀闷,纳呆,为痰湿困脾,加苍术、厚朴、白豆蔻。若喘促气逆,喉间痰鸣,面唇暗紫,舌质紫暗,苔浊腻,为痰浊夹瘀,可用涤痰汤加桃仁、红花、赤芍、水蛭等,或配用桂枝茯苓丸;若平素面黄体瘦,食少便溏,胸脘痞闷,为脾胃虚弱,可用六君子汤调理。

　　(5)肺气郁痹证

　　症状:每遇情志刺激而诱发,发病突然,呼吸短促,息粗气憋,胸闷胸痛,咽中如窒,咳嗽痰鸣不著,喘后如常人,或失眠、心悸,平素常多忧思抑郁。舌淡苔薄,脉弦。

　　病机析要:郁怒伤肝,肝气犯肺,肺气不降,则喘促气憋,咽中如窒;肝肺络气不和,则胸闷胸痛;心肝气郁,则失眠、心悸。喘促气憋、咽中如窒、情志刺激而诱发为本证的辨证要点。

　　治法:开郁降气平喘。

　　代表方:五磨饮子。

　　常用药:沉香、木香、枳实、川朴花疏肝理气;紫苏子、金沸草、代赭石、杏仁降逆平喘。

　　兼见烦躁易怒,面红目赤,舌质红,脉数,为肝火上扰,加龙胆、黄芩、夏枯草、栀子;兼见纳差,大便不爽,为脾胃虚弱,加六神曲、山楂;兼见腹胀,大便秘结,为气滞腑实,加大黄、槟榔,即六磨汤之意;兼有心悸失眠,为心神不宁,加夜交藤、合欢皮、酸枣仁。平素可服用逍遥散疏肝解郁。

　　2.虚喘

　　(1)肺气虚耗证

　　症状:喘促短气,气怯声低,喉有鼾声,咳声低弱,痰吐稀薄,自汗畏风,易于感冒。舌淡苔薄白,脉软弱。

　　病机析要:肺虚不主气,故喘促短气,气怯声低,喉有鼾声,咳声低弱,痰稀;卫外不固,则自汗、畏风,易感冒。喘促短气、气怯声低、自汗、畏风为本证的辨证要点。

　　治法:补肺益气。

　　代表方:补肺汤合玉屏风散。

　　常用药:人参、黄芪、白术、冬虫夏草补益肺气;五味子敛肺平喘;熟地黄益精以化气;紫菀、桑白皮化痰以利肺气。

　　兼见咳逆,咳痰稀薄,为寒饮伏肺,加款冬花、紫苏子;兼有痰少质黏,烦热口干,为肺气阴虚,加沙参、玉竹、百合;兼有痰黏难出,燥邪伤肺,加贝母、瓜蒌。若食少便溏,食后腹胀,为肺脾两虚,用六君子汤合补肺汤;若腹中气坠,为中气不足,清气下陷,用补中益气汤。

　　(2)肾虚不纳证

　　症状:喘促日久,气息短促,呼多吸少,动则喘甚,气不得续,形瘦神疲,跗肿,汗出肢冷,面青唇紫,舌淡苔白或黑而润滑,脉微细或沉弱;或见喘咳,面红烦躁,口咽干燥,足冷,汗出如油。舌红少津,脉细数。

　　病机析要:久病肺虚及肾,气失摄纳,气息短促,呼多吸少,动则尤甚,气不得续。阳衰,肢体失温煦,水湿泛滥,则肢冷,面青唇紫。真阴衰竭,阴不敛阳,阳气浮越,则干咳,面红烦躁,口咽干燥,足冷,汗出如油。喘息短促、呼多吸少、动则尤甚、肢冷为本证的辨证要点。

治法:补肾纳气。

代表方:金匮肾气丸合参蛤散。

常用药:熟附子、肉桂、仙茅、淫羊藿、沉香、冬虫夏草等温肾纳气平喘;熟地黄、当归滋阴助阳;人参、鹿衔草补益肺肾之气。

兼有面唇、爪甲青紫,舌质暗,舌下青筋显露,为瘀血阻络,加桃仁、红花、川芎、泽兰、丹参。若症见喘咳,口咽干燥,颧红唇赤,舌红少苔,脉细或细数,为肾阴亏虚,可用七味都气丸合生脉散;若症见喘咳痰多,气急胸闷,苔腻,为痰浊壅肺,"上实下虚"之候,可用苏子降气汤加减;若症见喘咳较甚,心悸,肢冷,浮肿,尿少,为肾阳衰弱,水气凌心犯肺,可用真武汤合葶苈大枣泻肺汤。

(3)正虚喘脱证

症状:喘逆甚剧,张口抬肩,鼻翼扇动,端坐不能平卧,稍动则喘剧欲绝,或有痰鸣,咳吐泡沫痰,心慌动悸,烦躁不安,面青唇紫,汗出如珠,肢冷。舌淡无华或干瘦枯萎,少苔或无苔,脉浮大无根,或见歇止,或模糊不清。

病机析要:肺肾衰竭,气失所主,不能归根,则喘逆剧甚欲绝;心阳虚脱,故心慌动悸,烦躁不安;血脉失于温运,则肢厥,面青唇紫;阳脱阴液外泄,故汗出如珠;脉浮大无根,或见歇止,或模糊不清,为心肾阳气衰竭之征。喘逆剧甚欲绝、汗出如珠、脉浮大无根或模糊不清为本证的辨证要点。

治法:扶阳固脱,镇摄肾气。

代表方:参附汤送服黑锡丹。

常用药:人参、黄芪、炙甘草补益肺气;山茱萸、冬虫夏草、五味子、蛤蚧粉摄纳肾气;龙骨、牡蛎敛汗固脱。

若呼吸微弱,间断难续,或叹气样呼吸,汗出如洗,烦躁内热,口干颧红,舌红无苔,或光绛而紫赤,脉细微而数,或散或芤,为气阴两竭之危证,治应益气救阴防脱,用生脉散加生地黄、山茱萸;兼见汗多不敛者,为肺气不足,加龙骨、牡蛎。

五、预防调护

首先,要避风寒、适寒温,顺应气候变化,尤其在季节交替之时,注意增减衣服,避免外邪入侵。其次,应畅情志,保持情绪稳定和乐观,机体气机调畅。此外,还需合理饮食,以清淡有营养饮食为主,忌肥甘厚味、辛辣香燥,戒烟酒,使脾胃健运。应做到未病预防,既病早治,防止久病损伤肺肾,引起虚喘而难以治愈。平时可以适当体育锻炼,不宜过度疲劳。对肺肾两虚而喘者,应严密观察病情,注意血压、脉搏的变化,防止喘脱危证的发生。

六、临证要点

1. 注意寒热虚实的转化和互见 如外寒内热者当解表清里,风寒化热或痰浊蕴肺而外感风寒、风热者,当按病情变化而酌情处治。病情反复发作,病程中可见"上实下虚"证时,治当疏泄其上,补益其下。虚喘补益肺肾应分清主次,注意气虚、阴虚、阳虚的不同。

2. 虚喘尤重治肾,扶正当辨阴阳 虚喘有补肺、补肾、养心以及健脾的不同治法,因肾为气之根,故必须重视治肾,纳气归原,使根本固。扶正除辨别脏器所属外,须进一步辨清阴阳。阳虚者温养阳气;阴虚者滋阴填精;阴阳两虚者根据主次酌情兼顾。一般而论,以温养益气为主。

3. 配合活血化瘀　瘀血是喘证常见病理因素。无论实喘抑或虚喘,均易产生瘀血,临证适时加用活血化瘀药可提高疗效。

病案分析

何某,女,65 岁。有慢性咳喘病史,旬前冬夜野行,触冒风寒而致发作。咳嗽频剧,气急作喘,不能平卧,喉中痰鸣,咳痰量多,质稀而有泡沫,胸膺闷塞,微有寒热,有汗不解,舌苔白腻,舌质润,脉细滑。X 线检查:两肺透亮度增强,横膈位置低,活动度减小。

辨证施治:风寒外袭肺卫,引触寒痰伏饮,肺气失于宣畅。治拟发散风寒,温化寒饮,仿小青龙汤意。

药用:炙麻黄 3g,桂枝 3g,白芍 10g,细辛 1.5g,干姜 2g,五味子 2g,姜半夏 6g,炙苏子 10g,炙白前 6g,炙甘草 3g。

经治 3 日,寒热解,但仍咳而气急,痰鸣量多,舌苔浊腻。上方去五味子,加白芥子 5g,莱菔子 10g,紫菀 10g,以加强宣化痰浊之力。再服 3 日,喘平,咳嗽阵作亦止,痰量减少,胸闷得宽,巩固近月出院。

按:咳喘之疾,风寒初束,肺气宣降不利,当以宣肺为先。麻黄功能解表散寒、宣肺平喘,为必用药。若过早投以清肃之剂,反易遏邪。本例患者宿患咳喘,肺卫素弱,复感风寒,引动内饮,相互搏结,故呈典型的小青龙汤证。除治用小青龙汤外,并佐以苏子、白前降气止嗽,药能合证,故迅速取效。(周仲瑛.周仲瑛临床经验辑要[M].北京:中国医药科技出版社,1998.)

第五节　肺　痈

一、概述

肺痈是由于热毒瘀结于肺,以致肺叶生疮,肉败血腐,形成脓肿,以发热、咳嗽、胸痛、咳吐腥臭浊痰,甚则咳吐脓血痰为主要临床表现的一种病证,属于内痈之一。

肺痈病名首见于《金匮要略》,并设专篇论述。《金匮要略·肺痿肺痈咳嗽上气病脉证治》曰:"咳而胸满振寒,脉数,咽干不渴,时出浊唾腥臭,久久吐脓如米粥者,为肺痈。"并且认为本病因于风热伤肺,以致热壅血瘀,蓄结痈脓。在治疗上,未成脓时治以泻肺,用葶苈大枣泻肺汤;已成脓者治以排脓解毒,用桔梗汤。并提出"始萌可救,脓成则死"的预后判断,以强调早期治疗的重要性。唐代孙思邈《备急千金要方》创用苇茎汤以清热排脓、活血消痈,成为后世治疗本病之要方。明代陈实功《外科正宗·肺痈论》根据病机演变及证候表现,提出初起在表者宜散风清肺,已有里热者宜降火抑阴,成脓者宜平肺排脓,脓溃正虚者宜补肺健脾等治疗原则,对后世分期论治影响较大。清代张璐《张氏医通·诸气门下·肺痈》强调"肺痈危证,乘初起时,极力攻之,庶可救疗"。沈金鳌《杂病源流犀烛》力主以"清热涤痰"为原则。喻昌《医门法律》倡议"以清肺热,救肺气"为要。林珮琴《类证治裁·肺痿肺痈论治》认为:"肺痈由热蒸肺窍,至咳吐臭痰,胸胁刺痛,呼吸不利,治在利气疏痰,降火排脓。"

西医学中多种原因引起的肺组织化脓症,如肺脓肿、化脓性肺炎,以及支气管扩张、肺结核空洞等伴化脓感染而表现肺痈证候者,均可参照本节辨证施治。

二、病因病机

肺痈发病的主要原因为感受外邪,内犯于肺,或因痰热素盛,蒸灼肺脏,以致热壅血瘀,蕴酿成痈,血败肉腐化脓。

(一)病因

1. **感受风热**　外感风热之邪从口鼻或皮毛侵袭肺脏;或风寒袭肺,未得及时表散,内蕴不解,郁而化热,邪热熏灼,以致热壅血瘀,蕴毒化脓而成痈。如《张氏医通·诸气门下·肺痈》曰:"肺痈……盖由感受风寒,未经发越,停留肺中,蕴发为热。"

2. **痰热素盛**　平素饮食不节,酗酒太过,或恣食辛辣厚味,蕴湿蒸痰化热,熏灼于肺;或肺脏素有痰热,以及他脏痰浊瘀热蕴结日久,上干于肺,以致热盛血瘀,酝酿成痈。若素有痰热蕴肺,复加外感风热,内外合邪,则更易发病。《医宗金鉴·外科心法要诀》指出:"此证系肺脏蓄热,复伤风邪,郁久成痈。"

(二)病机

肺痈的病位在肺。主要病机为邪热郁肺,蒸液成痰,痰热壅阻肺络,血滞为瘀,而致痰热与瘀血互结,蕴酿成痈,血败肉腐化脓,肺络损伤,脓肿内溃外泄。成痈化脓的病理基础在于热壅血瘀,病理属性为邪盛的实热证候,脓肿溃后可见阴伤气耗之象。

肺痈的病理演变,可以随着病情的发展,邪正的消长,表现为初(表证)期、成痈期、溃脓期、恢复期等不同阶段。初期为风热之邪侵袭卫表,内郁于肺,肺卫同病,蓄热内蒸,热伤肺气,肺失清肃;成痈期为邪热壅肺,蒸液成痰,气分热毒浸淫及血,热壅血瘀,蕴酿成痈;溃脓期痰热与瘀血壅阻肺络,热盛肉腐,血败化脓,继则肺损络伤,脓肿内溃外泄。该期是病情顺逆的转折点,溃后邪毒渐尽,病情趋向好转,进入恢复期,此时因肺体损伤,故可见邪去正虚,阴伤气耗,随着正气逐渐恢复,病灶趋向愈合。若溃后脓毒不尽,邪恋正虚,则病情迁延转成慢性。若脓溃后流入胸腔,是为严重的恶候,发为脓胸。(表1-5-1)

表1-5-1　肺痈病机列表

关键病机	病机要点	病机转归
热壅血瘀,蕴酿成痈,血败肉腐化脓	风热侵袭卫表,内郁于肺,肺卫同病,蓄热内蒸,热伤肺气,肺失清肃	①随着病情的发展,邪正的消长,表现为初期、成脓期、溃脓期、恢复期等不同阶段 ②溃脓期是病情顺逆的转折点
	邪热壅肺,蒸液成痰,痰热壅阻肺络,血滞为瘀,而致痰热与瘀血互结,蕴酿成痈	
	痰热瘀阻,壅塞肺络,血败肉腐化脓,肺络损伤,脓肿内溃外泄	

三、诊断与鉴别诊断

(一)诊断

1. 发病多急,多有感受外邪的病史。常突然寒战高热,咳嗽胸痛,咳吐黏浊痰,数日后,咳吐大量腥臭浊痰,甚则脓血相间。随着脓浊痰血的大量排出,身热下降,症状减轻,经数周逐渐恢复。

2. 如脓毒不净,持续咳嗽,咳吐脓血臭痰,低热,消瘦,则为转入慢性过程。

3. 对本病的诊断,古有验痰法。

验痰法:咳吐的脓血浊痰吐入水中,沉者是痈脓,浮者是痰。明代王绍隆《医灯续焰·肺痈脉证》记载:"凡人觉胸中隐隐痛,咳嗽有臭痰,吐在水内,沉者是痈脓,浮者是痰。"《医学入门》说："肺痈……咳唾脓血腥臭,置之水中则沉。"

血常规、胸部 X 线或 CT 检查有助于诊断。

（二）鉴别诊断

肺痈应与风温进行鉴别(表 1-5-2)。

表 1-5-2　肺痈与风温鉴别表

病证	相同点	临床主症	疾病的预后
肺痈	肺痈初期与风温均有发热、咳嗽	振寒,咳吐浊痰明显,喉中有腥味	溃脓期是病情顺逆的转折点
风温		恶寒、气急、胸痛	及时治疗,多在气分而解。 病经 1 周,身热不退或更盛,或退而复升,咳吐浊痰,喉中腥味明显,应考虑有肺痈

四、辨证论治

（一）辨证要点

1. 辨病期,分虚实　辨证总属实热之证。初期及成痈期,症见高热、咳嗽气急、咳痰黏稠量多,为热毒瘀结在肺,成痈酿脓,邪盛证实。溃脓期,大量腥臭脓痰排出,身热渐退,咳嗽减轻,但因痰热久蕴,肺之气阴耗伤,则可表现虚实夹杂之候。恢复期,则以阴伤气耗为主,兼有余毒不净。

2. 辨病势顺逆　溃脓期是病情顺逆的转折点。顺证为溃后声音清朗,脓血稀而渐少,腥臭味转淡,饮食知味,胸胁痛减,身体不热,脉象缓滑。逆证为溃后音哑无力,脓血如败卤,腥臭异常,气喘鼻扇,胸痛,食少,坐卧不安,身热不退,颧红,指甲青紫,脉涩或弦急,为肺叶腐败之恶候。

（二）治则治法

肺痈属邪盛的实热证,治疗以祛邪为原则,采用清热解毒、化瘀排脓的治法。脓未成应着重清肺消痈,脓已成需排脓解毒。按照有脓必排的治疗原则,尤以排脓为首要治疗。具体处理可根据病程,分阶段施治。初期风热侵犯肺卫,宜清肺散邪;成痈期热壅血瘀,宜清热解毒,化瘀消痈;溃脓期血败肉腐,宜排脓解毒;恢复期阴伤气耗,宜养阴益气;若久病邪恋正虚,则应益气养阴,排脓解毒。

（三）分证论治

1. 初期

症状:恶寒发热,咳嗽,胸痛,咳则痛甚,咳吐白色黏痰,痰量由少渐多,呼吸不利,口干鼻燥。舌偏红,苔薄黄或薄白少津,脉浮数而滑。

病机析要:风热外袭,卫表受邪,正邪交争于表,故恶寒发热;邪热犯肺,肺失清肃,宣降失常,则咳嗽,胸痛,咳时尤甚,呼吸不利;邪热壅肺,则口干鼻燥,咳吐白色黏痰。咳嗽,胸痛,咳则痛甚与风热表证并见为本证的辨治要点。

治法:疏风清热,宣肺祛邪。

代表药:银翘散。

常用药:金银花、连翘、竹叶、芦根以疏散风热,清热解毒;桔梗、甘草、牛蒡子轻宣肺气,清热利咽止咳;荆芥、淡豆豉、薄荷疏风解表,透热外出。

兼见身热较重,咳黄痰,口渴,为内热转甚,加生石膏、黄芩、鱼腥草等;兼见咳甚痰多色黄,为郁久化热,痰热内盛,加杏仁、川贝母、前胡、桑白皮、枇杷叶等;兼见胸痛,呼吸不利,为气滞血瘀,加瓜蒌皮、郁金、桃仁等;头痛,为风热上炎,侵扰清空,加菊花、桑叶等;兼见干咳,

肺痈临床思维导图

舌光无苔,脉细,为燥热伤津,加麦门冬、天花粉等。

2. 成痈期

症状:身热转甚,时时振寒,咳嗽气急,胸满作痛,烦躁,转侧不利,咳吐黄稠痰,或黄绿色痰,自觉喉间有腥味,口干咽燥,汗出身热不解。舌红,苔黄腻,脉滑数有力。

病机析要:邪热入里,身热转甚,时时振寒,壮热;热毒蕴肺,蒸液成痰,肺气失于肃降,则咳嗽气急,胸满作痛,转侧不利;热毒蕴肺,蒸液成痰,热壅血瘀,蕴酿成痈,则咳吐黄浊痰,喉中有腥味;热毒上扰于心,故烦躁不安。壮热,咳吐黄稠痰,或黄绿色痰,自觉喉间有腥味为本证的辨治要点。

治法:清热解毒,化瘀消痈。

代表方:千金苇茎汤合如金解毒散。

常用药:芦根清热消痈;冬瓜仁、薏苡仁、桃仁、桔梗化浊行瘀散结;黄芩、黄连、黄柏、栀子清热解毒泻火。

兼见咳嗽,身热明显,为肺热壅盛,加生石膏、金银花、连翘、鱼腥草、蒲公英等;兼见咳痰黄稠,为痰热郁肺,加桑白皮、瓜蒌、射干、海蛤壳等;兼见咳而喘满,咳痰脓浊量多,不得平卧,为痰浊阻肺,配葶苈子、大黄等;兼见咳脓浊痰,有腥臭味,为热毒瘀结,合用犀黄丸等;兼见胸痛甚,为热壅血瘀,气机不畅,加枳壳、丹参、延胡索、郁金等。

3. 溃脓期

症状:咳吐大量脓痰,或如米粥,或痰血相间,腥臭异常,有时咯血,胸中烦满而痛,甚则气喘不能卧,身热面赤,烦渴喜饮。舌红,苔黄腻,脉滑数或数实。

病机析要:热毒壅肺,热壅血瘀,血败肉腐,痈脓内溃外泄,故咳吐大量腥臭脓痰,或如米粥;热毒瘀结,损伤肺络,故时有咯血;脓毒蕴肺,肺气不利,故胸中烦满而痛,气喘,身热面赤,烦渴。咳吐大量脓痰,或如米粥,或痰血相间,腥臭异常,胸中烦满而痛为本证的辨证要点。

治法:排脓解毒。

代表方:加味桔梗汤。

常用药:桔梗宣肺祛痰,排脓散结;金银花、生甘草清热解毒;贝母、薏苡仁、橘红化痰散结排脓;葶苈子泻肺除壅;白及去腐逐瘀,凉血止血。

兼见身热、脓痰甚至,为痰热偏盛,加黄芩、鱼腥草、野荞麦根、败酱草、蒲公英等;兼见咯血,为热毒损伤脉络,加牡丹皮、栀子、藕节、白茅根等;兼见烦渴,舌红,为痰热内盛,津伤明显,加沙参、麦冬等;兼见咳嗽,痰少,乏力,为气虚不能托脓,加生黄芪。

4. 恢复期

症状:身热渐退,咳嗽减轻,咳吐脓痰渐少,臭味亦减,痰液转为清稀,精神渐振,食纳改善。或见胸胁隐痛,难以平卧,气短乏力,自汗盗汗,低热,午后潮热,心烦,口干咽燥,面色不华,形瘦神疲。舌红或淡红,苔薄,脉细或细数无力。或见咳嗽、咳吐脓血痰日久不净,或痰液一度清稀而复转臭浊,病情时轻时重,迁延不愈。

病机析要:脓溃之后,邪毒渐去,故热降咳轻,脓痰日少,痰转清稀,神振纳佳,但因肺损络伤,溃处未敛,故胸胁隐痛,难以久卧;阴伤气耗,则气短乏力,自汗;阴伤虚热内灼,则盗汗,低热,潮热,心烦,口干咽燥。咳减热退,伴气虚兼阴虚内热证并见为本证的辨证要点。

治法:益气养阴清肺。

代表方:沙参清肺汤合竹叶石膏汤。

常用药:黄芪、太子参、粳米、北沙参、麦冬益气养阴;石膏清肺泄热;桔梗、薏苡仁、冬瓜仁、法半夏排脓祛痰消痈;白及祛腐消痈止血。

如低热不退,为阴虚发热,加十大功劳叶、青蒿、白薇、地骨皮等;如便溏,脘腹胀满,胃纳欠佳,为脾虚而食纳不佳,配白术、山药、茯苓等;如咳吐血痰,为肺络损伤,加白及、白蔹、阿胶等。如咳吐腥臭脓浊痰,反复迁延,日久不净,为邪恋正虚,脓毒未净,阴伤气耗,加鱼腥草、金荞麦根、败酱草,或用桔梗杏仁煎。

五、预防调护

凡属素体肺虚或原有其他慢性疾患,肺卫不固,易感外邪者,当注意寒温适度,起居有常,饮食有节,并禁烟酒,以免燥热伤肺,防感邪致病。患有消渴病,当积极治疗,控制病情。本病初期,应及早治疗,力求在未成脓前得到消散,或减轻病情,以截断疾病发展。

对于肺痈患者的护理,应做到安静卧床休息,每天观察记录体温、脉象的变化及咳痰的色、质、量、味,注意室温的调节。在溃脓期及恢复期,可根据肺部病位,予以体位引流。如见大量咯血,应警惕气道阻塞窒息,或出现气随血脱的危证,当按"咯血"采取相应的护理措施。

饮食宜清淡富有营养,禁辛辣肥甘厚味,以免燥热伤肺,多食蔬菜,高热者可予半流质饮食。多食水果,如柑橘、梨、枇杷等,均有润肺生津化痰的作用。每天可食薏苡仁陈皮粥、萝卜泥等,并取鲜芦根煎汤代茶喝。

六、临证要点

1. 重视解毒排脓 在痈脓初溃时,蓄结之脓毒尚盛,邪气仍实,决不能忽视清肺解毒排脓。恢复期虽属邪衰正虚,阴气内伤,应以清养补肺为主,但仍需防其余毒不净,适当佐以解毒排脓。此即叶桂"恐炉烟虽熄,灰中有火"之意。脓毒去则正虚易复,不可早予补敛,以免留邪,延长病程。即使见有虚象,亦当分清主次,酌情兼顾。若溃后脓痰一度清稀而复转臭浊,或腥臭脓血迁延日久,反复不尽,时轻时重,此为邪恋正虚,脓毒未净,虚实错杂,提示邪毒复燃或转为慢性,更须重视清肺兼以托毒排脓之法。

2. 遵循"有脓必排"的原则 脓未成应着重清肺消痈,脓已成应排脓解毒;在溃脓期,脓液能否畅利排出,是治疗成败的关键,当选桔梗为排脓主药,且用量宜大。必要时配合体位引流。在治疗中应保持大便通畅,使热毒从大便而解,以利于肺气宣降。

3. 肺痈多为痰热瘀阻 肺系其他疾患表现痰热蕴肺,热伤血络证候时,亦可见发热、咳嗽、胸痛、咳痰带血等症状,但一般痰热证为气分邪热动血伤络,病情较轻;肺痈则为血分瘀热蕴结成痈酿脓,病情较重。临床特征亦有不同,前者咳吐黄稠脓痰、量多,夹有血色;而肺痈则咳吐大量腥臭脓血浊痰。若痰热蕴肺迁延失治,邪热进一步瘀阻肺络,也可发展形成肺痈。

4. 警惕危候、恶候 本病在成痈溃脓时,若病灶部位有较大的肺络损伤,可以发生大量咳血、咯血,应警惕出现血块阻塞气道窒息,或气随血脱的危象,当按照"血证"治疗,采取相应的急救措施。痈脓破溃流入胸腔,可形成脓胸恶候,表现为持续高热,咳嗽困难,气促胸痛,预后较差,当予大剂清热解毒排脓,必要时可做胸腔穿刺引流。如迁延转为慢性,经内科治疗,肺部脓腔仍然存在,有手术指征者,可转外科处理。

病案分析

杨某,男,52岁,长沙市人。初诊2005年11月2日。

患者今年3月因患肺脓肿住院治疗,当时脓肿已愈。现症:咳痰黄稠,痰中时夹血丝,其气味腥臭,兼胸痛,微喘,前额头痛,后头痛,头晕,舌苔薄黄腻,脉滑。辨证:热毒壅肺,痰瘀互结。治宜清肺化痰,逐瘀排脓。

处方:芦根 30g,桃仁 6g,生薏苡仁 20g,炒冬瓜子 15g,黄连 3g,法半夏 10g,炒瓜壳 10g,白及片 30g,鱼腥草 15g,野天麻 20g,葛根 20g,浙贝母 30g,防风 10g。10 剂,水煎服。

二诊(2005 年 11 月 11 日):诉头痛已止,仍咳吐腥臭痰,舌苔黄腻,脉滑数。改拟苇茎汤合止嗽散治之。

处方:芦根 30g,生薏苡仁 20g,炒瓜壳 10g,炒冬瓜子 20g,杏仁 10g,桔梗 20g,炙紫菀 15g,百部 20g,陈皮 10g,甘草 6g,鱼腥草 30g,浙贝母 15g,红藤 20g。10 剂,水煎服。

三诊(2005 年 11 月 20 日):诉咳嗽已减,痰中仍带血丝,口中仍有腥臭味,舌苔黄腻,脉滑。拟苇茎汤、止嗽散合葶苈大枣泻肺汤加味。

处方:芦根 30g,生薏苡仁 20g,炒瓜壳 10g,炒冬瓜子 20g,杏仁 10g,桔梗 20g,炙紫菀 15g,百部 20g,陈皮 10g,甘草 6g,葶苈子 10g,鱼腥草 30g,浙贝母 15g,蒲公英 20g,白及片 20g,桑白皮 20g,大枣 10g。10 剂,水煎服。

四诊(2005 年 12 月 1 日):诉咳嗽已大减,痰中已无血丝,但口中仍有腥臭味,舌苔黄腻,脉滑。拟原方加减再进 15 剂。

五诊(2005 年 12 月 20 日):诉咳嗽已止,口中腥臭味亦除,舌苔薄黄腻,脉滑。拟苇茎汤、止嗽散加味,再进 15 剂,善后收功。

处方:芦根 30g,生薏苡仁 20g,炒瓜壳 10g,炒冬瓜子 20g,杏仁 10g,桔梗 20g,炙紫菀 15g,百部 20g,陈皮 10g,甘草 6g,鱼腥草 20g,浙贝母 10g。15 剂,水煎服。

按:《医门法律·肺痈肺痿门》云:"凡治肺痈病,以清肺热,救肺气……故清一分肺热,即存一分肺气,而清热必须涤其壅塞。"《类证治裁·肺痿肺痈论治》云:"肺痈毒结有形之血,血结者排其毒""肺痈由热蒸肺窍,致咳吐臭痰,胸胁刺痛,呼吸不利,治在利气疏痰,降火排脓"。治以千金苇茎汤清肺化痰,逐瘀排脓;小陷胸汤清热化痰;葶苈大枣泻肺汤泻肺平喘;止嗽散以化痰止咳。合而用之,使痰热清,瘀热除,肺痈愈。(熊继柏.一名真正的名中医:熊继柏临证医案实录 1[M].2 版.北京:中国中医药出版社,2019.)

ER-1-5-3

肺痈古籍推介

ER-1-5-4

肺痈名医经验

01章06节PPT

PPT 课件

第六节 肺 痨

一、概述

肺痨是具有传染性的慢性虚弱性疾患,临床以咳嗽、咯血、潮热、盗汗及身体逐渐消瘦等为特征。

历代医家对肺痨命名甚多,概括而言,有以其具传染性命名者,如"尸疰""劳疰""虫疰""毒疰""传尸";有以症状特点命名者,如"骨蒸""劳嗽""急痨"等;宋代陈言《三因极一病证方论》开始以"痨瘵"定名。现今一般称"肺痨"。

在春秋战国至东汉末期,认为本病属慢性劳损性疾病。如《素问·玉机真脏论》云:"大骨枯槁,大肉陷下,胸中气满,喘息不便,内痛引肩项,身热,脱肉破䐃……肩髓内消。"《灵枢·玉版》云:"咳,脱形身热,脉小以疾。"汉代张仲景《金匮要略·血痹虚劳病脉证并治》叙述了本病及其合并证候,指出"若肠鸣、马刀、侠瘿者,皆为劳得之。"汉代华佗《中藏经·传

笔记栏

尸论》记载:"人之血气衰弱,脏腑虚羸……或因酒食而遇,或因风雨而来,或问病吊丧而得……钟此病死之气,染而为疾。"已认识到与患者直接接触可以引起感染。隋代巢元方《诸病源候论·尸病诸候·尸注候》有"死后复易傍人,乃至灭门"的记载,说明本病当时流行猖獗。唐代王焘《外台秘要》详细描述了本病的临床表现:"骨蒸……旦起体凉,日晚即热,烦躁,寝不能安,食都无味"(《虚劳骨蒸方》),"因兹渐渐瘦损,初著盗汗,盗汗以后即寒热往来"(《骨蒸方》)。唐代孙思邈《备急千金要方》把"尸注"列入肺脏病篇,明确病位主要在肺。宋代许叔微《普济本事方·诸虫飞尸鬼疰》言:"肺虫居肺叶之内,蚀人肺系,故成瘵疾,咯血声嘶。"明确指出本病的病因为"肺虫",病位在肺。唐宋至明清时期,明确了本病的病位、病机。元代朱震亨提出"劳瘵主乎阴虚",确立了滋阴降火的治疗大法。葛可久的《十药神书》是现存第一部治疗肺痨的中医专著。明代虞抟《医学正传·劳极》提出杀虫与补虚为治疗肺痨的两大原则。

西医学中的肺结核以及某些肺外结核出现肺痨表现者,均可参照本节辨证论治。

肺痨历史沿革列表

二、病因病机

肺痨的病因为感染痨虫,并与正气虚弱有关。由于痨虫犯肺,侵蚀肺脏,肺阴耗伤,清肃失司而发生肺痨。

(一)病因

1. 感染痨虫　古代医家早就认识到本病具有传染性,并创立了"瘵虫"之说,如宋代陈言《三因极一病证方论·劳瘵诸证》所载"诸证虽曰不同,其根多有虫",明确指出瘵虫传染是引起本病的唯一因素。"痨虫"主要经口鼻侵入人体而成病。肺痨患者咳嗽飞沫或将痰液吐在地上干燥后,随尘埃飞扬,或与肺痨患者一起饮食、生活密切接触或母婴传播等,为肺痨传染的主要途径。

2. 正气虚弱　先天禀赋不强,如小儿发育未充,最易受感;或后天起居不慎,忧思劳倦,酒色过度,致正气损伤;或大病久病之后失于调治,如麻疹、外感久咳不愈,或患有宿疾如消渴、虚劳等,正气亏虚,抗病力弱;或胎产之后失于调养,体虚受邪;或生活贫困,营养不良,体虚不能抗邪,感染痨虫而发病。

(二)病机

肺痨的致病因素是痨虫,而正虚是发病的关键。若正气旺盛,虽然感染痨虫但不一定发病,正气不强则感染后易于致病。病位在肺,还可影响脾、肾,涉及心、肝,甚则传及五脏。基本病机为痨虫蚀肺,肺体受损,肺阴耗伤。

病理性质以阴虚为主,因痨虫蚀肺,阴分先伤,故临床多见阴虚证候。进一步可导致气阴两虚或阴阳两虚。如肺虚耗夺脾气以自养,则致脾虚;脾虚不能化水谷为精微,上输以养肺,则肺脏益弱,故致肺脾同病,气阴两伤,而见神疲懒言、四肢乏力;肺虚肾失滋生之源,或肾虚相火灼金,上耗母气,则可致肺肾两虚,出现骨蒸、潮热、男子失精、女子经少经闭;肺虚不能制肝,肾虚不能养肝,肝火偏旺,上逆侮肺,可见性急善怒、胁肋掣痛。若肺虚心火乘客,肾虚水不济火,可伴见虚烦不寐、盗汗;后期因肺虚不能佐心治节血脉运行,气虚血瘀,可出现气短、心慌、唇紫、浮肿。

一般而言,本病初起肺体受损,肺阴受伤,肺失滋润,病位在肺;继则肺脾同病,导致气阴两伤;或肺肾同病,出现阴虚火旺;久延而病重者,可以发展到肺脾肾三脏皆损,阴损及阳,阴阳两虚。本病预后与体质强弱、病情轻重、治疗迟早密切有关。(表1-6-1)

表 1-6-1 肺痨病机列表

关键病机	病机要点	病机转归
正虚不足，感染痨虫，侵蚀肺脏	先天禀赋不强，感受痨虫	①病理性质以阴虚为主 ②病初起肺体受损，肺阴受伤，肺失滋润，病位在肺 ③继则肺脾同病，导致气阴两伤 ④肺肾同病，出现阴虚火旺 ⑤久延而病重者，可以发展到肺脾肾三脏皆损，阴损及阳，阴阳两虚
	后天起居不慎，忧思劳倦，酒色过度，致正气损伤，感受痨虫	
	大病久病之后失于调治，或患有宿疾如消渴、虚劳等，正气亏虚，感受痨虫	
	胎产之后失于调养，体虚受邪，感受痨虫	
	生活贫困，营养不良，体虚不能抗邪，感染痨虫	

三、诊断与鉴别诊断

（一）诊断

1. 典型表现为咳嗽、咯血、潮热、盗汗、身体消瘦。不典型者可仅感疲乏无力、微咳、食欲不振、身体逐渐消瘦。

2. 有与肺痨患者接触史。

胸部 X 线、肺部 CT、痰涂片或培养找结核杆菌、血沉、结核菌素试验(PPD)、血清结核抗体、结核感染 T 细胞酶联免疫斑点检测(T-SPOT. TB)等有助于诊断。

（二）鉴别诊断

肺痨应与虚劳、肺痈、肺癌进行鉴别(表 1-6-2~表 1-6-4)。

表 1-6-2 肺痨与虚劳鉴别表

病证	相同点	传染性	病因病理	临床特点
肺痨	慢性虚损性疾病	有	体质虚弱，感受痨虫所致，以阴虚为主	咳嗽、咯血、潮热、盗汗及身体逐渐消瘦等
虚劳		无	五脏虚损，以肾为主	出现五脏气、血、阴、阳亏虚表现

表 1-6-3 肺痨与肺痈鉴别表

病证	相同点	传染性	病因病理	临床特点
肺痨	咳嗽、发热、汗出	有	体质虚弱，感受痨虫所致，以阴虚为主	咳嗽、咯血、潮热、盗汗及身体逐渐消瘦等
肺痈		无	热壅血瘀，多属实热证	咳嗽、胸痛、发热、咳吐腥臭浊痰，甚则脓血相间

表 1-6-4 肺痨与肺癌鉴别表

病证	相同点	传染性	好发年龄	临床特点
肺痨	咳嗽、咯血、胸痛、发热、消瘦等症状	有	各个年龄阶段	咳嗽、咯血、潮热、盗汗及身体逐渐消瘦等。肺痨经抗痨治疗有效
肺癌		无	40 岁以上	呛咳持续不愈，或反复咳血痰，或顽固性胸痛，或发热，伴消瘦、疲乏等。经抗痨治疗则无效

笔记栏

FR-1-6-2

肺痨临床思
维导图

四、辨证论治

（一）辨证要点

本病当辨病变脏腑及病理性质。早期病变脏腑在肺，以肺阴虚为主。进一步演变发展，则表现为阴虚火旺，或气阴耗伤，病位在肺肾或肺脾，并可涉及心肝；久延病重，阴损及阳，阴阳两虚，病在肺脾肾。

（二）治则治法

治疗当以补虚培元和治痨杀虫为原则。如《医学正传·劳极》所云："一则杀其虫，以绝其根本；一则补其虚，以复其真元。"补虚培元重点在肺，兼顾脾肾，并应注意脏腑整体关系。根据"阴虚"的病理特点，以滋阴为主，火旺者兼以降火。如合并气虚、阳虚者，又当同时兼顾。杀虫主要是针对病因治疗。

（三）分证论治

1. 肺阴亏损证

症状：干咳，咳声短促，少痰或痰中有时带血，如丝如点，色鲜红，兼午后手足心热，皮肤干灼，或少量盗汗，口干咽燥，胸闷隐痛。舌质红，苔薄少津，脉细或兼数。

病机析要：阴虚肺燥，肺失滋润，肺损络伤，故见干咳痰少，咳声短促，痰中时夹鲜红血丝、血点、胸闷隐痛；阴虚内热，故手足心、皮肤灼热；肺阴耗伤，津不上承，故口干咽燥。干咳痰少和阴虚内热见症为本证的辨证要点。

治法：滋阴润肺，清热杀虫。

代表方：月华丸。

常用药：沙参、麦冬、天冬、生地黄、熟地黄滋阴润肺；百部、川贝母润肺止嗽，兼能杀虫；阿胶、三七止血和营；茯苓、山药甘淡健脾补气；菊花、桑叶清肺热。

兼见痰中带血，为肺络受损，加白及、白茅根、藕节、仙鹤草等；兼见低热不退，为阴虚内热，加银柴胡、功劳叶、地骨皮等；兼见口干咽燥，为阴虚津亏，加玉竹、百合等；如胃脘隐痛，似饥而不欲食，为胃阴不足，可加一贯煎。

2. 阴虚火旺证

症状：咳呛气急，痰少质黏，或咳痰黄稠量多，或时时咯血，血色鲜红，午后潮热，或骨蒸，盗汗量多，或五心烦热，颧红，口渴，心烦失眠，急躁易怒，胸胁掣痛，或男子梦遗，女子月经不调，形体日渐消瘦。舌质红绛而干，苔薄黄或剥，脉细数。

病机析要：肺肾阴伤，水亏火旺，虚火灼津，灼伤肺络，故呛咳，痰少质黏或黄稠，反复咯血，潮热骨蒸，盗汗；心肝火旺，故心烦失眠，急躁；脉络失和则胸胁掣痛；相火偏旺则梦遗；冲任失调则月经不调；阴精耗损则形体日渐消瘦。咳嗽痰少和肺肾阴虚火旺见症为本证的辨证要点。

治法：补益肺肾，滋阴降火。

代表方：百合固金汤合秦艽鳖甲散。

常用药：百合、麦冬、玄参、生地黄、熟地黄滋阴润肺生津；鳖甲、知母、秦艽、银柴胡、地骨皮、青蒿滋阴清热除蒸；川贝母、甘草、桔梗化痰补肺止咳；当归、白芍养血柔肝；白及、百部补肺止血杀虫。

兼见咳痰量多黄稠，为虚火灼津成痰，加桑白皮、海蛤壳、鱼腥草等；兼见咳血不止，为虚火灼伤肺络，加紫珠草、牡丹皮、大黄炭或十灰散；兼见盗汗多，为阴虚盗汗，加煅牡蛎、煅龙骨、浮小麦；兼见胸胁掣痛，为脉络失和，加川楝子、延胡索、郁金；兼见心烦失眠，为心肾不交，加酸枣仁、夜交藤、珍珠母。

3. 气阴耗伤证

症状：咳嗽无力，气短声低，痰中偶夹有血，血色淡红，午后潮热，热势不高，面色㿠白，颧红,少量盗汗或自汗,神疲倦怠,食欲不振。舌质嫩红、边有齿印,苔薄,脉细弱而数。

病机析要:肺脾同病,阴伤气耗,清肃失司,故咳嗽无力;肺虚络损,则痰中夹血,色淡红;气阴亏损,故潮热盗汗轻,或见自汗,神疲倦怠;脾虚失运,故食欲不振。咳嗽无力,肺阴亏虚和脾虚见症并见为本证的辨证要点。

治法:养阴润肺,益气健脾。

代表方:保真汤。

常用药:太子参、白术、黄芪、茯苓、炙甘草补益肺脾之气;麦冬、天冬、生地黄、五味子滋阴润肺;当归、白芍、熟地黄滋补阴血;地骨皮、黄柏、知母滋阴退热;白及、百部以补肺杀虫,止咳止血。

兼见咳嗽痰稀,为肺不布津,脾失健运,加紫菀、款冬花止嗽;兼见咯血,为肺虚络损,加阿胶、仙鹤草、三七配合补气药;兼见便溏,腹胀,食少,为脾气虚弱,去苦寒伤中之知母、黄柏和滋补碍脾之生地黄、熟地黄和当归,加白扁豆、山药、薏苡仁、莲子。

4. 阴阳两虚证

症状:咳逆喘息少气,痰中或见夹血,血色暗淡,形体羸弱,劳热骨蒸,面浮肢肿,兼潮热,形寒,自汗,盗汗,声嘶失音,心慌,唇紫,肢冷,五更泻,口舌生糜,男子滑精、阳痿,女子经少、经闭。舌光质红少津,或舌质淡体胖、边有齿痕,脉细而数,或虚大无力。

病机析要:阴伤及阳,肺脾肾俱虚,肺虚气逆,则咳逆喘息、少气声嘶;精气虚竭,则形体羸弱、大肉尽脱、滑精阳痿、经少经闭、大便溏泄或五更泄泻;肺肾阴虚则劳热骨蒸盗汗;病及于心则心慌唇紫;虚火上炎则口舌生糜;卫阳不固则形寒自汗。咳喘少气,肺肾阴虚和脾肾阳虚见症为本证的辨证要点。

治法:滋阴补阳,培元固本。

代表方:补天大造丸。

常用药:黄芪、人参、山药补脾肺之气;生地黄、枸杞子、麦冬、阿胶、五味子、山茱萸、龟甲滋养肺肾;紫河车、鹿角滋补精血,以助阳气;当归、酸枣仁、远志、白芍养血宁心安神。

兼见气逆喘息明显,为肾气不足,摄纳失常,加冬虫夏草、紫石英;兼见心慌,为病及于心,心神失养,加柏子仁、丹参、五味子;兼见便溏,为脾虚,合参苓白术散;兼见五更泄泻,为脾肾阳虚,合四神丸;兼见阳痿遗精,为肾气不固,肾阳亏虚,加煅龙骨、煅牡蛎、金樱子、芡实、莲须;兼见女子月经不调或经闭,为肾阴不足,夹有气滞血瘀,加芍药、丹参、牡丹皮、益母草。

📖 **知识链接**

培土生金法治疗肺痨

《石室秘录·正医法》云:"治肺之法,正治甚难,当转治以脾。脾气有养,则土自生金。"培土生金法的理论依据是五行学说。生理上,脾属土,主运化,为气血生化之源;肺属金,主气司呼吸。土能生金,脾胃所化生的气血,首先上归于肺,为肺脏生理活动提供物质源泉。正如《素问》所云:"饮入于胃,游溢精气,上输于脾。脾气散精,上归于肺,通调水道,下输膀胱。水精四布,五经并行。"因此,肺气的盛衰在很大程度上取决于脾气的强弱,即补脾有助于益肺气。病理上,肺痨因痨虫侵蚀肺叶,导致肺阴受损,肺失宣降,从而引发咳嗽,耗伤肺气,久则子耗母气,导致脾胃虚弱;或因肺脏受损,津液不布,五脏失于濡润,脾胃虚弱。临床肺痨病久羸瘦,肌肉不充。明代王肯堂提出"患肺金病者,尝令脾土调和,勿使损坏可也",认为当从脾论治,即培土以生金。

五、预防调护

肺痨具有传染性,故本病应注意预防。患者就诊时,医生患者均应戴口罩,接触患者后要用消毒液洗手。对肺痨患者应注意隔离,到定点专科医院治疗,按规定服药,定期随访。嘱咐患者勿随地吐痰,咳出痰液必须严格消毒管理。病室应经常通风,注意用紫外线灯照射。患者不仅要耐心治疗,更应重视摄生,禁烟酒,节起居,禁恼怒,慎寒温,适当进行体育锻炼。患者餐具要与家人分开。加强饮食调养,忌食辛辣刺激之品。不喝生牛奶。本病出现咯血时,应安静休息,大咯血时应绝对卧床,痰血阻于喉间须及时咳出,预防窒息。保护易感人群,新生儿及婴儿接种卡介苗是预防结核病的重要手段。

六、临证要点

1. 重视补脾助肺 因脾为生化之源,功能输水谷之精气以养肺,故当重视补脾助肺,"培土生金"的治疗措施,以畅化源。如肺脾同病,气阴两伤,治当益气养阴,补肺健脾,忌用地黄、阿胶、麦冬等滋腻药。进而言之,即使肺阴亏损之证,亦当在甘寒滋阴的同时,兼伍甘淡实脾之药,帮助脾胃对滋阴药的运化吸收,以免纯阴滋腻碍脾,方宗参苓白术散意,药如橘白、谷芽、山药、白术、白扁豆、莲子、薏苡仁等。但用药不宜香燥,以免耗气、劫液、动血。

2. 忌苦寒太过伤阴败胃 本病有时虽具火旺之症,但本质在于阴虚,故当以甘寒养阴为主,适当佐以清火,不宜单独使用,即使肺火标象明显者,亦只宜暂予清降,中病即减,不可徒持苦寒逆折,过量或久用,以免苦燥伤阴,寒凉败胃伤脾。

3. 在辨证基础上配合抗痨杀虫药物 根据药理实验结果分析和临床验证,一些中草药有不同程度的抗痨杀菌作用,如百部、白及、黄连、大蒜、冬虫夏草、十大功劳、菴草等,均可在辨证的基础上结合辨病,适当选用,并坚持完成疗效确切的西药抗痨治疗。中医药在针对耐药性肺痨的治疗、减轻抗痨药的毒副作用等方面具有优势。

病案分析

章某,女,36岁,1968年9月13日初诊。

患者于1965年因干咳、低热伴咯血,诊断为右上肺浸润型肺结核伴空洞形成,抗痨近6个月后停药。1968年9月12日突然咯鲜血,量约500~600ml,低热盗汗,咳嗽气促,午后两颧潮红,口舌干燥,便秘尿赤,舌质淡暗而嫩,脉象细弦数,左关弦象突显。证属木火刑金,肺络损伤,气阴两虚,谨防气随血脱,急宜柔肝镇逆、泻火宁络、益气养阴为治。

生地黄30g,白芍15g,旋覆花10g(包煎),代赭石30g(先煎),制大黄10g,炒栀子10g,茜草炭20g,炒蒲黄15g,侧柏炭20g,墨旱莲30g,西洋参10g(另蒸),麦门冬30g,五味子10g,三七末6g(分冲)。7剂,每日1剂,水煎服。

二诊:药后咯血渐少,7天后消失,大便通畅,余证亦见明显改善。仍宗上方合百合固金汤加减,住院月余,病情稳定出院。

按:本案为肺结核病并咯血,属中医学血证。阴虚阳亢,气火上逆是其基本病机。恣怒动火,郁结动气是诱发咯血的重要诱因。从经络理论来说,足少阴肾经直行者,从肾上行,穿过肝和膈肌,入肺中,循喉咙,挟舌本。肾为十二经之本,其脉通于心肺;肾阴不足,则水不济火,火烁肺金,故其病多咳唾见血,气急心烦。足厥阴肝之脉,挟胃,属肝,络胆,上贯膈,布胁肋,循喉咙;其支者,复从肝别贯膈,上注肺,故肝火、肝气上逆,每致

笔记栏

肺损血溢。故肺结核咯血的基本病理为"阴虚阳亢,气火上逆,肺伤血溢"。因此滋阴降火,平冲降逆是其基本治法。由于结核病活动期易反复咯血,离经之血又易成瘀,瘀血不去,不仅易致血不归经,而且加重反复出血,同时也会影响结核病灶的吸收和空洞的愈合。所以"化瘀止血"法要始终贯穿止血用药全过程。本案用药遵循了上述用药思路和经验,注意辨病与辨证相结合,从而达到了快速止血和减少反复的双赢效果。

咯血之症,古人认为与"气""火"有关。肺结核咯血的起因,也不外乎"气"和"火"。因此,治疗咯血也应抓住"气""火"两个环节。肺结核咯血,凡因火盛迫血妄行者,可以清火为先,火清则血凉络宁。然火有虚实之分,应遵循辨证施治之原则正确辨证施药,才能提高疗效。本病总属本虚标实,大咯血将迅即危及生命,固当"急则治其标"。血止后需"缓则治其本",才能标本兼治。[洪广祥.肺痨辨治与用药经验[J].中医药通报,2008,7(3):6-8,18.]

第七节 肺 胀

一、概述

肺胀是多种慢性肺系疾患反复发作,迁延不愈,导致肺气胀满,不能敛降的病证。临床以胸部膨满、咳嗽咳痰、喘息气促、憋闷如塞,或唇甲发绀、心悸、浮肿为主要表现;严重者可出现昏迷、痉厥、出血、喘脱等危重证候。

肺胀之名首见于《黄帝内经》,有关于其病机、证候的记载。如《灵枢·胀论》云:"肺胀者,虚满而喘咳。"《灵枢·经脉》亦云:"肺手太阴之脉……是动则病肺胀满,膨膨而喘咳。"汉代张仲景《金匮要略·肺痿肺痈咳嗽上气病脉证治》指出本病的主症为"咳而上气,此为肺胀,其人喘,目如脱状"。《金匮要略·痰饮咳嗽病脉证并治》所述支饮之"咳逆倚息,短气不得卧,其形如肿",也与本病相似。隋代巢元方《诸病源候论·咳嗽病诸候·咳逆短气候》认为肺胀的发病机制:"肺虚为微寒所伤则咳嗽,嗽则气还于肺间则肺胀,肺胀则气逆,而肺本虚,气为不足,复为邪所乘,壅痞不能宣畅,故咳逆短气也。"元代朱震亨《丹溪心法·咳嗽》曰:"肺胀而嗽……此痰挟瘀血碍气而病。"清代李用粹《证治汇补·咳嗽》提出肺胀治疗当分虚实两端:"气散而胀者宜补肺,气逆而胀者宜降气,当参虚实而施治。"

西医学中的慢性阻塞性肺疾病、慢性肺源性心脏病等,临床表现与肺胀相似者,均可参照本节辨证论治。

二、病因病机

肺胀的发生,多因久病咳喘,痰浊壅阻,肺气亏虚而致肺不敛降,气还肺间,肺气胀满;每因复感外邪诱使病情发作或加剧。

(一)病因

1. 久病肺虚　内伤久咳、久哮、久喘、肺痨等慢性肺系疾患迁延失治,痰浊壅肺,日久导致肺虚,肺气不能敛降,成为发病的基础。

2. 烟雾粉尘　长期吸烟,熏灼肺脏,损伤肺络,气道不利,肺失清肃;或空气雾霾,粉尘吸入肺道,郁闭肺气,肺失通调水道,肺津被灼成痰液,阻滞气道,肺失宣降,咳喘反复,日久演变为肺胀。

3. 屡感外邪　肺胀日久,正气内虚,痰瘀内结,卫外不固,六淫外邪反复乘袭,肺胀日益加重。六淫之中以风寒、风热多见,尤以风寒常见,故肺胀在冬春寒冷季节最易复发。

（二）病机

肺胀病位首先在肺,继则影响脾、肾,后期心、脾、肾失调。关键病机为肺不敛降,气壅于肺,肺气胀满。病理因素主要为痰浊、血瘀与水饮。

肺病日久,子盗母气则脾土虚弱,母病及子则肾气衰惫。脾失健运,不能运化精微,致肺失所养,肺气虚损;肾气亏虚,不能摄纳肺气;脾阳虚衰则水失健运,肾阳不足则气化失司,致聚湿成痰,肺气郁闭;再加上肺通调水道失职,肺脾肾失调,痰饮乃成,水饮迫肺凌心,外泛肌肤,内停胸腹。肺朝百脉,肺失治节,损及心阳,心脉瘀滞;血郁于肝,瘀结胁下,出现癥积。宗气贯于心肺,心阳根于命门真火,故肺肾虚弱,进一步可导致心阳虚衰,而呈现喘脱危候。

病理因素主要为痰浊、水饮与血瘀,三者可互相影响,互相转化,兼见同病。如痰从寒化则成饮;饮溢肌表则为水停;痰浊久留,肺气郁滞,心脉失畅则血郁为瘀阻,"血不利则为水",又可导致水饮凌心。

病理性质属标实本虚。复感外邪则偏于邪实,平时偏于本虚。本虚早期多属气虚、气阴两虚,由肺而及脾、肾;晚期气虚及阳,以肺、肾、心为主,或阴阳两虚,但纯虚者罕见。正虚与邪实每多互为因果,夹杂出现,每致愈发愈频,进一步恶化。故《金匮要略·肺痿肺痈咳嗽上气病脉证治》说:"上气,面浮肿,肩息,其脉浮大,不治;又加利,尤甚。"肺胀危重阶段,常因风痰扰动,或痰热蒙蔽心窍,出现肢颤、抽搐、嗜睡甚至昏迷。还可子病及母,常合并出现吐血、便血。

本病多属积渐而成,病程缠绵,经常反复发作,难以根治。尤其是老年患者,发病后若不及时控制,极易发生变端。（表 1-7-1）

表 1-7-1　肺胀病机列表

关键病机	病机要点	病机转归
肺不敛降,气壅于肺,肺气胀满	久病肺虚,气失所主,痰浊壅肺,肺不敛降,气还肺间,肺气胀满	①病理因素痰浊、水饮、血瘀之间可互相转化,病机虚实之间可互为因果
	烟雾熏灼,肺络受损,痰饮内阻,气道不利,肺失宣降,气留于肺,肺气胀满	②痰从寒化则成饮;饮溢肌表则为水;痰浊久留,血郁为瘀;瘀阻血脉,水溢脉外
	屡感外邪,入里犯肺,或肺气虚损,或肺气壅滞,痰瘀内结,肺失宣降,则肺气胀满	③阳虚易感,痰饮难蠲;阴虚内生,痰浊热化 ④正虚感邪,痰蒙神窍,进一步发展可见肢冷、汗出、脉微弱等元阳欲脱现象

三、诊断与鉴别诊断

（一）诊断

1. 临床特征为胸部胀满、咳嗽咳痰、喘息气促、憋闷如塞,或唇甲发绀、或心悸、或浮肿。其中"咳、痰、喘、胀"为必然症,"紫""悸""肿"为或然症。

2. 病情缠绵,久治不愈,时轻时重。

3. 病久可出现并证变证如心衰、痰饮、吐血、便血、昏迷、抽搐,甚至喘脱等急危重证候。

4. 有慢性肺系疾患反复发作病史,常因外感、劳倦、郁怒等诱发。

肺部体格检查、胸部 X 线、胸部 CT 平扫、肺功能、心电图、超声心动图、血气分析等均有助于相关疾病诊断。

（二）鉴别诊断

肺胀应与哮病、喘证进行鉴别（表 1-7-2,表 1-7-3）。

表 1-7-2　肺胀与哮病鉴别表

病证	发病特点	临床特征
肺胀	多种慢性肺部疾病长期反复发作，迁延不愈发展而来	喘促、咳嗽、咳痰、胸部膨满、憋闷如塞等
哮病	发作性痰鸣气喘疾患，常突然发病，迅速缓解，多发于夜间	以喉中哮鸣有声为特征，若哮病病久不愈，可使肺失敛降而发展为肺胀

表 1-7-3　肺胀与喘证鉴别表

病证	相同点	不同点
肺胀		多种慢性肺部疾病长期反复发作，迁延不愈而成的一种疾病
喘证	均可出现喘促、呼吸困难	多种急慢性疾病过程中的一个症状，部分肺系疾病造成的喘证日久不愈可发展为肺胀

四、辨证论治

（一）辨证要点

肺胀辨证以虚实为纲。一般感邪时病情活动偏于标实，平时病情稳定偏于本虚。标实为外邪、痰饮、瘀血，早期以痰浊为主，渐而痰瘀并重，并可兼见气滞、水饮错杂为患。本虚为肺、脾、肾虚损，应辨脏腑阴阳之偏重。早期以气虚或气阴两虚为主，后期气虚及阳，甚或导致阴阳两虚，或阴竭阳脱。

（二）治则治法

治疗当按虚实论治，选用扶正与祛邪的不同法则。标实者，治以祛邪利气，应区别寒、热、痰、气的不同，分别采取祛邪宣肺（辛温、辛凉）、降气化痰（温化、清化）、温阳利水（通阳、淡渗）、活血祛瘀，甚或开窍、息风、止血等不同治法，或酌情数法兼用。本虚者，当以补养心肺，益肾健脾为主，或气阴兼调，或阴阳兼顾。正气欲脱时，则应扶正固脱，救阴回阳。虚实夹杂者，应扶正与祛邪共施，依其标本缓急，分清主次，权衡处理。

ER-1-7-2

肺胀临床思维导图

（三）分证论治

1. 外寒里饮证

症状：咳逆喘满不得卧，气短气急，咳痰白稀量多，呈泡沫状，胸部膨满，口干不欲饮，面色青暗，周身酸楚，头痛，恶寒，无汗。舌质暗淡，舌苔白滑，脉浮紧。

病机析要：痰饮阻遏，肺气壅滞，肺气上逆，则胸部膨满，咳喘不得卧，气短气急，咳痰稀白量多，呈泡沫状；气机郁遏，津液不布，故口干不饮；阳郁不伸，血行瘀滞，则面色青暗；寒邪束表，故身楚、头痛、恶寒、无汗。咳喘气急不得卧、痰多质稀泡沫、口干不欲饮为本证的辨证要点。

治法：温肺散寒，化饮降逆。

代表方：小青龙汤。

常用药：麻黄、桂枝、荆芥、防风、生姜解表散寒；干姜、细辛、法半夏、茯苓、桂枝、白术、陈皮化饮祛痰。

如表寒不著，咳嗽胸闷气喘为主，为寒痰郁肺，用射干麻黄汤；烦躁而喘，脉浮，为饮郁化热，用小青龙加石膏汤。

2. 痰浊壅肺证

症状：胸满，咳嗽痰多，色白黏腻或呈泡沫，短气喘息，稍劳即著，怕风易汗，脘腹痞胀，纳少,泛恶,便溏,倦怠乏力。舌质淡或淡胖,苔薄腻或浊腻,脉滑。

病机析要:痰浊阻肺,肺气壅塞,肺失宣降,则胸满、咳嗽、痰多色白黏腻,呈泡沫状;肺气虚弱,故短气喘息,稍劳即著;肺虚卫表不固,则怕风、易汗;痰浊内蕴,脾失健运,故见脘腹痞胀、纳少、泛恶、便溏、倦怠乏力。胸满喘息、痰多黏腻、脘腹痞胀为本证的辨证要点。

治法:燥湿化痰,降逆平喘。

代表方:三子养亲汤合苏子降气汤。

常用药:紫苏子、白芥子、莱菔子、前胡化痰降气平喘;法半夏、厚朴、陈皮燥湿化痰;茯苓、白术、甘草健脾益气。

兼见胸满,气喘难平,为饮停胸胁,肺气上逆,加葶苈子;如痰壅气喘减轻,兼见倦怠乏力,纳差,便溏,为脾虚气滞,加党参、黄芪、砂仁、木香;兼畏风易汗,为表虚气弱,可合用玉屏风散。若面唇晦暗、舌质紫暗、舌下青筋显露、舌苔浊腻,为痰浊夹瘀,可用涤痰汤加丹参、地龙、红花、水蛭;若病情稳定时,症见面色苍白、气短乏力、食少便溏,为脾胃气虚,可用六君子汤。

3. 痰热郁肺证

症状:咳逆喘息气粗,胸满,咳痰黄或白,黏稠难咳,身热,烦躁,目睛胀突,溲黄,便干,口渴欲饮;或发热微恶寒,咽痒疼痛,身体酸楚,汗出。舌红,苔黄腻,脉滑数。

病机析要:痰热郁肺,肺闭气逆,故喘咳息粗、胸满、痰黄或白黏稠;痰热扰心则烦躁;热炽津伤,故身热、目睛胀突、口渴、便干、溲黄;风热侵袭肺卫,故见发热微恶寒、咽痒疼痛、身体酸楚、汗出。喘咳气粗、痰黄黏稠及表(里)实热征象为本证的辨证要点。

治法:清肺化痰,降逆平喘。

代表方:越婢加半夏汤。

常用药:麻黄宣肺平喘;石膏、知母、黄芩清泄肺热;杏仁、法半夏化痰降逆。

兼喉中痰鸣,喘息不得平卧,为痰壅气阻,加射干、葶苈子;兼腑气不通、腹满便秘,为热积腑实,加大黄、芒硝。

4. 痰蒙神窍证

症状:神志恍惚,表情淡漠,嗜睡,或烦躁不安,谵妄,撮空理线,或昏迷,或肢体瞤动,抽搐,咳逆喘促,咳痰黏稠或黄黏不爽,或伴痰鸣。舌质淡或红,苔白腻或黄腻,脉细滑数。

病机析要:痰浊上蒙,则神志恍惚、表情淡漠、嗜睡;痰热扰神,则烦躁不安;痰热闭窍,则谵妄、撮空理线、昏迷;痰热内耗营阴,肝风内动,则肢体瞤动、抽搐;痰浊或痰热蕴肺,故喘咳、痰黏稠或黄黏,或伴痰鸣。神志恍惚、烦躁不安、谵妄、痰黏不爽为本证的辨证要点。

治法:涤痰,开窍,息风。

代表方:涤痰汤。

常用药:法半夏、茯苓、橘红、胆南星涤痰息风;竹茹、枳实清热化痰利膈;石菖蒲、远志、郁金开窍化痰降浊。

兼表情呆钝、智力衰退,或哭笑无常、喃喃自语,为痰浊蒙窍,加至宝丹;兼神昏谵语、高热惊厥、躁扰发狂、面赤气粗、喉中痰鸣,为痰热闭窍,加安宫牛黄丸;兼肢体瞤动抽搐,为肝风内动,可用紫雪丹,加钩藤、全蝎;兼有皮肤黏膜出血、咯血、便血色鲜,为热伤血络,加水牛角、生地黄、牡丹皮、紫珠草,或合用犀角地黄汤;兼喘咳痰黄,为痰热内盛,加黄芩、桑白皮、葶苈子、天竺黄、竹沥。

5. 肺肾气虚证

症状:呼吸浅短难续,甚则张口抬肩,倚息不能平卧,咳嗽,痰白如沫,咳吐不利,胸满闷窒,声低气怯,心慌,形寒汗出,面色晦暗,或腰膝酸软,小便清长,或尿后余沥,或咳则小便自遗。舌淡或暗紫,苔白润,脉沉细虚数无力,或有结代。

病机析要:肺肾两虚,气失摄纳,故呼吸浅短难续,声低气怯;痰饮阻肺,故咳嗽、痰白如泡沫、胸满闷窒;肺病及心,心阳不振,故心慌、形寒、汗出;肾虚不固,膀胱失约,故小便清长,或咳则小便自遗。呼吸浅短、形寒汗出、腰膝酸软为本证的辨证要点。

治法:补肺纳肾,降气平喘。

代表方:平喘固本汤合补肺汤。

常用药:人参、黄芪、白术、茯苓、甘草补益肺脾;蛤蚧、五味子补肾纳气,镇摄平喘;干姜、法半夏温肺化饮;厚朴、陈皮理气化痰。

兼有畏寒,舌质淡,为寒凝阳虚,加桂枝、细辛、钟乳石;兼低热,舌红苔少,为阴虚内热,加麦冬、玉竹、生地黄、知母;颈脉动甚,面唇青紫明显,舌紫暗,为气虚瘀阻,加当归、丹参、红花、地龙;若面色苍白、冷汗淋漓、四肢厥冷、脉微欲绝者,为元气大脱,喘脱危象,急用参附汤加沉香、紫石英、五味子送服参蛤散。

6. 阳虚水泛证

症状:喘咳不能平卧,咳痰清稀,胸满气憋,面浮,下肢肿,甚则一身悉肿,尿少,脘痞,纳差,心悸,怕冷,面唇青紫。舌胖质暗,苔白滑,脉沉虚数或结代。

病机析要:肺脾肾阳气衰微,气不化水,水邪泛滥,则面浮、肢肿、腹水;水凌心肺故心悸、胸闷气憋、喘咳、痰清稀;脾失健运,则脘痞、纳少;阳虚寒水内盛,故怕冷、尿少;阳虚血脉失于温煦而瘀滞,则面唇青紫。胸满气憋、肢体浮肿、怕冷、面唇青紫为本证的辨证要点。

治法:温肾健脾,化饮利水。

代表方:真武汤合五苓散。

常用药:熟附子、桂枝、生姜温肾通阳;白术、茯苓、猪苓、泽泻、甘草健脾利水,白芍敛阴和阳。

兼有血瘀甚,发绀明显,为瘀血阻络,加泽兰、红花、丹参、赤芍、益母草、北五加皮;兼有水肿势剧,心悸喘满,倚息不得卧,为水停外溢,上渍心肺,加沉香、黑白丑(牵牛子)、椒目、葶苈子。本证治疗实为急则治标之法,待水去饮化后,可参肺肾气虚证论治。

病情稳定阶段,可常服皱肺丸。

知识链接

朱震亨关于肺胀痰瘀同病之证治

元代朱震亨(朱丹溪)揭示了肺胀"痰挟瘀血碍气而病"的病机,开创了痰瘀同治治疗肺胀的先河。如《丹溪心法》中载有"肺胀而嗽,或左或右,不得眠,此痰挟瘀血碍气而病,宜养血以流动乎气,降火疏肝以清痰",并认为此病当瘀水同治。主张临证运用活血化瘀、化痰之法时,需顾护脾胃之气。后世医家对此病阐述均宗丹溪之论,并有所发展,如益气活血化痰法、涤痰清肺化瘀法、固本祛痰化瘀法等,对于肺胀的治疗均有较好临床疗效。

五、预防调护

肺胀的预防应重视调治原发病。对老年、久病体虚的患者,尤其应防复感外邪而加重病情。秋冬寒冷季节注意保暖。适当参加体育锻炼,增强体质。调节情志,保持乐观。避免劳欲过度,顾护真精。平时应常服用扶正固本方药调养身体。饮食以清淡富于营养为主,忌食辛辣香燥、酸咸肥甘、生冷发物,戒烟戒酒。

发病时注意保持患者气道通畅,防止痰液阻塞气道;严密观察呼吸、指脉血氧饱和度、血压、脉搏、体温等的变化,警惕内闭外脱等危笃病情的出现。若病程中出现心衰,昏迷,抽搐,吐血、便血等大出血者,有气随血脱,亡阴亡阳之虞,应做好急救处理,严密观察病情变化。

六、临证要点

1. 把握证候转化与危候 临床常见痰浊壅肺、痰热郁肺、痰蒙神窍、肺肾气虚、阳虚水泛等证候。病机常可互相转化,各证型夹杂出现。临证既需掌握基本证候的辨证要点,又要根据其错杂表现辨证施治,其中以痰蒙神窍、肺肾气虚、阳虚水泛尤为危重,如不及时控制则预后不良。

2. 明察虚人感邪恶化 老年人、久病体虚的患者,每因感邪使病情恶化,但因正气虚衰,无力抗邪,正邪交争之象可不显著。故凡近期内咳喘突然加剧,痰色变黄,黏稠难咳,舌质变红,虽无发热恶寒表证,亦要考虑有外邪的存在,应注意痰的色、质、量等变化,按照急则治其标的原则辨治。

病案分析

秦某,男,55 岁。咳喘 5 年,冬夏易发,此次于 10 月复发,迁延 2 个月,经用青霉素、链霉素、平喘止咳药等,减不足言,上月因外感而加重,乃予入院。症见气急咳喘,不能平卧,胸膈满闷,喉间有水鸡声,痰多色黄,咳吐不易,汗多怕冷,大便溏薄,舌苔薄黄,脉细滑数。

辨证施治:先从痰浊阻肺,肾不纳气论治,予三拗汤、三子养亲汤、二陈汤加南沙参、熟地黄、沉香、脐带,同服黑锡丹,并予吸氧,配用氨茶碱等,经治 9 天,病情尚无好转,喘甚时头汗较多,痰黄如脓,舌质红,舌苔黄、中后光脱,脉细滑数(110 次/min)。此属痰热伤阴。拟麻杏石甘汤加味,用麻黄 3g、杏仁 6g、石膏 30g、甘草 3g、黄芩 10g、桑白皮 10g、川贝母 10g、苏子 10g、蛤粉 12g、射干 3g、竹茹 5g。药后喘急缓而头汗少,越日能停止输氧。上方加鱼腥草、芦根,又经 4 天,脉静(90 次/min),喘递减。仍服上方,1 周后喘平。但咳痰稠黄难咳,口咽干,舌红少津,二脉细滑。阴虚之象已露,转予养阴清化痰热,药用南北沙参、天冬、五味子、白芍、蛤蚧、知母、贝母、白前、杏仁、苏子、生甘草、瓜蒌皮。经治半月,病情得解,继予六味地黄汤加味,巩固后出院。

按:本例始起虽因感寒而作,并见汗多怕冷、便溏、动则喘甚等肾不纳气之症,但痰多色黄,舌苔薄黄,脉数等,提示病有化热趋势,故投温化寒痰、补肾纳气等法效均不显,后改予清化痰热,方合效机,终投滋养肾阴而使病情稳定。(周仲瑛.周仲瑛临床经验辑要[M].北京:中国医药科技出版社,1998.)

ER-1-7-3

肺胀古籍
推介

ER-1-7-4

肺胀名医
经验

第八节 肺　痿

一、概述

肺痿是指肺叶痿弱不用，临床以咳吐浊唾涎沫为主症，为肺脏慢性虚损性疾患。

肺痿之名最早见于《金匮要略》，并设专篇论述，记载了肺痿的主症、病因病机和治疗。如《金匮要略·肺痿肺痈咳嗽上气病脉证治》曰："寸口脉数，其人咳，口中反有浊唾涎沫者何？师曰：为肺痿之病。"在病机上有虚热和虚寒的不同，治疗上有麦门冬汤和甘草干姜汤。明代王肯堂《证治准绳·诸气门》记载："久嗽咳血成肺痿。"陈实功《外科正宗·肺痈论》曰："久嗽劳伤，咳吐痰血，寒热往来，形体消削，咯吐瘀脓，声哑咽痛，其候传为肺痿。"清代李用粹《证治汇补·咳嗽》有："久嗽肺虚，寒热往来，皮毛枯燥，声音不清，或嗽血线，口中有浊唾涎沫，脉数而虚，为肺痿之病。"均已认识到久咳、肺痈、肺痨等日久可转化为肺痿。张璐《张氏医通·诸气门下·肺痿》将其治疗要点概括为"缓而图之，生胃津，润肺燥，下逆气，开积痰，止浊唾，补真气……散火热"。沈金鳌《杂病源流犀烛·肺病源流》对肺痿的用药忌宜等作了补充，曰："其症之发，必寒热往来，自汗，气急，烦闷多唾，或带红线脓血，宜急治之，切忌升散辛燥温热……大约此症总以养肺、养气、养血、清金、降火为主。"

西医学中的肺纤维化、肺不张、硅沉着病等，临床表现为肺痿特征者，均可参照本节辨证施治。

二、病因病机

本病的病因为久病伤肺和误治津伤，由肺虚，津气失于濡养所致。

（一）病因

1. 久病损肺　久嗽、肺痨、肺痈、消渴及热病之后，肺津大伤，肺失濡养；或内伤久咳、冷哮、久喘，肺气日耗，渐而伤阳，肺中虚冷，气不化津，肺失濡养，日渐枯萎。

2. 误治津伤　因医者误治，滥用汗、吐、下等治法，重亡津液，肺津大亏，肺失濡养，发为肺痿。如阴伤及阳，也可转为虚寒之候。

（二）病机

肺痿病位在肺，但与脾、胃、肾等脏腑密切相关。久病邪热伤肺，或误治津伤，致肺津大伤，肺失濡养，肺叶渐痿不用，变生涎沫；或久病肺脏虚损，肺气日耗，渐而伤阳，肺中虚冷，气不化津，以致肺叶枯萎。

病理性质有肺燥津伤和肺气虚冷两端。虚热肺痿或为本脏自病所转归，或由失治误治及他脏之病所致。热在上焦，阴虚生内热，肺燥津枯，肺失清肃，脾胃上输津液转从热化，煎熬成涎沫；或脾阴胃液耗伤，不能上输于肺，肺失濡养，致肺叶枯萎。虚寒肺痿为大病以后，耗伤气阳，肺气虚冷，气不化津，不能温化布散脾胃上输之津液，肺失所养，反聚为涎沫。虚寒肺痿，可由寒郁化热，转为虚热之证。肺痿如治疗正确，调理得当，病情稳定，或可痊愈，反之则预后不良。（表1-8-1）

表1-8-1　肺痿病机列表

关键病机	病机要点	病机转归
肺虚津伤，肺失濡养	久病邪热伤肺，或误治津伤，致肺津大伤，肺失濡养	①病理性质有肺燥津伤和肺气虚冷两端 ②上焦虚热，肺津不足，肺失濡养，阴病及阳，可致肺中虚寒 ③虚寒肺痿，可由寒郁化热，转为虚热之证
	久病肺脏虚损，肺气日耗，渐而伤阳，肺中虚冷，气不化津	

73

三、诊断与鉴别诊断

（一）诊断

1. 以咳吐浊唾涎沫为主症。唾呈细沫稠黏,或白如雪,或带白丝,咳嗽,或不咳,气短,或动则气喘。虚热者痰黏稠易咯血,虚冷者痰清稀多见。

2. 有内伤久咳、肺痨、肺痈久嗽、冷哮久延等病史。

胸部X线、肺功能、高分辨率CT(HRCT)、支气管肺泡灌洗、组织学检查等有助于本病的诊断。

（二）鉴别诊断

肺痿应与肺痈、肺痨进行鉴别(表1-8-2,表1-8-3)。

表1-8-2　肺痿与肺痈鉴别表

病证	相同点	临床特点	疾病的预后
肺痿	咳嗽咳痰	咳吐浊唾涎沫,可有浊痰但不臭	发病缓,病程长
肺痈		咳则胸痛,咳吐腥臭脓血痰	发病急,病程短。 肺痈失治久延,可以转为肺痿

表1-8-3　肺痿与肺痨鉴别表

病证	相同点	临床特点	疾病的预后
肺痿	咳嗽咳痰	咳吐浊唾涎沫	发病缓,病程长
肺痨		咳嗽、咳血、潮热、盗汗	肺痨后期可以转为肺痿

四、辨证论治

（一）辨证要点

本病应辨虚寒虚热。虚热证系火逆上气,常伴咳逆喘息;虚寒证为肺中虚冷,上不制下,小便频数或遗尿。虚热肺痿日久,阴损及阳,可见气阴两虚,或出现寒热夹杂现象。

（二）治则治法

治疗总以补肺生津为原则。虚热者治以生津清热,虚寒者治以温肺益气。治疗应时时注意保护津液,重视调理脾肾。

（三）分证论治

1. 虚热证

症状:咳吐浊唾涎沫,质较黏稠,或咳痰带血,咳声不扬,甚则音嗄,气急喘促,口渴咽燥,午后潮热,形体消瘦,皮毛干枯。舌红而干,脉虚数。

病机析要:肺阴亏耗,虚火内炽,热邪灼津为痰,故咳吐浊唾涎沫,质较黏稠;燥热伤津,肺失宣肃,见气急喘促,咳声不扬,甚则音嗄,咳痰带血;阴津枯竭无力充养肌肤,形体消瘦,皮毛干枯,口渴咽燥。咳吐浊唾涎沫,质较黏稠为本证的辨证要点。

治法:滋阴清热,润肺生津。

代表方:麦门冬汤合清燥救肺汤。

常用药:太子参、甘草、大枣、粳米益气生津,甘缓补中;桑叶、石膏清泄肺经燥热;阿胶、麦冬、胡麻仁养阴润肺;杏仁、枇杷叶、法半夏化痰止咳,下气降逆。

兼见咳吐浊黏痰,口干欲饮,为痰热郁肺,加知母、川贝母、天花粉等;兼见咳嗽,痰少,咽干,舌红,为痰热津伤,加沙参、玉竹、芦根等;兼见潮热,为痰热郁肺伤阴,阴虚内热,加银柴胡、地骨皮等;兼见虚烦呛咳、呕逆,为火盛,去大枣,加竹茹、竹叶等。

2. 虚寒证

症状:咳吐涎沫,质清稀量多,不渴,短气不足以息,头眩,神疲乏力,食少,形寒,小便数,或遗尿。舌质淡,脉虚弱。

病机析要:肺气虚寒,气不化津,津反为涎,故咳吐涎沫,其质清稀量多,不渴;肺虚及脾,肺脾气虚,故神疲乏力,食少;清阳不升,故头眩;上虚不能治下,膀胱失约,故小便数,或遗尿。咳吐涎沫,质清稀量多为本证的辨证要点。

治法:温肺益气。

代表方:甘草干姜汤。

常用药:甘草、干姜温肺脾,辛甘化阳,甘以滋液,辛以散寒;人参、大枣、白术、茯苓甘温补脾,益气生津。

兼见唾沫多而尿频,为肺虚,加煨益智仁;兼见喘息短气,为肾虚不能纳气,加钟乳石、五味子,另吞蛤蚧粉。

五、预防调护

积极治疗原发病,如喘咳、肺痈、肺痨等。改善环境卫生,消灭烟尘等空气污染。戒烟,减少对呼吸道的刺激,减少咳嗽的发作,对预防咳嗽有重要意义。加强锻炼,增强体质,提高机体的抗病能力。避免过食黏腻肥甘之品,以免助痰生湿,加重病情。

六、临证要点

1. 重视调补脾胃　脾胃为后天之本,肺金之母,培土有助于生金。阴虚者宜补胃津以润燥,使胃津能上输以养肺;气虚者宜补脾气以温养肺体,使脾能转输精气以上承。肾为气之根,司摄纳,补肾可以助肺纳气。

2. 治疗禁忌　早期忌用升散辛燥温热之品,以免助火伤津;亦忌苦寒滋腻,慎用祛痰峻剂,宜缓图取效。

3. 有瘀血征象者,应使用活血化瘀法,但禁用破血之品。

病案分析

患者,男,71 岁。主因"咳嗽、咳痰,伴活动后气短年余"于 2010 年 5 月 21 日就诊。患者 2009 年 5 月无明显诱因出现咳嗽,咳痰,伴活动后气短,同年 7 月体检发现肺间质病变,8 月于北京某院行胸部 CT 检查,考虑肺纤维化,口服泼尼松治疗,开始为每天 40mg,后每月减量 5mg,但患者仍咳嗽,咳白黏痰,动则气喘。来诊时症见咳嗽,咳少量白黏痰,活动后气喘明显,时感心悸,胸闷偶作,纳可,眠可,二便调;舌质暗红有瘀斑,苔薄白,脉沉弦。中医诊断:肺痿。西医诊断:肺间质纤维化。中医辨证:肺气亏虚、瘀浊阻肺。治法:宣肺化痰、益气活血。

处方:紫菀 15g,杏仁 10g,山茱萸 10g,白果 10g,地龙 10g,蝉蜕 8g,五味子 10g,炙枇杷叶 10g,牛蒡子 10g,麦冬 15g,太子参 15g,川芎 10g,丹参 10g,生甘草 10g。15 剂,水煎,每日 1 剂,分 2 次服。

笔记栏

2010年6月4日二诊：患者服上药后咳嗽减轻，活动后气喘明显好转，能自主上两层楼。仍咳少量白黏痰，胸闷缓解，心悸偶有发作，纳可，二便调；舌暗，苔薄白，脉弦。依上法，上药续服14剂。

2010年6月22日三诊：轻咳，晨起明显，晚间不咳，白痰质稀易咳出，走平路无气短，上四层楼时感气短，无明显胸闷、心悸发作，双膝上楼痛，纳可，眠可，二便调。舌质淡暗，苔薄白，脉弦。拟调理肺肾、益气活血之法。

处方：紫菀15g，杏仁10g，百部10g，炙枇杷叶10g，苏子叶各10g，地龙10g，蝉蜕8g，五味子10g，太子参15g，丹参10g，山茱萸10g，白果10g，淫羊藿15g，枸杞子10g，炙甘草10g。14剂，服法同前。

2010年7月20日四诊：病情平稳，咳嗽少，白痰量不多质稀，易咳出，气短不明显，上四楼稍喘，纳可，眠可，二便调。舌淡暗，苔白，脉沉细。仍拟调理肺肾、益气活血之法。依上方，续服14剂，诸症渐解。

患者现居外地，日常生活可自理，仍坚持服用汤药，3个月前就诊自诉坚持锻炼，走平路1.5小时而无心悸胸闷之表现。[来薛，张洪春，王辛秋，等.晁恩祥调补肺肾法治疗肺痿临床经验[J].北京中医药，2013，32（5）：349-350.]

ER-1-8-3
肺痿古籍推介

ER-1-8-4
肺痿名医经验

学习小结

1. 肺系病证总纲

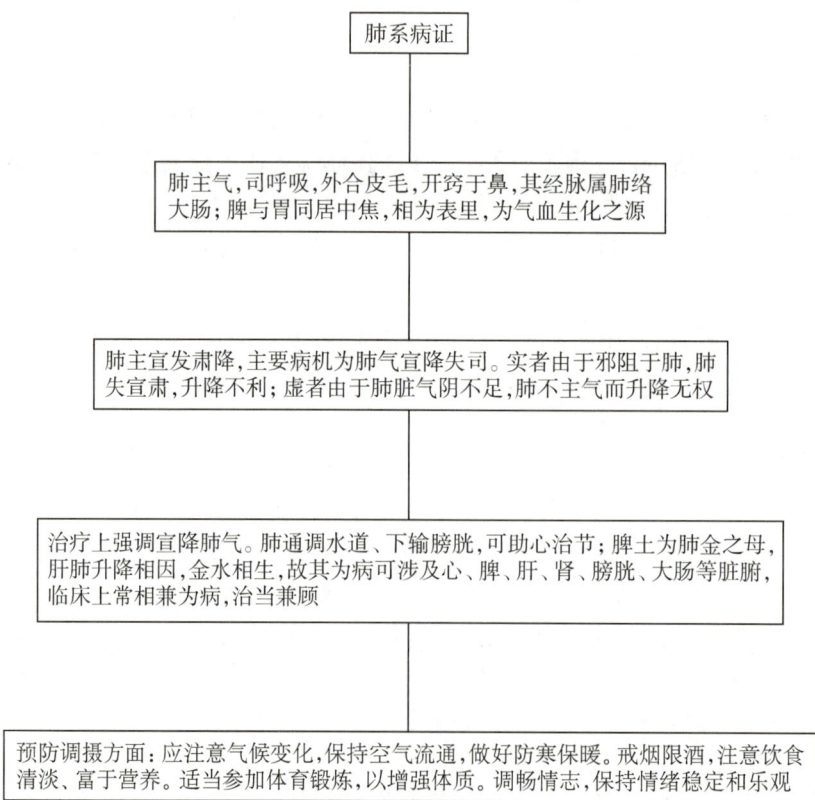

肺系病证

肺主气，司呼吸，外合皮毛，开窍于鼻，其经脉属肺络大肠；脾与胃同居中焦，相为表里，为气血生化之源

肺主宣发肃降，主要病机为肺气宣降失司。实者由于邪阻于肺，肺失宣肃，升降不利；虚者由于肺脏气阴不足，肺不主气而升降无权

治疗上强调宣降肺气。肺通调水道、下输膀胱，可助心治节；脾土为肺金之母，肝肺升降相因，金水相生，故其为病可涉及心、脾、肝、肾、膀胱、大肠等脏腑，临床上常相兼为病，治当兼顾

预防调摄方面：应注意气候变化，保持空气流通，做好防寒保暖。戒烟限酒，注意饮食清淡、富于营养。适当参加体育锻炼，以增强体质。调畅情志，保持情绪稳定和乐观

2. 各病证的主证与方药

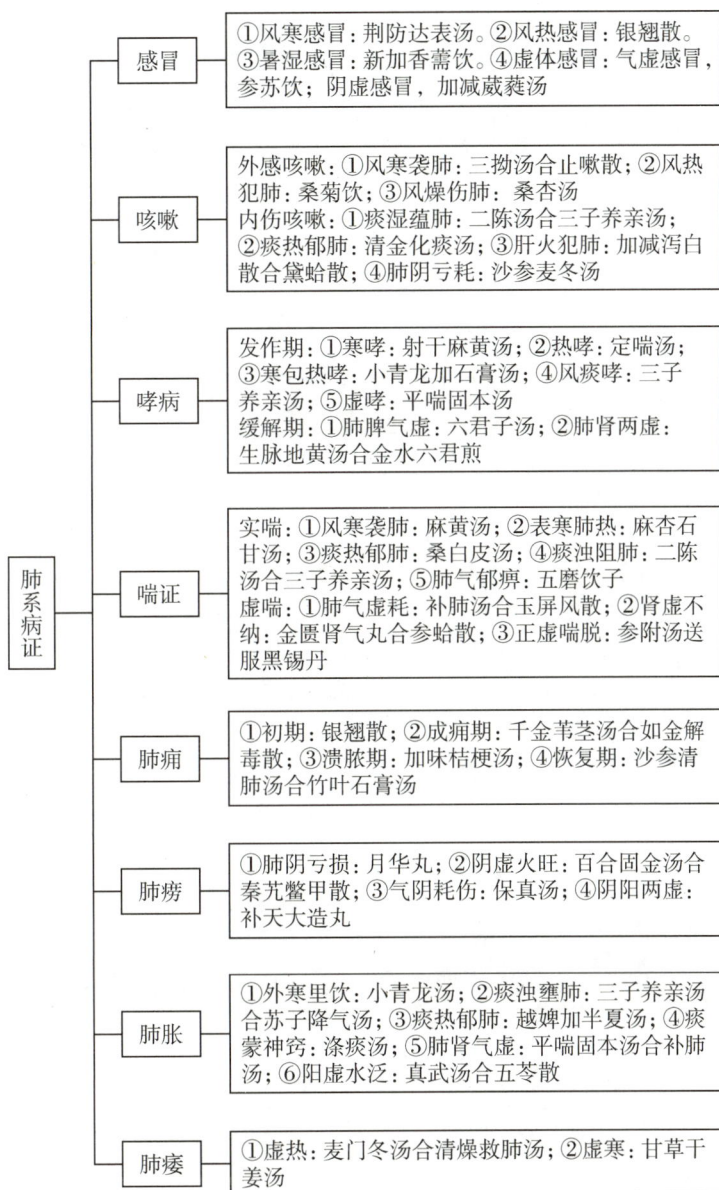

感冒
①风寒感冒：荆防达表汤。②风热感冒：银翘散。③暑湿感冒：新加香薷饮。④虚体感冒：气虚感冒，参苏饮；阴虚感冒，加减葳蕤汤

咳嗽
外感咳嗽：①风寒袭肺：三拗汤合止嗽散；②风热犯肺：桑菊饮；③风燥伤肺：桑杏汤
内伤咳嗽：①痰湿蕴肺：二陈汤合三子养亲汤；②痰热郁肺：清金化痰汤；③肝火犯肺：加减泻白散合黛蛤散；④肺阴亏耗：沙参麦冬汤

哮病
发作期：①寒哮：射干麻黄汤；②热哮：定喘汤；③寒包热哮：小青龙加石膏汤；④风痰哮：三子养亲汤；⑤虚哮：平喘固本汤
缓解期：①肺脾气虚：六君子汤；②肺肾两虚：生脉地黄汤合金水六君煎

喘证
实喘：①风寒袭肺：麻黄汤；②表寒肺热：麻杏石甘汤；③痰热郁肺：桑白皮汤；④痰浊阻肺：二陈汤合三子养亲汤；⑤肺气郁痹：五磨饮子
虚喘：①肺气虚耗：补肺汤合玉屏风散；②肾虚不纳：金匮肾气丸合参蛤散；③正虚喘脱：参附汤送服黑锡丹

肺系病证

肺痈
①初期：银翘散；②成痈期：千金苇茎汤合如金解毒散；③溃脓期：加味桔梗汤；④恢复期：沙参清肺汤合竹叶石膏汤

肺痨
①肺阴亏损：月华丸；②阴虚火旺：百合固金汤合秦艽鳖甲散；③气阴耗伤：保真汤；④阴阳两虚：补天大造丸

肺胀
①外寒里饮：小青龙汤；②痰浊壅肺：三子养亲汤合苏子降气汤；③痰热郁肺：越婢加半夏汤；④痰蒙神窍：涤痰汤；⑤肺肾气虚：平喘固本汤合补肺汤；⑥阳虚水泛：真武汤合五苓散

肺痿
①虚热：麦门冬汤合清燥救肺汤；②虚寒：甘草干姜汤

（薛汉荣　王真　张念志）

复习思考题

1. 感冒的治则治法是什么？伤寒、伤风、感冒的概念和病因病机有何异同？

2. 如何从《黄帝内经》"必先五胜"理论出发阐述"五脏六腑皆令人咳，非独肺也"的临床意义？

3. 如何理解哮病寒热虚实之间的关系？请结合《伤寒论》《金匮要略》中相关条文和方药加以阐述。

4. 什么是喘证的"上盛下虚证"？试述其病机及证治。

5. 肺痨的诊断要点有哪些?

6. 如何理解肺胀的标本虚实? 其预后转归和调护的要点为何?

7. 请结合历代经典理论和现实经验,谈谈你对中医药治疗新冠肺炎的认识以及今后深入研究的可能方向。

◇◇◇ 第二章 ◇◇◇

心 系 病 证

📝 学习目标

　　掌握心系病证的发病特点,以及心悸、胸痹心痛、心衰、厥证、不寐等的概念、病因病机、诊断与鉴别诊断、辨证论治等。

　　心为君主之官,主血脉,藏神明,在体合脉,其华在面,开窍于舌,在液为汗,在志为喜,其经脉属心络小肠。心之阴阳气血是其生理活动的基础,心气心阳温煦推动血液的运行,心阴心血则濡养心神。心的病理表现主要为心脉血液运行障碍和情志思维活动异常。

　　心之本脏病多因情志所伤、禀赋不足、年老体虚或久病失养所致。依据其生理功能和病机变化特点,临床上将心悸、胸痹心痛、心衰、厥证、不寐归属为心系病证。心为"五脏六腑之大主",故心系病证亦常引起其他脏腑功能失调;同时,其他脏腑的病变,也可影响心的功能,临床上常相兼为病,如心脾两虚证、心肾不交证、心肾阳虚证、心肺气虚证、心肝血虚证等。

　　心系疾病的治疗应明辨虚实。实证宜损其有余,兼以镇心安神。心火亢盛者,宜清泻心火;心脉痹阻者,宜化瘀通络;痰蒙心神者,宜涤痰开窍;痰火扰神者,宜泻火涤痰。虚证当补其不足,兼以养心安神。心气虚、心阳虚者,宜益心气、温心阳;心血虚、心阴虚者,宜养心血、滋心阴;心阳暴脱者,宜回阳救逆。心系病证中的真心痛、急性心衰、厥脱均为急危重症,必须按照急救流程处理。临床上,心系病证常表现为虚实夹杂、相兼为病,故临证当以谨守病机为要,灵活运用。

第一节　心　悸

02章01节PPT

PPT 课件

一、概述

　　心悸是指患者自觉心中悸动、惊惕不安,甚则不能自主的病证。本病多呈发作性,也可呈慢性、持续性,常因七情所伤、体虚劳倦等因素诱发或加重。可伴有胸闷、气短,脉参伍不调或疾徐错杂,甚至喘促、眩晕、晕厥等表现。心悸包括惊悸和怔忡。

　　《黄帝内经》虽无心悸、惊悸、怔忡之病名,但已认识到宗气外泄、突受惊恐、心脉不通、复感外邪可致心悸。如《素问·平人气象论》曰:"乳之下,其动应衣,宗气泄也。"《素问·举痛论》云:"惊则心无所倚,神无所归,虑无所定,故气乱矣。"《素问·痹论》亦云:"脉痹不已,复感于邪,内舍于心……心痹者,脉不通。"《素问·三部九候论》说:"参伍不调者病。"最早记载脉律紊乱是本病的表现。《素问·平人气象论》说:"脉绝不至曰死,乍疏乍数曰死。"最早认识到严重脉律紊乱可以致死。心悸病名首见于汉代张仲景的《伤寒论》和《金匮要略》,有

笔记栏

"心动悸""心下悸""心中悸"及"惊悸"等称谓,认为其病因主要包括惊扰、水饮、虚劳及汗后受邪等,发作时常见结、代、促脉,并以炙甘草汤等为治疗方剂。元代朱震亨认为心悸的发病应责之虚与痰。《丹溪心法·惊悸怔忡》记载:"惊悸者血虚,惊悸有时,以朱砂安神丸";"怔忡者血虚,怔忡无时,血少者多;有思虑便动,属虚;时作时止者,痰因火动。"明代张介宾认为怔忡多由阴虚所致。《景岳全书·杂证谟·怔忡惊恐》指出:"虚微者动亦微,虚甚者动亦甚。"虞抟《医学正传·怔忡惊悸健忘证》对惊悸、怔忡的区别与联系作了详尽描述:"怔忡者,心中惕惕然动摇而不得安静,无时而作者是也;惊悸者,蓦然而跳跃惊动,而有欲厥之状,有时而作者是也。"清代王清任《医林改错·血府逐瘀汤所治症目》重视瘀血内阻导致心悸怔忡,指出"心跳心忙,用归脾安神等方不效,用此方百发百中"。

西医学中各种原因引起的心律失常,如心动过速、心动过缓、期前收缩、心房颤动或扑动、房室传导阻滞、病态窦房结综合征,以及心肌炎等,表现以心悸为主症者,均可参照本节辨证论治。

二、病因病机

（一）病因

心悸多因体虚劳倦、七情所伤、感受外邪及饮食不当等,以致正气不足,心神失养,或邪滞心脉,心神不宁而发病。

1. **体虚劳倦**　禀赋不足,素体虚弱,或久病失养,或劳倦太过伤脾,气血阴阳亏乏,脏腑功能失调,致心神失养,发为心悸。如《丹溪心法·惊悸怔忡》所言:"人之所主者心,心之所养者血,心血一虚,神气不守,此惊悸之所肇端也。"

2. **七情所伤**　平素心虚胆怯,突遇惊恐,心神动摇,不能自主而心悸。《济生方·惊悸怔忡健忘门·惊悸论治》指出:"惊悸者,心虚胆怯之所致也。"长期忧思不解,阴血暗耗,心失所养而悸;或化火生痰,痰火扰心,心神不宁而悸。此外,怒则气上,恐则精却,阴虚于下,火逆于上,动撼心神而悸。

3. **感受外邪**　风寒湿痹日久,复感外邪,内舍于心,痹阻心脉;或风湿热邪,内侵心脉;温病或疫毒,逆传于心或心包,灼伤营阴,邪毒内扰心神,均可发为心悸。

4. **饮食不当**　嗜食醇酒厚味、煎炸炙煿,蕴热化火生痰,痰火上扰心神则悸。久而亦可耗伤心气,损伤心阴,致使气血阴阳紊乱,均能引发心动悸、脉结代。

（二）病机

心悸病位在心,由于心神失养或不宁,引起心神动摇而悸动不安。但与肝、脾、肾、肺四脏密切相关。肝失疏泄,气滞血瘀,或气郁化火,心脉不畅,心神被扰,而发心悸;脾胃虚弱,心之气血化生乏源,或脾失健运,痰湿内扰心神,亦可发为心悸;肾阴不足,不能上制心火,或肾阳亏虚,心阳失于温煦,发为心悸;热毒犯肺,内舍于心,或肺气亏虚,不能助心治节,心脉运行不畅,亦可悸动不安。

病理性质有虚实两端,虚实之间可以相互夹杂或转化。实证日久,病邪伤正,可分别兼见气、血、阴、阳之亏损;而虚证也可因虚致实,兼见实证表现。临床上,阴虚者常兼火盛或痰热;阳虚易夹水饮、痰湿;气血不足者,易见气滞、血瘀、痰浊。总之,心悸基本病机为气血阴阳亏虚,心失所养;或痰、饮、瘀、火扰心,心神不宁。

预后转归与本虚标实的程度及治疗有关。如气血阴阳虚损程度较轻,病损脏腑单一,呈偶发、阵发,治疗及时得当,心悸多能向愈;若病久阴损及阳,或阳损及阴,而致气血不足、气阴两虚、阴阳俱虚,可见心悸反复或持续发作,脉象见过数、过迟、频繁结代或乍疏乍数等。若病情恶化,心阳暴脱,则可出现喘促、水肿、厥脱等危候,预后较差。（表2-1-1）

表 2-1-1　心悸病机列表

关键病机	病机要点	病机转归
正气不足，心神失养；或邪滞心脉，心神不宁	素体虚弱，或久病失养，或劳倦太过伤脾，气血阴阳亏乏，致心神失养	①偶发、阵发，治疗及时得当可愈 ②病久阴损及阳，或阳损及阴，可出现气血不足、气阴两虚、阴阳俱虚之候 ③心阳暴脱，则可出现喘促、水肿、厥脱等危候
	七情所伤，肝失疏泄，气滞血瘀，或气郁化火，心神被扰	
	感受外邪，内舍于心，痹阻心脉	
	饮食不当，化火生痰，上扰心神	

三、诊断与鉴别诊断

（一）诊断

1. 自觉心中悸动不安，心跳异常，或快或慢，或跳动过重，或忽跳忽止，呈阵发性或持续性，神情紧张，心慌不安，不能自主。

2. 可伴有胸闷不舒，心烦寐差，乏力，头晕等症。中老年患者，可伴有心胸疼痛，甚则喘促，汗出肢冷。严重者可发生晕厥、猝死。

3. 常由情志刺激、劳倦、饮酒、饱食、喝浓茶或咖啡等因素而诱发。某些药物过量，或毒性较剧，如中药附子、乌头、麻黄、雄黄、蟾酥等，或西药洋地黄、阿托品、拟肾上腺素能药物、奎尼丁、阿霉素等用药过量，或用药失当，或静脉输液过快、过多等，均可导致心功能失调而诱发心悸。

4. 可见数、疾、促、结、代、缓、迟等脉象。

心电图、动态心电图、食管心房调搏、超声心动图、心内电生理等检查有助于本病的诊断。

（二）鉴别诊断

心悸应与奔豚进行鉴别（表 2-1-2）。

表 2-1-2　心悸与奔豚鉴别表

病证	相同点	不同点
心悸	发作时自觉心胸惊悸、躁动不安	发自心
奔豚		发自少腹，向上冲逆

📖 知识链接

《金匮要略》对奔豚的论述

《难经·五十六难》有云"发于少腹，上至心下，若豚状，或上或下无时"，称之为肾积。《金匮要略·奔豚气病脉证治》云："奔豚病，从少腹起，上冲咽喉，发作欲死，复还止，皆从惊恐得之。"奔豚主要是由于七情内伤，寒水上逆所致。其上冲之理与冲脉有联系，因冲脉起于下焦，循腹部至胸中。临床以自觉气从少腹上冲胸咽为主要症状特征。发作时，常伴见腹痛、胸闷气急、心悸、惊恐、烦躁不安，甚则抽搐、厥逆，或少腹有水气上冲至心下，或兼有乍寒乍热等。治疗以理气降逆为主，可选奔豚汤、茯苓桂枝甘草大枣汤等。

笔记栏

心悸临床思维导图

四、辨证论治

（一）辨证要点

1. 辨虚实　虚者为气血阴阳亏虚,实者为痰饮、瘀血、火邪,并应区别虚实的主次。

2. 辨脉象　脉搏的参伍不调即频率、节律异常为本病的特征,可分为快速型、缓慢型和不齐型3类脉象。一般认为,脉数、促有力则阳亢热盛;脉结代、紊乱多为阴盛、痰瘀互结;脉迟缓而无力为虚寒。临床应结合病史、症状,推断脉症从舍。若脉虽数、促而沉细、微细,伴有面浮肢肿,动则气短,形寒肢冷,舌质淡者,为虚寒之象。凡经治而脉象为平脉者为顺,病久体虚而脉弦滑搏指者为逆,病情重笃而脉散乱模糊者为病危之象。

（二）治则治法

心悸的治疗应根据辨证的虚实。虚证分别予以补气、养血、滋阴、温阳;实证则应祛痰、化饮、清火、行瘀。但本病以虚实错杂为多见,当相应兼顾。由于心悸均有心神不宁的病理特点,故应酌情配以宁心安神,甚至镇潜安神之法。

（三）分证论治

1. 心虚胆怯证

症状:心悸不宁,善惊易恐,坐卧不安,不寐多梦而易惊醒,恶闻声响,食少纳呆。苔薄白,脉细略数或细弦。

病机析要:平素心虚胆怯,突受惊吓,心惊神摇,心神不能自主,故心悸不宁;心不藏神,心中惕惕,则善惊易恐,坐卧不安,不寐多梦而易惊醒,甚则恶闻声响;心病及脾,脾失健运,则食少纳呆。心悸不宁,善惊易恐为本证的辨证要点。

治法:镇惊定志,养心安神。

代表方:安神定志丸。

常用药:朱砂(现不用)、龙齿镇惊安神;远志、石菖蒲入心开窍,除痰定惊;茯神养心安神;茯苓、人参健脾益气。

兼气短乏力,头晕目眩,动则加剧,为心气虚损较甚,重用人参,加黄芪;心情烦闷,精神抑郁,为心气郁结,加柴胡、郁金、合欢皮;若纳呆脘痞,舌苔厚腻,为气虚夹湿,加泽泻,重用白术、茯苓;若舌质暗紫,为气虚夹瘀,加丹参、川芎、红花、郁金。

2. 心血不足证

症状:心悸气短,动则尤甚,头晕目眩,面色无华,失眠健忘,倦怠乏力。舌淡红,脉细弱。

病机析要:心血不足,不能养心,动则更耗气血,故心悸气短,动则尤甚;气血不能上荣,则头晕目眩,面色无华;血虚则神明无主,故失眠健忘;血亏气虚,则倦怠乏力。心悸气短,动则尤甚,头晕目眩,面色无华,舌淡,脉细为本证的辨证要点。

治法:补血养心,益气安神。

代表方:归脾汤。

常用药:黄芪、人参、白术、炙甘草益气健脾;熟地黄、龙眼肉补养心血;茯神、远志、酸枣仁宁心安神;木香理气醒脾。

若心动悸而脉结代,为气虚血少,血不养心,宜用炙甘草汤。热病后期心阴受损而心悸,以生脉散加减。汗出肢冷,为阳虚,加熟附子、黄芪、煅龙骨、煅牡蛎;纳呆腹胀,为脾运失健,加陈皮、麦芽、神曲、山楂、鸡内金、枳壳;失眠多梦,为血不养心,加合欢皮、夜交藤、柏子仁。

3. 阴虚火旺证

症状:心悸易惊,思虑劳心尤甚,心烦少寐,五心烦热,口干,盗汗,伴耳鸣腰酸,头晕目眩,急躁易怒。舌红少津,苔少或无,脉细数。

病机析要:肾阴不足,不能上济于心,心失滋养,故心悸而烦,易惊不得安寐;阴虚生内热,虚火灼津,则五心烦热,口干,盗汗;阴亏于下,则腰酸;阳扰于上,则急躁易怒,耳鸣,头晕目眩。心悸易惊,心烦少寐,五心烦热,舌红少苔,脉细数为本证的辨证要点。

治法:滋阴清火,养心安神。

代表方:天王补心丹合朱砂安神丸。

常用药:生地黄、玄参、麦冬、天冬滋阴清热;当归、丹参补血养心;人参、炙甘草补益心气;黄连清热泻火;茯苓、远志、酸枣仁、柏子仁安养心神;桔梗引药上行通心气;五味子收敛心气安心神;黄连清泻心火。汤药用煅磁石或琥珀末代朱砂镇潜安神。

遗精、腰酸,为肾阴亏虚,虚火妄动,加龟甲、熟地黄、知母、黄柏,或加服知柏地黄丸;五心烦热,皮下瘀斑,为阴虚有瘀热,加赤芍、牡丹皮、桃仁、红花、郁金。

4. 心阳不振证

症状:心悸不安,胸闷气短,动则尤甚,面色苍白,形寒肢冷。舌淡苔白,脉象虚弱或沉细无力。

病机析要:病久体虚,损及心阳,心失温养,故心悸不安;胸中阳气不足,动则耗气,故胸闷气短,动则尤甚;心阳虚衰,血液运行迟缓,肢体失于温煦,故面色苍白,形寒肢冷。心悸不安,胸闷气短,形寒肢冷为本证的辨证要点。

治法:温补心阳,安神定悸。

代表方:桂枝甘草龙骨牡蛎汤合参附汤。

常用药:人参、熟附子温振心阳;桂枝、甘草温通心阳;龙骨、牡蛎安神定悸。

若大汗出,为气虚不摄,重用人参、黄芪、煅龙骨、煅牡蛎、山茱萸,或用独参汤煎服;若心动过缓,为心阳不振,重用桂枝,加炙麻黄、补骨脂;兼见胸闷气喘,下肢水肿,为水饮内停,加葶苈子、五加皮、车前子、泽泻;兼胸闷刺痛,兼夹瘀血,加丹参、赤芍、川芎、桃仁、红花。

5. 水饮凌心证

症状:心悸眩晕,胸闷痞满,渴不欲饮,小便短少,或下肢浮肿,形寒肢冷,伴恶心、呕吐、流涎。舌淡胖,苔白滑,脉象弦滑或沉细而滑。

病机析要:肾阳虚不能化水,水邪内停,上凌于心,故见心中悸动;饮阻中焦,清阳不升,则见眩晕;气机不利,故胸闷痞满;水饮内停,水津不布,则渴不欲饮,小便短少,下肢浮肿;阳气失于温煦,则形寒肢冷;饮邪上逆,则恶心、呕吐。心悸眩晕,渴不欲饮,小便短少,或下肢浮肿为本证的辨证要点。

治法:振奋心阳,化气行水,宁心安神。

代表方:苓桂术甘汤。

常用药:茯苓健脾渗淡利湿;桂枝温阳降逆,并助茯苓化气以行水;白术健脾燥湿;炙甘草,健脾补中,调和诸药。

兼恶心呕吐,为胃失和降,加法半夏、陈皮、生姜;兼咳喘、胸闷,为肺气不宣,水饮犯肺,加杏仁、前胡、葶苈子、五加皮、防己;若浮肿、尿少、阵发性夜间咳喘或端坐呼吸,为心肾阳虚,当温阳利水,用真武汤。

6. 心脉瘀阻证

症状:心悸不安,胸闷不舒,心痛时作,痛如针刺,唇甲青紫。舌质紫暗或有瘀斑,脉涩或结或代。

病机析要:心脉瘀阻,心失所养,故心悸不安;瘀阻心阳,胸阳被遏,则胸闷不舒;瘀血内停,心脉挛急不通,则心痛时作,痛如针刺;脉络瘀阻,故见唇甲青紫;舌质紫暗或有瘀斑,脉涩或结或代,均为瘀血内阻之象。心悸不安,心痛时作,痛如针刺,唇甲青紫,舌质紫暗或有瘀斑为本证的辨证要点。

治法：活血化瘀，理气通络。

代表方：桃仁红花煎。

常用药：桃仁、红花、丹参、赤芍、川芎活血化瘀；延胡索、香附、青皮理气通脉止痛；生地黄、当归养血活血。

若胸部窒闷，为络脉痹阻，加沉香、檀香、降香；胸满闷痛，苔浊腻，为痰浊壅滞，加瓜蒌、薤白、法半夏、陈皮；胸痛甚，为气滞血瘀，加延胡索、五灵脂、蒲黄、三七，或用血府逐瘀汤治疗。

7. 痰火扰心证

症状：心悸时发时止，受惊易作，胸闷烦躁，痰多黏稠，口干口苦，大便秘结，小便短赤。舌红，苔黄腻，脉弦滑。

病机析要：痰火扰心，蒙蔽心窍，心神不宁，故见心悸时发时止；惊则气乱，痰随气涌，故受惊易作；气郁痰火互结于心胸，耗伤津液，则胸闷烦躁，痰多黏稠，口干口苦；大便秘结，小便短赤，均属痰火壅盛之象。心悸时发，痰多黏稠，口干口苦，苔黄腻为本证的辨证要点。

治法：清热化痰，宁心安神。

代表方：黄连温胆汤。

常用药：黄连苦寒泻火，清心除烦；竹茹、法半夏、橘红、茯苓、枳实燥湿化痰、行气降逆；生姜、大枣、甘草和中。

若大便秘结较重，为胃肠实热积滞，加生大黄；心悸重，为痰热扰心，加珍珠母、石决明、磁石；若心悸短气、胸痞胀满、痰多，或食少腹胀、舌苔白腻或黄腻、脉弦滑，为痰浊阻滞心气，可用导痰汤加酸枣仁、柏子仁、远志。

五、预防调护

心悸每因劳倦、七情、饮食不当而诱发，故患者应适当锻炼，避免过劳，保持生活有规律，避免诱发或加重心悸。保持精神乐观，情绪稳定。饮食有节，平素饮食忌过饱、过饥，戒烟酒、不宜喝浓茶或咖啡，宜低脂、低盐饮食，心阳虚者忌过食生冷；心阴虚者忌辛辣炙煿；痰浊、瘀血者忌过食肥甘；水饮凌心者宜低盐饮食。

对于慢性持续性心悸，病势缠绵，应坚持长期治疗，定期复查。积极治疗原发病，如胸痹心痛、心衰、痰饮、肺胀、喘证、痹证等。对于脉象为逆、为怪脉、紊乱指下不可判断者，宜行心电生理检查，注意预防并证、变证和猝死，积极做好防治。

六、临证要点

1. 中医脉象变化与辨证的关系　　观察脉象变化也是心悸辨证中重要的客观内容，如脉率快速型心悸，可有一息六至之数脉，一息七至之疾脉，一息八至之极脉，一息九至之脱脉，一息十至以上之浮合脉。脉率过缓型心悸，可见一息四至之缓脉，一息三至之迟脉，一息二至之损脉，一息一至之败脉，二息一至之奇精脉。脉律不整型心悸，脉象可见数时一止、止无定数之促脉，缓时一止、止无定数之结脉，脉来更代、几至一止、止有定数之代脉，脉来乍疏乍数、忽强忽弱之雀啄脉。临床应结合病史、症状，推断脉症从舍。古云"阳盛则促""数为阳热"，然张介宾曰"暴数者多外邪，久数者必虚损"。邪实多见阳盛实热或邪实阻滞之证。而促脉则多见于真阴重绝，阳亢无制。对以上三脉古人有"实宜凉清虚温补"之训。

2. 辨证结合辨病，采取针对性治疗　　心悸的治疗还应结合辨病。功能性心律失常多由自主神经功能失常所致，以快速型多见，多为气阴两虚，心神不安，治以益气养阴，重镇安神。

器质性心脏病的心律失常,以风湿性心脏病(简称风心病)、冠状动脉粥样硬化性心脏病(简称冠心病)、病毒性心肌炎为多见。冠心病以气虚血瘀为主,治宜益气活血,配以化痰;风心病以"通"为主要治则,以活血化瘀通络为主要治法;病毒性心肌炎不可忽视"邪毒"因素,在益气养阴、活血通络基础上加用清热解毒之剂,如大青叶、紫花地丁、苦参、黄连等。缓慢型心律失常病机主要为心肾阳气虚弱,推动气血运行无力,应以补心气、温肾阳为法,用麻黄附子细辛汤、保元汤合生脉散为主。

临床对某些心律失常或重症患者,应采用中西医结合药物疗法。根据临床情况,可以合理选择使用经导管射频消融术、心脏电复律、起搏器植入技术、体内除颤器植入技术等。

病案分析

张某,男,43 岁。1973 年 8 月 22 日初诊,自 1972 年 6 月开始,反复发作头晕、憋气、心悸、心前区不舒及脉律不齐现象。1973 年经某医院诊断为"病态窦房结综合征",住院 2 个月。经用阿托品、异丙基肾上腺素等各种西药治疗,效果不好。每周仍发作 1~2 次,表现为头晕、憋气及脉律不齐,心率每分钟不足 40 次,建议患者安置人工心脏起搏器。患者未同意,前来门诊要求中医治疗。症见:阵阵心慌,胸闷憋气,心烦,夜寐多梦。舌红体瘦,脉象沉迟,按之弦细且滑。心率 46 次/min。拟从滋补肝肾,泄其虚热治疗。

处方:北沙参 30g,麦门冬 15g,枸杞子 15g,淡附片(先煎透)12g,菟丝子 12g,熟地黄 18g,桂枝 9g,仙茅 9g,淫羊藿 9g,党参 9g,金樱子 10g。

服中药时,停用一切西药。进药 6 剂后,自觉症状明显好转,胸闷憋气未发作,心脏无停跳现象,心率 50 次/min。

二诊:仍按初诊方,再加白芍 15g,连服 10 剂,症状好转,未发生心慌憋气及头晕现象,心率上升到 50~60 次/min。连续服药 30 剂,病情稳定,无不适症状发生,心率维持在 60 次/min 左右。

在 1973 年 11 月出现较明显的心烦、多梦症状。小便色黄,舌红苔薄黄腻,脉象弦滑。辨证属阴分不足,虚热上扰,湿热积滞互阻不化,气机失调,升降失和,故心烦梦多,小溲色黄。改用滋肾水以制虚火,补下元少佐泄热。

处方:沙参 24g,党参 9g,麦冬 9g,天冬 9g,金樱子 9g,淫羊藿 9g,仙茅 9g,柴胡 9g,黄芩 9g,焦三仙各 9g,生地黄 12g,白芍 15g,芡实 18g,桑寄生 18g。

服上药月余,病情稳定,心率维持在 60 次/min 左右。继用前法调理 3 个月,停药 1 个月,病情稳定,未再反复,遂恢复工作。

本例患者,首诊时证属心虚气弱,肝肾两亏。治疗必须养心阴,助心阳,滋补肝肾,泄其虚热,平衡阴阳。后病情变化,考虑证属阴分不足,虚热上扰,湿热积滞互阻不化,改用滋肾水以制虚火,补下元少佐泄热,获得良效。(彭建中,杨连柱. 赵绍琴临证验案精选[M]. 北京:学苑出版社,1996.)

ER-2-1-3

心悸古籍
推介

ER-2-1-4

心悸名医
经验

附:心痹

心痹,又名心热病,指因外感温热病邪,或因手术等创伤,使温毒之邪乘虚侵入,内舍于心,出现以发热、心悸、胸闷、乏力等为主要表现的疾病。

在《汉书·艺文志》之前已有心瘅之病名,因其《方技略》谓古代有"五藏六府瘅十二病方",其五脏瘅中当有心瘅,然已佚。《外台秘要》卷四记载:"心瘅,烦心,心中热。"西医学中的病毒性心肌炎、感染性心内膜炎等疾病,可参照本节辨证论治。

病因为外感温热邪毒由肺卫肌表侵入血脉,循脉舍心,损伤心脉,而致邪毒侵心。基本病机为气阴亏损,热毒瘀阻,心脉不畅,心神失宁。病理性质多属本虚标实,气阴两虚为本,热毒血瘀是标。病理因素有热、毒、瘀。

1. 邪毒侵心证

症状:心悸,心烦憋闷,心中热,伴或不伴发热,咽红,咳嗽,全身肌肉酸痛,乏力,舌红苔黄,脉数。多为急性期。

治法:清热解毒。

代表方:银翘散。

常用药:金银花、连翘、淡豆豉、牛蒡子、薄荷、荆芥穗、桔梗、甘草、淡竹叶、鲜芦根。

2. 气阴两虚证

症状:心悸,胸闷,短气乏力,口干,失眠,舌淡,苔少,或剥落苔,脉细数。多为恢复期。

治法:益气养阴。

代表方:生脉散合炙甘草汤。

常用药:人参、麦冬、五味子、桂枝、生姜、阿胶、生地黄、火麻仁、大枣、炙甘草。

3. 瘀阻心络证

症状:心悸,胸闷痛,乏力,头晕,头痛,舌暗或有瘀斑,脉涩。多为迁延期。

治法:活血通络。

代表方:血府逐瘀汤。

常用药:当归、生地黄、桃仁、红花、枳壳、赤芍、甘草、柴胡、川芎、桔梗、牛膝。

第二节　胸痹心痛

一、概述

胸痹心痛是以胸部憋闷、疼痛,甚至胸痛彻背,短气,喘息不得卧为主症的疾病。轻者仅感胸闷如窒,呼吸欠畅,心前区、胸膺、背部、肩胛间区隐痛或绞痛,可伴随面色苍白、出冷汗,历时数分钟至10余分钟,经休息或舌下含药后迅速缓解,呈反复发作性;严重者胸痛彻背,背痛彻胸,持续不能缓解,甚至可发生猝死。

"心痛"病名最早见于《五十二病方》。《黄帝内经》对胸痹、心痛已有论述。《灵枢·五邪》曰:"邪在心,则病心痛。"《素问·脏气法时论》亦曰:"心病者,胸中痛,胁支满,胁下痛,膺背肩甲间痛,两臂内痛。"《素问·缪刺论》又有"卒心痛""厥心痛"之称。《灵枢·厥病》把心痛严重并迅速造成死亡者,称为"真心痛",谓:"真心痛,手足青至节,心痛甚,旦发夕死,夕发旦死。"在治疗方面,《黄帝内经》已经提出了针刺穴位的治疗方法,还有"心病者宜食……薤"的记载。汉代张仲景,把胸痹、心痛合并称为"胸痹心痛",并设专篇讨论。《金匮要略·胸痹心痛短气病脉证治》曰:"夫脉当取太过不及,阳微阴弦,即胸痹而痛,所以然者,责其极虚也。今阳虚知在上焦,所以胸痹心痛者,以其阴弦故也。"将其病因病机归纳为"阳微阴弦",并根据不同证候,制定了瓜蒌薤白半夏汤等10首方剂,以通阳宣痹为主法,对后世胸痹心痛的辨证论治影响颇大。宋代《太平圣惠方》在"治卒心痛诸方""治久心痛诸方""治胸痹诸方"等篇中,收集治疗本病的方剂多首,组方中芳香、温通、辛散之品,每与益气、养血、滋阴、温阳之药配合使用。至金元时期,刘完素区分寒厥心痛与热厥心痛辨治。元代危亦林《世医得效方》提出芳香温通治法,用苏合香丸"治卒暴心痛",丰富了胸痹心痛的治疗方法。明清时期,对胸痹心痛的虚实、寒热病机有了进一步的认识。如傅山《傅青主男科》提出:"心痛之症有二,一则寒气侵心而痛,一则火气焚心而痛。"秦昌遇《症因脉治》曰:"内伤胸痛之因……则痰凝气结……则血积于内,而闭闷胸痛矣。"王肯堂《证治准绳》用失笑散及大剂桃仁、红花、降香等治疗死血心痛。清代陈念祖《时方歌括》以丹参饮治心腹诸痛。王清任《医林改错》重视运用活血化瘀法并创立血府逐瘀汤治疗胸痹心痛。

西医学中的冠心病包括稳定性冠心病和急性冠脉综合征均可参照本节辨证论治。若为急性心肌梗死、主动脉夹层、肺栓塞,可参照附篇真心痛辨治。其他如冠状动脉肌桥、心包炎、心脏神经症等,主要表现胸痛症状者,亦可参考本节辨治。

ER-2-2-1

胸痹心痛历史沿革列表

二、病因病机

胸痹心痛的发生多与年老体虚、饮食不节、情志失调、劳逸失调、寒邪内侵等因素有关,主要病机是心脉痹阻。

(一)病因

1. 年老体虚　中老年人,肾气自半,精血渐衰。如肾阳虚衰,不能鼓舞五脏之阳气,可致心气不足或心阳不振,血脉失于温运,或阴寒痰饮乘于心胸,痹阻心脉,发为胸痹心痛;若肾阴亏虚,不能濡养五脏之阴,心脉失于濡养,或水不济火,火灼心脉而痛。

2. 饮食不节　恣食肥甘厚味,煎炸炙煿,或嗜烟酗酒,以致脾胃受伤,运化失健,聚湿生痰,上犯心胸清旷之区,胸阳不展,气机不畅,心脉闭阻,而成胸痹心痛。若痰阻血瘀日久,郁而化热,痰火扰心,热壅心脉,可暴发真心痛。

3. 情志失调　忧思伤脾,脾运失健,痰浊内生,痰阻则血脉瘀滞;急躁易怒,肝郁气滞,甚则气郁化火,导致心脉挛急而痛。

4. 劳逸失调　过逸伤气,或劳思伤脾,运化失职,气血生化乏源,无以濡养于心,心脉拘急而痛。或积劳伤阳,心肾之阳气衰微,鼓动无力,阴寒内生,血行涩滞,而发胸痹心痛。

5. 寒邪内侵　寒邪侵袭,胸阳被遏,气滞血凝,发为本病。《诸病源候论·心痛病诸候》:"心痛者,风冷邪气乘于心也。"素体胸阳不足,阴寒之邪乘虚侵袭,亦成胸痹心痛。如《医门法律·中寒门》言:"胸痹心痛,然总因阳虚,故阴得乘之。"《类证治裁·胸痹论治》亦认为:"胸痹,胸中阳微不运,久则阴乘阳位,而为痹结也。"

知识链接

"阳微阴弦"病机学说

汉代张仲景在《金匮要略·胸痹心痛短气病脉证治》中提出:"夫脉当取太过不及,阳微阴弦,即胸痹而痛。"原文含义从脉象来看,关前为阳,关后为阴,阳微指寸脉微,阴弦指尺脉弦。后世多数医家认为,阳微是上焦阳虚之象,阴弦为阴寒内盛之征;胸中阳虚,阴寒之邪上乘,乃胸痹之病机。现代医家以"阳微阴弦"言胸痹心痛总病机是本虚标实,"阳微"指"气虚""阳虚","阴弦"指"痰""饮""寒""瘀血"等一类阴邪,在临床实践中不断深化认识,进一步拓宽了"阳微阴弦"含义。

（二）病机

本病病位在心，涉及肝、脾、肾。主要病机为心脉痹阻。心主血脉，心之阳气虚，血液失于推动，血行瘀滞；肝气郁结，气机失于疏泄，气滞血瘀；脾虚失于健运，聚湿生痰，气血乏源；肾虚不能藏精，或肾阴亏耗失于濡养，或肾阳虚衰失于温煦，均可引致心脉痹阻而发胸痹心痛。病理性质为本虚标实，常表现为虚实夹杂。本虚多为气虚、阴伤、阳衰，并可表现气阴两虚、阴阳两虚，甚至阳衰阴竭、虚阳外脱；标实为瘀血、寒凝、痰浊、气滞，又可相互为病，如气滞血瘀、寒凝血瘀、痰瘀交阻、痰浊化热等。一般胸痹心痛发作期以标实为主，多为痰瘀互结；缓解期以气血阴阳亏虚为主，且心气虚最为多见。

病理转化可见因实致虚或因虚致实。痰瘀踞于心胸，胸阳痹阻，病延日久，每可耗气伤阳；阴寒凝结，气失温煦，伤及阳气；瘀阻脉络，血行滞涩，留瘀日久，心气痹阻，遏抑心阳，均可转为心气不足或阴阳并损，此属因实致虚。心气不足，鼓动不力，易为风寒邪气所伤，遇寒而发；心肾阴虚，津不承气，水亏火炎，炼液为痰；心阳虚衰，阴阳并损，阳虚生寒，寒凝心络，此为虚而致实。

胸痹心痛多在中老年发病，但现代发病有年轻化的趋势，青壮年发病多为实证。临证又有缓作与急发之异。其发展多由标及本，由轻转重，也可死于顷刻之间。如治疗及时得当，可获较长时间稳定缓解；如反复发作，则病情较为顽固。若失治、误治或调理失宜，病情进一步发展，可见猝然胸部剧痛，面色苍白，四肢逆冷，手足青紫，出现真心痛危候，甚则"旦发夕死，夕发旦死"。（表2-2-1）

表2-2-1　胸痹心痛病因病机表

关键病机	病机要点	病机转归
心脉痹阻或挛急	年老体虚，肾阳虚不能鼓动心阳；肾阴虚心脉失于濡养	①因实致虚或因虚致实，多为本虚标实 ②痰瘀痹阻心脉，病延日久，每可耗气伤阳，严重者阴阳俱损 ③心脉骤然闭塞，可出现真心痛危候，并发心衰，脉参伍不调、厥脱、猝死
	饮食不节，脾胃受伤，运化失健，痰湿内生，痹阻心阳	
	情志失调，疏泄失常，脾运失健，痰浊内生，痰阻血脉；肝郁气滞，甚则气郁化火，导致心脉灼伤	
	过逸伤气，或劳思伤脾，运化失职，气血生化乏源，无以濡养于心，心脉拘急	
	寒邪内侵，寒在脉外则血少，寒在脉中则气不通	

三、诊断与鉴别诊断

（一）诊断

1. 膻中部或胸膺部憋闷疼痛，甚则放射至左肩背、左上臂内侧等部位，呈反复发作性或持续不解，常伴有心悸、气短、汗出，甚则喘息不得卧。

2. 一般胸闷胸痛数分钟至十几分钟可缓解，多为厥心痛。严重者可见胸部剧烈疼痛，持续不解，汗出肢冷，面色苍白，唇甲青紫，心悸，或脉律失常、心衰、厥脱等危候，多属真心痛，可发生猝死。

3. 多见于中老年人，常因劳思过度、抑郁恼怒、饮食过饱、嗜烟酗酒、感受寒冷或气候突变而诱发。

心电图、动态心电图、心电图运动负荷试验、超声心动图、心肌标志物（肌钙蛋白 I 或 T）、血清酶学、冠脉 CT 血管成像(CTA)、冠状动脉造影等检查有助于明确诊断。

(二)鉴别诊断

胸痹心痛应与胃痛、悬饮进行鉴别(表 2-2-2,表 2-2-3)。

表 2-2-2　胸痹心痛与胃痛鉴别表

病证	主症特点	疼痛部位	伴随症状	预后
胸痹心痛	发作性胸闷、胸痛,呈窒息感、绞榨感;真心痛多为持续性剧痛	膻中部、胸膺部	常伴汗出,肢冷,或恶心、呕吐	得治则疼痛缓解;病情迁延发展为真心痛危候
胃痛	以胀痛为主,局部有压痛,持续时间较长,可表现为饥饿痛或饱餐后痛	胃脘部	常伴泛酸、嘈杂、嗳气、呃逆等	常在饮食调养、服药后得以缓解

表 2-2-3　胸痹心痛与悬饮鉴别表

病证	主症特点	伴随症状	缓解方式
胸痹心痛	以膻中部、胸膺部发作性或持续性憋闷、疼痛为特征	常伴汗出,肢冷,或恶心、呕吐	对于发作性心痛,舌下含服芳香温通中成药,可以缓解
悬饮	胸胁胀痛,持续不解,患侧肋间饱满	多伴有咳唾引痛,转侧、呼吸时疼痛加重,并有咳嗽、咳痰、发热等肺系证候	舌下含药不能缓解,常需针对肺系病因治疗,才可缓解

四、辨证论治

(一)辨证要点

辨证首先需要分辨标本虚实。气滞、血瘀、痰浊、阴寒,痹阻心脉者属实;阴阳气血亏虚,心脉失养者属虚。标实应辨气滞、血瘀、痰浊、阴寒的偏盛。气滞为主,胸闷重而痛轻,兼见胸胁胀满,善太息,憋气,苔薄白,脉弦;血瘀为主,胸部刺痛,固定不移,舌紫暗,脉涩;痰浊偏盛,胸中闷塞而痛,苔浊腻,脉滑;阴寒偏盛,常胸痛急剧,受寒易发,舌苔白滑,脉沉。本虚应辨阴阳气血亏虚的不同。

(二)治则治法

治疗原则为先治其标,后治其本。标实当通,针对气滞、血瘀、寒凝、痰浊而疏理气机、活血化瘀、辛温通阳、泄浊豁痰,尤重活血通脉;对于痰瘀郁久化热,尚需涤痰活血泄热。本虚宜补,权衡心脏阴阳气血之不足,补气温阳、滋阴益肾,尤重补益心气。对真心痛的治疗,必须辨清证候之重危顺逆,应祛邪与扶正固本并举,注重活血化瘀,并建议尽早静脉应用益气固脱之品,采用中西医结合治疗。

(三)分证论治

1. 心脉瘀阻证

症状:发作性胸部刺痛,或压榨样疼痛,部位固定,入夜尤甚,或胸痛彻背,背痛彻胸,或痛引左肩,或伴胸闷心悸,日久不愈。舌质紫暗,或有瘀斑,脉沉涩或弦涩。

病机析要:心脉不畅,瘀血凝涩,故见发作性心胸刺痛,或压榨样疼痛,部位固定;血属阴,夜亦属阴,故疼痛入夜尤甚;心脉循行肩背,心气通于背腧,故痛引肩背,或胸痛彻背,背痛彻胸。心开窍于舌,心络瘀阻,故舌有瘀斑。发作性胸部刺痛,或压榨样疼痛,部位固定,入夜尤甚,舌质紫暗,或有瘀斑,脉涩为本证的辨证要点。

治法:活血化瘀,通脉止痛。

EB-2-2-2

胸痹心痛临床思维导图

代表方:血府逐瘀汤。

常用药:川芎、桃仁、红花、赤芍、丹参化瘀通脉;柴胡、桔梗、枳壳、牛膝行气活血;当归、生地黄养血活血。

兼胸闷痛甚,为气滞血瘀,加沉香、檀香、荜茇;兼自汗乏力,气短,脉弱,为气虚血瘀,加人参养营汤化裁;兼冷汗,畏寒肢冷,脉沉细或沉迟,为寒凝血瘀,加桂枝、细辛、高良姜、熟附子;兼烦渴便秘,口气秽臭,舌暗红,苔黄厚腻,脉滑数,为热壅血瘀,或痰热互结,郁而化火,加小陷胸汤。若猝然心痛发作,为心脉挛急或不通,可用麝香保心丸、复方丹参滴丸、速效救心丸等急救之剂舌下含化。若胸痛剧烈,为瘀血痹阻较重,可用活络效灵丹。

2. 气滞心胸证

症状:胸部满闷,疼痛阵发,痛处放射左肩或颈部,或痛处不定,时善太息,遇情志不遂时容易诱发或加重。苔薄白或薄腻,脉弦细。

病机析要:肝失疏泄,气机郁滞,心脉不和,故心胸满闷,隐痛阵发,痛处放射,且善太息,遇情志不遂时容易诱发或加重;肝气失疏,脾胃失和,胃脘胀闷。胸部满闷,时善太息,痛处放射,多由情志因素诱发或加重为本证的辨证要点。

治法:疏肝理气,活血通络。

代表方:柴胡疏肝散。

常用药:柴胡、枳壳疏肝理气;香附、陈皮理气解郁;川芎、赤芍活血通脉,甘草调和诸药。

兼胸脘闷胀,得嗳气或矢气则舒,为气滞明显者,加降香、砂仁;若心烦易怒,口干便秘,舌红苔黄,脉弦数,为肝气郁结,日久化热,可用丹栀逍遥散。

3. 痰浊闭阻证

症状:胸部窒闷疼痛,闷重痛轻,多形体肥胖,肢体沉重,痰多气短,遇阴雨天而易发作或加重,伴倦怠乏力,纳呆便溏,口黏,恶心,咳吐痰涎。苔厚腻或白滑,脉滑。

病机析要:痰浊闭阻,胸阳不振,故心胸窒闷疼痛,闷重痛轻,气短喘促;痰浊困脾,脾气不运,故肥胖,肢体沉重,或伴倦怠,纳呆便溏,痰多。胸部窒闷,闷重痛轻,形体肥胖,痰多,舌苔厚腻,脉滑为本证的辨证要点。

治法:通阳泄浊,豁痰开结。

代表方:瓜蒌薤白半夏汤。

常用药:瓜蒌、薤白化痰通阳,行气止痛;法半夏清热化痰。可加胆南星、竹茹配合法半夏化痰,人参、茯苓、甘草健脾益气;石菖蒲、陈皮、枳实理气宽胸。

兼痰黏色黄,大便干,苔黄腻,为痰郁化热,加黄连温胆汤;兼大便秘结,为大肠热结,加生大黄、枳实,或合用礞石滚痰丸。若胸痛时作,烦躁吐逆,面赤,口干苦,大便秘结,为痰瘀互结化火,可用四妙勇安汤合小陷胸汤;兼口干渴,为痰热化火伤津,加生地黄、麦冬、沙参。若猝然剧痛,冷汗淋漓,为痰浊闭塞心脉,可用苏合香丸。

4. 寒凝心脉证

症状:猝然胸痛如绞,或胸痛彻背,背痛彻胸,形寒肢冷,面色苍白,甚则冷汗出,心悸气短,多因气候骤冷或骤遇风寒而发病或加重。苔薄白,脉沉紧或沉促。

病机析要:阴寒凝滞,阳气不运,气机闭阻,故猝然心痛如绞,或胸痛彻背,背痛彻胸,遇风寒易发病或加重;胸阳不振,阴寒凝滞,则心悸气短,形寒肢冷,面色苍白,甚则冷汗自出。猝然胸痛如绞,形寒肢冷,面色苍白,多因气候骤冷或骤遇风寒而发病或加重为本证的辨证要点。

治法:宣痹通阳,散寒止痛。

代表方:瓜蒌薤白白酒汤合当归四逆汤。

常用药:瓜蒌、薤白化痰通阳,行气止痛;白酒助药通经活络;桂枝、细辛温散寒邪,通阳止痛;白芍、当归养血活血;通草理气通脉;大枣、甘草益气健脾养血。

兼气喘不得卧,为心之阳气虚衰,加党参、黄芪、桂枝、熟附子、葶苈子。若胸痛剧烈,心痛彻背,背痛彻心,痛无休止,伴身寒肢冷,气短喘息,为阴寒极盛、胸痹心痛之重证,可予乌头赤石脂丸加荜茇、高良姜、细辛。本证型胸痛猝然而发,立即舌下含化麝香保心丸或苏合香丸。

5. 气阴两虚证

症状:心胸隐痛,时发时止,心悸气短,动则益甚,伴倦怠乏力,声音低微,易汗出。舌淡红、胖大边有齿痕,少苔或无苔,脉细缓或结代。

病机析要:心气不足,阴血亏耗,血行瘀滞,故见心胸隐痛,时发时止,心悸不安;气虚则见气短,动则益甚,伴倦怠乏力,声音低微,易汗。心胸隐痛,时发时止,心悸气短,倦怠乏力,少苔或无苔,为本证的辨证要点。

治法:益气养阴,活血通脉。

代表方:生脉散合人参养营汤。

常用药:人参、黄芪、炙甘草大补元气,通利经脉;麦冬、熟地黄滋养心阴;五味子收敛心气;当归、白芍补血养心;肉桂温补心阳;白术、茯苓补脾益气祛湿;陈皮理气行滞;远志宁心安神。

兼舌暗瘀,为气阴两虚夹瘀,加丹参、赤芍、川芎、田七。若舌干而少津,为心阴亏耗,加麦冬、天冬、山茱萸。若动则气喘甚,为偏于心气虚,可用生脉散合保元汤;若口干渴、盗汗甚、多梦、失眠,为偏于心阴血虚,用生脉散合酸枣仁汤。

6. 心肾阴虚证

症状:胸部憋闷而痛,心悸盗汗,虚烦不寐,腰酸膝软,头晕耳鸣,口干便秘。舌红少津,脉细数或促代。

病机析要:水不济火,虚热内灼,故虚烦不寐,盗汗,腰酸膝软,头晕耳鸣,口干便秘;心失所养,血脉不畅,则见心痛憋闷,虚烦不寐,心悸。胸部憋闷而痛,腰酸膝软,头晕耳鸣,舌红少津,脉细数为本证的辨证要点。

治法:滋阴清火,养心和络。

代表方:天王补心丹。

常用药:生地黄、玄参、天冬、麦冬滋阴降火;人参、炙甘草、茯苓补益心气;柏子仁、酸枣仁、五味子、远志交通心肾,养心安神;丹参、当归活血养血;汤药用煅磁石或琥珀末代朱砂。

若彻夜不眠,舌少津、无苔、舌尖红,为阴不敛阳,虚火内扰心神,可用黄连阿胶汤合酸枣仁汤;若头晕目眩,腰酸膝软,遗精盗汗,心悸不宁,口燥咽干,为肾精亏耗,可用左归饮。

7. 心肾阳虚证

症状:胸闷痛伴心悸气短,动则更甚,自汗神倦,畏寒蜷卧肢冷,或水肿,面色㿠白,唇甲淡白或青紫。舌质淡胖或紫暗,苔白或腻或水滑,脉沉细或沉微。

病机析要:阳气虚衰,胸阳不振,气机痹阻,血行瘀滞,故胸闷气短,心悸而痛,动则更甚;心肾阳虚,故自汗神倦,畏寒蜷卧,四肢欠温或肿胀;面色㿠白,唇甲淡白或青紫,为阳气虚衰,瘀血内阻之明征。胸闷痛伴心悸气短,畏寒肢冷,或水肿,面色㿠白,唇甲淡白或青紫,为本证的辨证要点。

治法:温补阳气,振奋心阳。

代表方:参附汤合右归饮。

常用药:人参大补元气;熟附子、肉桂温补肾阳;山药、萸肉、熟地黄以滋阴;枸杞补肝肾,杜仲益肾强腰脊,炙甘草补中益气。

兼咳喘,痰多,不得卧,为痰浊阻肺,加苏子、白芥子、法半夏、川贝母;若喘促、心悸、水肿明显,为肾阳虚衰,不能制水,水饮上凌心肺,可用真武汤加黄芪、汉防己、猪苓、车前子;若手足逆冷,汗出淋漓,为阳虚欲脱,可用四逆加人参汤;若舌红薄瘦,苔光剥,皮肤皱缩,为阳损及阴,阴津耗竭,可加麦冬、玉竹、五味子,重用山茱萸。

五、预防调护

胸痹心痛常因寒冷刺激、情绪激动、饮食过饱、劳累过度等诱发或加重。故预防胸痹发作,冬季应注意防寒保暖,夏季宜纳凉防暑;调摄精神,保持心情平静愉快;调节饮食,忌过食肥甘,宜低盐清淡饮食,多吃蔬果,保持大便通畅,戒烟限酒;劳逸结合,坚持适当活动。发作期应立即卧床休息,缓解期要适当休息,保证睡眠,坚持力所能及的活动,做到动中有静,动而有节。

胸痹真心痛(急性心肌梗死)发病时,要根据《急性 ST 段抬高型心肌梗死诊断和治疗指南》走绿色通道进行中西医结合救治,并进入 CCU 加强监护治疗,绝对卧床休息,密切观察神志、血压、心率、呼吸、舌脉、二便等变化;给予吸氧、心电监护及保持静脉通道;同时做好各种抢救准备。

六、临证要点

1. 以通为主,通补结合　"通"法有芳香温通、理气通阳、豁痰泄浊、活血化瘀、清心泄热。"补"法针对本虚,可益气养阴、补气血、温肾阳、补肾阴等,虽名为"补",实亦为"通"。胸痹心痛多为虚实夹杂,因此,治疗应通补结合,或交替应用。"通"可用苏合香丸、麝香保心丸、瓜蒌薤白半夏汤、血府逐瘀汤、失笑散、复方丹参滴丸等。"补"可用八珍汤、当归补血汤、左归丸等。

2. 灵活应用活血化瘀　本病主要病机为心脉痹阻,故活血化瘀法常贯穿始终,但需结合辨证,有所侧重。瘀血的形成,可由正气亏损,气虚阳虚或气阴两虚,亦可因寒凝、痰浊、痰热、气滞、热壅而致,加之本病具有反复发作,病程久长特点,临床纯血瘀者实属少见,多表现为气虚血瘀或痰瘀、瘀热、痰热交阻,气滞血瘀等夹杂证候,故应在活血化瘀中伍以益气、养阴、化痰、理气、清热之品。常用丹参、鸡血藤、当归、赤芍、郁金、川芎、泽兰、牛膝、三七、益母草等活血养血之品,慎用、少用破血攻伐之品,以免伤及正气,痛止须扶正养营,方可巩固疗效。同时须注意有无出血倾向或征象,一旦发现,立即停用活血化瘀之品,并予相应处理。

病案分析

邵某,男,54 岁,因心前区间歇发作针刺样疼痛及压迫感 4 年余,于 1976 年 1 月 21 日入院。1971 年 7 月—9 月因陈旧性心肌梗死在某医院住院,出院月余后开始经常感到心前区间歇发作针刺样疼痛及压迫感,需含服硝酸甘油片后,始能缓解,近年来发作较频而入院。检查:血压 120/90mmHg,心界向下扩大,心律整,心率 56 次/min,心尖区可闻吹风样收缩期杂音Ⅱ级,舌暗红,苔黄浊腻,脉缓。胸透:主动脉迂曲延长,左心室向左下扩大。心电图:窦性心动过缓兼不齐,陈旧性后壁心肌梗死。眼底检查:A∶V = 1∶3,反光度增强,Ⅱ度眼底动脉硬化。中医诊断:胸痹、痰瘀闭阻型。西医诊断:冠心病,心绞痛,陈旧性后壁心肌梗死。治疗方法:化痰通瘀,芳香化浊。以温胆汤加味。

ER-2-2-3
胸痹心痛古
籍推介

笔记栏

胸痹心痛名
医经验

处方:党参 15g,云苓 12g,法半夏 9g,橘红 4.5g,甘草 4.5g,竹茹 9g,枳实 6g,布渣叶 15g,郁金 9g,藿香 4.5g。

住院中期曾出现头痛,左手麻痹不适,用健脾补气法以四君子汤加味治疗。

处方:党参 15g,白术 12g,云苓 15g,甘草 4.5g,丹参 12g,葛根 30g,山楂子 30g。

后期又用温胆汤加味治疗直至出院。住院期间心绞痛发作症状明显减轻,无需含服硝酸甘油片。心电图检查:窦性心律不齐,陈旧性后壁心肌梗死。病者精神、食欲均正常,于 1976 年 4 月 26 日出院。出院后续服温胆汤加味制成的丸剂。治疗追踪 3 个月,无心绞痛发作,病情稳定。(邓铁涛.学说探讨与临证[M].广州:广东科技出版社,1981.)

附: 真心痛

真心痛是胸痹心痛进一步发展的严重病证。其特点为突发剧烈而持续性胸痛,伴心悸、喘促、面色苍白、自汗出、四肢逆冷等症状,甚至猝死。《灵枢·厥病》曰:"真心痛,手足青至节,心痛甚,旦发夕死,夕发旦死。"指出了该病证在古代死亡风险甚高。直至明代《医学入门·心脾痛》也说:"真心痛,因内外邪犯心君,一日即死。"西医学冠心病急性心肌梗死属于本证范畴。西医学主动脉夹层、肺栓塞等高危胸痛患者,也可参照本证辨证论治。

在上述胸痹心痛的诸病因作用下,基本病机为心气不足,帅血无力,心脉瘀阻,呈持续性胸痛,可发生真心痛危候;气不生血,心血亏虚,气血运行艰涩,血不养心,可见心动悸,脉参伍不调;气虚及阳,阳气渐衰,阴寒痰瘀之邪痹阻心脉;痰瘀之邪,痹阻心脉日久,又可化热化火,蕴成热毒;急性起病,邪实猖獗或久病累及心肾阳虚,水邪泛滥,水饮凌心射肺,可出现心悸、喘促、肢肿;甚者则出现亡阳、亡阴厥脱之证,可以导致阴阳离决。病机转化既可表现为因正虚致邪实郁闭,又可表现标实邪盛而顷刻阳气厥脱之候。总之,病位在心,其本在肾,五脏相关,虽然病机为本虚标实,但是在急性期则尤以邪实为主,痰瘀、寒凝、热壅为多。

临证必须坚持"通""补"原则。在急性发病时必须选用芳香温通、速效止痛之剂,以迅速缓解心痛症状。疼痛缓解后予以辨证施治。心痛发作时应用宽胸气雾剂舌下喷雾给药,或舌下含化麝香保心丸、或复方丹参滴丸、或速效救心丸缓解疼痛;亦可针刺内关穴止痛。绝对卧床休息,低流量吸氧,心电监护,保持情绪稳定,注意大便通畅等。采用中西医结合治疗。

1. 气虚血瘀证

症状:突发持续性心胸闷痛,动则加重,伴短气乏力,汗出,心悸,舌体胖大,边有齿痕,舌质暗淡或有瘀点瘀斑,舌苔薄白,脉细弱无力。

治法:益气活血,通脉止痛。

代表方:保元汤合血府逐瘀汤。

常用药:党参、黄芪、桃仁、红花、川芎、丹参、赤芍、柴胡、枳壳、降香。

2. 痰瘀互结证

症状:突发持续性胸痛如窒,堵闷疼痛,倦怠气短,脘腹痞满,纳呆,恶心呕吐,舌质淡胖、有齿印,舌苔滑腻或黄厚腻,脉弦滑。

治法:涤痰宽胸,活血止痛。

代表方:瓜蒌薤白半夏汤合桃红四物汤。

常用药:瓜蒌、薤白、法半夏、桃仁、红花、川芎、丹参、赤芍。痰浊血瘀郁久化热者,加黄连温胆汤、四妙勇安汤。

3. 寒凝心脉证

症状:突发持续性胸痛彻背,胸闷气短,心悸不宁,神疲乏力,形寒肢冷,舌质淡暗,苔白腻,脉沉细无力,迟缓,或结代。多为高龄患者,寒冷季节发病。

治法:散寒宣痹,活血通脉。

代表方:当归四逆汤。

常用药:当归、芍药、桂枝、熟附子、细辛、党参、通草、三七、丹参。

4. 正虚阳脱证

症状:突发持续性心胸绞痛,或有窒息感,喘促不宁,心慌,面色苍白,大汗淋漓,烦躁不安,或表情淡漠,重则神识昏迷,四肢厥冷,口开目合,手撒遗尿,脉疾数无力,或脉微欲绝。

治法:回阳救逆,益气固脱。

代表方:四逆加人参汤。

常用药:熟附子、干姜、桂枝、细辛、党参、黄芪、山茱萸、龙骨、牡蛎、玉竹、炙甘草。独参汤,选用红参,或高丽参另炖。

第三节　心　衰

一、概述

心衰是以乏力、气短、心悸、喘息、肢体水肿为主症的疾病,多继发于胸痹心痛、心悸、心痹等病证,是各种心系疾病的最终转归,亦见于其他脏腑疾病的危重阶段。早期表现为乏力,气短,动则气喘、心悸;继而喘悸加重,喘不得卧,尿少肢肿,腹胀纳呆。每因外感、劳倦或情志等因素使病情急剧加重,可发生猝死。

《黄帝内经》无心衰病名,但有相关症状和病机的论述。《素问·逆调论》所载"夫不得卧,卧则喘者,是水气之客也",指出了本病水饮凌心的症状表现。汉代张仲景有关"心水""支饮"的论述与心衰相类似,如《金匮要略·水气病脉证并治》指出"心水者,其身重而少气,不得卧,烦而躁,其人阴肿",并创制真武汤、葶苈大枣泻肺汤等经典方剂,沿用至今。晋代王叔和在《脉经》卷三中指出"心衰则伏,肝微则沉,故令脉伏而沉",首提"心衰"病名。1997年10月,国家技术监督局发布的中华人民共和国国家标准《中医临床诊疗术语　疾病部分》(GB/T 16751.1—1997)进一步规范了"心衰"病名(具体见"心系病类")。

西医学中的急性和慢性心力衰竭,可参照本节辨证论治。

二、病因病机

心衰多因外感风寒湿热、疫毒之邪,饮食不节,情志失调,劳逸失度,年老久病,禀赋异常等,导致气血阴阳虚衰,脏腑功能失调,心失所养,心血不运,血瘀、痰浊、水饮停阻而致。

(一)病因

1. 外邪侵袭　风寒湿邪内侵,痹阻经脉,久则内舍于心,阻遏心气,心气鼓动乏力,心脉瘀阻。或外感风湿热、疫毒之邪,内陷心包,心之阴血耗伤,阳气衰竭,导致心衰。

2. 饮食不节　恣食肥甘厚味,过饮过食或饥饱无常,日久脾胃受损,运化失司,聚湿生痰,痰浊上犯于心,遏阻气血运行而发心衰。

3. 情志失调 忧郁思虑,耗伤心脾,则气血亏虚;恼怒伤肝,气机郁结,则血行不畅,心之营运失常,发为心衰。

4. 劳逸失度 体劳过度,损伤心气,推动无力;过逸少动,心气内虚,血运瘀滞,心阳受遏,发为心衰。

5. 年老久病 年老体虚,或久患心悸、胸痹心痛、真心痛、肺胀、眩晕、消渴等病,使肾之元阴元阳亏耗,阴虚则不能充养心脉,阳虚则不能鼓舞心阳,心血失运,发为心衰。

6. 禀赋异常 母体在妊娠早期感染邪毒,胎儿心脏受损,先天不足,血行瘀涩,日久可发心衰。先天禀赋不足,精血虚于里,卫气弱于外,腠理失固,风寒湿热乘虚而入,反复感邪,诱发心衰。

（二）病机

心衰病位在心,与肺、脾、肾、肝密切相关。基本病机为心之气血阴阳虚衰,心血不运则血脉瘀阻。肺为气之主,肾为气之根,心气虚可累及肺肾,肺失肃降,肾不纳气,又加重心气虚衰。脾阳不振,脾失健运,水饮内停,既可凌心犯肺,又能耗伤心气。心主血,肝藏血,心气亏虚,帅血无力,致肝失疏泄,藏血异常,瘀结胁下,形成癥积。

心衰总属本虚标实,本虚以气虚、阴虚、阳虚为主,标实以血瘀、痰浊、水饮为主。初期以气虚为主,逐步发展成气阴两虚,或阳气亏虚,进而导致阴阳两虚,甚至阳气外脱。血瘀、痰浊、水饮可出现在心衰的各个时期,与气血阴阳虚损互为因果。（表2-3-1）

表2-3-1 心衰病因病机列表

关键病机	病机要点	病机转归
心之气血阴阳虚衰,血脉瘀阻,水饮内停	外邪侵袭,痹阻经脉,日久内舍于心,阻遏心气,或内陷心包,耗伤阴血	①本虚是心衰的基本要素,决定了心衰的发展趋势 ②标实是心衰的变动因素,影响着心衰的病情变化 ③本虚和标实的消长决定了心衰的发展演变
	饮食不节,脾胃运化失司,聚湿生痰,阻遏气血运行	
	情志失调,耗伤心脾,气血亏虚,肝气郁结,血行不畅	
	劳则气耗,心气受损,逸则气虚,血行无力	
	年老久病,肾之元阴元阳亏耗,阴虚心脉失养,阳虚不能鼓舞心阳	
	禀赋异常,胎儿心脏受损,血行瘀涩,或先天不足,气血亏虚,反复感邪	

三、诊断与鉴别诊断

（一）诊断

1. 以乏力、气短、心悸、气喘、水肿为主要特征。

2. 早期表现为气短心悸,或夜间突发惊悸喘咳,端坐后缓解。随着病情发展,心悸频发,动则喘甚,或持续喘憋,不能平卧,咳嗽咳痰;水肿以下肢为先,甚则全身水肿。晚期可伴随出现胁痛,或胁下积块,面色苍白或青灰,肢冷,脉虚数或微弱。常伴神疲、腹胀、纳呆、便溏等。

3. 多有心悸、胸痹心痛、肺胀等病史,或继发于伤寒、温病,也可见于一些危重疾病的终末期。以中老年人为多。感受外邪、饮食不节、劳倦过度、五志过极等可导致心衰发作或加重。

脑钠肽（BNP）或N端前脑钠肽（NT-proBNP）、心电图、超声心动图、胸部X线、冠状动脉造影、心脏核素心肌灌注显像（ECT）等有助于本病的诊断。

笔记栏

（二）鉴别诊断

心衰应与哮病进行鉴别（表2-3-2）。

表2-3-2 心衰与哮病鉴别表

病证	好发人群	既往病史	常见诱因	伴随症状	预后调护
心衰	中老年	多有心系疾患	外感、劳累、饮食不节等	喘不得卧，咳泡沫状痰或粉红色泡沫状痰	病情稳定后不耐劳乏，多进行性加重
哮病	青中年	多有肺部疾患伴伏痰夙根	外感、花粉、情志失调等	发作时喉中哮鸣有声	缓解期如常人

四、辨证论治

（一）辨证要点

1. 分轻重缓急　心衰是危重病证。急性心衰常突发严重呼吸困难，喘促不能平卧，或咳吐大量痰涎，面色苍白或青灰，汗出肢冷，躁扰不宁，或神昏，唇舌紫暗，脉虚数或微弱。此时情况危急，宜采用中西医结合及时救治，若处理不及时，可危及生命。慢性心衰由各种心系疾病发展而来，起病缓慢，常见心悸、喘促，劳则加重，乏力头晕、腹胀、尿少肢肿等症状及血瘀舌象，多呈反复发作且进行性加重。心衰晚期预后不良。

2. 辨标本虚实　心衰属本虚标实之证，本虚以气虚为基础，或兼阴虚，或兼阳虚，终可至阴阳两虚；标实以血瘀、痰浊、水饮为主，其中血瘀贯穿心衰发生发展的全过程，痰饮可兼见于各个时期。

3. 明脏腑病位　心衰以心为本，与五脏相关。病在心则心悸怔忡，失眠多汗，气短乏力；累及肺则咳嗽咳痰，气逆喘促；累及脾则脘腹痞满，纳呆，大便异常；累及肝则胁痛黄疸；累及肾则尿少肢肿。

（二）治则治法

治疗当权衡缓急，补虚泻实。首当补益心气，或兼以养阴、温阳，养心为本，兼顾五脏。其次，活血化瘀法贯穿治疗全过程，常配合化痰、利水、逐饮、理气诸法。还要注意消除病因或诱因，坚持防治结合。

（三）分证论治

1. 气虚血瘀证

症状：心悸气短，神疲乏力，自汗，动则尤甚，甚则喘咳，面白或暗红，唇甲青紫，甚者颈脉青筋暴露，胁下积块。舌质紫暗或有瘀斑，脉沉细、涩或结代。

病机析要：心气不足，心失所养，心神不宁，则见心悸；心肺气虚，故气短，神疲乏力，甚则喘咳；气虚血瘀，血滞于脉，则见口唇青紫，颈脉青筋暴露，胁下积块。心悸气短、乏力自汗、舌质紫暗或有瘀斑为本证的辨证要点。

治法：益气活血化瘀。

代表方：保元汤合血府逐瘀汤。

常用药：人参、黄芪益气强心；肉桂辛热，补火助阳；桂枝温经通脉；甘草、生姜助阳益气；桃仁、红花、川芎、赤芍活血化瘀；柴胡、桔梗、枳壳、牛膝行气活血；当归、生地黄养血活血。

兼见口唇紫暗，为血瘀较重，加丹参、三七、地龙；若心悸、自汗较重，为气损及阳，加龙骨、牡蛎；兼见喘咳、咳痰，为痰饮阻肺，加葶苈子、法半夏；兼见尿少肢肿、小便不利，为水饮内停，加茯苓、泽泻、车前子；兼见胁痛积块，可选用膈下逐瘀汤。

ER-2-3-2

心衰临床思维导图

2. 气阴两虚证

症状：心悸气短，体瘦乏力，心烦失眠，口渴咽干，小便短赤，甚则潮热盗汗，尿少肢肿；或面白无华，唇甲色淡。舌质暗红或有瘀点瘀斑，少苔或无苔，脉细数或虚数。

病机析要：气阴两虚，心失所养，心神不宁，则心悸，心烦，失眠，气短，乏力；心阴亏虚，津液不足，阴虚内热，则口渴咽干，小便短赤，潮热盗汗；肾气亏虚，气化不行，则尿少肢肿。心悸气短、口渴咽干、舌暗苔少脉细数为本证的辨证要点。

治法：益气养阴活血。

代表方：生脉散合血府逐瘀汤。

常用药：人参益气强心；麦冬、五味子滋阴养心安神；桃仁、红花、川芎、赤芍活血化瘀；柴胡、桔梗、枳壳、牛膝行气活血；当归、生地黄养血活血；甘草益气以调和诸药。

兼见虚烦不寐，为心阴亏虚，加酸枣仁、首乌藤、西洋参；兼见面白无华、唇甲色淡，为气血两虚，合用当归补血汤；如外感之后，邪毒侵心，损及气阴，可合用五味消毒饮，加黄芪；兼有心动悸、脉结代，为阴阳俱虚、心脉失养，用炙甘草汤。

3. 阳虚水泛证

症状：心悸，气短喘促，动则尤甚，或端坐不得卧，神疲乏力，形寒肢冷，冷汗，面色苍白或晦暗，口唇青紫。舌体胖大，或有齿痕，色淡暗，苔白，脉沉弱或沉迟。

病机析要：心肾阳虚，则心悸，气短喘促，动则尤甚，端坐而不得卧；肾阳亏虚，失于温煦，故见形寒肢冷；阳气亏虚，卫外不固，故冷汗出；面色苍白或晦暗，口唇青紫，为阳虚血瘀之象。心悸气短，形寒肢冷，舌体胖大、色淡暗为本证的辨证要点。

治法：益气温阳，活血利水。

代表方：真武汤合血府逐瘀汤。

常用药：熟附子、生姜温补脾肾；茯苓、白术健脾利水；白芍养阴制燥；桃仁、红花、川芎、赤芍活血化瘀；柴胡、桔梗、枳壳、牛膝行气活血；当归、生地黄养血活血；甘草益气以调和诸药。

兼见喘促、尿少肢肿，为心肾阳虚较重，用参附汤合五苓散。

4. 阴竭阳脱证

症状：心悸，喘憋不得卧，呼吸气促，张口抬肩，烦躁不安，大汗淋漓，四肢厥冷，颜面发绀，唇甲青紫，尿少或无尿。舌淡胖而紫，脉沉细欲绝或脉浮大无根。

病机析要：久患心疾，心阴枯竭，心阳虚脱，则心悸喘憋不得卧，大汗淋漓，四肢厥冷；心气涣散，肺气不敛，则呼吸气促，张口抬肩；阳气外脱，心液随之而泄，故见大汗淋漓，四肢厥冷。喘憋不得卧，呼吸气促，张口抬肩为本证的辨证要点。

治法：益气回阳固脱。

代表方：四逆加人参汤。

常用药：人参益气，熟附子回阳救逆固脱，炙甘草、干姜鼓舞心阳。

若汗出如油，身灼肢温，虚烦躁扰，皮肤皱瘪，口干面赤，脉细数疾，为阴竭，加山茱萸、麦冬敛阴固脱；如喘甚，为肾不纳气，加五味子、蛤蚧；兼见冷汗淋漓，为阳气外脱，加龙骨、牡蛎；兼见四肢厥冷，脉细微而迟，用麻黄附子细辛汤加人参、黄芪。情况危急，宜采用中西医结合救治，可选择静脉应用参附注射液。

5. 痰饮内停证

症状：心悸气急，咳嗽咳痰、稀白如泡沫，甚则如血性泡沫状痰，胸胁胀满，腹胀，面浮肢肿，小便不利，舌苔润滑，或腻，脉滑。

病机析要：心肺气虚，脾肾俱病，水饮不化，壅阻于肺，故咳嗽咳痰；水饮内停，则胸满腹胀、面浮肢肿；痰饮阻滞，气化失司，则小便不利。心悸气急，咳嗽咳痰，泡沫痰，面浮肢肿，舌苔润滑或腻为本证的辨证要点。

治法:化痰逐饮,活血利水。

代表方:葶苈大枣泻肺汤或五苓散。

常用药:葶苈子泻肺平喘,蠲饮利水,大枣益气和中;桂枝温阳化气,猪苓、泽泻淡渗利湿,白术、茯苓健脾以运化水湿。再加丹参、益母草活血利水。

如痰声重浊,头身困重,为痰浊较甚,加瓜蒌、薤白、法半夏、陈皮、杏仁等;如面浮身肿明显,水饮较甚,加茯苓皮、泽泻、车前子(草)、大腹皮、五加皮等;兼见口干口苦,舌苔黄腻,为痰饮化热,加黄芩、黄连、竹茹、桑白皮等。

🔍 知识链接

王叔和提出心衰之名

王叔和(201—280),西晋著名医学家,时任太医令。他为中医学作出了两大重要贡献,一是整理因战乱脱简的《伤寒论》,二是著述《脉经》。王叔和将古时三部九候诊脉法归纳整理,改作"独取寸口"诊断法。他首先在《脉经》中提出"心衰"的病名["心衰则伏,肝微则沉,故令脉伏而沉"(《脉经》卷三《脾胃部》)],认为阳气虚衰水停乃心衰的主要病机,脉沉伏是心衰脉象,并提出调其阴阳、利其小便的治法。此心衰概念、症状、病机与西医学心力衰竭颇为一致。王叔和所取得的学术成就启示我们,学习中医,先要遵古、博古、习古以继承前学,方能知新、用新、创新理论以发扬医理。

五、预防调护

心衰重在预防,首先是防线前移,养成良好生活方式,预防患心系疾病;其次积极治疗原发心系疾病,如胸痹、心痛、心悸、心痹、心瘅等,消除导致心衰的各种诱发因素。

患者应合理休息,适当减少活动。对重度心衰应严格限制下床活动,体位以半卧位为宜。轻中度患者可进行适当的康复运动训练,鼓励并指导进行不加重心衰的日常体力活动,以提高心脏代偿能力,改善生活质量。应避免七情过极,注意精神调摄,避免不良刺激。饮食宜清淡,避免过咸,戒烟戒酒,忌膏粱厚味、暴饮暴食。

若出现心悸,气喘,咳粉红色泡沫痰,大汗淋漓,四肢厥冷,口唇发绀,脉微欲绝者,证属心阳欲脱之危重证候,宜中西医结合紧急救护。

六、临证要点

1. 注重分期辨治　心衰是一种进展性疾病,每可因复感外邪、劳倦过度、情志刺激等因素诱发。急性期多表现为本虚不支,标实邪盛,甚至阴竭阳脱,常需住院治疗,积极固护气阴或阳气,兼以活血、利水、化痰、解表、清里以治标,必要时需急救回阳固脱;慢性期多表现为本虚可见,标实不甚,需补虚固本,酌情兼以活血、利水以治标。

2. 注重平和用药　心衰的发生发展是一个长期、慢性的过程,临证用药需补泻适度,以平为期,以和为贵。气虚者,可选用黄芪、刺五加,酌情配用太子参、党参、人参等;阴虚者,多因疾病本身气损及阴或利水伤阴所致,可选用麦冬、山茱萸、黄精等不致碍胃的药物;阳气亏虚者,常用淫羊藿、补骨脂、桂枝、熟附子等补肾温阳之品,但须注意适度,用药忌猛;活血可选用丹参、红花、地龙、当归、川芎等药性温和的活血之品。

3. 灵活选用解表、清热之品　在心衰发生发展过程中,感受外邪,或邪热入里化热是心衰的常见诱发因素,临床可见咳喘痰多、胸闷胀满、大便不通等症。此时应酌情应用解表清肺,甚或通腑泄热之法,药用荆芥、防风、桑白皮、杏仁、葶苈子、黄芩、鱼腥草、大黄等,中病即止,不可过剂。

病案分析

患者,男,59 岁,2015 年 2 月 10 日初诊。主诉:间断胸闷、胸痛 2 年余。2013 年患者突发胸闷、胸痛,诊断为"急性心肌梗死",于前降支近段、中段各植入支架 1 枚,术后规律随诊,时觉胸闷、憋气。1 个月前胸闷加重,伴胸痛,复查冠状动脉造影示前降支中段支架内狭窄 80%,行冠状动脉球囊扩张术。术后患者自觉周身乏力,少气懒言,畏寒,胸闷、憋气及胸痛间作,劳累后加重,时有心悸。纳可,寐差,二便调。舌淡紫,苔薄白,脉涩。心脏彩超(2014 年 11 月 28 日):左心室射血分数(LVEF)31%,左心室节段运动异常。西医诊断"冠心病,心力衰竭";中医辨病为心衰,辨证为气虚血瘀。治以益气养心,活血化瘀。

处方:党参 15g,茯苓 15g,白术 12g,生地黄 15g,当归 15g,川芎 15g,玉竹 20g,降香 15g,五灵脂 15g,延胡索 15g,丹参 30g,郁金 15g,杜仲 15g,砂仁 12g,桑枝 30g,葛根 15g,牡蛎 20g(先煎)。10 剂,水煎服。

二诊:患者乏力、胸闷等症明显缓解,偶心前区疼痛。舌淡紫、苔薄白,脉涩。于前方去桑枝、葛根、牡蛎,加香加皮 4g、益母草 15g、狗脊 15g、龙齿 30g,继服 10 剂。

三诊:患者已无明显乏力及心前区疼痛等症,偶胸闷。舌淡紫,苔薄白,脉沉细。于上方去五灵脂,继服 10 剂调理善后。

此患者为慢性心衰稳定期,患病日久,心气不足,鼓动无力,见周身乏力、少气懒言;胸痛偶作,舌淡紫,脉涩等则为血脉瘀阻之象。故此患者临证应益气扶正以固本、活血化瘀以治标,并根据病情发展变化,适当应用养阴、助阳、化痰、利水之法。[金鑫瑶,张俊华,张立双,等. 张伯礼分期诊治慢性心力衰竭经验[J]. 中医杂志,2018,59(19):1633-1636.]

ER-2-3-3

心衰古籍推介

ER-2-3-4

心衰名医经验

02第04节PPT

PPT 课件

第四节　厥　　证

一、概述

厥证是以突然昏倒,不省人事,四肢逆冷为主要临床表现的一种病证。病情轻者,在短时间内苏醒,醒后无后遗症;病情重者,昏厥时间较长,甚至一厥不复而导致死亡。

厥证病名首见于《黄帝内经》,其含义概括起来可分为两类:一是指突然昏倒,不知人事,如《素问·大奇论》所言"暴厥者,不知与人言";二是指肢体及手足逆冷,如《素问·厥论》所云"寒厥之为寒也,必从五指而上于膝"。《素问·生气通天论》所言"阳气者,烦劳则张,精绝,辟积于夏,使人煎厥。……阳气者,大怒则形气绝,而血菀于上,使人薄厥",认为夏暑伤气而致煎厥,若血积于胸中,阻碍气道,气血相迫则致薄厥。

汉代张仲景《伤寒论》主要论述外感发厥，提出热厥的病机为阴阳失调，"凡厥者，阴阳气不相顺接，便为厥。厥者，手足逆冷者是也"，并创四逆汤、通脉四逆汤、当归四逆汤等治疗方剂。

明代张介宾《类经》指出"厥逆者，直因精气之内夺"，认为厥逆的产生是由于精气耗散所致。明代虞抟《苍生司命》载有"丹溪先生谓寻常寒热二厥，手足因气血逆而冷，多属气血虚"，"尸厥，即中恶……急用苏合香丸灌醒，再进调气平胃散、藿香正气散"，认为尸厥宜苏合香丸开窍醒神。明代徐春甫《古今医统大全》指出"厥而有热者，黄芪人参建中汤"，以小建中汤加减治疗厥证。清代庆恕《医学摘粹》曰："如因痰动而得者，名为痰厥……如因醉后而得者，名为酒厥。"清代程文囿《医述》记载："有食后着寒着气而暴死者，名曰食厥……有大怒载血瘀于心胸而暴死者，名曰血厥。"清代张璐《张氏医通》指出"二阳一阴发病，名曰风厥"，认为风厥乃是二阳（阳明胃）及一阴（厥阴肝）发病导致。日本学者丹波元简《救急选方》指出"气厥即中气，因七情内伤气逆为病"，认为气厥是因为情志为病导致气逆而厥。日本学者丹波元坚《杂病广要》指出"有血厥者，因而吐衄过多，上竭下厥"，认为血厥是因为阳气妄行于上，阴血无所依附，气血相离，不居本位而致。清代叶桂《临证指南医案》指出"厥者，从下逆上之病也"，认为厥证是因气机逆乱，升降失常所致。清代黄元御《伤寒说意》云："厥阴肝木，水火之中气，阴盛则从母气而化寒，阳复则从子气而化热，心火既复则发热，心火未复，则肾水方盛而为厥。"

西医学中各种原因所致之晕厥、中暑、虚脱、高血压脑病、脑血管痉挛、低血糖晕厥、直立性低血压、出血性或心源性休克等可参照本节辨证论治。

厥证历史沿革列表

二、病因病机

厥证的病因有情志因素、暴感外邪、体虚久病、饮食因素、体质因素等，其病机主要是突然气机逆乱，升降乖戾，气血阴阳不相顺接。

（一）病因

1. 情志内伤　主要责之于恼怒、惊骇、恐吓。所愿不遂，肝气郁结，郁久化火，肝火上炎，或因大怒而气血并走于上，以致阴阳不相顺接而发为厥证。此外，其人若平素体弱胆怯，加上突发较大的外界刺激，亦可使气血逆乱而致厥。所谓"怒则气上""惊则气乱"。

2. 亡血失津　大汗吐下，气随液脱，或因创伤出血，或血证失血过多，以致气随血脱，阳随阴消，神明失主，而致厥证。

3. 体虚劳倦久病　元气素虚者，如因过度饥饿，以致中气不足，脑海失养；劳倦太过，阴阳气血亏耗，心神失养；久病体虚，气血阴阳亏虚，气血不能上荣，而致厥证。

4. 暑邪内传　暑邪其性炎热，内侵人体，传变迅速，传入心包，扰乱心神，以致昏不知人而成暑厥。

5. 饮食不节　暴饮暴食或饮食过饱，胃脘填塞，气机阻滞，上下不通，阴阳升降受阻，可引起昏厥。

（二）病机

厥证的病机主要是突然气机逆乱，升降乖戾，气血阴阳不相顺接。正如《景岳全书·杂证谟·厥逆》所言："厥者尽也，逆者乱也，即气血败乱之谓也。"气盛有余之人，骤遇恼怒惊骇，肝气上冲逆乱，壅于心胸则为气厥实证；平素元气虚弱，陡遇恐吓，或饥饿过劳，清阳不升，神明失养发为气厥虚证；肺有宿痰，复遇外感或饮食不当，则痰随气升，清窍壅塞而成痰厥；或食积填塞中焦，上下不通，阴阳升降失常而成食厥；或暑热上犯阳明而致暑厥；素有肝阳偏亢，暴怒伤肝，阳亢气逆，血随气升，气血逆乱于上，发为血厥实证；大量失血亡津，气随血脱，气血不能上达清窍，发为血厥虚证。

病理性质有虚实之分。大凡气盛有余者,情志突变,气逆上冲,血随气逆,或夹痰夹食壅滞于上,以致清窍闭塞,不知人事,为厥之实证;气虚不足,或大量亡血失津,清阳不升,气陷于下,血不上达,气随血脱,以致神明失养,为厥之虚证。

厥证的预后,主要取决于正气的强弱、病情的轻重,以及抢救治疗是否及时得当。发病之后,若呼吸比较平稳,脉象有根,表示正气尚强,预后良好。反之,若气息微弱,昏愦不语,手足清冷,脉象沉伏微细欲绝,多属危候,预后不良。(表2-4-1)

表2-4-1 厥证病机列表

关键病机	病机要点	病机转归
气机逆乱,升降乖戾,气血阴阳不相顺接	骤遇恼怒惊骇,肝气上冲逆乱	①厥而复醒正气胜邪,气血调匀,醒后如常 ②一厥不复,邪气胜正,气血大亏,阴阳离决
	肝阳偏亢,暴怒伤肝,阳亢气逆,血随气升	
	痰随气升,清窍壅塞	
	食积填塞中焦,上下不通	
	暑热上犯阳明	
	平素元气虚弱,陡遇恐吓,或饥饿过劳,清阳不升,神明失养	
	大量亡血失津,清阳不升,气陷于下,血不上达,气随血脱	

三、诊断与鉴别诊断

(一)诊断

1. 以突然昏倒,不省人事,或伴四肢厥冷为主要临床表现。

2. 发病时常伴有恶心、汗出,醒后感头晕、疲乏、口干,但无失语、瘫痪等后遗症,缓解后一如常人。发病之前,常有先兆症状,如头晕、视物模糊、面色苍白、出汗、疲乏无力等,继而突然昏仆,不知人事,呈一过性,移时可苏醒。既往或有类似发作史。发病前常有明显的情绪变动、精神刺激、过度劳累等诱因,或大量失血亡津、暴饮暴食、暑季高温下劳作。

动脉血压、血常规、记录尿量、血液生化、血气分析、心电图、脑电图、头颅 CT 或 MRI 等有助于诊断。

(二)鉴别诊断

厥证应与中风、痫证、昏迷进行鉴别(表2-4-2)。

表2-4-2 厥证与中风、痫证、昏迷鉴别表

病证	共同点	疾病特点	鉴别要点
厥证	均有意识丧失	突然昏倒,不省人事,或伴四肢厥冷,醒后感头晕、疲乏、口干,但无失语、瘫痪等后遗症,缓解后一如常人	意识丧失、可伴四肢逆冷,醒后如常
中风		突然昏仆,伴口舌㖞斜、偏瘫等症,神昏时间较长,苏醒后有偏瘫、口舌㖞斜及失语等后遗症	意识丧失、醒后可伴有后遗症,如口舌㖞斜、偏瘫等
痫证		突然昏仆,不省人事,但发作时间短暂,发作时常伴有怪叫声、四肢抽搐、口吐涎沫、两目上视、小便失禁等。常反复发作,每次症状均类似,苏醒后可如常人	意识丧失同时伴有典型发作表现,醒后如常
昏迷		发生较为缓慢,有一个昏迷前的临床过程,先轻后重,由烦躁、嗜睡、谵语渐次发展,一旦昏迷后,持续时间一般较长,恢复较难,苏醒后原发病仍然存在	意识逐渐丧失,有明显阶段性

四、辨证论治

（一）辨证要点

1. 辨虚实　实证者表现为突然昏仆,面红气粗,声高息促,口噤握拳,或痰涎壅盛,或身热谵妄,舌红苔黄腻,脉洪大有力。虚证者表现为眩晕昏厥,面色苍白,声低息微,口开手撒,汗出肢冷,舌胖或淡,脉细弱无力。

2. 分气血　气厥实证表现为突然昏仆,呼吸气粗,口噤握拳,头晕头痛,舌红苔黄,脉沉而弦;血厥实证表现为突然昏仆,牙关紧闭,四肢厥冷,面赤唇紫,或鼻衄,舌质暗红,脉弦有力。

（二）治则治法

厥证乃危急之候,当及时救治为要,治疗原则为醒神回厥。实证当开窍、化痰、辟秽而醒神。本法系急救治标之法,苏醒后应按病情辨证治疗。虚证当益气、回阳、救逆而醒神。对于失血过急过多者,还应配合止血、输血,以挽其危。由于气血亏虚,故不可妄用辛香开窍之品。

（三）分证论治

1. 气厥

（1）实证

症状:暴怒气逆,突然昏倒,不省人事,口噤握拳,呼吸气粗,四肢厥冷。舌红苔薄白,脉伏或沉弦。

病机析要:肝郁不舒,复受精神刺激致使气机逆乱,上壅心胸,蒙蔽心窍,故见突然昏倒,不省人事;气机闭塞,肺气不宣,则呼吸气粗;阳气被遏,不能外达,则四肢厥冷、脉伏。本证由突然的情志刺激诱发,伴有口噤不开、两手握固为本证的辨证要点。

治法:开窍醒神,理气解郁。

方药:急用通关散,继用五磨饮子。

常选皂角、细辛通关开窍;沉香、乌药、槟榔、枳实、木香、檀香、丁香、藿香降气调肝,理气破滞。

兼头晕而痛,面赤燥热,为肝阳偏亢,加钩藤、石决明、磁石;兼喉中痰鸣,痰涌气塞,为痰热内蕴,加胆南星、贝母、橘红、竹沥;若醒后哭笑无常,睡眠不宁者,为邪扰心神,可加茯神、远志、酸枣仁。

本证发作有明显的情志精神因素,部分患者有类似既往病史,平时可服用柴胡疏肝散、逍遥散等,理气解郁,调和肝脾。

（2）虚证

症状:发病前有明显的情绪紧张、恐惧、疼痛或站立过久等诱发因素,发作时眩晕昏厥,面色苍白,呼吸微弱,汗出肢冷。舌质淡,脉沉细微。本证临床较为多见,尤以体弱的年轻女性易于发生。

病机析要:元气素虚,清阳不升,神明失养,则眩晕昏厥、呼吸微弱;阳气虚衰,则面色苍白、肢冷、汗出。平素体弱,发作前有情绪紧张或劳累过度诱发,同时伴有息微汗出,脉沉细为本证的辨证要点。

治法:开窍醒神,补气温阳。

方药:急用生脉注射液、参附注射液;继用四味回阳饮。

常用人参大补元气;熟附子、炮姜温里回阳;甘草调中缓急。

兼心悸不宁,为心失所养,加远志、柏子仁、酸枣仁;兼纳谷不香,食欲不振,为脾胃气虚,

笔记栏

加白术、山药、茯苓、陈皮;兼平素汗多者,为气虚卫外不固,加黄芪、白术、煅龙骨、煅牡蛎。

本证亦有反复发作的倾向,平时可服用香砂六君子丸、归脾丸。

2. 血厥

(1) 实证

症状:多因急躁恼怒而发,突然昏倒,不省人事,牙关紧闭,面赤唇紫。舌暗红,脉弦有力。

病机析要:肝阳上亢,阳气暴张,血随气升,气血并逆于上,清窍闭塞,故突然昏倒,不省人事,牙关紧闭。由突然的情志刺激诱发,同时伴有面赤唇紫、舌暗红为本证的辨证要点。

治法:平肝潜阳,理气活血。

方药:急用醒脑静注射液,继用通瘀煎。

常用当归尾、红花、山楂活血散瘀;乌药、青皮、木香、香附顺气开郁;泽泻、牛膝引气血而下;石决明、钩藤平肝潜阳。

兼急躁易怒,为肝郁化火,加菊花、牡丹皮、龙胆;兼眩晕头痛,为肝阳上扰,加生地黄、珍珠母。

(2) 虚证

症状:因失血过多而发,突然昏厥,面色苍白,口唇无华,四肢震颤,自汗肢冷,目陷口张,呼吸微弱。舌质淡,脉芤或细数无力。

病机析要:失血过多,气随血脱,神明失养,故突然昏厥、面色苍白、口唇无华;血不养筋,则四肢震颤;营阴内衰,正气不固,故自汗肢冷、目陷口张、呼吸微弱。由失血过多诱发,伴面色苍白、口唇无华为本证的辨证要点。

治法:补养气血。

方药:急用独参汤灌服,继服人参养营汤。

常用人参、黄芪大补元气;当归、熟地黄、白芍、五味子养血敛阴;白术、茯苓、远志、陈皮、甘草、生姜、大枣健脾行气安神;肉桂温养气血。

兼自汗肤冷,呼吸微弱,为气虚及阳,加熟附子、干姜;兼口干少津,为气阴两虚,加麦冬、玉竹、沙参;兼心悸少寐,为心失所养,加阿胶、龙眼肉、酸枣仁。

3. 痰厥

症状:素有咳喘,多湿多痰,恼怒或剧烈咳嗽后突然昏厥,喉中痰鸣或呕吐痰涎,呼吸气粗。舌苔白腻,脉沉滑。

病机析要:痰浊素盛,气机不利,复因恼怒气逆,痰随气升,上闭清窍,故突然昏厥;痰阻气道,痰气相击,故喉中痰鸣或呕吐痰涎,呼吸气粗。平素痰多,平素痰盛,苔白腻、脉沉滑为本证的辨证要点。

治法:行气豁痰。

方药:导痰汤。

常用法半夏、胆南星、茯苓燥湿祛痰;陈皮、枳实、紫苏子、白芥子理气降逆化痰。

兼口干便秘,舌苔黄腻,脉滑数,为痰浊化热,加黄芩、栀子、竹茹、瓜蒌仁。

4. 暑厥

症状:发于暑热夏季,头晕头痛,胸闷身热,面色潮红,突然昏仆,不省人事。舌红而干,苔薄黄,脉洪数。

病机析要:暑热犯心,蒙蔽清窍,则突然昏仆,不省人事;热郁气逆,上犯巅顶,故见眩晕头痛;因气热蒸迫,热邪内闭,而身热胸闷,面色潮红。发生于炎热夏季,伴面红舌红,脉洪数为本证的辨证要点。

治法:清暑益气,开窍醒神。

方药:急用万氏牛黄清心丸或紫雪丹,继用白虎加人参汤。

应首先将患者迅速移至阴凉通风之处,吸氧,输液,采取有效措施降温。

常用西洋参、麦冬生津益气滋阴;生石膏、知母、黄连、竹叶、荷梗、西瓜翠衣清解暑热。

5. 食厥

症状:暴饮暴食之后,突然昏厥,气息窒塞,脘腹胀满,呕恶酸腐。舌苔厚腻,脉滑实。

病机析要:暴饮暴食,损伤脾胃,食滞中脘,升降失常,复遇恼怒,逆气夹食,清窍闭塞,故突然昏厥;胃腑浊气,壅于胸中,肺气不利,故气息窒塞;食滞内停,气与食并,则脘腹胀满。发生于暴饮暴食之后,伴脘腹胀满、呕恶酸腐为本证的辨证要点。

治法:消食和中。

方药:神术散、保和丸。

常用神曲、莱菔子、山楂消食导滞;法半夏、苍术、厚朴、陈皮、砂仁、茯苓理气降逆和胃。

若昏厥发生在食后不久,可先用淡盐汤探吐,再用神术散治之。兼食后腹胀,大便不通,为内有食积,可用枳实导滞丸。

五、预防调护

加强锻炼,注意营养,增强体质。陶冶情志,避免恶性精神和环境刺激。高温酷暑下作业,需劳逸结合,多喝水,注意纳凉。

对已发厥证者,尽量进入加强监护病房护理,密切观察体温、呼吸、脉搏、血压以及心电监护,注意病情的发展变化,针对不同的病因予以相应急救措施。患者苏醒后,要消除其紧张情绪。根据病情进行饮食调养,如暑厥宜给予清淡饮食,补充足够液体,并多进食新鲜水果或果汁。所有厥证患者均应忌烟酒及辛辣香燥之品,以免助热生痰,加重病情。

六、临证要点

1. 应用益气固脱中药注射剂　由于厥证常易并发脱证,故有时也厥脱并称。中医治疗本病已从传统剂型发展为使用注射剂,由于起效快,从而提高了临床疗效,如参附注射液、生脉注射液、参麦注射液等,可根据临床情况使用。

2. 针药结合　厥证属急危重疾病,必须急救处理,针灸合谷穴,刺十宣出血,或针人中穴;辨明虚实,口服或鼻饲适当的急救药物,然后辨证治疗。常用急救药物:清热息风定惊,选用安宫牛黄丸;清热解毒止痉,选用紫雪丹;镇惊息风,清热化痰,选用牛黄抱龙丸;气血两亏,选用独参汤、生脉散、人参养营汤等。

3. 处理并发症　厥证常伴高热、呼吸急促、咳喘、便秘、腹胀、出血等并发症,临床上要及时兼治。血厥之实证重者可发展为中风,故临证时应注意其变化,加强防范,不可大意。

4. 善用急下存阴　厥证见壮热、烦渴、腹部胀满、呕吐、大便不通的腑实证,采用急下存阴之法,疗效卓著。

病案分析

喻嘉言治黄我兼令正,痰厥,频发不痊,有欲用涌剂及下法者。喻曰:惊痰堵塞窍隧,昏迷不过片向耳。设以涌药投之,痰才一动,人即晕去,探之指不能入,咽之气不能下。药势与病势相扼,转致连日不苏,将若之何? 丹溪云:惧吐者,宜消息下之,是或一道也。但窍隧之痰,岂能搜导下行,徒伤脾气,痰愈窒塞,此法亦不可用。今三部脉象虚软无力,邪盛正衰,不易开散,用药贵有节次矩,盖惊痰之来始于肝胆,冬月木气归根,不敢攻治,但当理脾清肺,使脾能健运,肺能肃降,痰乃下行耳。今四末肿麻,气壅已甚,须药饵与饮食相参,白饭香蔬苦茗,便为佳珍。不但厚味当禁,即粥亦不宜食,以粥饮之,结为痰饮,易易耳。不但杂食当禁,即饮食亦宜少减,以脾气不用以消谷,转用之消痰,较药力更捷耳。其辛辣酒脯及煎爆日曝之物,俱能伤肺,并不宜食。根据此调理,至春月木旺,才用四君子汤加龙胆草、芦荟、代赭石、黄连、青黛等药,为丸服之,痰迷之症,果获全瘳,后遂不发。(俞震. 古今医案按[M]. 上海:上海科学技术出版社,1959.)

第五节 不 寐

一、概述

不寐是以各种原因引起睡眠时间和/或睡眠质量的不足,并导致疲乏无力、全身不适为特征的病证。轻者入睡困难,或寐而不酣,时寐时醒,早醒,或醒后不能再寐;重者则彻夜不寐。

不寐在《黄帝内经》中称"不得卧""目不瞑""卧不安"。《素问·逆调论》有"胃不和则卧不安"的记载。汉代张仲景将其病因分为外感和内伤两类,在《金匮要略·血痹虚劳病脉证并治》中提出"虚劳虚烦不得眠,酸枣仁汤主之"的论述。至明代,戴思恭《证治要诀·虚损门·不寐》提出"年高人阳衰不寐"之论。张介宾《景岳全书·杂证谟·不寐》将不寐概括为有邪、无邪两种类型:"不寐证虽病有不一,然惟知邪正二字,则尽之矣。盖寐本乎阴,神其主也,神安则寐,神不安则不寐。其所以不安者,一由邪气之扰,一由营气之不足耳。有邪者多实证,无邪者皆虚证。"李中梓《医宗必读·不得卧》对不寐的病因及治疗进行了论述,指出:"不寐之故,大约有五:一曰气虚,六君子汤加酸枣仁、黄芪;一曰阴虚,血少心烦,酸枣仁一两、生地黄五钱、米二合,煮粥食之;一曰痰滞,温胆汤加南星、酸枣仁、雄黄末;一曰水停,轻者六君子汤加菖蒲、远志、苍术,重者控涎丹;一曰胃不和,橘红、甘草、石斛、茯苓、半夏、神曲、山楂之类。"清代冯兆张《冯氏锦囊秘录·杂症大小合参·方脉不寐合参》提出不寐的病因与肾阴盛衰有关,认为:"壮年肾阴强盛,则睡沉熟而长;老年阴气衰弱,则睡轻而短。"

西医学中的睡眠障碍、神经症、围绝经期综合征、抑郁症及焦虑症等疾病,临床以不寐为主要表现时,可参照本节辨证论治。

二、病因病机

不寐每因饮食不节,情志失常,劳倦、思虑过度及病后、年迈体虚等,导致心神不安,神不守舍而发。

（一）病因

1. 饮食不节　暴饮暴食，宿食停滞，脾胃受损，酿生痰热，壅遏于中，痰热上扰，胃气失和，而不得安寐。《张氏医通》卷九阐述其原因："脉数滑有力不眠者，中有宿滞痰火，此为胃不和则卧不安也。"此外，浓茶、咖啡、白酒等也是造成不寐的因素。

2. 情志失常　情志不遂，暴怒伤肝，肝气郁结，肝郁化火，邪火扰动心神，神不安而不寐；或由五志过极，化火内炽，扰动心神而不寐；或因思虑过度，伤及心脾，阴血暗耗，神不守舍而不寐；或由暴受惊恐，导致心虚胆怯，神魂不安，夜不能寐。如《杂病源流犀烛·不寐多寐源流》云："心胆俱怯，触事易惊，梦多不祥，虚烦不寐。"

3. 劳逸失调　劳倦太过则伤脾，过逸少动亦致脾虚气弱，使运化不健，气血生化乏源，不能上奉于心，以致心神失养而不寐。《景岳全书·杂证谟·不寐》云："劳倦、思虑太过者，必致血液耗亡，神魂无主，所以不寐。"

4. 病后体虚　久病血虚，心血不足，心失所养，心神不安而不寐。正如《景岳全书·杂证谟·不寐》说："无邪而不寐者，必营气之不足也，营主血，血虚则无以养心，心虚则神不守舍。"亦可因年迈体虚，阴阳亏虚而致不寐。若素体阴虚，加之房劳过度，肾阴耗伤，阴衰于下，不能上奉于心，水火不济，心火独亢，火盛神动，心肾失交而神志不宁。

（二）病机

不寐的关键病机为阳盛阴衰，阴阳失交。一为阴虚不能纳阳，一为阳盛不得入阴。其病位主要在心，与肝（胆）、脾（胃）、肾密切相关。因心主神明，神安则寐，神不安则不寐。

不寐病机有虚实之分。虚者为心失所养，实者为邪扰心神。肝郁化火，或痰热内扰，则动摇心神，神不安宅，多属实证。心脾两虚，气血不足，或心肾不交，水火不济，或心胆气虚，触事易惊，则心神失养，神不安宁，多属虚证。久病可表现为虚实夹杂，或兼瘀血。不寐失治误治可发生病机转化，如肝郁化火证病情加重，火热伤阴耗气，则由实转虚；心脾两虚者，若饮食不当，更伤脾胃，使气血愈虚，食积内停，而见虚实夹杂。（表2-5-1）

表2-5-1　不寐病机列表

关键病机	病机要点	病机转归
阳盛阴衰，阴阳失交	肝郁化火，或痰热内扰，心神不安	①病机之间可以虚实相互转化 ②肝郁化火证病情加重，火热伤阴耗气，则由实转虚 ③心脾两虚者，若饮食不当，更伤脾胃，使气血愈虚，食积内停，而见虚实夹杂
	心脾两虚，气血不足，心神失养	
	心肾不交，水火不济，心神失养	
	心胆气虚，触事易惊，心神失养	

三、诊断

1. 轻者入寐困难，或寐而易醒，醒后不寐，重者彻夜难眠，病情连续3周以上。
2. 常伴有头痛、头昏、心悸、健忘、神疲乏力、多梦等症状。
3. 常因饮食不节，情志失常，劳倦、思虑过度，病后体虚而发病。

多导睡眠图、脑电图等检查有助于本病的诊断。

四、辨证论治

（一）辨证要点

本病辨证首分虚实。虚证多属阴血不足，心失所养，症见面色无华，神疲懒言，心悸健忘；实证多为邪热扰心，症见心烦易怒，口苦咽干，便秘溲赤。

再辨病位,如急躁易怒而不寐,多为肝火扰心;脘闷苔腻而不寐,多为胃腑宿食,痰热扰心;面色少华,肢倦神疲而不寐,多属心脾两虚,心神失养;心烦心悸,头晕健忘而不寐,多为阴虚火旺,心肾不交;心烦不寐,触事易惊,多属心胆气虚。

(二)治则治法

治疗以补虚泻实,调整脏腑阴阳为原则。实者泻其有余,如疏肝泻热、清化痰热;虚者补其不足,如补益心脾、滋阴降火、益气镇惊。在此基础上配合安神定志,如养血安神、镇惊安神、清心安神等。

(三)分证论治

1. 肝火扰心证

症状:不寐多梦,甚则彻夜不眠,急躁易怒,伴头晕头胀,目赤耳鸣,口干而苦,不思饮食,便秘溲赤。舌红苔黄,脉弦而数。

病机析要:情志抑郁,肝失条达,气郁化火,上扰心神,则不寐多梦,甚则彻夜不眠,急躁易怒;肝火劫烁津液则便秘溲赤;肝火上冲,则头晕头胀,目赤耳鸣;胆汁上溢,口干而苦;肝郁乘脾,脾失健运,则不思饮食。急躁易怒,目赤耳鸣,便秘溲赤为本证的辨证要点。

治法:疏肝泻热,镇心安神。

代表方:龙胆泻肝汤。

常用药:龙胆、黄芩、栀子清肝泻火;泽泻、车前子清利湿热;当归、生地黄滋阴养血;柴胡疏肝理气;甘草和中。再加生龙骨、生牡蛎、磁石镇心安神。

兼见胸闷胁胀,善太息,为肝气郁结,加香附、郁金、佛手、绿萼梅;头晕目眩,头痛欲裂,不寐欲狂,大便秘结,为肝胆火旺,可用当归龙荟丸。

2. 痰热扰心证

症状:心烦不寐,胸闷脘痞,泛恶嗳气,伴头重,目眩。舌偏红,苔黄腻,脉滑数。

病机析要:水湿痰饮内停,痰郁化热,痰热上扰,则心烦不寐;痰阻中焦,故胸闷脘痞,泛恶嗳气;痰浊蒙蔽清阳,故头重,目眩;舌偏红,苔黄腻,脉滑数,均为痰热壅盛之象。胸闷脘痞,头重目眩,舌红苔黄腻为本证辨证要点。

治法:清化痰热,和中安神。

代表方:黄连温胆汤。

常用药:法半夏、陈皮、茯苓、枳实健脾化痰,理气和胃;黄连、竹茹清心降火化痰。

兼见胸闷嗳气,脘腹胀满,大便不爽,苔腻脉滑,为脾胃失和,加半夏秫米汤;饮食停滞,胃中不和,加神曲、焦山楂、莱菔子;嗳腐吞酸,脘腹胀痛,为宿食停滞较甚,合用保和丸;经久不寐,或彻夜不寐,大便秘结,为痰热较甚,合用礞石滚痰丸。

3. 心脾两虚证

症状:不易入睡,多梦易醒,心悸健忘,神疲食少,伴头晕目眩,四肢倦怠,腹胀便溏,面色少华。舌淡苔薄,脉细无力。

病机析要:心血不足,血不养心,神不守舍,故不易入睡,多梦易醒,心悸健忘;脾虚失运,则食少,腹胀便溏;气血亏虚,失于濡养,则神疲,面色少华,头晕目眩,四肢倦怠。心悸健忘,神疲食少,腹胀便溏为本证的辨证要点。

治法:补益心脾,养血安神。

代表方:归脾汤。

常用药:人参、白术、甘草益气健脾;当归、黄芪补气生血;远志、酸枣仁、茯神、龙眼肉补心益脾安神;木香行气运脾。

兼见善忘多梦,面色萎黄,为心血不足较甚,加熟地黄、白芍、阿胶;兼见彻夜不寐,为心血亏虚、心失所养,加五味子、夜交藤、合欢皮、柏子仁;兼见脘闷纳呆、苔腻,为脾虚湿盛,重用白术,加苍术、法半夏、陈皮、茯苓、厚朴。产后虚烦不寐,或老人夜寐早醒而无虚烦,为气血不足,亦可用归脾汤。

4. 心肾不交证

症状:心烦不寐,入睡困难,心悸多梦,伴头晕耳鸣,腰膝酸软,潮热盗汗,五心烦热,咽干少津,男子遗精,女子月经不调。舌红少苔,脉细数。

病机析要:肾阴不足,不能上济于心,心火独旺,故心烦不寐、心悸多梦;肾精亏耗,髓海失养,则腰膝酸软、头晕耳鸣;肾虚精关不固,则男子遗精、女子月经不调;潮热盗汗,五心烦热,咽干少津,均为心肾不交、阴虚火旺之象。心悸多梦,腰膝酸软,舌红少苔脉细数为本证辨证要点。

治法:滋阴降火,交通心肾。

代表方:六味地黄丸合交泰丸。

常用药:熟地黄、山茱萸、山药滋补肝肾,填精益髓;泽泻、茯苓、牡丹皮健脾渗湿,清泻相火;黄连清心降火;肉桂引火归原。

如潮热盗汗、五心烦热症状明显,为心阴不足较甚,加用天王补心丹;心烦不寐,彻夜不眠,为阴虚阳亢,可加磁石、生龙骨、生牡蛎。

5. 心胆气虚证

症状:虚烦不寐,触事易惊,终日惕惕,胆怯心悸,伴气短自汗,倦怠乏力。舌淡,脉弦细。

病机析要:心胆气虚,神不内守,心虚则神无所主,胆虚则善惊易恐,故虚烦不寐,胆怯心悸;心胆俱怯,决断无权,则触事易惊,终日惕惕;气短自汗,倦怠乏力,均为心胆气虚之象。触事易惊,胆怯心悸,气短乏力为本证辨证要点。

治法:益气镇惊,安神定志。

代表方:安神定志丸合酸枣仁汤。

常用药:人参、茯苓、甘草益心胆之气;茯神、远志、生龙齿、石菖蒲化痰宁心,镇惊安神;川芎、酸枣仁调血养心;知母清热除烦。

兼见惊悸汗出,为心肝血虚,重用人参,加白芍、当归、黄芪;胸闷善太息,纳呆腹胀,为肝脾失调,可加柴胡、陈皮、山药、白术;如心悸甚,惊惕不安,为心神不宁,可加生龙骨、生牡蛎。

五、预防调护

不寐属心神疾病,因此重视精神调摄和讲究生活规律对不寐患者的意义重大。积极进行情志舒调,克服过度的紧张、兴奋、焦虑、抑郁、惊恐、愤怒等不良情绪,做到五志有节,保持心情舒畅。

不寐患者的护理,首先帮助患者养成规律的作息习惯,做到"食饮有节,起居有常"。从事适当的体力活动或体育健身活动,增强体质。晚餐要清淡,不宜过饱,忌饮浓茶、咖啡及吸烟。睡前避免从事紧张和兴奋的活动,定时就寝。另外,要注意睡眠环境的安宁,避免在噪声环境居住,去除各种可能影响睡眠的外在因素。

六、临证要点

1. 调整脏腑,重在阴阳平衡　补益心脾,应佐以少量醒脾运脾药,以防碍脾;滋阴降火,交通心肾,其引火归原的肉桂用量宜轻;益气镇惊,常需健脾,慎用滋阴之剂;疏肝泻热,注意养血柔肝,以顾"体阴用阳"之意,使气血调和,阴平阳秘,脏腑功能得以恢复。

2. 辨证施治,兼以宁心安神　因不寐均有心神不宁的特点,故应在辨证论治基础上施以宁心安神之法。常用养血安神、清心安神、育阴安神、益气安神、镇惊安神、安神定志等法,可随证选用。同时,消除患者精神顾虑及紧张情绪,保持心神舒畅,在不寐的治疗中也有重要作用。

3. 顽疾多瘀,善用活血化瘀　长期顽固性不寐,伴有心悸、心烦,舌质偏暗、有瘀点者,依据清代王清任瘀血学说,应从瘀论治,常选用血府逐瘀汤加减。

病案分析

　　张某,女,45 岁。1963 年 1 月 15 日初诊。患者失眠、耳鸣已 10 余年,疲劳和月经来潮前则甚,有时头晕痛,精神紧张则啮齿,诊为神经衰弱。纳差无味,腹胀噫气,大便日行三四次。脉两寸沉细,左关弦大,右关沉迟,尺沉弱;舌质淡,苔白腻。拟从阴虚脾弱、肝脾失调治疗,宜养阴柔肝兼调脾胃。

　　处方:白人参三钱,茯神二钱,白术一钱半,炙甘草一钱,黄精三钱,炒酸枣仁三钱,山药二钱,山萸肉一钱半,桑寄生三钱,香木瓜一钱半,龙眼肉二钱,松节三钱,地骨皮三钱。7 剂,隔日 1 剂。

　　二诊:精神好转,耳鸣、失眠亦减轻。饮食增加,大便转正常,脉已不弦大,舌质正常,继宜养阴潜阳。上方以 5 倍量,加龟甲三两、枸杞子一两,煎熬成膏,每晚 1 汤勺,冲服。

　　三诊:服药后病情再减,继以柏子养心丸 20 丸,早晚各 1 丸,丸剂缓调。

　　本例患者纳差无味,腹胀噫气,大便日行三四次,疲劳和月经来潮前则甚,有脾弱阴虚之象,结合舌脉,判断病在肝脾为主,属阴虚脾弱、肝脾失调所致,治疗养阴柔肝兼调脾胃,以人参、茯神、白术、炙甘草四君子汤加减为主。根据患者症状,脾弱故用地骨皮易丹皮,黄精易地黄;舌淡,苔白腻,为脾弱不化湿之象,加松节以燥血中之湿。病情好转后,用柏子养心丸,养心安神而调理。(中国中医研究院. 蒲辅周医疗经验[M].北京:人民卫生出版社,2005.)

ER-2-5-3
不寐古籍推介

ER-2-5-4
不寐名医经验

附:健忘

　　健忘是指记忆力减退,遇事易忘的病证,亦称"喜忘""善忘""多忘"。

　　有关本病的最早记载,见于《黄帝内经》。《灵枢·大惑论》指出:"上气不足,下气有余,肠胃实而心肺虚。虚则营卫留于下,久之不以时上,故善忘也。"自宋代《圣济总录》中称"健忘"后,沿用至今。清代林珮琴《类证治裁·健忘论治》指出:"夫人之神宅于心,心之精根据于肾,而脑为元神之府,精髓之海,实记性所凭也。"明确指出了记忆与脑的关系。《医方集解·补养之剂》云:"人之精与志,皆藏于肾,肾精不足,则志气衰,不能上通于心,故迷惑善忘也。"

　　盖心脾主血,肾主精髓,思虑过度,伤及心脾,则阴血耗损,神舍不清;房事不节,精亏髓衰,脑失所养;年高神减,五脏俱衰,神明失聪,皆能令人健忘。综上可见,本病病位在脑,与心、脾、肾虚损,气血阴精不足有关。同时,痰浊上扰、瘀血阻络亦可引起健忘。临床以本虚标实,虚多实少,虚实夹杂者多见。西医学中的神经衰弱、神经症、脑动脉硬化、早期痴呆等疾病出现健忘者,可参照本节辨证论治。

1. 心脾不足证

症状:健忘失眠,心悸神倦,纳呆气短,脘腹胀满。舌淡,脉细弱。

治法:补益心脾。

代表方:归脾汤。

常用药:人参、炙黄芪、白术、炙甘草益气补脾;当归、龙眼肉养血和营;茯神、远志、酸枣仁养心安神;木香行气理脾,使补而不滞。

2. 肾精亏耗证

症状:健忘,形体疲惫,腰酸腿软,头晕耳鸣,遗精早泄,五心烦热。舌红,脉细数。

治法:填精补髓。

代表方:河车大造丸。

常用药:紫河车大补精血;龟甲、熟地黄、杜仲、牛膝填精补髓;人参益气生精;天冬、麦冬养阴生津;黄柏清相火;酸枣仁、五味子养心安神;石菖蒲开窍醒脑。

3. 痰浊扰心证

症状:健忘嗜卧,头晕胸闷,呕恶,咳吐痰涎。苔腻,脉弦滑。

治法:化痰宁心。

代表方:温胆汤。

常用药:法半夏、竹茹、枳实化痰泄浊;陈皮、茯苓、甘草健脾益气。可加石菖蒲、郁金开窍解郁。

4. 血瘀痹阻证

症状:遇事善忘,心悸胸闷,伴言语迟缓,神思欠敏,表现呆钝,面唇暗红。舌质紫暗,有瘀点,脉细涩或结代。

治法:活血化瘀。

代表方:血府逐瘀汤。

常用药:桃仁、红花、当归、生地黄、赤芍、川芎、川牛膝养血活血;柴胡、枳壳、桔梗行气以助血行;甘草益气。

附：多寐

多寐是以不分昼夜,时时欲睡,呼之即醒,醒后复睡为特征的病证。元代《丹溪心法·中湿》所载"脾胃受湿,沉困无力,怠惰好卧",指出脾胃亏虚和脾胃受湿均可导致多寐。李杲《脾胃论》卷上提出:"脾胃之虚,怠惰嗜卧。"

本病的病位在心、脾,与肾关系密切。病机关键是湿、痰困滞阳气,心阳不振;或阳虚气弱,心神失荣。本病多属本虚标实。本虚主要为心、脾、肾阳气虚弱,心窍失荣;标实则为湿邪、瘀血等阻滞脉络,蒙塞心窍。标本虚实之间可互相影响,如脾气虚弱,运化失司,水津停聚而成痰浊;痰浊、瘀血内阻,又可进一步耗伤气血,损伤阳气,以致心阳不足,脾气虚弱,虚实夹杂。西医学中的嗜睡、神经症、精神异常等,出现多寐者,可参照本节辨证论治。

1. 湿盛困脾证

症状:头蒙如裹,昏昏嗜睡,肢体沉重,偶伴浮肿,胸脘痞满,纳少,泛恶。舌苔腻,脉濡。

治法:燥湿健脾,醒神开窍。

代表方:平胃散。

常用药:苍术燥湿健脾;陈皮理气和中;厚朴理脾祛湿;生姜、大枣、甘草调和脾胃。可再加藿香芳香化浊;石菖蒲醒脾化湿,提神开窍。

2. 瘀血阻滞证

症状:神倦嗜睡,头痛头晕,病程较久,或有外伤史。舌质紫暗或有瘀斑,脉涩。

治法:活血通络。

代表方:通窍活血汤。

常用药:赤芍、川芎、桃仁、红花活血化瘀;生姜、黄酒温通以助行血;老葱、麝香开窍醒脑;大枣顾护正气。

3. 脾气虚弱证

症状:嗜睡多卧,倦怠乏力,饭后尤甚,伴纳少便溏,面色萎黄。苔薄白,脉虚弱。

治法:健脾益气。

代表方:香砂六君子汤。

常用药:党参、茯苓、白术、甘草健脾益气;法半夏、陈皮化痰和中;木香、砂仁理气醒脾。

4. 阳气虚衰证

症状:心神昏浊,倦怠嗜卧,神疲懒言,畏寒肢冷,面色㿠白,健忘。舌淡苔薄,脉沉细无力。

治法:益气温阳。

代表方:附子理中丸合人参益气汤。

常用药:熟附子、干姜温补脾肾之阳;炙黄芪、人参、白术、炙甘草大补元气;熟地黄、五味子滋补阴液,阴中求阳;升麻升阳,以助清气上升。

学习小结

1. 心系病证总纲

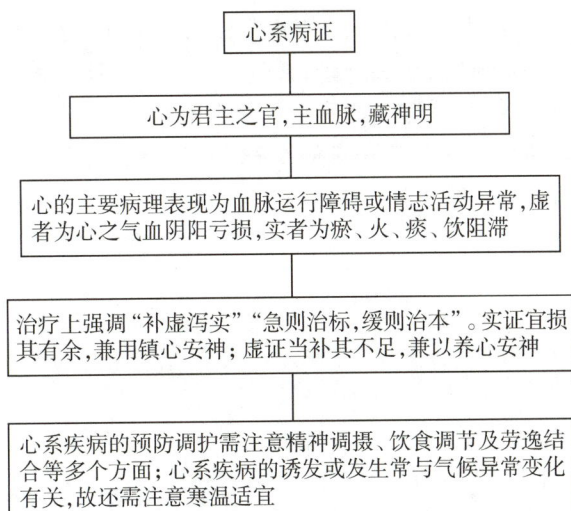

```
                    心系病证
                       │
         心为君主之官,主血脉,藏神明
                       │
    心的主要病理表现为血脉运行障碍或情志活动异常,虚
    者为心之气血阴阳亏损,实者为瘀、火、痰、饮阻滞
                       │
    治疗上强调"补虚泻实""急则治标,缓则治本"。实证宜损
    其有余,兼用镇心安神;虚证当补其不足,兼以养心安神
                       │
    心系疾病的预防调护需注意精神调摄、饮食调节及劳逸结
    合等多个方面;心系疾病的诱发或发生常与气候异常变化
    有关,故还需注意寒温适宜
```

2. 各病证的主证与方药

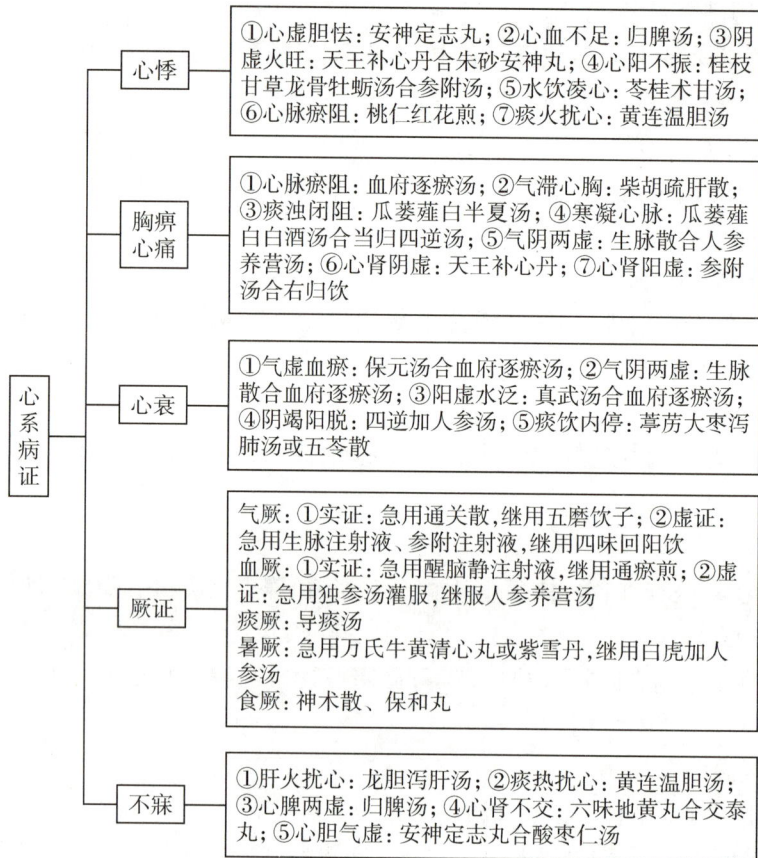

```
                    ┌─────────────────────────────────────────┐
              ┌─心悸─┤①心虚胆怯：安神定志丸；②心血不足：归脾汤；③阴     │
              │     │虚火旺：天王补心丹合朱砂安神丸；④心阳不振：桂枝      │
              │     │甘草龙骨牡蛎汤合参附汤；⑤水饮凌心：苓桂术甘汤；     │
              │     │⑥心脉瘀阻：桃仁红花煎；⑦痰火扰心：黄连温胆汤       │
              │     └─────────────────────────────────────────┘
              │     ┌─────────────────────────────────────────┐
              │     │①心脉瘀阻：血府逐瘀汤；②气滞心胸：柴胡疏肝散；      │
              ├胸痹 ┤③痰浊闭阻：瓜蒌薤白半夏汤；④寒凝心脉：瓜蒌薤       │
              │心痛 │白白酒汤合当归四逆汤；⑤气阴两虚：生脉散合人参      │
              │     │养营汤；⑥心肾阴虚：天王补心丹；⑦心肾阳虚：参附      │
              │     │汤合右归饮                                 │
              │     └─────────────────────────────────────────┘
              │     ┌─────────────────────────────────────────┐
              │     │①气虚血瘀：保元汤合血府逐瘀汤；②气阴两虚：生脉      │
  心          ├─心衰─┤散合血府逐瘀汤；③阳虚水泛：真武汤合血府逐瘀汤；     │
  系          │     │④阴竭阳脱：四逆加人参汤；⑤痰饮内停：葶苈大枣泻      │
  病          │     │肺汤或五苓散                               │
  证          │     └─────────────────────────────────────────┘
              │     ┌─────────────────────────────────────────┐
              │     │气厥：①实证：急用通关散，继用五磨饮子；②虚证：      │
              │     │急用生脉注射液、参附注射液，继用四味回阳饮         │
              │     │血厥：①实证：急用醒脑静注射液，继用通瘀煎；②虚      │
              ├─厥证─┤证：急用独参汤灌服，继服人参养营汤              │
              │     │痰厥：导痰汤                               │
              │     │暑厥：急用万氏牛黄清心丸或紫雪丹，继用白虎加人      │
              │     │参汤                                     │
              │     │食厥：神术散、保和丸                         │
              │     └─────────────────────────────────────────┘
              │     ┌─────────────────────────────────────────┐
              │     │①肝火扰心：龙胆泻肝汤；②痰热扰心：黄连温胆汤；      │
              └─不寐─┤③心脾两虚：归脾汤；④心肾不交：六味地黄丸合交泰      │
                    │丸；⑤心胆气虚：安神定志丸合酸枣仁汤            │
                    └─────────────────────────────────────────┘
```

（毛静远 方祝元 吴 伟 彭 锐）

复习思考题

1. 惊悸与怔忡如何鉴别？

2. 结合《金匮要略》和具体方药，试述"阳微阴弦"的（临床）含义。

3. 以胸痹证治为例，结合历代经典理论，谈谈虚与瘀的辨证关系。

4. 简述心衰的分证论治，以及中医和中西医结合治疗的临床特点和优势。

5. 为什么不寐治疗应注意使用宁心安神治法？同时请举出至少 3 个不加镇惊安神药但有治疗不寐功效的历代著名方剂及其出处。

第三章

脑 系 病 证

03章01节PPT

PPT 课件

学习目标

1. 掌握脑系病证头痛、眩晕、中风、痴呆、癫狂、痫病的诊断、鉴别诊断和辨证论治。
2. 熟悉头痛、眩晕、中风、痴呆、癫狂、痫病的概念、病因病机。
3. 了解脑的生理功能、病理表现和发病特点。

　　脑为元神之府、清窍之所，又为髓海，藏而不泻，故称"奇恒之腑"。元神即指人的精神、意识、思维活动。清窍又称"脑窍"，指人的眼、耳、鼻、口、舌等器官。脑通过经络与五脏相连。脑的病理表现主要是髓海不足、神机失用、清窍失灵、脑脉不通等。

　　脑系病证大致可分为脑体（髓海）、脑用（元神）、脑窍（目、耳、鼻、口、舌）和脑脉（经络）等方面。髓海渐空，神机失用，则未老健忘，甚则痴呆。邪入经络，清窍失灵，则眩晕、脑转、耳鸣、目无所见、舌即难言。风阳夹痰上扰，气血逆乱，直冲犯脑，则为中风。头为诸阳之会，脑脉不通或挛急，则头痛、头风。临床上，头痛、眩晕、中风、痴呆、癫狂、痫病属于脑系病证范畴。

　　脑系病证的治疗当分虚实。虚者补之，如补肾生髓、健脾养血、养肝潜阳等法；实者泻之，如息风、化痰、开窍、活血、化瘀、通络、清热等法。

　　此外，脑为元神之府与心藏神的功能又密切相关，故某些神志异常的病证须与心藏神的功能失调相参，如痫病、癫狂等。

第一节　头　　痛

一、概述

　　头痛是以头部疼痛为主要表现的病证。头痛既可单独出现，也可发生于多种急慢性疾病过程中。

　　头痛首载于《黄帝内经》，称之为"首风""脑风"，指出外感与内伤是其主要病因。如《素问·风论》谓："新沐中风，则为首风。""风气循风府而上，则为脑风。"并认为六经病变皆可导致头痛。汉代张仲景《伤寒论》中论及太阳、阳明、少阳、厥阴病头痛，并列举了头痛的不同治疗方药，如厥阴头痛，"干呕，吐涎沫，头痛者，吴茱萸汤主之"。李杲《内外伤辨惑论》分为外感头痛和内伤头痛，并补充了太阴头痛和少阴头痛。《丹溪心法·头痛》论及痰厥头痛和气滞头痛，并提出分经论治的观点。部分医著中还记载有"头风"一名。明代王肯堂《证治准绳·头痛》的论述较为准确："浅而近者名头痛，其痛卒然而至，易于解散速安也。深而远者为头风,其痛作止不常,愈后遇触复发也。"清代王清任《医林改错·血府逐瘀汤所治症目·头痛》提出用血府逐瘀汤治疗瘀血头痛:"查患头痛者,无表症,无里症,无气虚痰饮等症,忽犯忽好,百方不效,用此方一剂而愈。"

西医学中的高血压、偏头痛、紧张性头痛、丛集性头痛、脑肿瘤、颅内转移瘤、脑震荡及感染性疾病等引起的头痛,均可参照本节辨证施治。

二、病因病机

头痛多因六淫外邪上犯清空或情志不畅,劳倦体虚,饮食不节,跌仆损伤,导致肝阳上扰,痰瘀痹阻脑络;或精气亏虚,经脉失养而发。

（一）病因

1. **外感六淫**　风为六淫之首,"百病之长"。起居不慎,感受风、寒、湿、热之邪,常以风邪为主,夹杂他邪,上扰清空,经脉绌急而发病。

2. **情志失调**　忧郁恼怒,情志不遂,肝失条达,气郁化火,上扰清空而致头痛。

3. **饮食劳倦、久病体虚**　脾胃为后天之本,气血生化之源。饮食不节,脾失健运,痰湿内生,阻滞气机,清阳不升,清窍被蒙而致头痛。脾胃虚弱,气血生化不足,或久病体虚,气血亏虚,脑脉失养而致头痛。

4. **先天不足、房事不节**　肾为先天之本,肾主骨生髓,髓上通于脑。若先天禀赋不足,或房劳过度,使肾精亏损,肾虚不能生髓,脑髓亏虚,清窍失养而致头痛。

5. **头部外伤**　跌仆闪挫,头部外伤,导致气血涩滞,瘀血阻于脑络,不通则痛;或各种头痛迁延不愈,久病入络,也可转变为瘀血头痛。

（二）病机

头痛病位在头部,与肝、脾、肾三脏相关。头为"诸阳之会""清阳之府",又为髓海之所在,居于人体之最高位。五脏六腑之精气皆上注于头,手足三阳经亦上循头面。若六淫之邪上犯清空,阻遏清阳;或肝郁阳亢,上扰清空;或痰瘀痹阻经络,壅遏经气,脑脉挛急;或气血亏虚,肾精不足,髓海空虚,头部经脉失养,均可导致头痛。

头痛可分为外感和内伤两大类。外感头痛多为外邪上扰清空,阻遏清阳,壅滞经络。风为阳邪,"伤于风者,上先受之",故外感头痛以风邪为主,且多兼杂他邪。若风邪夹寒,凝滞血脉,络脉不通;风邪夹热,风热炎上,侵扰清空,头窍被扰;或风夹湿邪,阻遏阳气,蒙蔽清窍,均可致头痛。

内伤头痛多虚实夹杂。肝郁化火,阳亢火炎,上扰脑窍;脾虚化源不足,气血亏虚,清阳不升,清窍失养;或脾失健运,痰浊内生,蒙蔽脑窍,或肾精亏虚,脑髓失养,均可致头痛。若因头部外伤,瘀阻脑络,脉络不通,或久病入络,亦可发生头痛。

外感头痛之病机性质属实。内伤头痛气血亏虚、肾精不足者属虚证,肝阳、痰浊、瘀血所致者多属实证。虚实在一定条件下可以相互转化。如痰浊中阻日久,脾胃受损,气血生化不足,营血亏虚,头窍失养,可转化为气血亏虚之头痛。肝阳、肝火日久,阳热伤阴,肾虚阴亏,可转化为肾精亏虚之头痛,或阴虚阳亢,虚实夹杂之头痛。各种头痛迁延不愈,久病入络,均可转变为瘀血头痛。(表3-1-1)。

三、诊断

1. 以头部疼痛为主症,或双侧或巅顶或前额或全头部疼痛,呈跳痛、灼痛、胀痛、重痛、刺痛、空痛等,痛甚者伴恶心呕吐。

2. 外感头痛多急性发作,且伴外感表证;内伤头痛多反复发作,病史较长。

表 3-1-1 头痛病机列表

关键病机	病机要点	病机转归
邪扰清空，阻遏清阳，壅滞经络；或气血亏虚，肾精不足，髓海空虚，头部经脉失养	风邪夹杂他邪，上扰清空，经脉绌急	①虚实在一定条件下可以相互转化 ②各种头痛迁延不愈，久病入络，可转变为瘀血头痛
	情志不遂，肝失条达，气郁化火，上扰清空	
	饮食不节，脾失健运，痰湿内生，阻滞气机，清阳不升，清窍被蒙；或脾胃虚弱，气血生化不足，脑脉失养	
	先天禀赋不足，房劳过度，肾虚不能生髓，脑髓亏虚，清窍失养	
	头部外伤，或各种头痛迁延不愈，久病入络，气血涩滞，瘀血阻于脑络，不通则痛	

3. 七情不调、劳累，女性产后、月经周期等因素可诱发或加重。

血压、血常规、血液生化、脑电图、经颅多普勒超声（TCD）、头颅 CT 或磁共振成像（MRI）、脑血管造影、脑脊液等检查，有助于本病诊断。

四、辨证论治

（一）辨证要点

1. 辨外感与内伤　外感头痛，每因外邪致病，发病较急，一般痛势较剧，多以跳痛、灼痛、胀痛、闪电痛、重坠痛、裹痛为特点，多属实证。内伤头痛，起病缓慢，痛势较缓，多表现为隐痛、空痛、昏痛，痛势悠悠，遇劳则剧，时作时止，多属虚证。因肝阳、痰浊、瘀血所致者多虚实夹杂。

2. 辨头痛部位与所属经络　太阳经头痛，多在头后部，下连于项；阳明经头痛，多在前额部及眉棱等处；少阳经头痛，多在头之两侧，并连及耳部；厥阴经头痛，则在巅顶部位，或连于目系。

（二）治则治法

外感头痛治疗当以疏风祛邪为主，并根据夹寒、夹湿、夹热的不同，兼以散寒、祛湿、清热。内伤头痛虚证当益气升清，滋阴补血；实证当平肝、化痰、化瘀。虚实夹杂者，酌情兼顾。

（三）分证论治

1. 外感头痛

（1）风寒外束

症状：头痛连及项背，痛势较剧烈，常伴有拘急收紧感，或伴恶风畏寒，遇风尤剧，口不渴，苔薄白，脉浮紧。

病机析要：风寒外袭，上犯巅顶，凝滞经脉，故头痛连及项背；寒为阴邪，主收引凝滞，故伴拘急感；风寒束表，卫阳被遏，故恶风畏寒，遇风尤剧；口不渴则无热。头痛连及项背，痛势较剧烈，伴有拘急收紧感，或伴恶风畏寒，为本证的辨证要点。

治法：疏风散寒止痛。

代表方：川芎茶调散。

常用药：川芎祛风活血止痛；荆芥、防风、细辛、白芷、羌活疏风解表，散寒止痛；薄荷清利头目；绿茶上清头目。

若巅顶头痛，为寒邪侵于厥阴经脉，可用吴茱萸汤；头痛，背冷，足寒，脉沉细，寒邪客于少阴经脉，可用麻黄附子细辛汤加白芷、川芎。

（2）风热上扰

图 3-1-2

头痛临床思维导图

症状:头痛而胀,甚则头胀如裂,发热或恶风,面红目赤,口渴喜饮。舌尖红,苔薄黄,脉浮数。

病机析要:风热外袭,上扰清空,故头痛而胀,甚则如裂;风热上扰,故面红目赤;风热犯表,则发热或恶风;热为阳邪,灼热伤津,故口渴喜饮。头痛而胀,甚则头胀如裂,发热或恶风,为本证的辨证要点。

治法:疏风清热和络。

代表方:芎芷石膏汤。

常用药:川芎、白芷配伍祛风止痛,是治疗头痛的药对;石膏清热和络;羌活、藁本疏风通窍而止痛;菊花疏风清热,与石膏和调全方之温性。

兼烦热口渴,舌红少津,为热邪伤津,加天花粉、石斛;若便秘,口舌生疮,为腑气不通,可用黄连上清丸。

（3）风湿束表

症状:头痛如裹,肢体困重,胸闷纳呆,大便溏薄,小便不利,苔白腻,脉濡。

病机析要:风湿上蒙头窍,困遏清阳,故头痛如裹;脾为湿困,脾阳不达四肢,故肢体困重;湿邪困脾,健运失司,故胸闷纳呆、大便溏薄;湿邪内蕴肠道,分清泌浊失职,故小便不利。头痛如裹,肢体困重,苔白腻为本证的辨证要点。

治法:祛风胜湿通窍。

代表方:羌活胜湿汤。

常用药:羌活、独活、藁本、防风、蔓荆子祛风除湿,散寒止痛;川芎通窍止痛。

兼胸闷脘痞,腹胀便溏,为气滞湿阻,加厚朴、苍术、佩兰;兼恶心欲呕,为胃气上逆,加法半夏、生姜、代赭石。

2. 内伤头痛

（1）肝阳上扰

症状:头昏胀痛,或抽掣而痛,两侧为重,伴头晕目眩,心烦易怒,夜寐不宁,口苦胁痛,面红目赤。舌红,苔黄,脉弦数。

病机析要:肝阳上亢,上扰清窍,故头昏痛胀,或抽掣而痛;头两侧属少阳,枢机不利,故头痛以两侧为重。头昏胀痛,两侧为重,心烦易怒,为本证的辨证要点。

治法:平肝潜阳,息风止痛。

代表方:天麻钩藤饮。

常用药:天麻、钩藤、生石决明平肝潜阳息风;栀子、黄芩清泻肝火;桑寄生、杜仲补肾柔肝;川牛膝引血下行;益母草活血利水;茯神、夜交藤宁心安神。

兼头晕目涩,视物不明,为肝肾亏虚,水不涵木,加枸杞子、山茱萸、女贞子;兼头痛而目眩甚,肢体麻痹、震颤,为肝风内动,加牡蛎、龙骨、珍珠母、龟甲平肝潜阳,息风止颤。

（2）痰浊阻络

症状:头痛昏蒙,胸脘满闷,纳呆呕恶,倦怠无力。舌淡,苔白腻,脉滑或弦滑。

病机析要:脾失健运,痰浊中阻,上蒙清窍,故头痛昏蒙;痰浊阻滞中焦,故胸脘满闷,纳呆呕恶,倦怠无力。头痛昏蒙,胸脘满闷,为本证的辨证要点。

治法:健脾燥湿,化痰降逆。

代表方:半夏白术天麻汤。

常用药:法半夏、生姜、陈皮和中化痰降逆;茯苓、白术健脾化湿;天麻平肝息风。

兼口苦、便秘,为痰湿郁久化热,加黄芩、竹茹、胆南星、茵陈或用黄连温胆汤;兼胸闷呕恶甚者,为胃气上逆,加厚朴、枳壳、代赭石。

（3）血虚不荣

症状：头痛而晕，心悸失眠，面色少华，神疲乏力，遇劳加重，舌质淡苔薄白，脉细弱。

病机析要：血虚气弱，清阳不升，清窍失养，故头痛隐隐，面色少华，神疲乏力；血虚心失所养，则心悸，失眠。头痛而晕，面色少华，神疲乏力，遇劳加重，为本证的辨证要点。多见于月经过多妇女。

治法：养血滋阴，和络止痛。

代表方：加味四物汤。

常用药：当归、生地黄、白芍、川芎养血调血；菊花、蔓荆子平肝祛风，清利头目；黄芩清热泻火。

兼头晕昏眩且胀痛，为阴血亏虚，阴不敛阳，肝阳上扰，可加天麻、钩藤、石决明、菊花；若见乏力气短，神疲懒言，汗出恶风等，为血虚气弱，用八珍汤或补中益气汤；若耳鸣、眩晕、虚烦少眠，腰膝酸软，为血不养肝，肝血不足，肝阴亏虚，可用四物汤加何首乌、枸杞、黄精。

（4）肾精亏虚

症状：头痛且空，眩晕耳鸣，腰膝酸软，神疲乏力，滑精带下，舌红少苔，脉细无力。

病机析要：肾精亏虚，髓海不足，脑窍失养，故头痛且空，眩晕耳鸣；腰为肾府，肾虚不能主骨，故腰膝酸软；男子肾虚精关不固则遗精，女子带脉失束则带下。头痛且空，眩晕耳鸣，腰膝酸软，为本证的辨证要点。

治法：养阴补肾，填精生髓。

代表方：大补元煎。

常用药：熟地黄、山药、枸杞子、山茱萸、杜仲补肾填精；人参、当归益气养血，山药、炙甘草健脾和胃，固肾益精。

若头痛而晕，面颊红赤，手足心热，口干，证属肾阴亏虚，虚火上炎，去人参，加知母、黄柏滋阴泻火，或用知柏地黄丸。若腰酸怕冷，小便清长，为肾阳亏虚，可用金匮肾气丸或右归丸。

（5）瘀血阻络

症状：头痛经久不愈，痛处固定不移，痛如锥刺，日轻夜重，或有头部外伤史。舌紫暗，或有瘀斑、瘀点，苔薄白，脉细或细涩。

病机析要：瘀血阻窍，络脉滞涩，不通则痛，故头痛经久不愈，且痛处固定不移，痛如锥刺；夜则阴气盛，气血运行不畅，故头痛日轻夜重。头痛经久不愈，痛处固定不移，痛如锥刺，日轻夜重，或有头部外伤史为本证的辨证要点。

治法：活血化瘀，通窍止痛。

代表方：通窍活血汤。

常用药：川芎、赤芍、桃仁、红花活血化瘀止痛；麝香、老葱、生姜辛香温散上行头目。可酌加白芷、细辛、郁金理气通窍、温经止痛。

兼倦怠乏力，为气虚，加黄芪、当归；兼肢寒怕冷，小腹冷痛，为寒凝血瘀，加细辛、桂枝；若头痛较剧，久痛不已，为病久入络，可加全蝎、蜈蚣、地龙等搜风剔络的虫类药。

五、预防调护

外感头痛多因外邪侵袭所致，故平时当适寒温，慎起居，参加体育锻炼，以增强体质，抵御外邪侵袭。内伤所致者，宜情绪舒畅，避免精神刺激，注意作息。各类头痛患者均应戒烟限酒、慎服食冰冷寒凉之品。此外，尚可选择合适的头部保健按摩法，以疏通经脉，调畅气血，防止头痛发生。

头痛患者宜注意作息,保持环境安静,光线不宜过强。肝阳上亢者,忌辛辣炙品,以免生热动风,加重病情;痰浊所致者,饮食宜清淡,忌肥甘厚腻,以免助湿生痰。若头痛进行性加重,或伴视力障碍,或伴口舌㖞斜,一侧肢体不遂,或伴神识不清,病情凶险,预后不良。

六、临证要点

1. 引经药的应用　临床治疗头痛,除遵循辨证论治原则外,还应注意分经论治,选择引经药。如太阳头痛选用羌活、蔓荆子、川芎;阳明头痛选用葛根、白芷;少阳头痛选用柴胡、黄芩;厥阴头痛选用吴茱萸、藁本。

2. 虫类药的应用　部分慢性头痛,病程长,或久病入络,经年难愈,表现为头痛如锥刺,部位固定不移,面色暗滞,舌暗脉涩,应在辨证论治的基础上,选配全蝎、蜈蚣、僵蚕、地龙等虫类药祛瘀通络止痛。

3. 偏头痛的特点与治疗　偏头痛,多半侧头痛,或连及眼齿,痛势剧烈,呈胀痛、刺痛或跳痛,痛止如常人。其发生多与肝阳偏亢、肝火上扰有关,治疗原则为平肝清热,息风通络,常用菊花、天麻、黄芩、白芍、川芎、白芷、珍珠母、藁本、蔓荆子、钩藤、全蝎、地龙等药。

4. 关于真头痛　真头痛一名,首见于《难经》。在《难经·六十难》中对真头痛有如下描述:"入连在脑者,名真头痛。"真头痛常见于西医学中的以头痛为主要表现的各类危重病症,如高血压危象、蛛网膜下腔出血等,发病急暴,病情危重,预后凶险,若抢救不及时,可危及生命。

5. 酌情注意配伍风药　清代医家汪昂《医方集解》曰:"巅顶之上,唯风药可到也。"风药轻扬,易达病所,故不唯外感,即使内伤头痛,治疗亦可配伍风药,如白芷、细辛、防风、羌活、蔓荆子、藁本、葛根、荆芥、白蒺藜等。但风药辛散性窜,久服易耗气伤津,故气血不足、阴精亏虚之人当慎用。

第二节　眩　晕

一、概述

眩晕是以头晕眼花为主要临床表现的病证。眩即眼花或眼前发黑,视物模糊;晕是指头晕或感觉自身或外界景物旋转。两者常同时并见,故统称"眩晕"。其轻者闭目可止,重者如坐车船,旋转不定,不能站立,或伴有恶心、呕吐、汗出、面色苍白等症状。

眩晕最早见于《黄帝内经》,称之为"眩冒"。《素问·玉机真脏论》云:"帝曰:春脉太过与不及,其病皆何如?岐伯曰:太过则令人善忘,忽忽眩冒而巅疾。"《素问·至真要大论》云:"诸风掉眩,皆属于肝。"指出眩晕与肝关系密切。《灵枢·卫气》云:"上虚则眩。"《灵枢·口问》云:"上气不足,脑为之不满,耳为之苦鸣,头为之苦倾,目为之眩。"《灵枢·海论》云:"髓海不足,则脑转耳鸣,胫酸眩冒,目无所见。"均认为眩晕以虚为主。汉代张仲景提出痰饮是眩晕发病的原因之一,用泽泻汤及小半夏加茯苓汤治疗。宋代《重订严氏济生方·眩晕门》指出"所谓眩晕者,眼花屋转,起则眩倒是也。由此观之,六淫外感,七情内伤,皆能所致",首次提出外感六淫和七情内伤致眩说。元代朱震亨强调"无痰则不作眩"。《丹溪心法·头眩》记载:"头眩,痰挟气虚并火。治痰为主,挟补气药及降火药。无痰则不作眩,痰因火动。又有湿痰者,有火痰者。"明代张介宾认为眩晕的病因病机"虚者居其八九,而兼火兼痰者,不过十中一二耳",强调"无虚不能作眩"。明代虞抟《医学正传·眩运》指出"外有因呕血而眩冒者,胸中有死血迷闭心窍而然",对跌仆外伤、血瘀阻窍致眩晕已有所认识,并提出"眩运者,中风之渐也",认识到本病与中风之间有一定内在联系。

西医学中的原发性或继发性高血压、低血压、椎-基底动脉供血不足、贫血、梅尼埃病、脑外伤后遗症、脑卒中、脑动脉粥样硬化、持续性姿势性感知性头晕(精神性头晕)等,临床以眩晕为主要表现者,均可参照本节辨证施治。

二、病因病机

眩晕多因情志内伤、饮食劳倦及病后体虚,导致气血肾精亏虚,脑髓失养,或肝阳痰火上逆,扰动清窍所致。

(一)病因

1. 情志内伤　素体阳盛,加之恼怒过度,肝阳上亢,阳升风动;或因长期忧郁过度,气郁化火,肝阴暗耗,阳亢风动,上扰清空,发为眩晕。

2. 饮食不节　饮食不节,损伤脾胃,气血生化乏源,清窍失养;或嗜酒肥甘,饥饱劳倦,脾胃健运失司,聚湿生痰,痰湿中阻,清阳不升,浊阴不降,引起眩晕。

3. 年高肾亏　年老肾亏,髓海不足,不能充脑;或肾阴素亏,肝失所养,以致阴虚阳亢,均可发为眩晕。

4. 病后体虚　大病久病或失血之后,气血两虚,清阳不展,脑失所养,发生眩晕;久病伤肾,肾精亏虚,髓海失充,发为眩晕。

5. 跌仆、外伤　头部外伤,气滞血瘀,痹阻清窍,发为眩晕。

(二)病机

眩晕的病位在头窍,病变脏腑以肝为主,涉及脾、肾。肝为风木之脏,其性主动主升。若情志过激,可致阳升风动;或肝肾阴虚,水不涵木,阳亢于上;或气火暴升,上扰头目,发为眩晕。脾为气血生化之源,若脾胃虚弱,气血不足,清窍失养;或脾失健运,痰浊上扰清空,眩晕乃作。肾主骨生髓充脑,肾精亏虚,髓海失充,亦可发为眩晕。

病机要点以风、火、痰、瘀、虚为主。风火源于肝肾,脾为生痰之源,三者互可联系,故可见风火相扇,风痰蒙蔽或痰热上蒙,甚或风火痰浊阻于清窍,久病则血瘀阻窍,或痰瘀交阻于头窍,临床错杂兼见。病理性质有虚实两端。因肝阳上亢,痰浊中阻,瘀血阻窍所致者属实;气血亏虚,髓海空虚,肝肾不足所致者属虚。虚实之间可相互兼夹或转化,但以虚者居多。若中年以上,肝阳亢逆,化风上扰,往往有中风、晕厥之变。(表3-2-1)

表3-2-1　眩晕病机列表

关键病机	病机要点	病机转归
虚者:髓海不足,气血亏虚,清窍失养	肝乃风木之脏,其性主动主升,若肝肾阴亏,水不涵木,阴不维阳,阳亢于上,或气火暴升,上扰头目,则发为眩晕	①病机之间可以虚实相互转化 ②中年以上,肝阳亢逆,化风上扰,往往有中风、晕厥之变
实者:风、火、痰、瘀扰乱清空	脾为后天之本,气血生化之源,若脾胃虚弱,气血亏虚,清窍失养,或脾失健运,痰浊中阻,或风阳夹痰,上扰清空,均可发为眩晕	
	肾主骨生髓,脑为髓海,肾精亏虚,髓海失充,发为眩晕	

三、诊断与鉴别诊断

（一）诊断

1. 头晕目眩,视物旋转,轻者闭目即止,重者如坐车船,甚则仆倒。

2. 可伴有恶心呕吐,眼球震颤,耳鸣耳聋,汗出,面色苍白等。

3. 多慢性起病,反复发作,逐渐加重。也可见急性起病者。

血压、心电图、颈椎 X 线摄片、TCD、颈动脉超声、头部 CT 或 MRI 等检查有助于明确诊断。

（二）鉴别诊断

眩晕应与中风、厥证进行鉴别(表 3-2-2,表 3-2-3)。

表 3-2-2　眩晕与中风鉴别表

病证	主症	伴随症状	鉴别要点
眩晕	头晕目眩	眩晕之甚可见仆倒,甚则晕厥	眩晕患者神志清楚或瞬间即清醒,无半身不遂、口舌㖞斜等症。 部分中风患者以眩晕、头痛为先兆表现
中风	半身不遂,言语不利	伴头晕、口舌㖞斜或昏仆	

表 3-2-3　眩晕与厥证鉴别表

病证	主症	伴随症状	鉴别要点
眩晕	头晕目眩	眩晕之甚也有头眩欲仆或晕旋仆倒的表现	眩晕与厥证相似,但眩晕无昏迷、不省人事等症,也无四肢厥冷表现
厥证	突然昏仆、不省人事	伴四肢厥冷,一般可在短时间内苏醒,严重者亦可一厥不复甚至死亡	

四、辨证论治

（一）辨证要点

1. 辨证候虚实　凡病程短,呈发作性,眩晕重,视物旋转,形体壮实,因肝阳或痰浊所致,属于实证;病程长,反复发作或持续不解,遇劳即作或加重,头目昏晕,并见全身虚弱证候者,因血虚或肾精不足所致,属于虚证。

2. 辨标本主次　眩晕多属本虚标实之证,肝肾阴亏、气血不足为病之本,风、火、痰、瘀为病之标。

3. 辨脏腑病位　肝阳上亢者眩晕,面赤,烦躁,口苦,甚则昏仆;脾胃虚弱者眩晕劳累即发,动则加剧,兼见纳呆,心悸,失眠;脾失健运,痰浊中阻者眩晕头重如蒙,伴见倦怠,肢体困着,时吐痰涎等症;肾精不足者见腰膝酸软,耳鸣,齿摇。

（二）治则治法

治疗原则为补虚泻实,调整阴阳。虚者当滋补肝肾,补益气血,填精生髓。实证当平肝潜阳,清肝泻火,化痰行瘀。

（三）分证论治

1. 肝阳上亢证

症状:眩晕耳鸣,头痛且胀,目赤,急躁易怒,遇劳、恼怒加重,肢麻震颤,失眠多梦。舌红苔黄,脉弦。

病机析要:肝阳上亢,扰动清窍,则眩晕、头痛且胀;肝阳上亢,心神不宁,故急躁易怒,失

眩晕临床思维导图

眠多梦;肝肾阴虚,筋脉失养,故肢麻震颤。眩晕耳鸣,头痛且胀,目赤,易怒为本证的辨证要点。

治法:平肝潜阳,滋养肝肾。

代表方:天麻钩藤饮。

常用药:天麻、钩藤、石决明平肝息风;黄芩、栀子清肝泻火;益母草活血利水;川牛膝引血下行;杜仲、桑寄生补益肝肾;茯神、夜交藤养血安神定志。

兼见舌红少苔,脉弦细数,为阴虚较盛,加生地黄、麦冬、玄参;兼见眩晕、头痛较甚,耳鸣,目赤,口苦,脉弦数,为肝阳化火,肝火上炎,加龙胆、菊花、夏枯草。

2. 痰浊上蒙证

症状:眩晕,头重昏蒙,视物旋转,胸闷恶心,呕吐痰涎,食少多寐。苔白腻,脉弦滑。

病机析要:痰浊中阻,上蒙清窍,浊阴不降,清阳不升,则眩晕,头重如蒙;痰浊中阻,气机不利,故胸闷恶心;呕吐痰涎为痰浊内盛之象;食少多寐为脾气虚弱表现。眩晕,头重昏蒙,胸闷恶心,呕吐痰涎为本证的辨证要点。

治法:燥湿祛痰,健脾和胃。

代表方:半夏白术天麻汤。

常用药:法半夏、陈皮燥湿化痰;茯苓、白术健脾除湿;天麻养肝息风;甘草、生姜、大枣健脾和胃。

兼见呕吐频繁,为胃气上逆,加赭石、竹茹;若见头目胀痛,心烦口苦,苔黄腻,脉弦滑,为痰浊郁而化热,可用黄连温胆汤;若素体阳虚,痰从寒化,痰饮内停,上犯清窍,可用苓桂术甘汤合泽泻汤。

3. 瘀血阻窍证

症状:眩晕头痛,兼见健忘,失眠,心悸,精神不振,耳鸣耳聋,面唇紫暗。舌瘀点或瘀斑,脉弦涩或细涩。

病机析要:瘀血阻络,气血不畅,脑失所养,故见眩晕,健忘,耳鸣耳聋;脑络不通,故头痛;心血瘀阻,心神失养,故心悸失眠。眩晕头痛,面唇紫暗为本证的辨证要点。

治法:活血化瘀,通窍活络。

代表方:通窍活血汤。

常用药:川芎、赤芍、桃仁、红花活血化瘀,通窍止痛;麝香、葱白辛香走窜,通窍理气,温经止痛;原方麝香不入汤剂,用石菖蒲代之。

兼见神疲乏力,少气自汗,为气血亏虚,可重用黄芪、当归;兼见畏寒肢冷,感寒加重,为阳虚,加熟附子、桂枝。

4. 气血亏虚证

症状:头晕目眩,动则加剧,遇劳则发,面色苍白,爪甲不荣,神疲乏力,心悸少寐,纳差食少,便溏,女子月经失调。舌淡苔薄白,脉细弱。

病机析要:气血亏虚,清阳不展,脑失所养,发为眩晕;劳则耗气,故动则加剧;神疲乏力为气虚之象;血不养心则心悸失眠;气血两虚不能上荣面舌,充盈脉络,故面色苍白,爪甲不荣。头晕目眩,遇劳则发,神疲乏力为本证的辨证要点。

治法:补养气血,健运脾胃。

代表方:归脾汤。

常用药:黄芪、人参、白术、当归健脾益气生血;龙眼肉、茯神、远志、酸枣仁养心安神;木香理气醒脾。

兼见自汗时出,易于感冒,为气虚卫阳不固,重用黄芪,加防风、浮小麦;兼见泄泻或便溏者,为脾虚湿盛,加薏苡仁、泽泻、炒白扁豆;如畏寒肢冷,腹中冷痛,为气损及阳,加桂枝、干姜。

5. 肾精不足证

症状:眩晕久发不已,视力减退,两目干涩,少寐健忘,心烦口干,耳鸣,神疲乏力,腰酸膝软,男子阳痿或遗精。舌红苔薄,脉弦细。

病机析要:肾精不足,髓海空虚,脑失所养,故眩晕,耳鸣,健忘;肾不能养肝,肝阴不足,故视力减退,两目干涩;肾精不足,故腰酸膝软,遗精;阴虚内热,心神不安,故心烦口干,少寐。眩晕久发,神疲乏力,腰酸膝软为本证的辨证要点。

治法:补肾填精。

代表方:左归丸。

常用药:熟地黄、山茱萸、山药滋阴补肾;枸杞子、菟丝子、鹿角胶补益肝肾,生精补髓;牛膝强肾益精;龟甲胶滋阴降火,补肾壮骨。

兼见咽干口燥,五心烦热,潮热盗汗,为阴虚火旺,加鳖甲、知母、黄柏、地骨皮、青蒿;兼见失眠、多梦、健忘,为心肾不交,加阿胶、酸枣仁、柏子仁;兼见四肢不温、形寒怕冷、精神萎靡、舌淡脉沉,为阴损及阳,肾阳虚明显,用右归丸。

五、预防调护

眩晕多与饮食不节、劳倦过度、情志失调等因素有关,故保持心情舒畅,饮食有节,注意劳逸结合,避免过度劳累,有助于预防本病。

眩晕患者应注意体育运动,控制体重,保证充足睡眠,保持心情愉快。饮食以清淡为宜,少吃肥甘厚味,勿食过咸,戒烟限酒。眩晕发作时应卧床休息;眩晕重症(高血压急症)可考虑针刺泻太冲之法,并密切注意血压、脉搏、呼吸、神志等情况,以便及时处理。眩晕患者平时可应用针灸、耳穴压豆、足浴等中医外治法。

六、临证要点

1. 眩晕治肝有多法　肝为风木之脏,内寄风火,体阴而用阳,其性刚劲。故眩晕之病与肝关系最为密切。但由于患者体质因素及病机演变的不同,可表现"肝阳上亢、内风上旋""水不涵木、虚阳上扰""阴血不足、血虚生风""肝郁化火"等不同的证候,或常见风火相扇,风痰上扰。因此,临证之时,当根据病机的异同选择平肝、柔肝、养肝、疏肝、清肝、滋阴、化痰诸法。

2. 警惕"眩晕乃中风之渐"　眩晕以虚实夹杂为主,其中因肝肾阴亏、肝阳上亢而导致者,若肝阳暴亢,阳亢化风,夹瘀夹火,窜走经隧,可以出现眩晕头胀、面赤头痛、肢麻震颤,甚至晕倒等症状,当警惕有发生中风的可能。必须严密监测血压、神志、肢体肌力、感觉等方面的变化,并及时处理。

病案分析

郭某,女,41岁,2013年11月4日初诊。

患者头晕、头顶胀痛2个月余,每周发作1~2次,发作时头晕、头痛,动则加剧,无明显恶心、呕吐,头痛甚时不能忍受,伴心烦、失眠、多梦、乏力、耳鸣,后颈部胀痛,口干,口苦,大便稍干,小便调,月经愆期3~5天,平素性情急躁易怒,舌质暗红,舌下络脉迂曲,舌苔薄黄,脉弦细略数。中医诊断:眩晕。辨证:肝热内郁,血行不畅。治法:清肝泄热,活血化瘀。方药:天麻钩藤饮加减。

处方:天麻 12g,钩藤 12g(后下),石决明 30g(先煎),丹参 15g,草决明 30g,杜仲 15g,栀子仁 10g,黄芩 10g,三七 3g,桑寄生 15g,石菖蒲 12g,郁金 12g,姜半夏 10g,路路通 15g,鬼箭羽 12g,桑枝 12g。10 剂,水煎服,每天 1 剂,分 2 次服。

二诊:服药 3 天后头晕、头痛明显减轻,现头痛消失,后颈部胀痛亦缓解,但睡眠欠安,多梦,心烦,口干,大便干,舌脉同前。上方去半夏、桑寄生,加黄连 6g、夜交藤 30g,10 剂后眩晕渐愈。

本例患者中年女性,平素性情急躁易怒,易致肝气郁结,气郁化火,上扰清窍发为眩晕。方中天麻、钩藤平肝息风,石决明平肝潜阳,黄芩、栀子、草决明清肝泻火,杜仲、桑寄生补益肝肾之阴以涵阳,石菖蒲、郁金化痰醒脑,半夏燥湿化痰,更用丹参、三七、路路通、鬼箭羽、桑枝活血通络。全方配伍,共达清肝泄热、活血化瘀的目的,取效明显。
[沈智理,刘春华.国医大师张学文运用活血化瘀法治疗眩晕经验[J].湖南中医杂志,2015,31(7):13-15.]

第三节 中 风

一、概述

中风是以猝然昏仆,不省人事,伴半身不遂、口舌㖞斜、言语謇涩为主症的病证。病轻者可无昏仆而仅见口舌㖞斜、半身不遂等症状。

由于本病发生突然,起病急骤,古人形容"如矢石之中的,若暴风之疾速";临床见症不一,变化多端而速疾,有晕仆、抽搐,与自然界"风性善行而数变"的特征相似,故古代医家取类比象而名之为"中风";又因其发病突然,亦称为"卒中"。进入现代,本病患病率、致残率和病死率高,严重危害中老年人健康。

有关中风的记述始见于《黄帝内经》,对于中风名称有"仆击""大厥""薄厥"之称谓,对于中风症状有"偏枯""身偏不用""舌即难言"等描述,并认为本病的发生与饮食不节、情志过极有关。汉代张仲景《金匮要略·中风历节病脉证并治》始有"中风"病名及其专论。对中风的病因病机、诊断和治疗,历代医家论述颇多。从病因学的发展来看,大体分为两个阶段。唐宋以前多以"内虚邪中"立论。如《金匮要略·中风历节病脉证并治》认为中风之病因为络脉空虚,风邪入中,其创立的分证方法对中风的诊断、治疗、判断病情的轻重和评估预后很有帮助。唐宋以后,特别是金元时期,以"内风"立论,是中风病因学说上的突破。其中,刘完素主"心火暴甚";李杲认为"正气自虚";朱震亨主张"湿痰生热"。元代王履首次提出"真中""类中"病名的区分。《医经溯洄集·中风辨》指出:"因于风者,真中风也;因于火、因于气、因于湿者,类中风而非中风也。"明代张介宾明确提出"中风非风"说,认为中风乃"内伤积损"所致。李中梓将中风明确分为闭证和脱证。清代叶桂始明确以"内风"立论,在《临证指南医案·中风》中进一步阐明了"精血衰耗,水不涵木……肝阳偏亢,内风时起"的发病机制,并提出滋液息风、补阴潜阳,以及开闭、固脱等法。王清任指出中风半身不遂,偏身麻木是由于"气虚血瘀"所致,立补阳还五汤治疗偏瘫,至今仍为临床常用。近代医家张伯龙、张山雷、张寿甫等总结前人经验,进一步探讨发病机制,认识到本病的发生主要在于肝阳化风,气血并逆,直冲犯脑。至此,对中风的病因病机和治法认识渐趋深化。

西医学中的急性缺血性脑卒中、出血性脑卒中,均可参照本节辨证论治。

眩晕古籍推介

眩晕名医经验

PPT 课件

中风历史沿革列表

二、病因病机

中风的病因与内伤积损、情志过极、饮食不节、劳欲过度等有关；基本病机为阴阳失调，气血逆乱，直冲犯脑，致脑脉痹阻或血溢脑脉之外。

（一）病因

1. 内伤积损　素体阴亏血虚，阳盛火旺，风火易炽；或年老体衰，肝肾阴虚，肝阳偏亢；或久病伤正，损伤五脏气阴，复因将息失宜，致使阴虚阳亢，气血上逆，上蒙神窍，突发本病。李杲《医学发明·中风有三》说："中风者，非外来风邪，乃本气病也。凡人年逾四旬，气衰者，多有此疾。"

2. 情志过极　恼怒、忧思、悲恐、熬夜等，五志过极皆为热甚，心火暴亢，可引动内风而发卒中，其中以郁怒伤肝为多。即《素问·生气通天论》所谓"大怒则形气绝，而血菀于上，使人薄厥"。平素忧郁恼怒，情志不畅，肝气不舒，气郁化火，则肝阳暴亢，引动心火，气血上冲于脑，神窍闭阻，遂致猝倒无知。或长期烦劳过度，精神紧张，虚火内燔，阴精暗耗，日久导致肝肾阴虚，阳亢风动。

3. 饮食不节　嗜食肥甘厚味、辛香炙煿之物，或吸烟、饮酒过度，致使脾失健运，聚湿生痰，痰湿生热，热极生风，终致风火痰热内盛，窜犯络脉，上阻清窍。如张山雷《中风斠诠·论昏瞀猝仆之中风，无一非内因之风》谓："肥甘太过，酿痰蕴湿，积热生风，致为暴仆偏枯，猝然而变。"

4. 劳欲过度　《素问·生气通天论》说："阳气者，烦劳则张。"烦劳过度，耗气伤阴，易使阳气暴张，引动风阳上旋，气血上逆，壅阻清窍；纵欲过度，房劳不节，耗竭肾精，亦能引动心火，汲伤肾水，水不制火，则阳亢风动。

5. 体虚邪犯　久病或体虚气血不足，脉络空虚，尤其突遇风寒，气血痹阻，或形盛气衰，痰湿素盛，外风引动内痰，窜阻脑络。外邪只是一个诱因。

（二）病机

中风病位在脑，涉及心、肝、脾、肾。基本病机总属阴阳失调，气血逆乱。病理基础为肝肾阴虚。因肝肾之阴下虚，则肝阳易于上亢，复加饮食起居不当，劳累过度，情志刺激或气候骤变等诱因，气血上冲于脑，脑脉痹阻或血溢脑脉之外，神窍闭阻，故猝然昏仆、不省人事。

病理要素主要为风、火、痰、瘀。肝肾阴虚，气血衰少为致病之本，风、火、痰、瘀为发病之标，两者可互为因果。急性期以风、火、痰、瘀等标实为主，如病情剧变，诸病邪兼化夹攻于上，邪盛正衰，可以正虚为主，甚则出现正气虚脱。恢复期及后遗症表现为本虚或虚实夹杂，以气虚血瘀、肝肾阴虚为多，亦可见气血不足、阳气虚衰。而痰瘀互阻常贯穿于中风各个阶段。

中风急性期由于病位浅深、病情轻重的不同，又有中经络和中脏腑之别。若肝风夹痰，横窜经络，血脉瘀阻，气血不能濡养机体，则见中经络，表现为半身不遂，口舌㖞斜，无神识昏蒙；若风阳痰火蒙蔽神窍，气血逆乱，上冲于脑，络损血溢，脑络瘀阻，则见中脏腑，猝然昏倒，不省人事。因于痰火瘀热者，为阳闭；因于痰浊瘀阻者，为阴闭。若风阳痰火炽盛，进一步耗灼阴精，阴损及阳，阴竭阳亡，阴阳离决，则出现脱证，表现为目合口开、手撒肢冷、舌卷囊缩、气息微弱等危候。

恢复期和后遗症期，因痰浊内阻、气机郁滞，气血失调，血脉不畅而遗留半身不遂，口㖞或失语等肢体、言语功能障碍；痰蒙清窍，神机失用则可渐发展为痴呆；风痰瘀血，流窜经络，风阳内动可发为痫病。若调摄不当，痰瘀郁久化火生风，或阴血亏耗，阴不敛阳，阴虚阳亢，可致复中。

由此可见,中风的病机虽然复杂,但归纳起来为风(肝风)、火(肝火、心火)、痰(风痰、湿痰)、虚(阴虚、血虚)、气(气逆、气滞)、血(血瘀)六端。无外邪侵袭而发病者,称类中风;因外邪侵袭而发病者,为真中风。(表3-3-1)

表3-3-1 中风病机列表

关键病机	病机要点	病机转归
阴阳失调,气血逆乱	内伤积损,或阴亏血虚;或肝肾阴虚,阴虚阳亢,气血上逆,上蒙神窍	①急性期以标实为主,恢复期及后遗症期以本虚或虚实夹杂为主 ②闭证若进一步耗灼阴精,阴损及阳,阴竭阳亡,阴阳离决,则出现脱证 ③恢复期和后遗症期因气血失调,血脉不畅可出现痴呆、痫病、复中等变证
	情志过极,或忧郁恼怒,气郁化火,肝阳暴亢,引动心火;或精神紧张,阴精暗耗,阳亢风动,气血上冲于脑,神窍闭阻	
	饮食不节,过食肥甘厚味,酿痰蕴湿,积热生风,窜犯络脉,上阻清窍	
	劳欲过度,或烦劳过度,耗气伤阴,阳气暴张;或房劳不节,汲伤肾水,引动心火,阳亢风动,气血上逆,壅阻清窍	
	气虚邪中,或气血不足,风邪乘虚入中;或形盛气衰,痰湿素盛,外风引动痰湿,闭阻经络气血	

三、诊断与鉴别诊断

(一) 诊断

1. 突然半身不遂、口舌㖞斜、言语謇涩、偏身麻木,或同时见昏仆、不省人事。

2. 多急性起病,好发于40岁以上年龄。

3. 发病之前多有头晕、头痛、肢体一侧麻木等先兆症状。

4. 常有眩晕、头痛、消渴、血浊、心悸等病史,病发多有情志失调、饮食不当或劳累等诱因。

头颅MRI、CT、脑脊液、眼底检查等有助于本病的诊断。

临床上根据病程长短分为急性期、恢复期和后遗症期。急性期指发病后2周以内,中脏腑可至1个月;恢复期指发病2周(重者1个月)至半年以内;后遗症期指发病半年以上。

(二) 鉴别诊断

中风应与口僻、痫病、厥证、痉证、痿证进行鉴别(表3-3-2~表3-3-4)。

表3-3-2 中风与口僻鉴别表

病证	相同点	不同点
中风	口角㖞斜	口舌㖞斜伴半身不遂、言语謇涩等症状,重者猝然昏仆、不省人事,多发于中老年人。多为内伤积损所致
口僻		口角㖞斜、口角流涎,同侧闭目无力,常伴外感表证或耳背疼痛,无半身不遂、神志障碍等症状,不同年龄均可罹患。多为感受外邪所致

表3-3-3 中风与痫病、厥证鉴别表

病证	相同点	不同点
中风	昏仆不省人事	伴口舌㖞斜、半身不遂、言语謇涩等症状,多发于中老年人
痫病		发作性疾病,常两目凝视,口中作声,四肢抽搐而口吐白沫,醒后一如常人,青少年居多
厥证		一般移时苏醒,多伴有面色苍白、四肢逆冷

表3-3-4　中风与痉证、痿证鉴别表

病证	相同点	不同点
中风	都有肢体症状	半身不遂伴口舌㖞斜、言语謇涩等,重者猝然昏仆,不省人事
痉证		四肢抽搐,颈项强直,甚至角弓反张为特征
痿证		多表现为双下肢痿躄不用,或四肢肌肉痿软无力,病程后期伴肌肉萎缩;或眼睑下垂,一般起病缓慢

四、辨证论治

（一）辨证要点

1. 辨中经络与中脏腑　无神识昏蒙者属于中经络,病位较浅,病情较轻;有神识昏蒙者属于中脏腑,病位较深,病情较重。

2. 辨闭证与脱证　中脏腑有闭证和脱证之分。闭证是邪闭于内,多为实证。兼有热象,苔黄腻,舌质偏红,脉数而弦滑,为阳闭;兼有寒象,苔白腻,舌质偏淡,脉缓而沉滑,为阴闭。脱证是阳脱于外,多为虚证。

3. 辨顺势与逆势　中脏腑有顺势和逆势。若神志转清,病情由中脏腑向中经络转化,病势为顺,预后多好。若中经络者,渐进加重出现神志障碍,可发展为中脏腑,属病势逆转,预后较差。起病即中脏腑,或突然神昏、四肢抽搐不已,或背腹骤然灼热而四肢发凉,及至手足厥逆,或见戴阳证及呕血,均属逆象,病情危重,预后不良。

（二）治则治法

中风急性期,当以治标为主。中经络当平肝息风,化痰祛瘀通络;中脏腑当以醒神开窍为治则。闭证宜清热开窍或化痰开窍,脱证则回阳固脱。如内闭外脱并存,则醒神开窍与扶正固本兼用。中风恢复期、后遗症期,多为虚实兼夹,当扶正祛邪,标本兼顾,常用育阴息风、益气活血、通络等法,多配合针灸康复疗法。

（三）分证论治

1. 急性期

（1）中经络

1）风阳上扰证

症状:半身不遂,偏身麻木,舌强言謇或不语,或口舌㖞斜,眩晕头痛,面红目赤,口苦咽干,心烦易怒,尿赤便干。舌质红或红绛,舌苔薄黄,脉弦有力。

病机析要:肝阳暴张,风阳上扰,血随气逆,血瘀脑脉,故见半身不遂,偏身麻木;风阳上扰,舌络瘀滞,则舌强言謇或不语,或口舌㖞斜;风阳上扰,经脉不利,则头痛眩晕,面红目赤,口苦咽干;心烦、易怒、脉弦为风火上扰之象。半身不遂、心烦易怒、眩晕头痛为本证的辨证要点。

治法:清肝泻火,息风潜阳。

代表方:天麻钩藤饮。

常用药:天麻、钩藤平肝息风;生石决明镇肝潜阳;川牛膝引血下行;益母草活血利水,黄芩、栀子、夏枯草清肝泻火。

兼见心烦易怒为肝阳引动心火,加牡丹皮、白芍;兼见便秘,为肠腑气郁,郁而化热,加大黄;若神识恍惚、昏迷,为风火上扰清窍,由中经络向中脏腑转化,可鼻饲灌服安宫牛黄丸或局方至宝丹。

2）风痰入络证

ER-3-3-2

中风临床思维导图

症状:突然偏身麻木,肌肤不仁,口舌㖞斜,言语不利,甚则半身不遂,舌强言謇或不语,头晕目眩。舌质暗淡,舌苔白腻,脉弦滑。

病机分析:肝风夹痰上扰清窍,流窜经络,脑脉瘀阻,故突然偏身麻木,肌肤不仁,口舌㖞斜,甚至半身不遂,言语謇涩或不语;风痰扰动清阳,则头晕目眩。偏身麻木、肌肤不仁、头晕目眩为本证的辨证要点。

治法:息风化痰,活血通络。

代表方:半夏白术天麻汤合涤痰汤。

常用药:天麻平肝息风,化痰通络;法半夏、茯苓、橘红、甘草燥湿化痰;制南星、石菖蒲豁痰开窍;白术、生姜、大枣健脾化湿。中风一证乃脑络或肢体经络之气血痹阻,故同时加用活血通络之品,如丹参、鸡血藤、当归、川芎、红花等。

兼见舌暗有瘀斑、舌下络脉紫暗、脉涩,为痰阻气滞血瘀,加丹参、桃仁、红花、赤芍;兼有口干口苦、便秘,为痰郁热结,加大黄、黄芩、栀子、天竺黄。

(2)中脏腑

1)阳闭——痰热腑实证

症状:突发神志昏昧,半身不遂,口舌㖞斜,舌强言謇或不语,身热,气粗,腹部胀满,按之有痛感,大便秘结,面赤,口秽。舌质红而干,苔黄腻,脉弦滑数。

病机析要:阳明热结,腑热痰浊上蒸,蒙蔽清窍,故见神昧、身热、气粗;肝风夹痰热,上窜经络,故见半身不遂、口舌㖞斜、言语謇涩、偏身麻木;痰热阻于阳明,则见腹满、口秽、舌苔黄腻、脉弦滑、便秘。神昏、半身不遂、便秘拒按、舌红苔黄腻为本证的辨证要点。

治法:化痰通腑泄热。

代表方:桃核承气汤合安宫牛黄丸。

常用药:大黄、芒硝(另溶)、桃仁通腑泄下瘀热;酌加胆南星、全瓜蒌清热化痰;丹参、赤芍、鸡血藤活血通络。安宫牛黄丸鼻饲。

兼见肢体强痉,为热盛动风,加羚羊角(或用山羊角代)、钩藤、地龙、僵蚕、生石决明;兼见口干口渴,为热盛伤津,加天花粉、知母、麦冬、玄参;兼年老体弱、舌红少苔,为津亏,加生地黄、麦冬、玄参。

2)阳闭——痰火闭窍证

症状:突然昏倒,不省人事,躁动不安,牙关紧闭,口噤不开,两手握固,肢体强痉,二便闭结,面赤身热,痰涎壅盛,气粗口臭。舌质红,舌苔黄腻,脉弦滑数。

病机析要:肝阳暴张,阳亢风动,痰火壅盛,气血上逆,神窍闭阻,则突然昏倒,不省人事;风火相扇,痰热内闭,则见面赤身热,气粗口臭,口噤,便闭。卒倒不省人事、躁动不安、痰涎壅盛为本证的辨证要点。

治法:清肝泻火,化痰开窍。

代表方:羚羊角汤合安宫牛黄丸。

常用药:羚羊角(或用山羊角代)清肝息风,夏枯草、蝉蜕、菊花平肝散火,龟甲、白芍、石决明育阴潜阳,敛肝息风;牡丹皮、生地黄凉血清热;痰热加胆南星、竹沥、天竺黄、黄连清热化痰;石菖蒲、郁金化痰开窍。安宫牛黄丸鼻饲。

兼有抽搐,为热盛风动筋挛,加全蝎、蜈蚣;兼见呕血,为热盛迫血妄行,加竹茹、鲜生地黄、白茅根、大黄。

3)阴闭——痰蒙神窍证

症状:神志昏蒙,半身不遂,口舌㖞斜,痰声辘辘,面白唇暗,静卧不烦,二便自遗,或周身湿冷。舌质紫暗,苔白腻,脉沉滑缓。

病机分析:痰浊偏盛,上壅清窍,内蒙心神,神机闭塞,则神昏、口噤,痰涎壅盛;阳虚于内则面白唇暗、四肢不温、静卧不烦。神昏、半身不遂、痰声辘辘为本证的辨证要点。

治法:温阳化痰,醒神开窍。

代表方:涤痰汤合苏合香丸。

常用药:法半夏、茯苓、橘红、竹茹化痰;郁金、石菖蒲、胆南星豁痰开窍;风痰内扰者加天麻、钩藤、僵蚕息风化痰。苏合香丸鼻饲。

兼见四肢不温,为阳虚肢厥,加熟附子、人参;兼见舌质淡、脉细无力,为元气亏虚,加生晒参;兼见舌有瘀点、瘀斑,为痰瘀阻络,加桃仁、红花、川芎、地龙。

4)元气败脱证

症状:昏愦不知,目合口开,四肢松懈瘫软,肢冷汗多,二便自遗。舌蜷缩,舌质紫暗,苔白腻,脉微欲绝。

病机析要:正不胜邪,元气衰微,元神散乱,故见突然昏倒,不省人事,目合口张,鼻鼾息微,手撒遗尿,汗多不止,四肢冰冷。昏愦不知、目合口开、脉微欲绝为本证的辨证要点。

治法:扶助正气,回阳固脱。

代表方:参附汤合生脉散。

常用药:红参、制附子补气回阳;麦冬、五味子、人参大补气阴;汗出不止,加且重用山茱萸、龙骨、牡蛎滋阴敛阳固脱。

兼见舌有瘀点、瘀斑,为气虚血瘀,加川芎、丹参、赤芍、当归。

2. 恢复期和后遗症期

(1)气虚血瘀证

症状:半身不遂,口舌㖞斜,舌强言謇或不语,偏身麻木,面色淡白,气短乏力,自汗出,手足肿胀。舌质暗淡,有齿痕,舌苔白腻,脉沉细。

病机分析:气虚不能运血,瘀血阻滞脑窍,故肢体偏枯不用、语謇;气虚则手足无力、神疲、气短、面色萎黄。偏身麻木较重、气短乏力、舌质暗淡为本证的辨证要点。

治法:益气活血。

代表方:补阳还五汤。

常用药:重用黄芪补气;当归养血;赤芍、川芎、桃仁、红花、地龙活血化瘀通络。

兼见肢体拘挛,为瘀血阻络、新血不生、筋脉失养,加地龙、全蝎、水蛭、桑枝;兼见下肢瘫软无力突出,为肾虚不能主骨生髓,加桑寄生、川续断、牛膝、地黄、山茱萸、肉苁蓉。

(2)阴虚风动证

症状:半身不遂,口舌㖞斜,言语謇涩不语,偏身麻木,舌体颤抖,眩晕耳鸣,心烦躁扰,手足心热,咽干口燥。舌质红而体瘦,少苔或无苔,脉弦细数。

病机析要:肾阴亏虚,水不涵木,肝风内动,故见半身不遂,口舌㖞斜,言语謇涩不语,偏身麻木,舌体颤抖;肾水不足,髓海失充或肝阳上亢,则见眩晕、耳鸣;肾水亏虚,水火失济,心火偏亢,故心烦躁扰,手足心热,咽干口燥。半身不遂、舌红少苔或无苔、脉弦细数为本证的辨证要点。

治法:滋养肝肾,潜阳息风。

代表方:镇肝熄风汤。

常用药:生龙骨、生牡蛎、代赭石(先煎)镇肝潜阳;钩藤、菊花息风清热;白芍、天冬、玄参、龟甲滋养肝肾之阴;牛膝补肝肾,引血下行;茵陈、麦芽、川楝子清肝疏郁;加茯神、酸枣仁养血安神,加地龙、红花活血通络。

兼见心烦失眠,为心肾不交、心火偏亢,加黄连、栀子、夜交藤、珍珠母;兼有头痛,为肝阳化风,加生石决明、夏枯草;兼有半身不遂之肢体拘急麻木,为阴虚血瘀,加当归、鸡血藤、水蛭。

（3）肾精亏虚证

症状:手足瘫缓不收,酸麻不仁,腰腿软弱,足废不能行,或患肢僵硬,拘挛变形,肌肉萎缩。舌质淡红,苔白或白腻,脉细。

病机分析:肝血不足下及肾阴,肾水亏竭不能上滋肝木,精血不足,筋脉失养,故见手足瘫缓、酸麻不仁、腰腿软弱、足废不行,肢体僵硬、拘挛变形、肌肉萎缩。手足瘫缓不收、腰腿软弱、脉细为本证的辨证要点。

治法:滋养肝肾。

代表方:地黄饮子。

常用药:地黄、山茱萸滋补肝肾精血;石斛、麦冬、五味子滋阴敛液;石菖蒲、远志、茯苓健脾化痰开窍;肉苁蓉、巴戟天温壮肾阳;熟附子、肉桂温阳下元,引火归原;加当归、鸡血藤养血和络。

兼见遗尿,为肾气虚封藏失司,加菟丝子、益智仁;若舌强语謇明显,肢体麻木,脉弦滑,为风痰上阻,经络失和,可用解语丹;若口舌㖞斜明显,为风痰阻于络道,可合用牵正散。

五、预防调护

"未病先防",针对中风的危险因素采取早期积极干预措施,改变不良生活方式,如避免内伤积损,减少情志过极,戒烟限酒,避免煎炸炙煿,参加体育运动,控制体重等,以减少中风的发生风险。注意识别中风先兆,及时服药防治。明代李用粹在《证治汇补·中风·预防中风》中强调:"平人手指麻木,不时眩晕,乃中风先兆,须预防之。宜慎起居,节饮食;远房帏,调情志。"

"既病防变",应积极治疗,减少并证、变证,降低死亡率、病残率,预防并发郁证、痴呆、癫痫等。尤其对于中脏腑昏迷患者,辨证施护,须密切观察神志、面色、体温、血压、心率、呼吸、汗出、出入量等变化,以防向脱证转化;加强口腔护理,及时清除口咽喉部痰涎以防窒息,鼻饲中药时应少量多次。恢复期要加强偏瘫肢体的被动活动,进行各种功能锻炼,并配合针灸、推拿、理疗、按摩等恢复肢体运动功能。防止腰骶部及患肢受压而发生压疮。语言不利者,宜加强语言训练。

"瘥后防复",要防止中风再发。

六、临证要点

1. 鉴别中风之缺血与出血　急性期中风与西医学所称急性脑卒中相似,包括缺血性和出血性两大类型。临床上除四诊合参之外,还应借助头颅 MRI 或 CT 等检查,明确区分是缺血性还是出血性中风。这对于急性期治疗极为重要。

2. 正确使用通下之法　中脏腑阳闭证,风阳痰火炽盛,内闭神机,有时因邪热搏结,亦可出现腹满,便秘,小溲不通,苔黄腻,脉弦实有力,应配合通下之法,可用礞石滚痰丸、承气汤类方药等,使大便畅通,痰热下泄,则神识可清,危象可解。即便是阴闭证,痰浊壅盛,亦可配用通下攻逐之法,如用控涎丹、温脾汤等。但正虚明显,元气亏虚者忌用。

3. 出血性中风可配凉血化瘀　脑出血,可参血证有关内容,其出血机制多有瘀热搏结,络伤血溢,临床有时可见面唇青紫,舌绛或紫暗,可配合凉血化瘀止血法,以犀角地黄汤为基础方治疗,俾瘀热以行,有助止血,但应注意活血而不破血、动血。

病案分析

　　1981 年诊治一名 66 岁的老妪。其早年孕育子女较多,调摄又差,精血暗耗。近又因烦劳过度,于 1 月 26 日跌仆在雪地,猝然半身不遂,口舌㖞斜,舌强语涩,神志稍有不清,胸闷不舒,大便干结,舌苔厚腻,脉弦滑。平素中焦失畅,痰浊中阻,加之劳累过度,心悸烦躁,以致肝风夹痰上壅清窍,闭阻络道,出现言语不利等诸症。故拟豁痰开窍,佐以潜阳通络,清热息风为治。

　　处方:珍珠母 30g,生龙骨 30g,生牡蛎 30g,制川厚朴 4.5g,广藿香 9g,仙半夏 9g,陈皮 4.5g,陈胆南星 6g,茯苓 9g,石菖蒲 6g,淡竹茹 12g,枳壳 4.5g,伸筋草 9g,络石藤 12g,六一散(包)12g。

　　服 5 剂,患者神清,言语稍有恢复,舌苔已退,舌质稍红。上方去厚朴、六一散,加白芍、当归、牡丹皮、丹参。

　　服 7 剂,患者右半身已能活动,口渴喜饮,舌质红。依原方去藿香,加生地黄、石斛。

　　又服 7 剂,患者诸症悉除,步履如常人。原方去珍珠母、龙骨、牡蛎,加钩藤、黄芪等平肝益气之品以善后。

　　3 年后随访,患者无反复。

　　按:本例初以导痰汤涤痰开窍为主,介类潜阳镇肝,防其肝风再起,加藿香、厚朴、六一散之类辛香化浊,淡渗利湿,以杜其生痰之源。中治取"治风先治血,血行风自灭"之义,以四物汤养血活血即寓其意。末治以补阳还五汤益气活血;再加伸筋草、络石藤等祛风通络;二陈汤健脾化痰;生地黄、钩藤滋阴柔肝,扶正祛邪善其后。经 1 个月治疗,患者基本恢复正常。(詹文涛 . 长江医话[M].北京:北京科学技术出版社,1996.)

第四节　痴　呆

一、概述

　　痴呆又称"呆病",多因先天不足、久病年老、情志所伤、久病邪留,而致髓海空虚、痰浊瘀毒痹阻脑络,神机失用而发,临床上以善忘,智能减退,对答问题、计算能力失常,行动迟缓等为主要临床表现,可伴性情改变,神志失常;严重者可出现日常生活能力的下降或丧失。

　　中医古籍有关本病的专论较少,类似的症状描述散见于历代医籍中。《灵枢·天年》云:"六十岁,心气始衰,苦忧悲,血气懈惰……八十岁,肺气衰,魄离,故言善误。"晋代《针灸甲乙经》以"呆痴"命名之。唐代孙思邈编集的《华佗神医秘传》首提"痴呆"病名。明代张介宾《景岳全书·杂证谟·癫狂痴呆》对该病的病因病机、临床表现、治则治法及预后都有较为详细的论述,文中指出"痴呆证,凡平素无痰,而或以郁结……而渐致痴呆,言辞颠倒,举动不经……其证则千奇百怪,无所不至";该病的病机为"逆气在心或肝胆二经,气有不清而然";治疗上"以速扶正气为主,宜七福饮或大补元煎主之",病者"有可愈者,有不可愈者,亦在乎胃气元气之强弱"。以上论述至今仍对临床有指导意义。明代李时珍《本草纲目·辛夷》提出:"脑为元神之府。"清代陈士铎《辨证录》立有"呆病门",认为该病是由于肝气不舒,横逆乘脾,导致脾虚痰盛,积于胸中,盘踞心窍、神明不清而发,提出了"开郁逐痰,健胃通气"

之法,用洗心汤、转呆丹、还神至圣汤等治疗。清代王清任《医林改错·脑髓说》曰:"高年无记性者,脑髓渐空。"认为脑髓不充是本病的主要病因。清代《临证指南医案·中风》有云"初起神呆遗溺,老人厥中显然";《杂病源流犀烛·中风源流》提出"中风后健忘"等,是中医学中较早关于中风后痴呆的记载。

西医学中的阿尔茨海默病、血管性痴呆、混合性痴呆可参照本节进行辨证论治;路易体痴呆、额颞叶痴呆、代谢性脑病、中毒性脑病等具有本病特征者,也可参考本节进行辨证论治。

笔记栏

痴呆历史沿革列表

二、病因病机

本病多因先天不足,或年迈体虚,或后天失养,以及六淫、七情、饮食、劳倦、疫毒等,导致髓海不足,神机失用而发。

(一)病因

1. 年老肾衰 《素问·阴阳应象大论》曰:"年四十而阴气自半也,起居衰矣。"人至中年,肾中阴精衰减,开始衰老。肾精不足,可致髓海渐空,元神失养,渐成痴呆。

2. 禀赋不足 脑为髓之海,为元神之腑,神机之源。先天禀赋不足,则髓海不充,延至成年,或因衰老、情志、饮食等后天因素影响,而致髓海渐空,元神失养,发为痴呆。

3. 后天失养 脾胃为后天之本,各种原因所致脾胃虚弱,气血生化乏源,脑髓不充,元神失养,而成痴呆。

4. 七情内伤 七情所伤,肝气郁结,日久生热化火,心神被扰,则性情烦乱,变化无常。人至老年,肾水衰少,水不涵木,阴虚而阳亢,或复因烦恼过度,情志相激,肝郁化火上炎;或水不济火,心肾不交,心火独亢,扰乱神明,发为痴呆。火热过盛,酿生浊毒,败坏形体,损伤脑络,使病情波动而加重。

5. 久病邪留 年老多病之体,脾肾渐损,以致痰浊内生,蒙蔽清窍,神明不清而发痴呆;产伤、外伤、卒中之后瘀血留滞而成痴呆者,乃久病致瘀,入阻脑络,神机散乱所致。也可因外感热毒,内侵入脑,损伤脑络,使脑气不得与脏气相连接,神机失用而发痴呆。

(二)病机

脑为髓之海,为元神之府,脑髓充则神明有居。痴呆病位在脑,与心、肝、脾、肾四脏关系最为密切。基本病机为髓减脑消,元神失养;或邪扰清窍,神机失用。该病有虚实之分,以虚为本,以实为标,临床多见本虚标实之证。

本病以肾虚为本,肾精不藏,则髓海渐空,元神失养;或心血亏虚、肝血不足、脾不生血、精髓无源等多种病理变化,终致肾虚髓减,元神失养,灵机失常而发痴呆。正虚日久,气血亏乏,脏腑功能失调,气血运行不畅,或积湿为痰,或留滞为瘀,加重病情,出现虚中夹实证;若痰浊、瘀血、火热、浊毒等病邪留滞于脑,脑络不通,脑气与脏气不相连接,则神机失用,痴呆日重;痰瘀日久可损及心、脾、肝、肾、气血、阴精,致脑髓渐空,转化为虚证或虚实夹杂证。若痰热瘀积,日久生毒,损伤脑络,可致病情恶化而成毒盛正衰之证。由此可见,肾虚髓减贯穿于疾病始终,病理因素为痰、瘀、火、毒。

本病的临床演变一般分为平台期、波动期和下滑期,且常交替出现。平台期多见虚证,一般病情平稳。波动期常见虚实夹杂,心肝火旺,痰瘀互阻,致使病情时轻时重。下滑期多因外感六淫、情志相激、或复发中风等因素,而使智能减退进一步加重,此时证候由虚转实,病情由波动而转为恶化。

本病的预后依疾病原因和病情轻重而定。早期病情较轻者,经及时治疗,部分症状尚可改善;病情较重者,生活部分不能自理,往往继续发展,直至生活能力完全丧失,终日卧病在床,多因继发咳嗽、淋证、虚劳等而致预后不良。(表3-4-1)

表3-4-1 痴呆病机列表

关键病机	病机要点	病机转归
髓减脑消,元神失养 或 邪扰清窍,神机失用	年老体衰,肾精不足,髓海渐空,元神失养,渐成痴呆	①病机之间可以虚实夹杂 ②肾精不足、脾肾亏虚、气血不足等虚证者,积极治疗可改善症状,但不易根治 ③痰浊、瘀血、热毒等实证者及时治疗,待邪去方可获愈 ④虚实夹杂或症状较重者,病情缠绵难愈,预后不良
	禀赋不足,髓海不充,脾肾亏虚,气血不足,髓海渐空,元神失养,发为痴呆	
	脾胃虚弱,或肝郁伐脾,或久病积劳,脾失健运,聚湿生痰,或久食肥甘厚味痰浊内生,上扰清窍,脑髓失充,发为痴呆	
	情志不舒,气机不畅,气滞血瘀,或中风、脑部外伤后瘀血内阻,痹阻脑络,脑髓失养,神机失用,而致痴呆	
	情志不遂,木郁化火,心火内生,扰乱神明,发为痴呆	
	外感热毒,或为痰瘀内蕴日久,结为浊毒,毒损脑络,发为痴呆	

三、诊断与鉴别诊断

(一)诊断

1. 临床以善忘,智能减退,言语、计算能力失常,行动迟缓等为主要表现。记忆力减退多为首发症状,先表现为近期事物遗忘,逐渐发展为远期事物遗忘。

2. 日常生活能力下降及丧失,可伴有精神、情志改变、心神失常。

3. 起病隐匿,发展缓慢,渐进加重,病程一般较长。但也有少数患者为突然起病,或波动样、阶梯样进展。

4. 患者多为老年人,常有中风、头晕、脑外伤等病史。

神经心理学检查、日常生活能力量表、头颅MRI或脑脊液检查等有助于痴呆临床诊断。

(二)鉴别诊断

痴呆应与郁病、健忘、癫病进行鉴别(表3-4-2~表3-4-4)。

表3-4-2 痴呆与郁病鉴别表

病证	主要症状	病程	好发人群
痴呆	以善忘,智能减退,言语、计算能力失常,行动迟缓为主症	一般起病缓慢,进行性发展,或突然起病,阶梯样加重	多发生于老年人
郁病	以情志抑郁、情绪不宁或咽中如有异物为主症	症状可随情绪波动加重或改善	多发生于中青年女性

表3-4-3 痴呆与健忘鉴别表

病证	症状表现	病程
痴呆	以善忘,智能减退,言语、计算能力失常,行动迟缓为主;可伴精神、情志改变,心神失常;严重者会影响到日常生活能力	进行性发展,或突然起病,阶梯样加重
健忘	仅以遇事善忘为主	一般无渐进性加重,也可是痴呆之前驱表现

表 3-4-4 痴呆与癫病鉴别表

病证	症状表现	好发人群
痴呆	以善忘，智能减退，言语、计算能力失常，行动迟缓为主；可伴精神、情志改变，心神失常；严重者会影响到日常生活能力	多发生于老年人
癫病	以沉闷寡言、情感淡漠、语无伦次，或喃喃自语、静而少动等精神失常为主要表现	多发生于青少年人

四、辨证论治

（一）辨证要点

1. 辨病期 平台期，以智能减退为主，多无情志异常，多为虚证；波动期，智能减退较重，常兼情志异常，多见虚实夹杂；下滑期，智能丧失殆尽，且具神愈如寐、知动失司、形神失控、虚极生风等症状，表现为正衰邪盛。

2. 分虚实 虚证为髓海空虚、脾肾两虚、气虚血亏，如腰膝酸软、少气无力、汗出心悸、面色不华、舌苔少、脉细无力等；实证为痰浊、瘀血、火热、毒盛，如头晕目眩、心烦易怒、目干口苦、大便秘结、舌苔厚、脉弦滑等。

3. 明缓急 大多起病缓慢，渐进加重，病程较长，多与年老脾肾亏虚、气血不足、髓海渐空有关；若突然起病，阶梯样加重，病程较短，多与脑卒中、外伤、情志之变，引起风痰相扰、瘀阻脑络有关。新病突发，多数可以逐渐恢复；久病渐显，多属痼疾难治。

（二）治则治法

本病应分病期按虚实论治，虚则补之，实则泻之。虚者，脾肾不足、髓海空虚，易补肾健脾，填精益髓；实者，痰浊、瘀血、热毒，当以化痰、活血、清热、解毒之法以泻之。平台期以正虚为主，当补肾健脾以养髓；波动期以邪实为主，当逐痰化浊，活血化瘀；下滑期以热毒为主，重在解毒通络，开窍醒神。

（三）分证论治

1. 平台期

（1）髓海不足证

症状：记忆减退，智能损害，懒惰思卧，齿枯发焦，腰酸骨软，步行艰难。舌瘦色淡，脉沉细。

病机析要：肝肾亏虚，脑髓失充，元神失养，故记忆减退、智能损害，而成痴呆。肾虚精少不能壮骨，肝虚血少不能养筋，则骨软质疏，腰酸腿痛，齿枯发焦，步行艰难，行动迟缓，懒惰思卧。以记忆减退，腰酸骨软为本证的辨证要点。

治法：滋补肝肾，生髓养脑。

代表方：七福饮。

常用药：熟地黄滋阴补肾；当归养血补肝；人参、白术、炙甘草益气健脾；远志、酸枣仁化痰安神；加鹿角胶、龟甲胶、阿胶填补脑髓。

若言行不经，心烦溲赤，舌红少苔，脉细弦数，为肾精不足，心火妄亢，可用六味地黄汤加丹参、莲子心、石菖蒲等；若舌质红，苔黄腻，为痰热内蕴，干扰心窍，可改用清心滚痰丸，待痰热化净，再投滋补之剂。

（2）脾肾亏虚证

症状：记忆减退，智能损害，词不达意，腰膝酸软，肌肉萎缩，食少纳呆，气短懒言，口涎外溢或四肢不温，腹痛喜按，鸡鸣泄泻，或二便失禁。舌质淡白，舌体胖大，舌苔白，脉沉细弱、

ER-3-4-2
痴呆临床思维导图

两尺尤甚者。

病机析要：脾肾亏虚，元阳不足，气血衰少，髓海空虚，神机失养，可见记忆减退、智能损害、词不达意；腰膝酸软、肌肉萎缩、食少纳呆、气短懒言、口涎外溢或四肢不温、泄泻为脾肾两虚之象。以记忆减退，气短懒言，腰膝酸软为本证的辨证要点。

治法：温补脾肾，养元安神。

代表方：还少丹。

常用药：熟地黄、山茱萸、肉苁蓉、巴戟天、杜仲温阳滋阴，补肾生髓；枸杞子、怀牛膝补肝益肾；茴香助命门之气；茯苓、山药、大枣、人参健脾益气；石菖蒲、远志、五味子交通心肾而安神。

若舌苔黄腻，不思饮食，为中焦痰热，可先用温胆汤，待痰热去除，再用补法。

（3）气血不足证

症状：记忆减退，行动迟缓，甚而终日寡言不动，倦怠嗜卧，多梦易惊，神疲乏力，面唇无华，爪甲苍白，纳呆食少，大便溏薄。舌质淡胖、有齿痕，脉细弱。

病机析要：气血亏虚，脑髓不充，元神失养，则记忆减退、行动迟缓；气血亏虚，身形失养，则倦怠嗜卧、神疲乏力、面唇无华、爪甲苍白；纳呆食少、大便溏薄为气血不足，心脾两虚之象。以记忆减退，神疲乏力，面唇无华为本证的辨证要点。

治法：益气健脾，养血安神。

代表方：归脾汤。

常用药：人参、黄芪、白术健脾益气；茯神、龙眼肉、酸枣仁、养心安神；远志交通心肾；木香理气醒脾。

若脾虚及肾，加熟地黄、山茱萸、肉苁蓉、巴戟天、茴香。

2. 波动期

（1）痰浊蒙窍证

症状：记忆减退，表情呆钝，头晕身重，晨起痰多，纳呆呕恶，脘腹胀满。重症者生活不能自理，面色㿠白或苍白不泽，气短乏力。舌体胖大有齿痕，苔腻浊，脉弦滑。

病机析要：痰浊蒙窍，神明不清。痰浊积于胸中，蒙蔽清窍，使神明不清，故记忆减退，表情呆钝；脾气虚则面色㿠白或苍白无泽，气短乏力。以记忆减退，头晕身重，苔腻浊为本证的辨证要点。

治法：化痰开窍，养心安神。

代表方：洗心汤。

常用药：法半夏、陈皮健脾化痰；石菖蒲开窍祛痰；人参、甘草培补中气；熟附子通阳扶正；茯神、酸枣仁安神；神曲和胃。

兼见心烦躁动，言语颠三倒四，歌笑不休，甚至反喜污秽，为肝郁化火，可用转呆汤。

（2）瘀阻脑络证

症状：多有产伤及外伤病史，或真心痛史、中风史，或素有血瘀之疾。记忆减退，反应迟钝，或行为怪异，或妄思离奇，或头痛难愈，面色晦暗。舌质暗紫，有瘀点或瘀斑，舌苔薄白，脉细弦或涩。

病机析要：瘀阻脑络，使脑气不能与脏气相连接，神机失用，则记忆减退，反应迟钝，或行为怪异，或妄思离奇；血瘀气滞，经脉挛急或不通，则见头痛难愈，面色晦暗。记忆减退，兼有瘀血病史，舌质暗紫，有瘀点或瘀斑为本证的辨证要点。

治法：活血化瘀，通窍醒神。

代表方：通窍活血汤。

常用药:桃仁、红花、赤芍、川芎活血化瘀;葱白、生姜、石菖蒲、郁金通阳宣窍;全蝎、蜈蚣通络;天麻、三七粉化瘀通络。

病久兼面色萎黄,倦怠乏力,纳呆,为气血不足,加当归、生地黄、党参、黄芪;兼头痛、呕恶,舌红苔黄,为血瘀化热,肝胃火逆,加钩藤、菊花、夏枯草、竹茹。

（3）心肝火旺证

症状:健忘颠倒,智能损害,自我中心,心烦易怒,口苦目干,头晕头痛,筋惕肉瞤,或咽干口燥,口臭口疮,尿赤便干或面红微赤,口气臭秽、口中黏涎秽浊,烦躁不安甚则狂躁。舌质暗红,舌苔黄或黄腻,脉弦数。

病机析要:心肝火旺,扰乱神明,则健忘颠倒,智能损害。肝阳上亢,则头晕头痛,心烦易怒,则口苦目干。咽干、口燥、口臭、口疮、尿赤、便干为热毒内盛之象。以健忘颠倒,心烦易怒,口苦目干为本证的辨证要点。

治法:清心平肝,安神定志。

代表方:天麻钩藤饮。

常用药:天麻、钩藤平肝息风,川牛膝引血下行;黄芩、栀子清泻肝火;夜交藤、茯神安神定志;石决明、龟甲、珍珠母平肝潜阳安神;玄参、黄连养心阴,清心火;大黄通腑泄热。

兼见口齿不清,为痰蒙神窍,热扰心神,加石菖蒲、郁金、天竺黄;兼便秘,为肠道热实,加酒大黄、全瓜蒌、枳实、厚朴;兼急躁易怒、眠差多梦,为君相火动,神明不安,去黄芩、栀子,加龙胆、黄连、莲子心、丹参、酸枣仁、合欢皮;兼见口眼㖞斜、肢体麻木或半身不遂,为风痰阻络,去龟甲、夜交藤,加僵蚕、全蝎、地龙、桑枝;兼痰多、身热、烦渴、口苦,为痰热内盛,加天竺黄、郁金、胆南星、远志;若热毒炽盛,毒损脑络,可用黄连解毒汤加生地黄、玄参、石菖蒲、远志、柴胡、升麻;若久病致瘀阻脑络,加桃仁、红花、赤芍、川芎、地龙、全蝎。

3. 下滑期

毒损脑络证

症状:无欲无言,迷蒙昏睡,不识人物,神呆遗尿,或二便失禁,或身体蜷缩不动,躁扰不宁,甚则狂越,或谵语妄言,肢体僵硬,或颤动,或痫、痉。舌红绛少苔,苔腻浊,或腐秽厚积,脉弦滑数。

病机析要:痰热瘀毒壅盛,损伤脑络,故无欲无言,迷蒙昏睡,不识人物;脾肾虚极,知动失司,则神呆遗尿,或二便失禁,或身体蜷缩不动;火扰毒盛,形神失控,故躁扰不宁,甚则狂越,或谵语妄言;阴虚内热,虚极生风,则肢体僵硬,或颤动,或痫痉。以无欲无言,迷蒙昏睡,不识人物,苔腻腐为本证的辨证要点。

治法:清热解毒,通络达邪。

代表方:黄连解毒汤。

常用药:黄连、黄芩、黄柏、栀子清热解毒。

若痰热之邪内蕴日久,结为浊毒,可用大剂清热解毒之品,同时加用涤痰之品,如天竺黄、石菖蒲、郁金、胆南星等;迷蒙昏睡,为热毒闭窍,可合用安宫牛黄丸;若便秘,为肠道热结,加大黄、全瓜蒌;若神志错乱,为热毒入营,瘀阻脑络,酌加生地黄、玄参、水牛角(先煎)、牡丹皮、全蝎、蜈蚣。

五、预防调护

精神调摄、认知康复训练、调整饮食起居既是痴呆的预防措施,也是治疗的重要环节。日常生活中,应注意情志的调节,适当参加社交活动,保持轻松愉悦的精神状态;耐心细致地认知康复训练尤其重要,如读报、写作、计算训练、体育锻炼等,可有效缓解痴呆症状、减缓病程进展;生活起居宜规律;饮食宜清淡,少食肥甘厚味,多进食补肾益精之品,如核桃、黑芝麻、腰果等坚果类,以及山药等;对于重症患者,其日常生活需专人照顾,按时配药服药,防止自行外出迷路、跌仆损伤,避免痴呆并发症的发生。痴呆的病因很多,一定要明晰病因,根据患者疾病所处时期,积极辨证施治。

六、临证要点

1. 痴呆首重补肾　《灵枢·经脉》有云:"人始生,先成精,精成而脑髓生。"《医学心悟·健忘》认为:"肾主智,肾虚则智不足。"肾生髓,通于脑。精充则脑荣,若先天不足,或年老体衰,髓海不足,脑失所养,神机失用则发为痴呆。本病多发生于老年人,常首见记忆力减退,此为脑髓不充,临证当以补肾益精填髓为要。

2. 化痰活血并用　痴呆病程较长,一般难以治愈。叶桂《临证指南医案》认为"凡经主气,络主血,久病血瘀""痰为怪病"。痰和瘀既是病理产物,也是致病因素,在痴呆发病机制中具有重要作用。唐宗海《血证论》有云"血积既久,亦能化为痰水",故瘀血内阻,久必化痰;反之,痰停体内,则气血运行不畅,久必成瘀,故痰瘀常相兼为病,临床辨证时要明确化痰、祛瘀之主从或痰瘀并重。

3. 治疗与调护并重　科学调护可有效改善痴呆症状,延缓疾病发展,在治疗的同时可加强精神调摄、认知康复训练,加强其人际交往,怡情易性,均有利于提高疗效。本病患者日常生活自理能力下降,甚至不能自理,必须加强监护性照顾,以防患者自伤或伤人。

病案分析

张某,男,80岁。2006年1月23日初诊。

患者精神异常伴记忆力下降1年。近1年来时感精神紧张、焦虑,时有急躁、语言混乱,昏不识人,伴记忆力、理解力下降,血压不平稳,大便尚可,小便频,纳可,眠可;舌淡红,苔薄黄腻,脉细弦。既往患高血压、高脂血症、基底动脉供血不足。诊断:痴呆(老年性痴呆)。辨证:阴血不足,心神失养。治疗:养血补心,安神健脑。

处方:天麻15g,葛根15g,白蒺藜20g,菊花10g,钩藤10g,川芎15g,茯神20g,珍珠母30g,菖蒲10g,远志10g,石斛10g,枸杞10g。5剂。

二诊:服药后诸症均较前减轻,精神稳定,理解力有所改善;舌淡红,苔中黄白腻,脉细弦。效不更法,原方药适当增减,加重补肾填精之品;14剂。

三诊:服药后精神较稳定。嘱其可根据病情长期服药治疗。

脑为髓之海,髓由肾所生所主,若肾虚精亏,则脑力下降;然心主神明,心气虚、心血不足,则心神失养,症见精神异常,焦躁紧张,言语错乱等;肝气不疏、肝阳上亢,则抑郁寡欢,烦躁易怒。因此,治疗老年痴呆应从心、肝、肾入手。此例患者精神偏亢奋焦躁,血压波动,脉弦细,为肝气不疏、肝阳上亢之征,故以养血平肝为主,补肾填精为辅。待病情稳定后,应以补益心肾为主,平肝活血为辅,长期治疗。(贺兴东,翁维良,姚乃礼.当代名老中医典型医案集·内科分册·李辅仁医案[M].北京:人民卫生出版社,2009.)

ER-3-4-3

痴呆古籍推介

ER-3-4-4

痴呆名医经验

第五节 癫 狂

一、概述

癫狂是临床常见的精神失常疾病。癫病以精神抑郁,表情淡漠,沉默痴呆,语无伦次,静而少动为特征;狂病以精神亢奋,狂躁刚暴,喧扰不宁,毁物打骂,动而多怒为特征。癫病与狂病在临床上相互联系,相互转化,故常并称癫狂。

癫之病名最早见于马王堆汉墓出土的《足臂十一脉灸经》,原文载"数瘨(癫)疾"。癫狂病名出自《黄帝内经》。该书对本病的症状、病因病机及治疗均有较详细的记载。在症状描述方面,《灵枢·癫狂》提出:"癫疾始生,先不乐,头重痛,视举,目赤,甚作极已而烦心。""狂始发,少卧,不饥,自高贤也,自辩智也,自尊贵也,善骂詈,日夜不休。"至于病因病机,《素问·脉要精微论》说:"衣被不敛,言语善恶,不避亲疏者,此神明之乱也。"《素问·脉解》又说:"阳尽在上,而阴气从下,下虚上实,故狂颠疾也。"《素问·至真要大论》云:"诸躁狂越,皆属于火。"指出火邪扰心,阴阳失调,神明逆乱而发病。在治疗上,《黄帝内经》对于"病怒狂者",以生铁落饮治疗。《难经》明确提出:"重阳者狂,重阴者癫。"说明心主喜,肝主怒,狂者木火有余,故多喜怒;肾主恐,肺主悲,癫者金水有余,故多悲恐。金元时期对癫狂病因病机的认识有较大发展。《素问玄机原病式·六气为病·火类》认为:"心火旺则肾水衰,乃失志而狂越也。"《丹溪心法·癫狂》曰:"癫属阴,狂属阳……大率多因痰结于心胸间。"指出癫狂与"痰"的密切关系,并首先提出"痰迷心窍"之说,为后世用吐法治疗本病提供了理论基础。明代王肯堂《证治准绳·癫狂痫总论》提出癫与狂之不同:"癫者,或狂或愚,或歌或笑,或悲或泣,如醉如痴,言语有头无尾,秽洁不知,积年累月不愈";"狂者,病之发时,猖狂刚暴,如伤寒阳明大实发狂,骂詈不避亲疏,甚则登高而歌,弃衣而走,逾垣上屋,非力所能,或与人语所未尝见之事。"清代王清任《医林改错·癫症有瘀血说》指出"癫狂……乃气血凝滞",从瘀论治癫狂,对后世学术影响颇大。

西医学中的精神分裂症、躁狂症、抑郁症等,以及因各种疾病导致的继发表现以癫狂为临床特征者,可参照本节辨证论治。

二、病因病机

癫狂多因七情内伤、饮食失节、禀赋不足,导致心、脾、肝、肾功能失调,阴阳失衡,痰、气、郁、火、瘀血蒙蔽心窍,神明逆乱而发。

(一)病因

1. 七情内伤 多因恼怒郁愤不解,肝失疏泄,胆气不平,心胆失调,心神扰乱;或肝郁不解,气郁痰结,蒙塞心窍;或暴怒不止,引动肝胆木火上升,冲心犯脑,神明无主;或肝气郁结,血行凝滞,气血不能上荣脑髓,神机失用而发病。

2. 饮食失节 饮食不节,嗜食肥甘厚味,脾胃运化失司,聚湿成痰,郁而化火,痰火上扰心神;或痰与气结,上蒙神明,均致神志失常而发病。

3. 禀赋异常 因胎儿先天不足,脏气不平,生后一有所触,遭遇情志刺激,则气机逆乱,阴阳失调,神机失常而发病。癫狂患者多有类似家族史。

(二)病机

病位主要在心、脑,与肝、脾、肾相关。病理因素以气、痰、火、瘀为主,四者有因果、兼夹的关系,且多以气郁为先。肝气郁结,气郁生痰;或心脾气结,郁而生痰,痰气互结,蒙蔽神机;或气郁化火,炼液为痰,痰火蓄结阳明,则扰乱神明。病久气滞血瘀,凝滞脑气,又每兼瘀血为患。

癫与狂的病机各有不同。癫为痰气郁结,蒙蔽神机;狂为痰火上扰,神明失主。癫病痰气郁而化火,可转化为狂病;狂病日久,郁火宣泄而痰气留结,又可转化为癫病。癫病日久则心脾耗伤,气血不足;狂病日久则火盛伤阴,心肾失调。故本病病理性质初起属实,日久可转为虚证或虚实夹杂。

本病的转归预后关键在于早期诊断,及时治疗,重视精神调护,避免精神刺激。若失治、误治,或多次复发,则病情往往加重,形神俱坏,难以逆转。(表 3-5-1)

表 3-5-1 癫狂病机列表

关键病机	病机要点	病机转归
脏气不平,阴阳失调,神机逆乱	七情内伤,多因恼怒郁愤不解,肝失疏泄,胆气不平,心胆失调,心神扰乱;或肝郁不解,气郁痰结,蒙塞心窍;或暴怒不止,引动肝胆木火上升,冲心犯脑,神明无主;或肝气郁结,血行凝滞,气血不能上荣脑髓,神机失用而发病	①癫病为病痰气郁而化火,可转化为狂病 ②狂病日久,郁火宣泄而痰气留结,又可转化癫病 ③癫病日久则心脾耗伤,气血不足 ④狂病日久则火盛伤阴,心肾失调
	饮食不节,嗜食肥甘厚味,脾胃运化失司,聚湿成痰,郁而化火,痰火上扰心神;或痰与气结,上蒙神明,均致神志失常而发病	
	禀赋异常,因胎儿先天不足,脏气不平,生后一有所触,遭遇情志刺激,则气机逆乱,阴阳失调,神机失常而发病	

三、诊断与鉴别诊断

(一)诊断

1. 癫病以精神抑郁,表情淡漠,沉默痴呆,语无伦次,静而少动为特征;狂病以精神亢奋,狂躁刚暴,喧扰不宁,毁物打骂,动而多怒为特征。

2. 有癫狂的家族史。多发于青壮年女性,平素性格内向,近期情志不遂,或突遭变故,惊恐而心绪不宁。

3. 排除药物、中毒、热病原因所致。

癫狂目前尚无确切的实验室诊断方法。头颅 CT、MRI、脑电图、24 小时动态脑电图等检查可排除其他相关疾病。

(二)鉴别诊断

癫证应与郁证、痴呆进行鉴别(表 3-5-2,表 3-5-3)。

表 3-5-2 癫狂与郁病鉴别表

病证	病机	临床表现
癫证	七情内伤,痰气郁结,神机逆乱	见喜怒无常,多语或不语等症,但一般已失去自我控制力,神志不清
郁病	七情内伤,气机郁滞	心情抑郁,情绪不宁,胸胁胀闷,急躁易怒,心悸失眠,喉中如有异物等自我感觉异常为主,或悲伤欲哭,数欠伸,象如神灵所作,神志清楚,有自制能力,不会自伤或伤及他人

表 3-5-3　癫证与痴呆鉴别表

病证	年龄	病机	临床表现
痴呆	老年人多见	髓海不足，神机失用	以智能低下为突出表现，以善忘，智能减退，言语、计算能力失常，行动迟缓为主要特征
癫证	成年人多见	阴阳失调，神机逆乱	癫证属于精神失常的疾患，以沉默寡言、情感淡漠、语无伦次、静而多喜为特征

四、辨证论治

（一）辨证要点

1. 辨癫与狂　癫病以精神抑郁，表情淡漠，沉默痴呆，语无伦次，静而少动为特征；狂病以精神亢奋，狂躁刚暴，喧扰不宁，毁物打骂，动而多怒为特征。

2. 辨虚实　初病属实，久病多虚实夹杂。癫病多为痰气郁结，久延则心脾两虚，气血亏耗。狂病多为痰火壅盛，久延可致阴虚火旺。

（二）治则治法

癫狂之病总因阴阳失调，治疗以调整阴阳为原则。癫病多责于气与痰，以解郁化痰、宁心安神为主要治法，后期应予补气养血；狂病多责于痰火、瘀血，以降火、豁痰、化瘀为主要治法，后期应予滋养心肝阴液，兼清虚火。

（三）分证论治

1. 癫病

（1）痰气郁结证

症状：精神抑郁，表情淡漠，沉默呆滞，时时太息，言语无序，或喃喃自语，多疑多虑，喜怒无常，烦而不眠，秽洁不分，不思饮食，大便或软而滞涩难解，或溏软。舌淡红，苔白腻，脉弦滑。

病机析要：多因思虑太过，所愿不遂，使肝气被郁，脾失健运而生痰浊，痰郁气结，阻蔽神窍，故抑郁，呆滞或语无伦次；痰扰心神，故烦而不眠，或多疑虑；痰浊中阻，故不思饮食，痰阻气机，肠腑气机失调，故大便或软而滞涩难解。时时太息，苔白腻，脉弦滑为本证的辨证要点。

治法：理气解郁，化痰醒神。

代表方：顺气导痰汤加远志、石菖蒲、郁金。

常用药：枳实、木香、香附理气解郁；法半夏、陈皮、胆南星、茯苓健脾理气化痰；郁金、石菖蒲、远志化浊开窍，解郁醒神。

兼见面暗，舌紫，脉沉涩，为病久痰气郁结，痰瘀互结，加桃仁、红花、赤芍、泽兰；若见体胖、纳呆、乏力，为气虚痰结，可用四君子汤合涤痰汤。若神思迷惘，表情呆钝，言语错乱，目瞪不瞬，舌苔白腻，为痰迷心窍，可用苏合香丸，继以四七汤加胆南星、郁金、石菖蒲、远志；若神昏志乱，动手毁物，为火盛欲狂之征，当以狂病论治。

（2）心脾两虚证

症状：神思恍惚，魂梦颠倒，心悸易惊，善悲欲哭，言语无序，肢体困乏，纳呆。舌淡，苔薄白，脉沉细无力。

病机析要：癫病日久，生化乏源，心神失养，故神思恍惚，魂梦颠倒，善悲欲哭；脾失健运，故纳呆，肢体困乏；血少气衰，血不养心，故心悸易惊。心悸易惊，纳呆，肢体困乏为本证的辨证要点。

治法:健脾益气,养心安神。

代表方:养心汤。

常用药:人参、黄芪、炙甘草健脾益气;茯苓健脾安神;当归、川芎养心补血;远志、柏子仁、酸枣仁、五味子宁心安神;肉桂引药入心。

兼见悲伤欲哭,变证多端,为心气耗伤,营血内亏,加甘麦大枣汤;兼见气短懒言,五心烦热,为气阴两虚,加太子参、麦冬;兼见神气恍惚,心悸易惊,为心胆气虚,加龙齿、磁石、琥珀。

若反应及动作迟钝,嗜卧,四肢欠温,面色苍白,舌淡,脉沉细,为脾肾阳虚,可用金匮肾气丸加巴戟天、仙茅、淫羊藿。

2. 狂病

(1) 痰火扰神证

症状:起病先有性情急躁,头痛失眠,两目怒视,面红目赤,突发狂乱无知,骂詈号叫,不避亲疏,逾垣上屋,或毁物伤人,气力愈常,不食不眠,渴喜冷饮,便秘溲赤。舌质红绛,苔多黄腻或黄燥而垢,脉弦滑数。

病机析要:五志化火,鼓动阳明痰热,痰随火升,痰热上扰清窍,故见性情急躁,头痛失眠;阳明独盛,扰乱心神,神明昏乱,则突然狂暴无知,言语错乱,骂詈不避亲疏,毁物打人;热盛于内,故渴喜冷饮,便秘溲赤。性情急躁,面红目赤,苔多黄腻或黄燥而垢为本证的辨证要点。

治法:清心泻火,涤痰醒神。

代表方:生铁落饮。

常用药:生铁落(先煎)镇心宁神;钩藤、连翘清泻心肝实火;胆南星、贝母、橘红、竹茹清涤痰浊;石菖蒲、远志、茯神宣窍安神;玄参、天冬、麦冬、丹参养阴清热,以防火热伤阴之弊。

若见神识不清,舌苔黄垢腻,为痰火壅盛蒙蔽清窍,加礞石滚痰丸合牛黄清心丸;若见大便燥结,舌苔黄燥,脉实大者,为阳明腑热,加小承气汤;若见神识渐清,心烦不寐,为痰热未尽,加温胆汤合朱砂安神丸。

(2) 火盛阴伤证

症状:狂病久延,时作时止,势已较缓,妄言妄为,呼之已能自制,但有疲惫之象,寝不安寐,烦躁不眠,形瘦,面红而秽,口干,大便干结。舌尖红少苔或无苔,有剥裂,脉细数。

病机析要:狂乱躁动日久心肝郁火,或阳明腑热久羁,耗津伤液,必致气阴两虚,气不足则精神疲惫,时有狂躁;阴液伤而虚火旺,心肾失调,则扰乱心神,故情绪焦虑紧张,或烦躁不眠;形瘦面红,五心烦热,为虚火上炎之征。烦躁不眠,五心烦热,脉细数为本证的辨证要点。

治法:滋阴降火,安神定志。

代表方:二阴煎合定志丸。

常用药:黄连、灯心草、淡竹叶清心泻火;生地黄、麦冬、玄参滋阴养血;茯神、酸枣仁、远志安神定志;石菖蒲开窍安神。

兼见舌红,苔黄腻,为痰火未清,加胆南星、全瓜蒌、天竺黄;兼见心烦,尿赤,为心火亢盛,加朱砂安神丸。

若癫病或狂病日久,症见面色晦滞而秽,舌质紫暗,有瘀斑,脉涩或细弦,为瘀血痰热互结,可用癫狂梦醒汤。若有蓄血内结者,可用桃核承气汤或抵当汤。

五、预防调护

注意精神调护是预防癫狂的重要措施。对患者要关心爱护。对尚有一定自制能力的患者,应进行合理的心理治疗。对打人骂人,伤人毁物的狂病患者,应采取防护措施,以防发生意外。加强孕妇保健,注意调护,避免受到惊恐等精神刺激损伤胎气。要关心幼儿心理的健康成长,一旦发现有精神异常表现,应早期就诊。

六、临证要点

1. **注意癫狂先兆症状**　癫狂患者在发病前,往往有精神异常的先兆出现。如患者平素性格内向,心情抑郁,若遇有意志不遂或猝受惊恐而出现神情淡漠,沉默不语,或喜怒无常,坐立不安,睡眠障碍,夜梦多,饮食变化等症状者,均应考虑癫狂的可能,应及时就诊,力争早期诊断、早期治疗。

2. **掌握吐下逐痰、开窍法的应用**　癫狂的基本病理因素为痰,或痰凝气滞,或痰郁化火。初病体实,饮食不减者,可予吐下劫夺,荡涤痰浊,如选用大黄、礞石、芒硝之类。若痰浊壅盛,胸膈督闷,口多痰涎,脉滑大有力,形体壮实者,可先用三圣散取吐,劫夺痰涎。倘吐后形神俱乏,宜及时饮食调养。另外,本病总由痰闭心窍,蒙蔽神志所致,故开窍法的应用十分重要。癫属痰气为主,可予温开,用苏合香丸;狂属痰火上扰,可予凉开,用安宫牛黄丸。

3. **运用活血化瘀**　癫狂日久,气滞痰凝,影响血运,痰瘀胶结,形成宿疾,潜伏脏腑经络之中,每因情志触动而发,遂致灵机逆乱,神志失常。选用活血化瘀法治疗,常选桃核承气汤、血府逐瘀汤、癫狂梦醒汤、通窍活血汤等方剂加减。

🩺 病案分析

肖某,女,29岁。精神失常5个月。

初诊:5个月前因精神受到刺激而致精神失常,经治疗一度好转。近2个月病情反复,在精神病院就诊服药,服氯丙嗪、奋乃静、安坦(盐酸苯海索)等药症状控制不明显,故至中医处就诊。刻下:烦躁恐惧忧郁,失眠,甚至通宵不寐,多梦,惊惕不安,口干无津,弄舌不已,大便干结,神情呆滞,两目直视。舌质红少津,脉细数。辨证属于情志郁怒,不得宣泄,肝郁化火,扰乱心神。治疗以养心安神,镇惊泻火。

处方:百合12g,生地黄12g,甘草9g,淮小麦30g,大枣6g,石菖蒲9g,姜矾南星12g,铁落60g(先煎),生大黄6g(后下)。日1剂,一日2服。

复诊:服药3周后,睡眠明显好转,可睡7小时,恐惧感减轻,奋乃静停,氯丙嗪晚上不服用,多愁善感,薄苔,脉细。原方续进。

再诊:睡眠进步,可睡8小时,恐惧感消失,仍抑郁不乐,口苦,大便正常,苔薄腻,脉细,原方加疏肝之品郁金。

按:本案属癫狂。癫狂患者素体心血不足,多因情志不遂,郁怒伤肝,气失疏泄,郁而化火,津液煎熬,结成痰火,痰火内扰心神而致神志异常,或癫,或狂。胡老在治疗该类患者时总以《金匮要略》甘麦大枣汤、百合地黄汤养心血、心阴。生铁落重镇肝胆之邪;石菖蒲、远志、南星化痰开窍醒神。如果患者火旺之象明显,则常用生大黄一味苦寒直折,使上炎之火得以降。胡老认为对于该类患者即使大便正常,则可以将生大黄改为制大黄,通下之力缓,但清火之用仍存。(贺兴东,翁维良,姚乃礼.当代名老中医典型医案集·内科分册·胡建华医案[M].北京:人民卫生出版社,2009.)

ER-3-5-3

癫狂古籍
推介

ER-3-5-4

癫狂名医
经验

PPT 课件

痫病历史沿革列表

第六节　痫　病

一、概述

痫病是一种发作性神志异常病证。发时精神恍惚，甚则突然仆倒，昏不知人，两目凝视，口吐涎沫，全身强直、四肢抽搐，或口中怪叫；发作前可伴眩晕、胸闷等先兆；移时苏醒，醒后如常人，常伴疲乏无力等症状。

痫病在《黄帝内经》中即有论述，称之为"胎病""巅疾"，强调与先天因素有关。《素问·奇病论》云："人生而有病颠疾者……病名为胎病，此得之在母腹中时，其母有所大惊，气上而不下，精气并居，故令子发为颠疾也。"隋代《诸病源候论》对本病的临床表现有确切描述，认识到本病具有反复发作的特点。宋代陈言《三因极一病证方论·癫痫叙论》指出："夫癫痫病，皆由惊动，使脏气不平。"对其病因认识更加深入。元代朱震亨《丹溪心法·痫》认为本病"非无痰涎壅塞，迷闷孔窍"而成，提出治疗以祛痰为主。明清医家将癫、狂、痫三证加以区别，分而论之。清代程钟龄《医学心悟》创立具有涤痰息风功效的定痫丸，至今仍为治疗痫病的代表方剂。李用粹在《证治汇补·痫病》中提出阳痫、阴痫的分证方法及相应治则。王清任则认为痫病的发生与元气亏虚，不能上转入脑髓，还和脑髓瘀血有关，并创龙马自来丹、黄芪赤风汤治之，为痫病治疗开辟了新的途径。

西医学中的原发性和继发性癫痫，包括全面性发作、部分性发作中的各种类型，如全身强直阵挛发作、失神发作、肌阵挛发作、运动性发作、感觉性发作、自主神经性发作、精神性发作、意识障碍合并自动症等，均可参照本节进行辨证施治。

二、病因病机

痫病多因先天不足、情志失调、饮食失节、劳累过度、跌打外伤，或他病之后，导致脏腑功能失调，风、火、痰、瘀蒙蔽心窍，壅塞经络，气机逆乱，元神失控而发。

（一）病因

1. 禀赋不足　痫病之始于幼年者，与先天因素有密切关系。母体怀孕后，或母体受惊恐，或七情郁结，或感受外邪，导致胎气逆乱，脏气不平，胎元受损，出生后易发生痫病。或妊娠期间，母体多病，服药不当，损及胎儿，成为发病的潜在因素。如《慎斋遗书》："羊癫风，系先天元阴之不足，以致肝邪克土伤心故也。"

2. 七情所伤　突受大惊大恐，气机逆乱，肝肾受损，阴不敛阳而化热生风；思虑太过伤及脾胃，脾胃受损，精微不布，痰浊内聚，又遇情志诱因，痰随气逆，蒙闭心神清窍，发为痫病；小儿脏腑娇嫩，形气未充，或素蕴风痰，因于惊恐，易患痫病。

3. 饮食失节　嗜食酒醇肥甘、吸烟，损伤脾胃，脾失健运，聚湿生痰，痰浊内盛，迷塞心窍；积痰内伏，火邪触动内伏之痰，痰随火升，阻蔽清窍；或因饮食不洁，误食带虫食物，导致虫寄生于脑，阻于脑窍而发痫病。

4. 外伤、产伤、外感　多因跌仆挫伤，或胎儿难产，产伤，致瘀阻脑络；或六淫之邪所干，损及脑窍，痰瘀火毒，壅塞经络，上窜脑窍，发为痫病。

（二）病机

痫病的病位在心、脑，与肝、脾、肾相关。以心脑神机受损为本，风火痰瘀上蒙为标，基本病机为脏腑阴阳失调，风火、痰瘀流窜经络，蒙蔽心窍。

病理因素以痰为主。痫病之痰，具有随风火兼化、气机逆乱而聚散和胶固难化的特点。

本病之所以久发难愈,反复不止,正是由于胶固于心窍之"顽痰"所致。痰浊不除,则痫病反复发作,乃成痼疾。至于发作时间的久暂、间歇期的长短,则与痰浊壅盛、正气虚衰程度密切相关。

痫病初期,多因风痰闭阻,或痰火炽盛,正气尚足,痰浊尚浅,以实证为主;病久不愈,损伤正气,导致脾虚痰盛,或肝肾阴虚,表现虚实夹杂。痫病发作当分阴阳,肝风痰热,横窜经络,气血逆乱于心脑为阳痫;寒痰湿浊上壅,蒙蔽神明为阴痫。若痫发时突然痰涌喉间可致窒息,严重者可致阴阳离决而死亡。休止期多虚或虚中夹实。休止期仅是逆气暂时消散,但由于病因未除,脏腑气血功能未复,随时可能再次发作。(表3-6-1)

表3-6-1 痫病病机列表

关键病机	病机要点	病机转归
脏腑失调,痰浊阻滞,气机逆乱,元神失控	禀赋不足,先天胎元受损;妊娠期间,母体多病,损及胎儿,成为发病的潜在因素	①病机之间可以由实转虚或虚实夹杂 ②肝风痰热,横窜经络,气血逆乱于心脑为阳痫;寒痰湿浊上壅,蒙蔽神明为阴痫 ③发作时突然痰涌喉间可致窒息,严重者可致死亡 ④休止期,逆气暂消,病因未除,脏腑气血功能未复,随时可能再次发作
	情志不遂,大惊大恐,气机逆乱,阴不敛阳,化热生风;思虑太过伤及脾胃,聚湿成痰,痰蒙清窍,发为痫病;小儿脏腑娇嫩,或素蕴风痰,因于惊恐,易患痫病	
	饮食不节,脾失健运,聚湿生痰,痰迷心窍;积痰内伏,火触伏痰,痰随火升,阻蔽清窍;误食带虫食物,虫寄生于脑,阻于脑窍	
	脑窍受伤,瘀血阻滞,神明失用;六淫邪气或患他病后,痰瘀气火,上窜脑窍,发为痫病	

三、诊断与鉴别诊断

(一)诊断

1. 表现为突然昏倒,不省人事,两目凝视,全身强直、四肢抽搐,口吐涎沫,或有异常叫声,醒后如常人;或者仅有突然呆木无知,两眼瞪视,呼之不应,或头部下垂,面色苍白,短时间即醒,恢复如常;也可见多种形式,如口、眼、手等局部抽搐或麻木而无突然昏倒,或凝视,或语言障碍,或无意识动作等。

2. 反复发作,发无定时,发作时间短暂,多数在数秒至数分钟即止,醒后对发作时情况全然不知。

3. 发作前可有眩晕、胸闷等先兆症状,发作后常伴疲乏无力。

4. 多有家族史,或产伤史,或脑部外伤史,每因惊恐、劳累、熬夜、情志过极等诱发。

脑电图、动态脑电图、颅脑CT或MRI等检查有助于本病的诊断。

(二)鉴别诊断

痫病应与中风、厥证、痉证进行鉴别(表3-6-2,表3-6-3)。

表3-6-2 痫病与中风、厥证鉴别表

病证	相同点	不同点
痫病	突然仆倒,昏不知人	全身强直、抽搐、口吐涎沫,两目凝视,或口中怪叫等症
中风		半身不遂,口舌㖞斜等伴随症状
厥证		伴随面色苍白,四肢厥冷

表 3-6-3　痫病与痉证鉴别表

病证	相同点	不同点
痫病	全身强直、四肢抽搐等	突发突止，发作结束后如常人；既往有类似发作症状。 不伴其他症状，发热
痉证		发作时伴角弓反张，常伴发热，多有原发病存在。 疾病的发作有一个发展过程

四、辨证论治

（一）辨证要点

1. 辨病情轻重　判断本病之轻重取决于两方面，一是病发持续时间之长短，持续时间长则病重，短则病轻；二是发作间隔时间之久暂，即间隔时间短暂则病重，长久则病轻。其轻重与痰浊壅盛、正气虚衰程度密切相关。

2. 辨阴阳虚实　发作期多实或实中夹虚，休止期多虚或虚中夹实。发作期先辨阴阳，阳痫痰热，阴痫寒痰。

（二）治则治法

痫病之治疗，当依其标本缓急而有所区别。发作期，急以开窍醒神定痫治其标，着重清泻肝火，豁痰息风，开窍定痫；休止期，病缓则补虚扶正以治其本，宜健脾化痰，滋补肝肾，宁心安神，配合祛痰化瘀。

（三）分证论治

1. 发作期

（1）阳痫

症状：突发昏仆，不省人事，面色口唇青紫，牙关紧闭，两目上视，项背强直，四肢抽搐，口吐涎沫，或喉中痰鸣，或发怪叫，甚则二便自遗。舌质红，苔白腻或黄腻，脉弦数或弦滑。病发前多有眩晕，头痛而胀，胸闷乏力等先兆症状；发作后除感到疲乏、头痛，一如常人。

病机析要：肝风痰热，横窜经络，气血逆乱于心脑，心神失守，故突然昏仆，不省人事；阳气受遏，使清气不得入，浊气不出，故面色口唇青紫；内风窜扰脉络，故两目上视，牙关紧闭，四肢抽搐；风痰聚散无常，故反复发作而醒后如常人。牙关紧闭，项背强直，喉中痰鸣为本证的辨证要点。

治法：涤痰息风，开窍醒神。

代表方：定痫丸。

常用药：天麻、全蝎、僵蚕平肝息风止痉；贝母、胆南星、法半夏、石菖蒲化痰开窍；茯神、远志、陈皮、琥珀镇心安神定惊。

急救时可针刺人中、十宣、合谷等穴开窍醒神。

兼有大便秘结，为痰火壅盛，加生大黄、芒硝、枳实、厚朴；若热甚合黄连解毒汤，并用安宫牛黄丸清热化痰开窍，或紫雪丹清热镇静。

（2）阴痫

症状：发痫时昏愦，偃卧拘急，或抽搐时作，口吐涎沫，面色晦暗，手足清冷。或仅表现为呆木无知，不闻不见，不动不语；或动作中断，二目上视。舌质淡，苔白腻，脉多沉细或沉迟。

病机析要：寒痰湿浊上壅，痰结不化，阳气闭郁，故发痫时面色晦暗，手足清冷；湿痰上壅，蒙蔽神明，故二目上视，昏愦；血不养筋，虚风暗动，则偃卧拘急、抽搐时作；口吐涎沫乃痰湿壅盛随气逆而涌出。面色晦暗，手足清冷，昏愦为本证的辨证要点。

治法：开窍醒神，温化痰涎，顺气定痫。

代表方：五生饮合二陈汤。

常用药：生南星、生半夏、生白附子辛温祛痰，降逆散结，祛风解痉；生川乌散寒除积；生黑豆补肾利湿;陈皮、茯苓顺气除痰。

急救时针刺人中、十宣穴等开窍醒神。

痫病系发作性疾病,发作时若患者神志不清,当即刻让患者平躺侧卧,注意保持病患气道通畅,及时清除口中异物,避免误吸、窒息,注意周围环境安全,禁忌给患者口腔内喂饲任何药品、食品(可舌下静脉吸收的除外),每次发作历时数秒或者1~3分钟后症状会自我停止,病患恢复如常;但若一次发作时间超过平时发作时间,即为痫病重症,病患持续不省人事,频频抽搐,病情危重,当立即予以中西医结合抢救治疗。

2. 休止期

(1) 肝火痰热证

症状:平素情绪急躁,每因情绪激动郁怒诱发痫病。痫止后,仍烦躁不安,心烦失眠,口苦而干,便秘溲黄。舌质偏红,苔黄,脉弦数。

病机析要:七情所伤,气郁化火,痰浊蕴结,火动痰升,阻扰脑神则痫发;气郁化火,肝气不舒,故情绪急躁;火扰心神,故心烦,失眠。烦躁不安,心烦失眠,口苦而干为本证的辨证要点。

治法:清肝泻火,化痰宁神。

代表方:龙胆泻肝汤合涤痰汤。

常用药:龙胆、黄芩、栀子、柴胡清肝泻火;泽泻、车前子清利湿热,导火下行;当归、生地黄凉血养血;法半夏、胆南星、陈皮豁痰开窍;竹茹降气化痰;石菖蒲、茯神醒神定志。

兼有大便秘结,为痰火壅盛,加大黄、芒硝;兼有彻夜难寐,为肝火扰神加柏子仁、酸枣仁、龙骨、牡蛎、钩藤。

(2) 瘀阻脑络证

症状:平素头晕头痛,痛有定处,常伴单侧肢体抽搐,或一侧面部抽动,颜面口唇青紫;间或也可呈痫病大发作。舌质暗红或有瘀斑,脉涩或沉弦。具有颅脑外伤史、中风病史、产伤史、颅内感染性疾病史。

病机析要:瘀血阻窍,脑络闭塞,故头晕头痛;瘀血阻滞,脑神失养而风动,故肢体抽搐。痛有定处,颜面口唇青紫为本证的辨证要点。

治法:活血化瘀,息风定痫。

代表方:通窍活血汤。

常用药:桃仁、红花、赤芍、川芎活血化瘀;石菖蒲(代麝香)、葱白、生姜通阳开窍;加地龙、僵蚕、全蝎、蜈蚣搜风剔络,息风定痫。

知识链接

《医林改错》五逐瘀汤辨析

王清任《医林改错》五逐瘀汤均以桃仁、红花、川芎、赤芍、当归等为基础药物,有活血祛瘀止痛之用,主治瘀血所致的病证。其中,通窍活血汤中配伍通阳开窍的麝香、老葱等,故活血通窍作用较优,主治瘀阻头面之证;血府逐瘀汤中配伍行气宽胸的枳壳、桔梗、柴胡以及引血下行的牛膝,故宣通胸胁气滞,引血下行之力较好,主治胸中瘀阻之证;膈下逐瘀汤中配伍香附、乌药、枳壳等疏肝行气止痛药,故行气止痛作用较大,主治瘀血结于膈下,肝郁气滞之两胁及腹部胀痛有痞块者;少腹逐瘀汤中配伍温通下气之小茴香、官桂、干姜,故温经止痛作用较强,主治血瘀少腹之积块、月经不调、痛经等;身痛逐瘀汤中配伍通络宣痹止痛的秦艽、羌活、地龙等,故多用于瘀血痹阻经络所致的肢体痹痛或周身疼痛等症。

（3）脾虚痰盛证

症状：平素倦怠乏力，身体瘦弱，胸闷或恶心泛呕，或痰多，纳差便溏，四肢不温；发病前多有眩晕，心情不悦。舌质淡，苔白腻，脉濡或弦细。

病机析要：脾虚生化乏源，气血不足，故平素倦怠乏力，身体瘦弱；脾虚不运，痰湿内生，故胸闷，纳差，痰多；升降失调，故眩晕，恶心泛呕，便溏。倦怠乏力，纳差便溏为本证的辨证要点。

治法：健脾化痰。

代表方：六君子汤。

常用药：党参、白术、茯苓、甘草健脾益气；法半夏、陈皮理气化痰。

兼有痰多，为脾虚不运，痰湿内生，加制南星、瓜蒌；兼有呕恶，为胃气上逆，加竹茹、旋覆花。

（4）肝肾阴虚证

症状：痫病频发，神思恍惚，面色晦暗，头晕目眩，两目干涩，耳轮焦枯不泽，健忘失眠，腰膝酸软，大便干燥。舌红，苔薄白少津，脉沉细而数。

病机析要：痫病频发，日久不愈，气血先虚，肝肾俱亏，肾精不足，髓海失养，故神思恍惚，面色晦暗，健忘失眠；肝肾亏虚，则两目干涩，耳轮焦枯不泽，腰膝酸软；阴精亏虚，肠道失于濡润，故大便干燥。两目干涩，耳轮焦枯不泽，腰膝酸软为本证的辨证要点。

治法：滋养肝肾。

代表方：大补元煎。

常用药：熟地黄、枸杞子、山茱萸、杜仲补益肝肾，滋阴养血；人参、炙甘草、山药、当归补益气血；鹿角胶、龟甲胶养阴益髓；牡蛎、鳖甲滋阴潜阳。

兼有心中烦热，为阴虚火旺，加焦栀子、莲子心；兼有大便干燥，为肠道津亏，加玄参、天花粉、肉苁蓉、当归、火麻仁。

上述各种证型的痫病，在临床辨证处方中，加入全蝎、蜈蚣等虫类药物，以息风通络，定痫止痉，可提高临床疗效。一般以研粉吞服为宜，每次 1~1.5g，可入胶囊吞服，每日 2 次。人工麝香，一般不入汤剂，每次 0.06~0.1g，可入胶囊吞服，每日 1 次。因本病反复发作，易成痼疾，治宜顾其本，休止期长者，可配制丸剂，便于长期服用，以图根治。

五、预防调护

痫病多系母亲在孕期内，七情、饮食、劳倦等失调，尤其在出生过程中胎儿头部外伤所致。因此，特别要注意母亲孕期卫生，以及平时个人饮食、起居调养，加强孕妇自身保健，精神愉快，避免胎气受损。

加强痫病的护理，预防意外。发作时注意观察神志的改变、抽搐的频率、脉搏的快慢与节律、瞳孔大小、有无发绀及呕吐、二便是否失禁等情况，并详加记录。对昏仆、抽搐伴有神识不清的患者，凡有义齿者均应取下，并用裹纱布的压舌板放入患者口中，防止咬伤唇舌，同时注意口腔内痰涎的排出，禁忌喂饲任何药物、食物；痫病患者寝具及周围注意安全，加用床档，以免发作时翻坠下床。昏不知人时间长者，要及时送至医院予以抢救治疗。休止期患者，不宜驾车、骑车、游泳，不宜高空、水上作业，以免突然发病时发生危险。

平素注意调养。饮食宜清淡，多吃素菜，少食肥甘之品，禁忌酒类，忌过冷过热、辛温刺激的食物。选用山药、薏苡仁、赤豆、绿豆、小米煮粥，可收健脾化湿之功效。保持精神愉快，避免精神刺激，宜怡养性情，起居有常，劳逸适度，保证充足的睡眠时间，保持大便通畅。

六、临证要点

1. **症状表现复杂多样**　癫痫在临床上常见几种发作类型：①全面性强直-阵挛性发作；②失神发作；③单纯部分发作；④复杂部分发作；⑤癫痫持续状态。

2. **可根据病程特点选择治法**　本病初发体实、脉实，可任吐下法时，当考虑用之。痫发窍闭时，亦可用通关散搐鼻以开窍。

3. **实施休止期治疗**　发作控制后的痫病患者，应依据发作时的症状及休止期兼症辨证论治，旨在预防其再次发作，其治疗着重在风、痰、火、虚。痫病发作缓解后，仍应坚持标本并治，亦可用丸药缓图，以期根治，防止复发。

4. **谨慎使用毒性药物**　五生饮中生南星、生半夏、生白附子、生川乌均有毒性，必须遵守药典，谨慎使用。用量宜小，根据病情逐步增加。应先煎半小时以上。一般正气虚弱不甚，痰浊壅盛者可用。

🩺 病案分析

尚某，女，6岁。于1年前，突然昏仆，不省人事，双目上翻，牙关紧闭，口吐泡沫。诸症持续约3分钟后苏醒。醒后无任何不适，自此以后屡有发作，每次发作间隔时间不等。短则1个月，长则2~3个月。经某医院诊断为癫病服用苯妥英钠等药未能控制。继之发作间隔时间逐渐缩短，近几月来，发作周期固定在15天。诊见：患儿发育正常，智能一般，反应尚可，精神不振，面黄不华、余无不适，脉细数，舌红，苔薄黄腻。无头部外伤史，足月平产，2年多来，食欲一直不振，时有腹泻，痰多，形体消瘦。辨证：脾失健运，痰蒙心窍。治法：健脾祛痰。

处方：川贝母5g，陈胆南星5g，双钩藤5g（后下），石菖蒲5g，竹茹3g，栀子3g，香附3g，茯苓5g，陈皮3g，郁金3g。7剂。嘱其服清淡饮食。

二诊：1周后复诊，药后咳出痰浊，余症同前，病有转机，因虑其周期将至，再以祛痰为主，效不更方，再服7剂。

三诊：第2周后，家长代述发作周期已打破，距上次发作18天后始发作，仅1分钟左右发作即止，且发作时诸症均较轻，舌苔仍有较少薄黄腻苔。痰邪未尽，前方继续服用，此次用药后第2次发作已推迟到第23天。仍宗前法，酌加健脾之品以固本。自此之后，数年痼疾，霍然而停，食欲增加，精神好转，嘱以香砂六君子汤常服，经追踪观察1年余，未再复发。

本案系患儿因长期脾虚，脾失健运，痰湿内生阻滞气机，风阳内动，蒙蔽心窍所致，故方中以川贝母、陈胆南星、石菖蒲化痰开窍，双钩藤平肝息风止痉，香附、郁金疏肝理气，栀子、竹茹清热化痰，茯苓、陈皮理气健脾化痰。从祛痰入手，先治其标，以健脾法善其后。（刘尚义.南方医话［M］.北京：北京科学技术出版社，1996.）

ER-3-6-3

痫病古籍
推介

ER-3-6-4

痫病名医
经验

学习小结

1. 脑系病证总纲

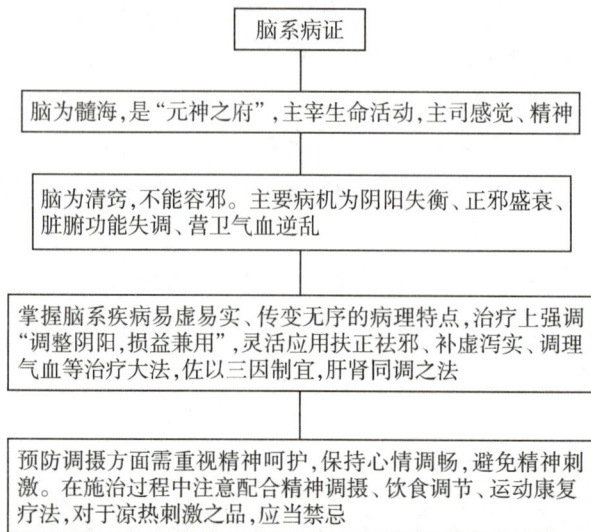

脑系病证

脑为髓海,是"元神之府",主宰生命活动,主司感觉、精神

脑为清窍,不能容邪。主要病机为阴阳失衡、正邪盛衰、脏腑功能失调、营卫气血逆乱

掌握脑系疾病易虚易实、传变无序的病理特点,治疗上强调"调整阴阳,损益兼用",灵活应用扶正祛邪、补虚泻实、调理气血等治疗大法,佐以三因制宜,肝肾同调之法

预防调摄方面需重视精神呵护,保持心情调畅,避免精神刺激。在施治过程中注意配合精神调摄、饮食调节、运动康复疗法,对于凉热刺激之品,应当禁忌

2. 各病证的主证与方药

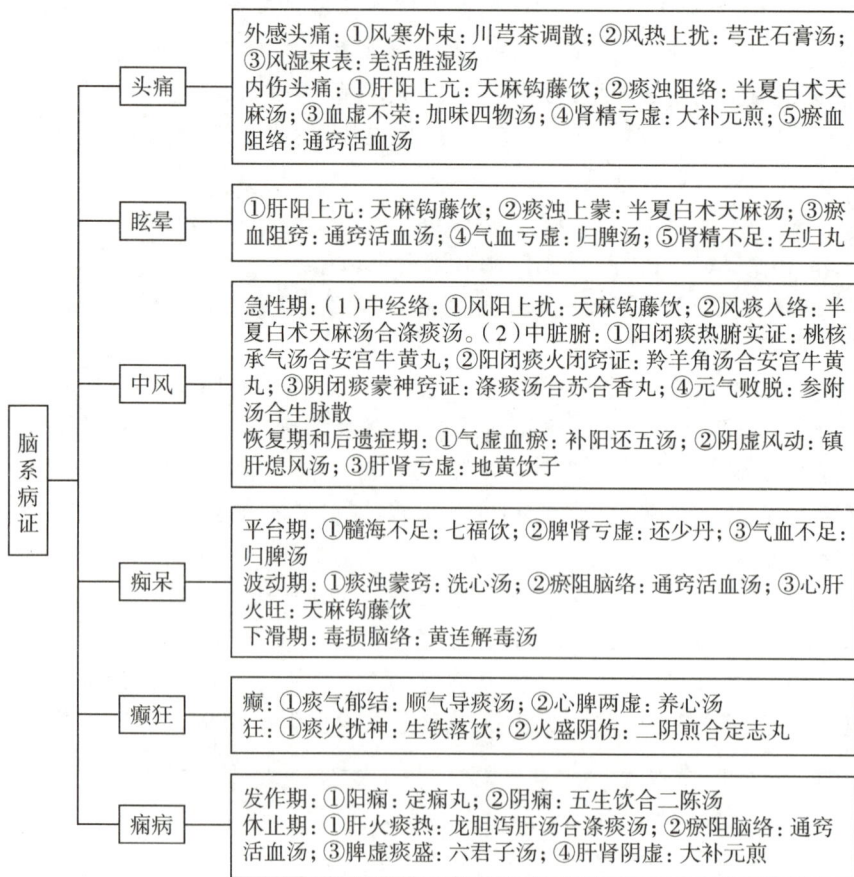

脑系病证

头痛
外感头痛:①风寒外束:川芎茶调散;②风热上扰:芎芷石膏汤;③风湿束表:羌活胜湿汤
内伤头痛:①肝阳上亢:天麻钩藤饮;②痰浊阻络:半夏白术天麻汤;③血虚不荣:加味四物汤;④肾精亏虚:大补元煎;⑤瘀血阻络:通窍活血汤

眩晕
①肝阳上亢:天麻钩藤饮;②痰浊上蒙:半夏白术天麻汤;③瘀血阻窍:通窍活血汤;④气血亏虚:归脾汤;⑤肾精不足:左归丸

中风
急性期:(1)中经络:①风阳上扰:天麻钩藤饮;②风痰入络:半夏白术天麻汤合涤痰汤。(2)中脏腑:①阳闭痰热腑实证:桃核承气汤合安宫牛黄丸;②阳闭痰火闭窍证:羚羊角汤合安宫牛黄丸;③阴闭痰蒙神窍证:涤痰汤合苏合香丸;④元气败脱:参附汤合生脉散
恢复期和后遗症期:①气虚血瘀:补阳还五汤;②阴虚风动:镇肝熄风汤;③肝肾亏虚:地黄饮子

痴呆
平台期:①髓海不足:七福饮;②脾肾亏虚:还少丹;③气血不足:归脾汤
波动期:①痰浊蒙窍:洗心汤;②瘀阻脑络:通窍活血汤;③心肝火旺:天麻钩藤饮
下滑期:毒损脑络:黄连解毒汤

癫狂
癫:①痰气郁结:顺气导痰汤;②心脾两虚:养心汤
狂:①痰火扰神:生铁落饮;②火盛阴伤:二阴煎合定志丸

痫病
发作期:①阳痫:定痫丸;②阴痫:五生饮合二陈汤
休止期:①肝火痰热:龙胆泻肝汤合涤痰汤;②瘀阻脑络:通窍活血汤;③脾虚痰盛:六君子汤;④肝肾阴虚:大补元煎

扫一扫,
测一测

（石　岩　王　健　孙丽霞　滕　晶）

复习思考题

1. 试述头痛的分证论治和分经用药特点。
2. 如何理解"无风不作眩""无痰则不作眩"和"无虚不能作眩"?
3. 中风中经络与中脏腑如何鉴别?
4. 试述中风急性期痰热腑实证和气虚血瘀证的症状、病机、治法和方药。
5. 如何理解"补肾即补髓"和"治痰即治呆"的学术思想?
6. 试述癫、狂之临床特征。其病日久发生什么病机转化?
7. 痫病的基本病机是什么? 痫病反复发作、久治不愈之原因是什么?

第四章

脾胃系病证

学习目标

　　掌握脾胃病证的发病特点,以及胃痛、痞满、呕吐、呃逆、噎膈、腹痛、泄泻、痢疾、便秘的概念、病因病机、诊断与鉴别诊断、辨证论治。

　　脾主运化,主升清,主统血,主肌肉、四肢;胃与脾同属中焦,主受纳、腐熟水谷,主通降;脾与胃相表里,共为"后天之本"。脾升胃降,是人体气机升降的枢纽。五脏六腑,四肢百骸皆赖以所养。脾胃的病理表现主要是受纳、运化、升降、统摄等功能的异常。

　　脾为太阴湿土之脏,喜燥恶湿,得阳气温煦则运化健旺。胃有喜润恶燥之特性,不仅需要阳气的蒸化,更需要阴液的濡润。胃中阴液充足,有助于腐熟水谷和通降胃气。故脾阳(气)易虚,而胃阴易亏。依据脾胃的生理功能和病机变化特点,将胃痛、痞满、呕吐、噎膈、呃逆、腹痛、泄泻、痢疾、便秘归属为脾胃系病证。上述病证虽归属于脾胃,但与其他脏腑亦密切相关。如脾胃与肝肾关系最为密切。脾虚化源不足,肾失所养,肾阳虚衰则脾失温煦,运化失职而致泄泻;肝木疏土,助其运化,脾土营木,利其疏泄,肝郁气滞易犯脾胃,引起胃痛、腹痛。

　　治疗强调胃气以通降为用,脾气以升为健。虚证可用温中祛寒、补中益气法;实证宜清化湿热或温化寒湿;若虚实夹杂,又当祛邪与补脾兼顾。

　　此外,气血、津液、痰湿、水饮等方面的病证多与脾胃有关。如脾失统摄导致便血;脾失转输,水津敷布失常出现水肿、鼓胀;脾虚生痰,上渍于肺之咳嗽;脾胃虚弱,气血亏虚,心失所养之心悸。临床应注意五脏相关之整体关系。

04章01节PPT

PPT 课件

第一节　胃　　痛

一、概述

　　胃痛,又称胃脘痛,是以中上腹胃脘部疼痛为主症的病证。

　　胃痛之名首见于《黄帝内经》。《灵枢·邪气脏腑病形》曰:"胃病者,腹䐜胀,胃脘当心而痛,上支两胁,膈咽不通,饮食不下。"《黄帝内经》提出本病的病因有感受风寒、情志不畅、饮食不调等。如《素问·至真要大论》曰:"厥阴司天,风淫所胜……民病胃脘当心而痛。"《素问·六元正纪大论》曰:"木郁之发……民病胃脘当心而痛。"《素问·痹论》曰:"饮食自倍,肠胃乃伤。"汉代张仲景在《伤寒杂病论》中未明确提出胃痛病名,但相关论述可散见于心下痛、心痛、腹痛等病证中。如《伤寒论·辨太阳病脉证并治》曰："伤寒六七日,结胸热实,脉沉而紧,心下痛,按之石鞕者。"张仲景为后世留下了诸多治疗胃痛的有效方剂,如黄芪建中汤、大建中汤、理中汤、四逆散、芍药甘草汤等。

因胃脘与心窝相邻,古代医家有将胃痛与心痛混淆互称者。宋代陈言首次对心痛与胃痛混为一谈提出了质疑,其在《三因极一病证方论·九痛叙论》中曰："夫心痛者,在《方论》则曰九痛,《内经》则曰举痛,一曰卒痛。种种不同,以其痛在中脘,故总而言之曰心痛,其实非心痛也。"金元时期李杲在《兰室秘藏》中首立"胃脘痛"一门,将胃脘痛的证候、病因病机以及治法明确区分于心痛,使胃痛成为独立的病证。明清医家对胃痛的病因病机以及辨证治疗做了全面深入的论述。张介宾在《景岳全书》中提出胃痛多因食、寒、气以及虫、火、痰、血等引起,并认为胃痛"因寒者常居八九,因热者十惟一二"。清代叶桂在《临证指南医案》中对胃痛的气血辨治做了详细的论述,如"夫痛则不通,通字须究气血阴阳,便是看诊要旨矣","初病在经,久痛入络,以经主气,络主血","凡气既久阻,血亦应病,循行之脉络自痹,而辛香理气,辛柔和血之法,实为对待必然之理"等。他还创立了甘凉养胃之法,使胃痛的治疗方法臻于完善。

知识链接

叶桂的胃阴学说

叶桂认为,脾胃虽然同属中土,但功能和属性有别,"纳食主胃,运化主脾","脾宜升则健,胃宜降则和","太阴湿土,得阳始运;阳明燥土,得阴自安","脾喜刚燥,胃喜柔润"。胃具有"喜柔润"和"得阴自安"的特性。如果胃阴不足,失于濡润,则会影响胃的纳食和升降。素体阳盛或五志化火伤阴、过食辛辣温燥之品、素体阴虚或年老阴亏,复加外感温热燥邪、热病后期等是导致胃阴亏虚的常见病因。在治疗上,如华岫云所总结的"所谓胃宜降则和者,非用辛开苦降,亦非苦寒下夺以损胃气,不过甘平或甘凉濡润,以养胃阴,则津液来复,使之通降而已矣",从仲景麦门冬汤之意化裁,喜用沙参、麦冬、石斛、扁豆、山药、粳米、甘草之类。叶桂的胃阴学说,弥补了李杲详于治脾,略于治胃,重在温补,不及养阴的不足,丰富和完善了脾胃病的治法。

西医学中的胃炎、十二指肠球炎、消化性溃疡、功能性消化不良等,以胃痛为主要症状者,均可参照本节辨证论治。

二、病因病机

胃痛常因外邪犯胃、饮食伤胃、情志不畅和脾胃虚弱等因素导致胃气郁滞,和降失司,不通则痛。

(一)病因

1. **外邪犯胃**　寒、湿、暑、热诸邪,内客于胃,胃气郁滞,不通则痛。《素问·举痛论》曰："寒气客于肠胃之间,膜原之下,血不得散,小络急引,故痛。"

2. **饮食伤胃**　饮食不节,饥饱不当,则脾胃失运;嗜食辛辣,膏粱厚味,饮酒无度,则蕴湿生热;摄食不洁,药石不当,则损伤胃气。三者皆可引起胃失和降,胃气壅滞,不通则痛。《医学正传·胃脘痛》曰："致病之由,多因纵恣口腹,喜好辛酸,恣饮热酒煎煿,复餐寒凉生冷,朝伤暮损,日积月深……妨碍升降,故胃脘疼痛。"

3. 情志不畅　抑郁恼怒,肝失条达,横逆犯胃,肝胃不和;或思虑忧愁,脾伤气结,运化失司,脾胃失和。两者皆可引起胃气郁滞而发胃痛。

4. 久病劳倦　先天禀赋薄弱,或其他脏腑久病,或劳倦过度,均可导致脾胃虚弱,或脾阳不足,胃失温养,或胃阴亏虚,胃失濡润,皆可引起胃失和降,气机郁滞而发胃痛。

（二）病机

胃为阳土,主受纳、腐熟水谷,性喜润而恶燥,其气以和降为顺。脾与胃同居中焦,互为表里,相互影响。肝主疏泄,脾升胃降全赖肝气条达。胃痛的病变部位在胃,与肝、脾关系密切,其基本病机为胃气郁滞、胃失和降、不通则痛。若外邪伤中或饮食伤胃,致胃气郁滞,胃失和降,则生胃痛。若抑郁恼怒,致肝失疏泄,木气横逆,克犯中土,则发为胃痛。胃痛日久,久痛入络,由气及血,可导致血瘀胃痛。若禀赋不足、久病正虚、饥饱失常、劳倦过度或思虑过度,均可损伤脾气,致其运化失职,气机阻滞而为胃痛。脾阳不足者,寒自内生,胃失温养,致虚寒胃痛。气郁日久,化热伤阴,或素体阴虚,胃失濡养,致阴虚胃痛。

胃痛的病理因素主要有气滞、寒凝、食积、热郁、湿阻、血瘀。病理性质初期多由外邪、饮食、情志所伤,属于实证;病久伤正,则见脾胃虚弱之候;素虚之体,则以本虚为主。虚实之间可以相互兼夹与转化,如脾胃虚弱可夹湿、夹瘀,寒邪客胃日久可转化为脾胃虚寒等。胃痛日久,若迁延失治,可变生他疾。如胃热炽盛,迫血妄行;或瘀血阻滞,血不循经;或脾气虚弱,不能统血,以致出现便血、呕血。日久痰阻瘀结,气机壅塞,可变生噎膈、反胃、癥积等。（表4-1-1）

表 4-1-1　胃痛病机列表

关键病机	病机要点	病机转归
胃气郁滞,胃失和降,不通则痛	外邪侵袭,直犯中土,胃气郁滞,胃失和降,不通则痛	①病机之间可以虚实寒热相互转化 ②胃热炽盛,迫血妄行;瘀血阻滞,血不循经;脾气虚弱,不能统血而致便血、呕血 ③痰阻瘀结,气机壅塞,变生噎膈、反胃、癥积等
	饮食不节,食积胃脘;或过食生冷,胃阳被遏;或膏粱厚味,内生湿热,胃气郁滞,不通则痛	
	情志不遂,肝失疏泄,木气横逆,胃失和降,不通则痛	
	久病入络,由气及血,血瘀内阻,不通则痛	
	先天不足,久病失养,饥饱失常,劳倦久思,脾胃气虚,气虚及阳,寒凝作痛	
	嗜食辛辣,损伤胃阴,或素体阴虚,胃失濡养,不荣则痛	

三、诊断与鉴别诊断

（一）诊断

1. 以中上腹胃脘部疼痛为主症,疼痛性质有胀痛、刺痛、冷痛、灼痛、隐痛等不同。

2. 常伴嘈杂、泛酸,嗳气、恶心呕吐、纳呆等症状。

3. 多有反复发作病史,发病前常有天气变化、抑郁恼怒、劳累过度、药食不当等诱因。

上消化道电子内镜、上消化道钡剂造影、幽门螺杆菌检查、肝胆胰 B 超等有助于疾病诊断。

（二）鉴别诊断

胃痛应与真心痛、胁痛、腹痛进行鉴别（表4-1-2）。

表 4-1-2　胃痛与真心痛、胁痛、腹痛鉴别表

病证	疼痛部位	疼痛性质程度	伴随症状	诱发因素
胃痛	中上腹	钝痛、胀痛、灼痛、隐痛、针刺样痛者	胃胀，嗳气，吞酸嘈杂，恶心呕吐，纳呆等	饮食不节
真心痛	胸骨后	绞痛，闷痛，压榨感	心悸，胸闷，气短，有濒死的感觉	运动、劳累、情志
胁痛	胁肋部	绞痛、胀痛	发热恶寒、黄疸，腹痛向右侧肩胛放射	油腻饮食
腹痛	胃脘以下，耻骨毛际以上部位	胀痛、绞痛、隐痛	恶心呕吐、腹泻、便秘	饮食不节或不洁

四、辨证论治

（一）辨证要点

1. 辨虚实寒热　实者多疼痛较剧，拒按，脉实；虚者多痛势徐缓，喜按，脉虚。胃痛遇寒则痛甚，得温则痛减，多为寒证；胃脘灼痛，痛势急迫，遇热痛甚，得寒痛减，多为热证。

2. 辨在气在血　一般初病在气，久病在血。在气者，多见胀痛，或涉及两胁，或兼见嗳气频频，或疼痛与情志因素密切相关；在血者，疼痛部位固定，痛如针刺，舌质紫暗或有瘀斑，脉涩，或兼见呕血、便血。

（二）治则治法

胃痛的治疗原则为理气和胃止痛。邪盛以祛邪为急，正虚以扶正为先，虚实夹杂者则当祛邪扶正并举。对于"通则不痛"，当从广义理解和运用，诚如叶桂所言"通字须究气血阴阳"。属于胃寒者，散寒即所谓通；属于食停者，消食即所谓通；属于气滞者，理气即所谓通；属于热郁者，清热即所谓通；属于血瘀者，化瘀即所谓通；属于阴虚者，益胃养阴即所谓通；属于阳虚者，温运脾阳即所谓通。根据不同病机而采取相应治法，才可谓善用"通"法。

视频 4-12

胃痛临床思
维导图

（三）分证论治

1. 寒邪客胃证

症状：胃痛暴作，或猝感寒邪，或饮食生冷，恶寒喜暖，得温痛减，遇寒加重，口淡不渴，或喜热饮。舌淡苔薄白，脉弦紧。

病机析要：寒邪客胃，阳气被遏，气机阻滞，故胃痛暴作。恶寒喜暖，得温痛减，遇寒加重；口淡不渴，或喜热饮，均为寒象。胃痛暴作、拒按、得温则减为本证的辨证要点。

治法：温胃散寒，行气止痛。

代表方：香苏散合良附丸。

常用药：高良姜温中散寒，香附、苏梗、陈皮、炙甘草行气止痛。

兼见恶寒、头痛，为风寒袭表，加苏叶、藿香；兼见脘痞、纳呆、嗳气或呕吐等为食滞中焦，加枳实、神曲、鸡内金、制半夏、生姜；兼见口苦口气，舌苔黄白相间，为寒郁化热，寒热错杂，可用半夏泻心汤加减。

2. 肝气犯胃证

症状：胃脘胀痛，痛连两胁，遇忿郁恼怒则痛作或痛甚，嗳气则痛缓，胸闷，喜叹息。舌苔薄白，脉弦。

病机析要：肝气郁结，横逆犯胃，胃气阻滞，故胃脘胀痛，痛连两胁，遇忿郁恼怒则痛作或痛甚。肝失疏泄，胃气上逆，故胸闷，喜叹息，嗳气频频。胃脘胀痛连胁、恼怒引发或加重为本证的辨证要点。

治法:疏肝解郁,理气止痛。

代表方:柴胡疏肝散。

常用药:柴胡、枳壳、香附、陈皮疏肝理气;芍药、甘草缓急止痛;川芎行气活血。

兼见嗳气频作,为胃气上逆,加旋覆花、代赭石;兼见反酸,为肝胃不和,加乌贼骨、煅瓦楞子;痛势急迫,口干口苦,舌红苔黄,脉弦或数,为肝胃郁热,可用化肝煎或丹栀逍遥散合左金丸。

3. 饮食伤胃证

症状:胃脘疼痛,胀满拒按,嗳腐吞酸,或呕吐不消化食物,其味腐臭,吐后痛减,不思饮食。常有饮食不节史。舌苔厚腻,脉滑。

病机析要:饮食不当,食滞胃脘,胃气阻塞,故胃脘疼痛,胀满拒按;纳运失司,积而化腐则嗳腐吞酸,或呕吐不消化食物,其味腐臭,吐后痛减;脾胃失和,运化失常,故不思饮食。饮食不节史、嗳腐、呕吐不消化食物为本证的辨证要点。

治法:消食导滞,和胃止痛。

代表方:保和丸。

常用药:神曲、山楂、莱菔子消食导滞;茯苓、法半夏、陈皮和胃化湿;连翘清热散结。

兼有便秘,为肠道积滞,合用小承气汤或改用枳实导滞丸;如痛势急迫拒按,苔黄燥而便秘者,为食积化热成燥,可急用大承气汤。

4. 脾胃湿热证

症状:胃脘灼热疼痛,痛势急迫,痞闷,口干口苦,口渴而不欲饮,身重倦怠,纳呆恶心,小便色黄,大便不畅。舌苔黄腻,脉滑数。

病机析要:湿热蕴结,胃气阻滞,则胃脘灼热疼痛,痛势急迫;湿阻热郁,困遏气机,则痞闷,口干口苦,口渴而不欲饮,身重倦怠,小便色黄;湿热伤脾,纳运失常,则纳呆恶心,大便不畅。胃脘灼痛、身重倦怠、苔腻为本证的辨证要点。

治法:清中化湿,理气和胃。

代表方:清中汤。

常用药:黄连、栀子清热燥湿;法半夏、茯苓、草豆蔻祛湿健脾;陈皮、甘草理气和中。

如见舌苔厚腻,为湿浊偏重,加苍术、藿香;兼有恶心呕吐,为胃热上逆,加竹茹、陈皮;兼有大便秘结不通,为热积肠腑,加大黄;兼有脘腹胀满,为气滞阻滞,加厚朴、枳实。

5. 瘀血停胃证

症状:胃脘疼痛,如针刺、刀割,痛处固定,按之痛甚,痛时持久,食后加剧,入夜尤甚。舌质紫暗或有瘀斑,脉涩。

病机析要:瘀血内阻,胃络壅滞,不通则痛;瘀血有形,故痛有定处,痛时持久;进食则动其瘀,故食后痛甚;血属阴,故夜间瘀血加重。胃脘痛如针刺或刀割、痛处固定、夜间痛甚为本证的辨证要点。

治法:化瘀通络,理气和胃。

代表方:失笑散合丹参饮。

常用药:蒲黄、五灵脂、丹参活血散瘀止痛;檀香、砂仁行气和胃。

兼有四肢不温,舌淡脉弱,为气虚失于温养,加党参、黄芪等;兼有便血,为血脉瘀阻,血不循经,加三七、白及等;兼有口干咽燥,舌光无苔,脉细,为阴虚无以濡养,加生地黄、麦冬、百合等。

6. 胃阴不足证

症状:胃脘隐隐灼痛,似饥而不欲食,口燥咽干,大便干结,消瘦乏力。舌红少津,脉细数。

病机析要:胃阴不足,失于濡养,胃络不和,则胃脘隐隐灼痛,似饥而不欲食;阴液不足,润运不畅,则口燥咽干,大便干结,消瘦乏力。胃脘隐痛、口干便秘、舌红少津为本证的辨证要点。

治法:养阴益胃,和中止痛。

代表方:一贯煎合芍药甘草汤。

常用药:生地黄、沙参、麦冬养阴生津;当归、枸杞子滋阴养血;川楝子疏泄肝气;芍药、甘草缓急止痛。

兼有嘈杂泛酸,为肝火犯胃,加左金丸;兼有胃脘胀满,为中焦气滞,加佛手、香橼、绿萼梅、川朴花;兼有大便干燥难解,为肠道津亏,加火麻仁、瓜蒌仁;口干口苦,渴而欲饮,为阴虚胃热,加石斛、知母。

7. 脾胃虚寒证

症状:胃痛隐隐,绵绵不休,喜温喜按,空腹痛甚,得食则缓,劳累或受凉后发作或加重,倦怠乏力,手足不温,纳呆,大便溏薄。舌淡苔白,脉虚弱。

病机析要:脾胃虚寒,失于温养,则胃痛隐隐,绵绵不休,喜温喜按,空腹痛甚,得食则缓,劳累或受凉后发作或加重;脾胃纳运失司,则纳呆,大便溏薄;脾胃虚弱,气血生化不足,则倦怠乏力,手足不温;胃脘隐痛、喜温喜按为本证的辨证要点。

治法:温中健脾,和胃止痛。

代表方:黄芪建中汤。

常用药:黄芪、饴糖(烊化)、大枣补中益气;桂枝、生姜温中散寒;芍药、炙甘草缓急止痛。

兼有脘痞、苔白腻,为脾胃不足,湿阻气滞,可合用香砂六君子汤;兼有泛吐清水,为水饮停胃,加干姜、白术、茯苓、制半夏、陈皮;兼有胃脘冷痛,形寒肢冷,为阳虚寒盛,可用附子理中汤加减。

五、预防调护

本病发病,多与情志不调、饮食不节、起居不当有关,故平时宜重视情志、饮食、起居的调摄。患者宜舒畅情志,保持有规律的生活与饮食习惯,忌暴饮暴食、饥饱不匀、饮食生冷、肥甘油腻,遇气候寒冷应注意胃脘部保暖。胃痛较剧,持续不已者,应在一定时期内进流质或半流质饮食,少食多餐,以清淡易消化饮食为宜。避免进食酸辣刺激食物、饮浓茶和浓咖啡、吸烟饮酒等,进食宜细嚼慢咽,慎用对胃有刺激性的药物以及注意劳逸结合等也有助于预防本病的复发。

六、临证要点

1. 健脾养胃为固本之法　慢性胃痛迁延反复,多有脾胃虚弱,因此治疗要注重补虚固本。慢性胃痛的虚证主要有脾阳虚弱和胃阴不足。根据"虚则补之"原则,针对前者常可选用四君子汤、补中益气汤、黄芪建中汤等补益脾气,针对后者可选用沙参麦门冬汤、益胃汤等养阴益胃。

2. 注重辛开苦降之法　胃痛多寒热交错、虚实夹杂,因此治疗上可宗《伤寒论》半夏泻心汤之意,辛开苦降,寒温并调,攻补兼施。《素问·至真要大论》曰:"热淫于内,治以咸寒,佐以甘苦……寒淫于内,治以甘热。"以干姜、半夏之辛温开结散其寒,以黄连、黄芩之苦寒降泄除其热,以参、草、枣之甘温益气补其虚。

3. 理气慎防伤阴　胃喜润恶燥,而理气药大多辛香温燥,长期服用易伤阴液。因此,对于一些需长期治疗的患者,在选用理气药的时候宜选用佛手、香橼、绿萼梅、玫瑰花等理气不伤阴的药物,或者配伍石斛、沙参、麦冬等养阴药物。

病案分析

某男,72岁。初诊:胃痛四五年,腹胀,饥时及食后均觉不适,泛酸,大便干结。舌暗苔黄,脉沉细而弦。西医诊为"幽门口溃疡"。辨证:气血失和,胃气不降。立法:理气活血,和胃通降。

方药:丹参20g,川楝子10g,延胡索5g,瓦楞子12g,乌贼骨10g,麻仁10g,酒军5g,枳壳10g,苏梗5g,香附10g,荜澄茄10g。6剂。

二诊:胃痛腹胀减轻,大便已通,苔黄厚腻质红,脉弦细。湿热中阻,气滞血瘀,再以化湿清热理气。

藿佩各10g,厚朴6g,法半夏10g,陈皮5g,炒黑白丑3g,火麻仁10g,枳壳10g,槟榔12g,川楝子10g,延胡索5g。6剂。

三诊:腹胀减轻,大便通畅,食少。再以和中理脾,清化湿热。

槟榔10g,枳实10g,炒黑白丑3g,焦三仙各10g,陈皮5g,半夏10g,莱菔子10g,砂仁3g,鸡内金5g,香橼皮10g,佛手5g。6剂。

此案胃痛初诊以气滞为主,治以理气通降兼以活血,药用苏梗、枳壳、香附、荜澄茄、川楝子理气,其性平和,理气而不伤正,行气而不温燥;丹参、元胡活血止痛;乌贼骨、瓦楞子制酸;酒军降气活血;火麻仁润肠。药后胃痛减轻,但湿热又生,遂以加藿佩、厚朴、半夏、陈皮理气化湿,使腑气通,脾气健而湿热化,诸证悉减。前后两方均以理气通降为主,但前方兼重和血,后方兼重化湿,各得其所。(董建华.临证治验[M].北京:中国友谊出版公司,1986.)

FR-4-1-3

胃痛古籍
推介

FR-4-1-4

胃痛名医
经验

附:吐酸

吐酸是指胃中酸水上泛,又称泛酸,若随即咽下称为吞酸。吐酸可单独出现,也可与胃痛、呕吐等兼见。西医学中的消化性溃疡、胃食管反流病等,以吐酸主要表现者,可参考本节论治。《素问·至真要大论》曰:"诸呕吐酸,暴注下迫,皆属于热。"认为本病多属于热。明代龚廷贤《寿世保元·吞酸》曰:"夫酸者肝木之味也,由火盛制金,不能平木,则肝木自甚,故为酸也。"说明吐酸与肝气有关。清代李用粹《证治汇补·吞酸》曰:"大凡积滞中焦,久郁成热,则本从火化,因而作酸者,酸之热也;若客寒犯胃,顷刻成酸,本无郁热,因寒所化者,酸之寒也。"认为吐酸有寒有热,与胃相关。本病有寒热之分,以热证多见。属热者,多由肝郁化热犯胃所致;因寒者,多因土虚木贼,肝气犯胃而成。总以肝气犯胃、胃失和降为基本病机。

1. 肝胃郁热证

症状:吞酸时作,胃脘灼热,两胁胀满,心烦易怒,口苦口臭。舌红,苔黄,脉弦。

治法:清肝泄热,和胃降逆。

代表方:左金丸加味。

常用药:黄连、吴茱萸清肝泄热。可加黄芩、栀子以增强清热作用,乌贼骨、煅瓦楞子制酸。

2. 脾胃虚寒证

症状:吐酸时作,泛吐清水,纳呆食少,喜食温热,四肢不温,大便溏泄。舌淡苔白,脉沉弱。

治法:温中散寒,和胃制酸。

代表方:香砂六君子汤合吴茱萸汤。

常用药:党参、白术、茯苓健脾益气,木香、砂仁行气和胃,法半夏、陈皮和胃降逆,生姜、吴茱萸温中散寒,甘草调和诸药。

附：嘈杂

嘈杂是指以胃中空虚,似饥非饥,似辣非辣,似痛非痛,莫可名状,时作时止为主症的病证。嘈杂可单独出现,也可与胃痛、吐酸兼见。西医学中的慢性胃炎、消化性溃疡等,以嘈杂为主要表现者,可参考本节论治。元代朱震亨《丹溪心法·嘈杂》曰:"嘈杂,是痰因火动,治痰为先。"明代张介宾《景岳全书·杂证谟·嘈杂》曰:"嘈杂一证,或作或止,其为病也,则腹中空空,若无一物,似饥非饥,似辣非辣,似痛非痛,而胸膈懊恼,莫可名状,或得食而暂止,或食已而复嘈,或兼恶心,而渐见胃脘作痛。"嘈杂的发生,多与饮食不节、情志不和、脾胃虚弱和营血不足等因素有关,其病证有胃热、胃虚和血虚之分。

1. 痰热郁胃证

症状:嘈杂吐酸,恶心脘闷,口臭,渴喜冷饮。舌红,苔黄,脉滑。

治法:清热化痰和中。

代表方:黄连温胆汤。

常用药:黄连、法半夏、竹茹、枳实清热化痰、降逆和胃,茯苓、陈皮化湿祛痰,生姜和胃降逆,甘草调和诸药。

2. 脾胃虚弱证

症状:嘈杂,口淡无味,食后脘胀,体倦乏力,不思饮食。舌淡,脉弱。

治法:健脾益胃和中。

代表方:四君子汤加味。

常用药:党参、白术、茯苓、甘草健脾胃、补中气,山药补脾养胃,白豆蔻温中行气。如见饥不欲食、大便干结、苔少脉细,为胃阴不足,可用益胃汤。

3. 气血不足证

症状:嘈杂,面白唇淡,头晕心悸,失眠多梦。舌质淡,脉细弱。

治法:益气养血和中。

代表方:归脾汤。

常用药:黄芪、党参、白术、生姜、大枣、甘草补脾益气,木香理气醒脾,当归、龙眼肉养血和营,茯神、远志、酸枣仁养心安神。

第二节　痞　　满

PPT 课件

一、概述

痞满是以胸脘痞塞,满闷不舒,触之无形,按之柔软,压之不痛为主要症状的病证。按部位可分为胸痞和胃痞,胃痞也称心下痞。本节主要讨论胃痞。

《黄帝内经》称痞满为"痞""满""痞塞"和"痞隔"等,认为其病因是饮食不节、起居不适和寒气为患。《素问·太阴阳明论》曰:"食饮不节,起居不时者,阴受之。……阴受之则入五脏……入五脏则䐜满闭塞。"《素问·异法方宜论》曰:"脏寒生满病。"汉代张仲景在《伤寒论》中首次提出痞满的病名,明确指出"满而不痛者,此为痞",并提出辛开苦降的消痞大法,创制诸泻心汤。隋代巢元方在《诸病源候论·否噎病诸候·诸否候》中提出痞满的病机为"荣卫不和,阴阳隔绝,腑脏否塞而不宣通"。金元李杲在《兰室秘藏·中满腹胀门·中满腹胀论》中提出"脾湿有余""湿热郁于内""胃中寒""脏寒"为痞满的病机,其拟定的消痞丸和枳实消痞丸均为后世治痞的经典方。明代张介宾在《景岳全书·杂证谟·痞满》中将痞满分为虚实两端,并对其辨治进行了详尽的阐述:"凡有邪有滞而痞者,实痞也;无物无滞而痞者,虚痞也。有胀有痛而满者,实满也;无胀无痛而满者,虚满也。实痞实满者,可消可散;虚痞虚满者,非大加温补不可。"清代叶桂在《临证指南医案·痞》中指出"上焦不行,则下脘不通,古称痞闷,都属气分之郁也",认为肺失宣降,影响了胃气和降,"气阻脘痹……当开上焦",常用杏仁和枇杷叶、桔梗和枳壳、瓜蒌皮和郁金药对来开肺消痞。

西医学中的慢性胃炎、功能性消化不良、胃轻瘫等疾病,若以上腹胀满不舒为主要临床表现者,均可参照本节辨证施治。

二、病因病机

痞满的发病与感受外邪、内伤饮食及情志失调等有关。基本病机为中焦气机不利,脾胃升降失职。

（一）病因

1. 感受外邪　外感六淫,表邪入里,或误下伤中,邪气乘虚内陷,结于胃脘,阻塞中焦气机,升降失司,遂成痞满。如《伤寒论·辨太阳病脉证并治》曰:"脉浮而紧,而复下之,紧反入里,则作痞,按之自濡,但气痞耳。"

2. 内伤饮食　暴饮暴食,或恣食生冷,或过食肥甘,或嗜酒无度,损伤脾胃,纳运无力,食滞内停,致脾失健运,水湿停聚,气机升降失司,而生痞满。如《伤寒论·辨太阳病脉证并治》云:"胃中不和,心下痞硬,干噫食臭","谷不化,腹中雷鸣,心下痞硬而满"。

3. 情志失调　抑郁恼怒,情志不遂,肝郁气滞,失于疏泄,横逆乘脾犯胃,脾胃升降失常;或忧思伤脾,脾气受损,运化不利,胃腑失和,气机不畅,发为痞满。如《景岳全书·杂证谟·痞满》曰:"怒气暴伤,肝气未平而痞。"

4. 误下伤中　长期服用苦寒泻下之品,攻伐太过,致使脾胃损伤,升降失常,清浊相干于胃,壅塞中焦,形成痞满。

5. 脾胃素虚　素体脾胃虚弱,阳气不足或阴液亏虚,纳运失职,升降失调,胃气壅塞,而生痞满。如《兰室秘藏·中满腹胀门》曰:"或多食寒凉,及脾胃久虚之人,胃中寒则胀满,或脏寒生满病。"

（二）病机

脾胃同居中焦。脾主运化,胃主受纳;脾主升清,胃主降浊,清升浊降则气机调畅。肝主疏泄,调节脾胃气机。肝气条达,则脾升胃降气机顺畅。痞满病位在胃,与肝脾关系密切。基本病机为中焦气机不利,脾胃升降失职。暴饮暴食,饮食停滞,胃失和降,中焦气滞而为病。平素痰湿内盛,湿邪困脾,或饮食不节,恣食生冷,损伤脾胃,或忧思伤脾,均可使脾失健运,水湿不化,聚湿生痰,壅滞中焦,气机阻滞而致病。情志失调,肝失疏泄,克犯中土,脾不升清,胃失和降,中焦气机不利,遂而发病。

病理因素以食积、痰湿、湿热、气滞为主。病理性质不外虚实两端。痞满初期,多为实

图4-2-1

痞满历史沿革列表

证,常因食滞、痰湿、湿热等诸邪干胃或情志不畅、肝失疏泄,导致脾胃运纳失职,清阳不升,浊阴不降,中焦气机阻滞出现痞满。邪实日久,损伤脾胃,或脾胃气虚,无力运化,或胃阴不足,失于濡养而形成虚痞。脾胃虚弱又易引起各种病理因素的形成,发展为虚实夹杂、寒热错杂之证。

痞满日久不愈,气血运行不畅,脉络瘀滞,血络损伤,可见吐血、黑便,亦可产生胃痛或积聚、噎膈等变证。(表4-2-1)

表4-2-1 痞满病机列表

关键病机	病机要点	病机转归
中焦气机不利,脾胃升降失职	外邪入里,结于胃脘,阻塞中焦气机	①病机之间可以虚实寒热相互转化 ②日久不愈,脉络瘀滞,气滞血瘀则为胃痛;血络损伤则吐血、黑便 ③痰阻瘀结,气机壅塞,变生噎膈、癥积等
	饮食不节,损伤脾胃,纳运失司,升降失调	
	抑郁恼怒,肝失疏泄,横逆犯胃,胃失和降 忧思伤脾,脾失健运,脾胃不和	
	过用苦寒,损伤脾胃,纳运失司,升降失调	
	脾胃素虚,阳气不足或阴液亏虚,纳运失职,升降失调,胃气壅塞	

三、诊断与鉴别诊断

(一)诊断

1. 临床以胃脘痞塞、满闷不舒为主症,按之柔软,压之不痛,望无胀形。

2. 常伴有胸膈满闷,饮食减少,得食则胀,嗳气则舒等症。

3. 多由饮食、情志、寒温等因素诱发。

上消化道电子内镜、上消化道钡剂造影、幽门螺杆菌检查、上腹部 CT/MRI 等有助于疾病诊断。

(二)鉴别诊断

痞满应与胃痛、鼓胀、小结胸进行鉴别(表4-2-2~表4-2-4)。

表4-2-2 痞满与胃痛鉴别表

病证	相同点	不同点
痞满	症状部位均在胃脘部	胀满,无压痛
胃痛		疼痛,有压痛

表4-2-3 痞满与鼓胀鉴别表

病证	相同点	不同点
痞满	均有腹部胀满感	腹部外形无膨胀;腹部皮肤如常,无青筋显露;腹部按之濡软;腹胀位于胃脘部
鼓胀		腹部外形膨胀如鼓;腹部皮肤色苍黄,有青筋显露;腹部按之有紧绷感;腹胀位于大腹

表4-2-4 痞满与小结胸鉴别表

病证	相同点	不同点
痞满	症状部位均在胃脘部	满而不痛;可按压,无压痛
小结胸		硬满而痛;拒按,有压痛

四、辨证论治

（一）辨证要点

1. 辨虚实　实痞多因外邪所犯,食滞内停,痰湿中阻,湿热内蕴,气机失调所致;症见痞满食后尤甚,饥时可缓,伴便秘,舌苔厚腻,脉实有力。虚痞多因脾胃气虚,无力运化,或胃阴不足,失于濡养所致;症见饥饱均满,食少纳呆,大便溏薄,脉虚无力。

2. 辨寒热　痞满绵绵,得热则减,口淡不渴,或渴不欲饮,舌淡苔白,脉沉者属寒证。痞满势急,渴喜冷饮,舌红苔黄者为热证。

（二）治则治法

痞满的治疗总以调理脾胃升降、行气消痞除满为基本原则。实证分别施以消食导滞、除湿化痰、理气解郁、清热祛湿等法。虚证重在健脾益胃,补中益气,或养阴益胃。虚实夹杂者,消补并用。

（三）分证论治

1. 实痞

（1）饮食内停证

症状:脘腹痞闷而胀,进食尤甚,拒按,嗳腐吞酸,恶食呕吐,或大便不调,矢气频作,味臭如败卵。舌苔厚腻,脉滑。

病机析要:饮食停滞,胃腑失和,气机郁滞,则脘腹痞闷而胀,进食尤甚,拒按;食滞胃脘,胃失和降,嗳腐吞酸、恶食呕吐;食滞胃肠,气机不畅,则大便不调,矢气频作,味臭如败卵。有饮食不节史、脘腹胀满、苔厚腻为本证的辨证要点。

治法:消食和胃,行气消痞。

代表方:保和丸。

常用药:山楂、神曲、莱菔子消食导滞、行气除胀,法半夏、陈皮和胃化湿、行气消痞,茯苓健脾和中,连翘清热散结。

脘腹胀满,气滞明显者,加枳实、厚朴、槟榔或用枳实消痞丸;大便秘结,食滞化热者,加大黄、枳实或用枳实导滞丸;便溏脾虚者,加白术、白扁豆。

> **知识链接**
>
> #### 枳实消痞丸、消痞丸和枳实导滞丸
>
> 枳实消痞丸(失笑丸)、消痞丸和枳实导滞丸都是李杲所创立用于治疗心下痞满的经典方剂。枳实消痞丸中人参、白术、茯苓、炙甘草益气健脾,麦芽曲消食助运,枳实、厚朴行气除满,黄连、干姜、半夏消痞散结,治"心下虚痞,恶食懒倦",即脾胃虚弱所致心下痞。消痞丸则是在枳实消痞丸的基础上,加砂仁、陈皮、姜黄、猪苓、泽泻、黄芩,以增强健脾助运、消痞散结和化湿除满的功效,治"一切心下痞闷,及积年久不愈者",即各种病因所致心下痞,迁延日久而成虚实夹杂之证。枳实导滞丸中黄芩、黄连、泽泻清利湿热,大黄、枳实泻下导滞,白术、茯苓、神曲健脾助运,治"伤湿热之物,不得施化,而作痞满,闷乱不安",即湿热积滞,脾失健运,气机郁滞而作痞满。

（2）痰湿中阻证

症状:脘腹痞塞不舒,胸膈满闷,头晕目眩,身重困倦,呕恶纳呆,口淡不渴。舌苔白腻,

痞满临床思维导图

脉滑。

病机析要:痰浊内蕴,中焦气滞则脘腹痞塞不舒,胸膈满闷;湿邪困脾,清阳不升则头晕目眩,胃失和降则呕恶纳呆;湿性重浊则身重困倦;湿为阴邪,津不上承则口淡不渴。脘腹痞塞、呕恶纳呆、苔白腻为本证的辨证要点。

治法:除湿化痰,理气宽中。

代表方:二陈平胃散。

常用药:制半夏、苍术、藿香燥湿化痰,陈皮、厚朴理气消胀,茯苓、甘草健脾和胃。

脘腹胀满,痰湿盛者,加枳实、佛手、大腹皮;嗳气不止,气逆不降者,加旋覆花、赭石、枳实、沉香;口苦、舌苔黄,痰湿郁久化热者,改用黄连温胆汤。

（3）湿热阻胃证

症状:脘腹痞闷,恶心呕吐或嘈杂不舒,口干不欲饮,口苦,纳少。舌红,苔黄腻,脉滑。

病机析要:湿热蕴阻、胃失和降、气机不利故脘腹痞闷、恶心呕吐或嘈杂不舒;湿热中阻,津不上承则口干不欲饮、口苦;脾为湿困,纳运失职故纳少。脘腹痞闷、舌红苔黄腻为本证的辨证要点。

治法:清热化湿,和胃消痞。

代表方:泻心汤合连朴饮。

常用药:大黄、黄连、黄芩泻热消痞,厚朴、法半夏、石菖蒲化湿和胃,芦根清热止呕,栀子、淡豆豉清宣郁热。

恶心呕吐,胃气上逆者,加竹茹、生姜、旋覆花;嘈杂不适,肝胃郁热者,合用左金丸;便溏,脾虚湿盛者,去大黄,加白扁豆、陈皮、薏苡仁;胃喜温,苔黄白腻,寒热错杂者,用半夏泻心汤。

（4）肝胃不和证

症状:脘腹痞闷,胸胁胀满,易怒或善太息,呕恶嗳气。舌淡红,苔薄白,脉弦。

病机析要:肝气犯胃,胃气郁滞,故脘腹痞闷;肝气郁结,气机不舒故胸胁胀满、易怒、善太息;肝气犯胃,胃失和降则呕恶嗳气。脘腹痞闷、胸胁胀满或易怒善太息、脉弦为本证的辨证要点。

治法:疏肝解郁,和胃消痞。

代表方:越鞠丸合枳术丸。

常用药:香附、川芎疏肝散结、行气活血,苍术、神曲燥湿健脾、消食化滞,枳实行气消痞,白术健脾益胃,荷叶升养胃气。

胀满较甚,气郁明显者,加柴胡、郁金、厚朴,或用五磨饮子;口苦而干,肝郁化火者,加黄连、黄芩。

2. 虚痞

（1）脾胃虚弱证

症状:脘腹满闷,喜温喜按,纳呆便溏,神疲乏力,少气懒言,语声低微。舌淡胖或边有齿印,苔薄白,脉沉弱。

病机析要:脾胃虚弱,健运失司,中焦气滞则脘腹满闷、喜按;脾胃虚寒则胀满得温则减;脾虚不运则纳呆便溏;脾胃气虚,形神失养则神疲乏力,少气懒言,语声低微。脘腹满闷、喜温喜按、纳呆便溏、舌淡胖或边有齿印为本证的辨证要点。

治法:补气健脾,升清降浊。

代表方:补中益气汤。

常用药:黄芪、党参、白术、炙甘草益气健脾、鼓舞脾胃清阳之气,升麻、柴胡升举清阳,当归养血和营,陈皮理气消痞。

胀闷明显,气滞较重者,加枳壳、木香、厚朴;四肢不温,阳虚明显者,加制附子、干姜,或合理中丸;舌苔厚腻,湿浊内蕴者,加法半夏、茯苓,或改用香砂六君子汤。

（2）胃阴不足证

症状:脘腹痞闷,嘈杂,饥不欲食,恶心嗳气,口燥咽干,大便秘结。舌红少苔,脉细。

病机析要:胃阴亏虚,失于濡养,和降失司,故脘腹痞闷,嘈杂,饥不欲食,恶心嗳气;阴虚津枯,津液不能上承,故口燥咽干;大肠液亏,失于濡润则大便秘结。脘腹痞闷、口燥咽干或便秘、舌红少苔为本证的辨证要点。

治法:养阴益胃,调中消痞。

代表方:益胃汤。

常用药:生地黄、麦冬、沙参、玉竹滋阴养胃。可加香橼皮疏肝理脾消痞。

口干明显,津伤较重者,加石斛、天花粉生津;大便干结,肠道津枯者,加火麻仁、玄参。

五、预防调护

本病预防关键在于情志、饮食、起居、保持大便通畅的调摄。避免精神紧张焦虑,作息要规律,尤其注重饮食调养。

痞满症状明显、持续不已阶段,饮食以清淡易消化、少食多餐为原则,必要时进食半流质。避免进食刺激性食物、生冷饮食、甜食、咖啡、浓茶、难消化之杂粮,切忌暴饮暴食。戒烟戒酒。在寒冷季节注意身体保暖。适当参加体育锻炼,以调节脾胃运化功能。痞满患者平素可悬灸中脘、足三里;食用陈皮粥,或生姜丝粥综合调养。

六、临证要点

1. 治痞宜重视健脾益气　脾胃虚弱是导致痞满的内在病因。《证治汇补》曰:"大抵心下痞闷,必是脾胃受亏。"脾胃虚弱,不能运化水谷则容易引起饮食积滞,水液运化失司则容易产生痰湿或湿热,肝木乘伐则容易引起肝胃不和,进而脾胃升降失司,中焦气滞而发为痞满。反复发作的实痞,往往是本虚标实。脾胃虚弱为本,食积、痰湿、湿热、肝郁为标。在治疗时宜标本兼治,除了消食除积、化痰除湿、清热化湿、疏肝理气外,还不应忘记健脾益胃以固本。如果只一味使用行气消滞、苦寒清热、温燥化湿之品,会使脾胃更加虚弱,食积、痰湿、湿热等病理产物更难以消除。所以,在治疗时一定要重视健脾益胃。对于虚痞,以健脾益胃为主;对于反复发作的实痞,则以消导、清热、化痰、除湿、行气为主,佐以健脾益胃。

2. 久痞宜消补并施、辛开苦降　痞满日久,易出现虚实夹杂、寒热并见之证,表现为胃脘痞满、纳呆便溏、胃喜温而口苦口气重浊、齿痕舌而苔黄白相间。对此,应效仲景诸泻心汤法,消补并施,辛开苦降,温清共举。温补辛开可温阳运脾,苦降清泄可清解郁热。辛药多热,开散升浮,轻清向上;苦药多寒,通泄沉降,重浊向下。两者配伍,则一薄一厚,一阳一阴,清热而不患寒,散寒而不忧热,从而平衡阴阳,斡旋气机,开结消痞。

3. 治痞宜重视祛湿　脾喜燥恶湿,易受外湿侵害,而脾失健运又容易产生内湿。无论是内湿还是外湿,根据患者体质和饮食偏嗜不同,可从寒化,也可从热化,均可困阻脾胃,妨碍脾胃的运化,影响脾升胃降,导致中焦气滞而为痞满。因此,治痞应重视治湿。对于湿邪成因和性质不同,采用不同祛湿法。寒热不明显者,可以用芳香化湿法;湿盛伴有小便不利者,可以用淡渗利湿法;脾虚湿盛者,可以用健脾化湿法;寒湿为主者,可以用苦温燥湿之法;湿热为主者,宜用清热化湿之法。

病案分析

张某,男,36 岁,平素嗜好饮酒,常饮又多饮,日久之后,酒湿内伤,脾胃失运,中气不和,痰从中生,影响中焦气机升降失调,而成心下痞满之证。伴见恶心呕吐,大便稀溏,每日三四次,虽经多方治疗却难以收功。舌质红,苔白,脉弦滑。此属痰气交阻而成痞,治宜半夏泻心汤。

法半夏 12g,干姜 6g,黄连 6g,黄芩 6g,党参 9g,大枣 7 枚,炙甘草 9g。

服一剂,大便泻出白色黏液甚多,呕恶大减。再一剂,痞、利俱减。四剂尽而病愈。本案辨证时抓住心下痞而确定为泻心汤证;根据恶心呕吐及有嗜酒酿痰的病史而确立为痰气痞,所以服用半夏泻心汤后从大便泻出许多白色痰涎而愈。可见古人所谓半夏泻心汤治疗"痰气痞"这一说法并非虚妄。(刘渡舟.经方临证指南[M].北京:人民卫生出版社,2013.)

第三节 呕 吐

一、概述

呕吐是指胃气上逆,迫使胃中之物从口中吐出的病证。一般以有物有声谓之呕,有物无声谓之吐,无物有声谓之干呕,合称呕吐。

呕吐的病名最早见于《黄帝内经》,对其原因亦有详论。如《素问·举痛论》曰:"寒气客于肠胃,厥逆上出,故痛而呕也。"《素问·至真要大论》曰:"诸呕吐酸……皆属于热。""少阳之胜,热客于胃……呕酸善饥。""燥淫所胜……民病喜呕,呕有苦。"认为寒、热、湿等外邪,均可引起呕吐。汉代张仲景在《金匮要略》中,对呕吐的证因脉治均有详尽阐述,所列的小半夏汤、大半夏汤、生姜半夏汤、吴茱萸汤、半夏泻心汤等均为行之有效的方剂。书中还提出呕吐有时是人体排出胃中有害物质的保护性反应。如《金匮要略·呕吐哕下利病脉证治》云:"夫呕家有痈脓,不可治呕,脓尽自愈。"此时治疗,当因势利导,驱邪外出。隋代巢元方《诸病源候论·呕哕病诸候·呕哕候》指出:"呕哕之病者,由脾胃有邪,谷气不治所为也。胃受邪气,逆则呕。"认为呕吐的发生是由于胃气上逆所致。唐代孙思邈《备急千金要方·呕吐哕逆》指出:"凡呕者,多食生姜,此是呕家圣药。"后世沿用至今。金代刘完素《伤寒标本心法类萃·呕吐》又云:"凡呕吐者,火性上炎也,无问表里,通宜凉膈散。"元代《丹溪心法·呕吐》曰:"胃中有热,膈上有痰者,二陈汤加炒山栀、黄连、生姜。有久病呕者,胃虚不纳谷也,用人参、生姜、黄芪、白术、香附之类。呕吐,朱奉议以半夏、橘皮、生姜为主。"明代龚廷贤《寿世保元·呕吐》提出:"有外感寒邪者,有内伤饮食者,有气逆者,三者俱以藿香正气散加减治之;有胃热者,清胃保中汤;有胃寒者,附子理中汤;有呕哕痰涎者,加减二陈汤;有水寒停胃者,茯苓半夏汤。"较好地体现了辨证论治思想。

西医学中的神经性呕吐、贲门失弛缓症、急性胃炎、幽门梗阻、十二指肠壅积症、急性胆囊炎等,以呕吐为主要表现时,可参照本节辨证论治,同时结合辨病处理。

二、病因病机

呕吐病因多端。外感六淫、内伤饮食、情志不调、禀赋不足均可影响于胃,使胃失和降,胃气上逆,发生呕吐。

（一）病因

1. 外邪犯胃 风寒暑湿燥火六淫之邪,或秽浊之气,侵犯胃腑,使胃失和降之机,水谷随逆气上出,发生呕吐。

2. 饮食不节 暴饮暴食,过食生冷、辛辣、甘肥之品,饮食不节或饮酒过度,皆可损伤脾胃,引起食滞不化,胃气不降,上逆而为呕吐。

3. 情志失调 恼怒伤肝,肝失条达,横逆犯胃,胃气上逆;忧思伤脾,脾失健运,食停难化,胃失和降,均可发生呕吐。

4. 病后体虚 脾胃素虚,或病后脾弱、劳倦过度耗伤中气,胃虚不能盛受水谷,脾虚不能化生精微,食滞胃中,上逆成呕。

（二）病机

呕吐病在胃,但与肝、胆、脾有密切关系。肝气郁结,或胆腑郁热,横逆犯胃,胃气上逆;胃阴不足,胃失濡降而气逆;脾气亏虚,纳运无力,胃虚气逆,久则气虚及阳;脾阳素虚,水谷不归正化,痰饮内生,阻碍胃阳,升降失常,胃气上逆,均可导致呕吐。

发病机制总为胃失和降,胃气上逆。病理性质不外虚实两类,实证因外邪、食滞、痰饮、肝气等犯胃,以致胃气痞塞,升降失调,气逆作呕;虚证为脾胃亏虚,运化失常,不能和降。其中又有阳虚和阴虚之别。一般初病多实。若呕吐日久,损伤脾胃,脾胃虚弱,可由实转虚。亦有脾胃素虚,复因饮食所伤,而出现虚实夹杂之证。

暴病呕吐一般治疗较易,预后良好。久病呕吐,多属正虚,或虚实夹杂,病程较长,且易反复发作,较为难治。若呕吐不止,饮食难进,易变生他证,预后欠佳。如久病、大病之中,出现呕吐,食不能入,面色㿠白,肢厥不回,脉微细欲绝,此为阴损及阳,脾胃之气衰败,真阳欲脱之危证。（表 4-3-1）

表 4-3-1 呕吐病机列表

关键病机	病机要点	病机转归
胃失和降,胃气上逆	外邪、食滞、痰饮等邪气犯胃,胃气痞塞,升降失调	①初病多实,日久可由实转虚,或脾胃素虚,复感外邪,虚实夹杂 ②呕吐不止,饮食难进,易变生他证 ③久病、大病,阴损及阳,脾胃之气衰败,出现呕吐而食不能入,面色㿠白,肢厥不回,脉微细欲绝之危证
	肝气郁结,或胆腑郁热,横逆犯胃,胃气上逆	
	胃阴不足,胃失濡降,气逆作呕	
	脾气亏虚,纳运无力,胃虚气逆,久则气虚及阳	
	脾阳素虚,痰饮内生,阻碍胃阳,升降失常,胃气上逆	

三、诊断与鉴别诊断

（一）诊断

1. 初起呕吐量多,吐出物多有酸腐气味;久病呕吐,时作时止,吐出物不多,酸臭气味不甚。

2. 新病可伴有恶寒、发热、脉实有力;久病常伴精神萎靡,倦怠乏力,面色萎黄,脉弱无力。

3. 常有饮食不节,过食生冷,恼怒气郁等病史。

血液分析、肝功能、肾功能、胃镜、上消化道钡餐透视、肝胆脾胰 B 超等检查可协助诊断。

（二）鉴别诊断

呕吐应与反胃、噎膈进行鉴别（表 4-3-2）。

表 4-3-2　呕吐与反胃、噎膈鉴别表

病证	相同点	证候特点	不同点
呕吐	食物经口而出	以有声有物为特征，但进食顺畅，吐无定时	由感受外邪、饮食不节、情志失调和脾胃虚弱等所致的胃气上逆
反胃		朝食暮吐，暮食朝吐，终至完谷尽吐出而始感舒畅	脾胃虚寒，胃中无火，难以腐熟食入之谷物
噎膈		进食梗噎不顺或食不得入，或食入即吐，甚则因噎废食	多因七情内伤、酒食不节、久病年老，以致气、血、痰互结阻于食管，津枯血燥，食管狭窄、食管干涩

四、辨证论治

（一）辨证要点

呕吐当辨虚实。实证多由感受外邪、饮食停滞、肝气犯胃所致，发病较急，病程较短，呕吐量多，呕吐物多有酸臭味。虚证多属内伤，有气虚、阴虚和阳虚之别，呕吐物不多，常伴有精神萎靡，倦怠乏力，脉弱无力。

（二）治则治法

治疗以和胃降逆为原则。偏于邪实者，治宜祛邪和胃降逆，邪去则胃气和降，常用解表、消食、化痰、解郁等法；偏于正虚者，治宜扶正和胃降逆，胃气得复，气机和降，常用健运脾胃、益气养阴等法；虚实兼夹者，当审其标本缓急之主次而治之。

（三）分证论治

1. 实证

（1）外邪犯胃证

症状：突然呕吐，频频泛恶，胸脘满闷，伴发热恶寒、头身疼痛或有外感病史。舌苔白腻，脉濡缓。

病机析要：外邪犯胃，胃失和降，浊气夹食上逆则呕吐，胸脘满闷；外邪犯表，营卫不和，故发热恶寒，头身疼痛。突然呕吐、头身疼痛或有寒热为本证的辨证要点。

治法：疏邪解表，化浊和中。

代表方：藿香正气散。

常用药：藿香、紫苏、白芷芳香化浊，散寒疏表；大腹皮、厚朴理气除满；法半夏、陈皮和胃降逆止呕；白术、茯苓、甘草化湿健脾；生姜温中和胃止呕。

兼见脘胀嗳腐，为饮食停滞，加神曲、鸡内金、莱菔子；兼见寒热无汗，头痛身楚，为风寒偏重，加荆芥、防风、羌活祛风寒；兼见脘闷腹胀甚者，为气机阻滞，加木香、枳壳；兼见烦热头身困重，为感受暑湿，加黄连、香薷、薏苡仁。

（2）食积内停证

症状：呕吐酸腐，脘腹胀满，嗳气厌食，大便或溏或结，排便不畅。多有暴饮暴食史。舌苔厚腻，脉滑实。

病机析要：饮食不节，食积内停，浊气上逆，则呕吐酸腐，嗳气厌食；气机阻滞，升降纳运失常，脘腹胀满，大便或溏或结，排便不畅。呕吐酸腐、嗳气厌食为本证的辨证要点。

治法：消食化滞，和胃降逆。

代表方：保和丸。

常用药：山楂、神曲、莱菔子消食和胃；陈皮、法半夏、茯苓理气降逆，和中止呕；连翘散结清热。

若因肉食而吐者,重用山楂;因米食而吐者,加谷芽;因面食而吐者,重用莱菔子,加麦芽;因酒食而吐者,加白豆蔻、葛花,重用神曲;因鱼、蟹食而吐者,加苏叶、生姜;因豆制品而吐者,加生萝卜汁;若误食毒物而呕吐者,用烧盐方探吐,防止毒物被吸收。若脘腹满胀、嗳腐食臭、大便不通,为饮食积滞,可予枳实导滞丸。

（3）痰饮中阻证

症状:呕吐清水痰涎,或胃中辘辘有声,脘闷不食,头眩,心悸。舌苔白滑而腻,脉滑。

病机析要:中阳不振,痰饮内停,胃气上逆,呕吐清水痰涎;胃纳失主,则脘闷不食;水饮凌心则心悸;饮邪上犯清阳,则头眩。呕吐清水痰涎与头眩心悸为本证的辨证要点。

治法:温中化饮,和胃降逆。

代表方:小半夏汤合苓桂术甘汤。

常用药:法半夏、生姜化痰温中,散寒止呕;茯苓、桂枝、白术、甘草温中化饮。

兼见脘腹胀满,舌苔厚腻,为湿滞脾胃,加苍术、厚朴;兼见脘闷不食,为寒湿困脾,加白豆蔻、砂仁;兼见胸膈烦闷,口苦,失眠,恶心呕吐,为痰热内阻,去桂枝,加黄连、陈皮、姜竹茹。

（4）肝气犯胃证

症状:呕吐吞酸,或干呕泛恶,胸胁胀痛,嗳气频繁,常因情志不调而发作或加重。舌质红,苔薄腻或薄黄,脉弦。

病机析要:肝气不疏,横逆犯胃,肝胃不和,则嗳气吞酸、胸胁胀痛;胃气上逆,则呕吐泛恶。呕吐吞酸、嗳气频繁、胸胁闷痛为本证的辨证要点。

治法:疏肝理气,和胃降逆。

代表方:四七汤。

常用药:苏叶、厚朴理气宽中;法半夏、生姜、茯苓和胃降逆止呕。

兼见胸胁胀满疼痛较甚,为肝气郁滞,加柴胡、香附、川楝子、郁金;兼见呕吐酸水、心烦口渴,为肝胃郁热,加栀子、黄芩,或合左金丸;若见胸胁刺痛,或呕吐反复,诸药无效,舌有瘀斑,为瘀血内结,加丹参饮。

2. 虚证

（1）脾胃气虚证

症状:食少纳差,食入难化,恶心呕吐,胃脘痞闷,大便不畅。舌苔白滑,脉象虚弦。

病机析要:脾胃气虚,纳运无力,胃虚气逆,食少纳差,食入难化,大便不畅;胃失和降,湿聚成痰,气逆于上,恶心呕吐,胃脘痞闷。食少纳差、恶心呕吐为本证的辨证要点。

治法:健脾益气,和胃降逆。

代表方:香砂六君子汤。

常用药:党参、白术、茯苓、甘草健脾益气;法半夏祛痰降逆,和胃止呕;陈皮、木香、砂仁理气降逆。

兼见呕吐频作,噫气连连,为胃虚痰阻气逆,加旋覆花、代赭石;呕吐清水,脘冷肢凉,为脾胃虚寒,加肉桂、吴茱萸。

（2）脾胃阳虚证

症状:饮食稍多即吐,时作时止,面色㿠白,倦怠乏力,喜暖恶寒,四肢不温,大便溏薄。舌质淡,脉濡弱。

病机析要:脾胃虚寒,失于温煦,运化失职,则喜暖恶寒,四肢不温,面色㿠白;胃不受纳,脾不健运,饮食稍多即吐,大便溏薄。饮食稍多即吐、肢冷便溏为本证的辨证要点。

治法:温中健脾,和胃降逆。

代表方:理中汤。

常用药:人参、白术健脾和胃;干姜、甘草甘温和中。可加陈皮、法半夏祛痰降逆,和胃止呕。

若呕吐甚,加砂仁、生姜;若呕吐清水不止,为脾胃虚寒,加吴茱萸、生姜;若久呕不止,呕吐之物完谷不化,汗出肢冷,腰膝酸软,舌质淡胖,脉沉细,为脾肾阳虚,加制附子、肉桂。

（3）胃阴不足证

症状:呕吐反复发作,或时作干呕,似饥而不欲食,口燥咽干。舌红少津,脉象细数。

病机析要:胃阴不足,胃失濡润,则似饥而不欲食,口燥咽干,舌红少津;和降失常,则呕吐反复,或时作干呕。干呕、口燥咽干、舌红津少为本证的辨证要点。

治法:滋养胃阴,降逆止呕。

代表方:麦门冬汤。

常用药:人参、麦冬、粳米、甘草滋养胃阴;法半夏降逆止呕;大枣益气和中。

若呕吐较剧,加竹茹、枇杷叶;兼见口干,舌红,为湿热中阻,加黄连、连翘;兼见大便干结,为肠燥便秘,加瓜蒌仁、火麻仁、白蜜;兼见倦怠乏力,纳差舌淡,为脾气虚弱,加太子参、山药。

📖 知识链接

从三焦分论呕吐

金代医家、寒凉派代表人物刘完素提出从三焦分论呕吐,认为吐有气、积、寒三因,皆从三焦论之。指出上焦在胃口,责之于气;中焦在中脘,责之于积;下焦在脐下,责之于寒。治法方面,上焦呕吐,证见食已暴吐,渴欲饮水,大便燥结,气上冲胸而发痛,脉浮而洪,当降气和中;中焦呕吐,证见先吐而后痛,或先痛而后吐,脉浮而弦,当以小毒药去其积,木香、槟榔和其气,宜紫沉丸;下焦呕吐,证见朝食暮吐,小便清利,大便不通,脉沉而迟,当以毒药去其闭塞,温其寒气,大便渐通,复以中焦药和之。

五、预防调护

起居有常,生活有节,避免风寒暑湿秽浊之邪的入侵。保持心情舒畅,避免精神刺激,对肝气犯胃者,尤当注意。饮食有节,勿暴饮暴食、恣食醇酒肥甘。脾胃素虚者,饮食不宜过多,同时勿食生冷瓜果等,慎服寒凉药物。若胃中有热者,忌肥甘厚腻、辛辣、香燥、烟酒等物品,慎服温燥药物。

呕吐不止的患者,应卧床休息,密切观察病情变化。组方宜精简,选择气味平和刺激性小的药物,可加入少量生姜同煎,或加入生姜汁;服药以少量频服为佳,一般以温饮较宜。

六、临证要点

1. 谨守病机,和胃降逆为大法　胃失和降,胃气上逆是呕吐发病的关键。故治疗呕吐,当以和胃降逆为大法。在审因论治中,不论何种治法,皆应配合和胃降逆药物,以顺应"胃气以降为顺"的正常生理功能。历代医家推崇的降逆止呕药中,以法半夏、生姜为著;辛开苦降法中,辛味之生姜与苦味之黄连的配用,最为常见且有效,值得参用。

2. 遣方服药,当须顾护胃气　呕吐者胃气已伤,遣方选药时应避免腥膻恶臭或对胃有明显刺激之品,如乳香、没药、地龙、水蛭等,当以气味淡薄、平和、芳香醒脾者为宜。正确的服药方法亦很重要,一般药汁宜浓煎,少量多次频服,以减轻药物对胃的刺激。对于闻及药气即吐者,应嘱其屏气咽服适量,停片刻再服,使药性发挥作用,吐可缓减。

3. 因势利导,不可见吐止吐　呕吐既是疾病的病理表现,有时也是机体驱邪外出的生理反应,如停滞的宿食、停积的痰饮、误食的毒物等,欲吐不能或吐而未净时,当因势利导,助其吐出、吐净为佳,以祛除病因。临床还需注意妇女妊娠、肾功能不全、颅内疾病、胆囊及胰腺疾病所致呕吐,当结合辨病处理。

🩺 病案分析

王某,女,18 岁。初诊:1974 年 3 月 5 日。

患者呕吐已年余,食后胃中不舒,渐渐吐出不消化物,无酸味,吐尽方舒。吐后又觉饥嘈,略进饮食,泛吐如前,形体消瘦,大便艰难,口干。舌质红,脉细弱。X 线胃肠检查无异常发现。由于精神刺激,饥饱失调,引起呕吐不止,导致气阴两伤,上逆之气,从肝而出,损伤脾胃。先用顺气降逆,泄肝养胃之法。

处方:旋覆花(布包)9g,煅赭石 12g,北沙参 9g,麦冬 9g,金铃子 9g,法半夏 9g,陈皮 6g,姜竹茹 9g,谷芽 12g,枳壳 4.5g。3 剂。

3 月 8 日二诊:呕吐略减,胃嘈如前,前方加黄连 1.5g。7 剂。

3 月 15 日三诊:呕吐逐步减轻,处方无变动。原方 7 剂。

3 月 23 日四诊:呕吐已止,大便亦通,饮食渐进,先进豆浆、稀粥,渐渐能食软饭,胃中较舒,但神疲,舌红无苔,脉细。可见脾胃已伤,气阴未复,再与益气生津,健脾和胃之法,方用《金匮要略》麦门冬汤加减。

处方:麦冬 9g,法半夏 4.5g,党参 9g,生甘草 3g,陈皮 4.5g,香谷芽 12g。

此方嘱连服 10 剂,巩固疗效。并注意饮食不宜过量,以防复发。

本案呕吐已年余,虚实夹杂,寒热错杂,病情较为复杂。食入呕吐,吐尽方舒,胃气上逆为实;形体消瘦,脉象细弱,生化不足为虚;食入反出,谷食不化,脾胃虚寒,腐熟无权为寒;舌红口干,饥嘈便秘,胃热阴伤为热。治疗宜降逆补虚,益气养阴,首诊选用了旋覆代赭汤、温胆汤、麦门冬汤三方化裁:以旋覆花、代赭石顺气降逆作为主药,竹茹、枳壳、陈皮、法半夏助之理气和胃止呕,加金铃子助之泄肝利气降逆;用沙参、麦门冬滋养胃阴,谷芽养胃气为辅。3 剂后,呕吐即见减轻,因胃嘈如前,略加黄连清热泻火,至四诊时呕吐已止,诸症均减。最后以养阴益气、健脾和胃的麦门冬汤加陈皮、谷芽调养善后。(上海中医学院附属龙华医院. 黄文东医案[M]. 上海:上海人民出版社,1977.)

ER-4-3-3

呕吐古籍
推介

ER-4-3-4

呕吐名医
经验

04章04节PPT

PPT 课件

第四节　噎　膈

一、概述

噎膈是以吞咽食物梗噎不顺,饮食难下,或纳而复出为主要表现的病证。噎即噎塞,指食物下咽时噎塞不顺。膈为格拒,指饮食格拒,不能下咽。噎既可单独为病,亦可为膈的前驱表现,故临床统称噎膈。

"膈"始见于《黄帝内经》,称膈、隔、膈中、膈塞、膈气,并在许多篇章中论述了噎膈的主要临床表现和病因病机。如《素问·通评虚实论》曰:"隔塞闭绝,上下不通,则暴忧之病也。"《素问·阴阳别论》曰:"三阳结谓之隔。"《灵枢·四时气》有"饮食不下,膈塞不通,邪在胃脘"的记载。隋代巢元方在《诸病源候论》中按病因将噎膈分为气、忧、食、劳、思五噎和忧、恚、气、寒、热五膈。宋代《太平圣惠方》第五十卷认为噎膈的发病多因"寒温失宜,食饮乖度,或恚怒气逆,思虑伤心,致使阴阳不和,胸膈否塞"。元代朱震亨在《脉因证治·噎膈》中指出"血液俱耗,胃脘亦槁",并提出"润养津血,降火散结"的治疗大法。明代张介宾《景岳全书·杂证谟·噎膈》曰:"噎膈一证,必以忧愁思虑,积劳积郁,或酒色过度,损伤而成",并指出"少年少见此证,而惟中衰耗伤者多有之"。清代李用粹《证治汇补·噎膈》认为,噎膈"有气滞者,有血瘀者,有火炎者,有痰凝者,有食积者,虽有五种,总归七情之变",并提出化痰行瘀的治法。叶桂《临证指南医案·噎膈反胃》则明确提出噎膈的病机为"脘管窄隘"。

西医学中的食管癌、贲门癌、食管贲门失弛缓症、食管狭窄症、食管炎、弥漫性食管痉挛等疾病,出现以吞咽困难为主要表现时,均可参照本节辨证治疗。

二、病因病机

噎膈多因七情内伤、酒食不节、久病年老,以致气、血、痰互结阻于食管,津枯血燥,食管狭窄、食管干涩而发。

（一）病因

1. 饮食不节　嗜酒无度、过食肥甘或恣食辛辣,可助湿生热,酿成痰浊,阻塞食管;或津伤血燥,失于濡润,食管干涩,以致吞咽梗塞。饮食过热、食物粗糙、发霉之物,损伤食管脉络,胃气受损,气血阻于食管而成噎膈。

2. 七情内伤　忧思伤脾,脾伤则气结,运化失司,水湿内停,滋生痰浊,痰气相搏,阻于食管;恼怒伤肝,肝郁气滞,瘀血阻于食管,致使气滞、痰阻、血瘀郁结食管,饮食噎塞难下而成噎膈。

3. 年老久病　年老体衰,肾阴不足;或纵欲太甚,真阴亏损,阴虚液竭,食管干涩而成噎膈。或胃痛、呕吐等病日久,气血不足,痰瘀互结,胃脘枯槁,而成本病。

（二）病机

噎膈的基本病机为气滞、痰阻、血瘀互结,阻于食管,而使食管狭窄。病位在食管,属胃气所主,故其病变脏腑主要在胃,又与肝、脾、肾关系密切。脾为胃行其津液,若脾失健运,可聚湿生痰,阻于食管。胃气之和降,赖肝之条达,若肝失疏泄,则胃失和降,气机郁滞,甚则气滞血瘀,食管狭窄。中焦脾胃赖肾阴、肾阳的濡养和温煦,若年老体衰,肾阴不足,失于濡养,食管干涩,均可发为噎膈。

病理性质总属本虚标实。病初以标实为主,为痰气交阻于食管胃口,故吞咽时梗噎不顺,格塞难下;继则痰、气、瘀三者交互搏结,胃之通降阻塞,饮食难下;久则气郁化火,或瘀痰生热,伤阴耗液,病情由标实转为虚实夹杂。病至晚期,如阴津日益枯槁,胃失濡养;或阴损及阳,脾肾阳气衰败,津液输化失司,痰气瘀结尤甚,则以正虚为主,病情危重。

本病的预后与病情发展有关。如病情始终停留在噎证阶段,只表现为痰气交阻,吞咽之时梗噎不顺,不向膈证发展,一般预后尚好。如病情继续发展为膈,后期阴津枯槁,阴伤及阳,中气衰败,胃虚不能受纳,脾虚失其健运,后天之气败绝,以致正气不支,预后极差。(表4-4-1)

表 4-4-1　噎膈病机列表

关键病机	病机要点	病机转归
气、痰、瘀互结，阻于食管	嗜酒、肥甘辛辣，胃肠积热，痰热内结 过热、粗糙、发霉之物，损伤食管脉络	①痰、气、瘀交互搏结，久则气郁化火，或瘀痰生热，伤阴耗液，病情由标实转为虚实夹杂为主 ②阴津日益枯槁，或阴损及阳，脾肾阳气衰败，津液输化失司，痰气瘀结尤甚，形成正虚之候
	忧思伤脾，运化失司，水湿内停，湿聚成痰 恼怒伤肝，肝郁气滞，气滞血瘀，气、痰、瘀搏结食管	
	年老体衰，真阴亏损，阴虚液竭，食管干涩 久病气血不足，痰瘀互结，胃脘枯槁	

三、诊断与鉴别诊断

（一）诊断

1. 初起咽部或食管内有异物感,进食时有停滞感,继则咽下梗噎,甚至食不得入或食入即吐。

2. 常伴有胃脘不适,胸膈疼痛,甚则形体瘦,肌肤甲错,精神疲惫。

3. 起病缓慢,常表现为由噎至膈的病变过程,可由饮食、情志等因素诱发,多发于中老年男性,特别是在高发地区。

上消化道电子内镜检查、上消化道钡餐造影、纵隔 CT 等有助于诊断。

（二）鉴别诊断

噎膈应与梅核气进行鉴别(表 4-4-2)。

表 4-4-2　噎膈与梅核气鉴别表

病证	相同点	病机要点	证候特点
噎膈	咽中梗塞不舒	气、痰、瘀阻于食管，乃有形之物	自觉咽中噎塞，饮食咽下梗阻，甚则食饮不下
梅核气		痰气交阻于咽喉，乃为无形之邪	自觉咽中有物梗塞，吐之不出，咽之不下，但饮食咽下顺利，无噎塞感

四、辨证论治

（一）辨证要点

临证当辨标本虚实。标实当辨气结、痰阻、血瘀之偏重。本虚以阴津枯槁为主,后期可见气虚阳微。

（二）治则治法

噎膈初起以标实为主,重在治标,以理气、化痰、消瘀为法,并可少佐滋阴养血润燥之品。后期以正虚为主,重在扶正,以滋阴养血、益气温阳为法,也可少佐理气、化痰、消瘀之药。在临床上还应注意治标当顾护津液,不可过用辛散香燥之品;治本应保护胃气,不宜多用滋腻之品。

（三）分证论治

1. 痰气交阻证

症状:吞咽时自觉食管梗塞不舒,胸膈痞满,甚则疼痛,情志舒畅可减轻,精神抑郁则加重,嗳气呃逆,呕吐痰涎,口干咽燥,大便艰涩。舌质淡红,苔薄腻,脉弦滑。

病机析要:气郁痰阻,食管不利,则吞咽困难,胸膈痞满;情绪舒畅可减轻,精神抑郁则加

ER-4-4-2

噎膈临床思维导图

重;气结则津液不能上承,且郁热伤津,故口干咽燥,大便艰涩;痰气交阻于中,胃气上逆,则嗳气呃逆,呕吐痰涎。吞咽困难、嗳气呃逆、呕吐痰涎为本证的辨证要点。

治法:开郁化痰,润燥降气。

代表方:启膈散。

常用药:丹参、郁金、砂仁壳化瘀解郁,理气和胃;南沙参、川贝母、茯苓养阴生津,化痰散结;荷叶蒂、杵头糠升清降浊和胃。

兼见嗳气,为胃气上逆,加沉香、陈皮;兼见呕吐食物与痰涎混合,为痰阻气逆,用旋覆代赭汤;若痞塞满闷,为痰气郁结,可用四七汤、温胆汤。

2. 津亏热结证

症状:吞咽梗涩而痛,水饮可下,食物难进,食后大部分食物吐出,胸背灼痛,形体消瘦,肌肤枯燥,五心烦热,口燥咽干,渴欲冷饮,大便干结。舌质红而干,或有裂纹,脉弦细数。

病机析要:胃津亏耗,郁热内结,食管失于濡润,故吞咽时梗涩而痛;热结痰凝,阻于食管,故食入反出;热结灼津,胃肠枯槁,则口燥咽干,大便干结,渴欲冷饮;胃不受纳,无以化生精微,故五心烦热,形体消瘦,肌肤枯燥。吞咽时梗涩而痛、口燥咽干为本证的辨证要点。

治法:滋养津液,泻热散结。

代表方:五汁安中饮合沙参麦冬汤。

常用药:梨汁、藕汁、牛乳养胃生津;生姜汁和胃降逆;韭菜汁活血行瘀;沙参、石斛、麦冬、生地黄、熟地黄补脾胃之阴。

兼见食入反出,为胃火炽盛,加黄连、栀子、竹茹、芦根;若肠中燥结,大便不通,为胃肠积热,可用大黄甘草汤。

3. 瘀血内结证

症状:吞咽梗阻,胸膈疼痛,食不得下,甚则滴水难进,食入即吐,面色暗黑,肌肤枯燥,形体消瘦,大便坚如羊屎,或吐下物如赤豆汁,或便血。舌质紫暗,或舌质暗红少津,脉细涩。

病机析要:阴亏血少,血瘀内结,阻于食管或胃口,故胸膈疼痛,食不得下,食入即吐,甚至滴水难进;阴伤肠燥,故大便干结,坚如羊屎;瘀热伤络,血渗脉外,则吐下如赤豆汁,或便血;长期饮食不入,化源告竭,故形体消瘦,肌肤枯燥。吞咽梗阻、胸膈疼痛、面色暗黑、舌紫暗为本证的辨证要点。

治法:破结行瘀,滋阴养血。

代表方:通幽汤。

常用药:生地黄、当归滋阴养血;桃仁、红花破结行瘀;甘草益脾和中;升麻升清降浊。可加三七、丹参、赤芍、五灵脂祛瘀通络;海藻、昆布、浙贝母、瓜蒌软坚化痰;牛乳润燥。

兼见呕吐痰涎,为痰气交阻,胃气上逆,加莱菔子、生姜汁;若胸膈胀痛,为气滞血瘀,可用血府逐瘀汤;若服药即吐,难于下咽,可先服玉枢丹开膈降逆,再服汤剂。

4. 气虚阳微证

症状:长期吞咽受阻,饮食不下,面色㿠白,精神疲惫,形寒气短,面浮足肿,泛吐清涎,腹胀便溏。舌质淡,苔白,脉细弱。

病机析要:阴损及阳,脾肾阳微,饮食无以受纳和运化,浊气上逆,故吞咽受阻,饮食不下,泛吐涎沫;脾肾衰败,阳气衰微,气化无权,寒湿停滞,故面色㿠白,形寒气短,面浮肢肿而腹胀便溏。长期吞咽受阻、形寒气短、面浮足肿为本证的辨证要点。

治法:温补脾肾,益气回阳。

代表方：补气运脾汤。

常用药：人参、黄芪、白术、茯苓补气益脾；法半夏、陈皮、生姜和胃降逆。可加熟地黄、山茱萸、当归、枸杞子滋肾阴；肉桂、熟附子、杜仲温肾阳。

若少气懒言，为中气下陷，可用补中益气汤；若心悸气短，为脾虚血亏，可用十全大补汤；若肾阳虚明显，加鹿角胶、肉苁蓉，或用右归丸。噎膈至脾肾俱败阶段，一般宜先进温脾益气之剂，以救后天生化之源，待能稍进饮食与药物后，再以暖脾温肾之方，汤丸并进，或两方交替服用。

知识链接

四时换气用药法治噎膈

脾胃学说创始人、补土派代表人物李杲，在《医学发明·膈咽不通并四时换气用药法》中指出"塞者，五脏之所生，阴也，血也；噎者，六腑之所生，阳也，气也。二者皆由阴中伏阳而作也"，并立四时换气用药法治疗此病。寒月盛阴当泻阴寒之气，宜干姜、吴萸。暑月盛阳当散寒气，泻阴火之上逆，宜益智仁、川柏、青皮、陈皮。冬三月，阳气内藏，外助阳气，不得发汗，内消阴火，勿令泄泻，此闭藏固密之大要也，宜吴萸汤。夏三月，阳气在外，阴气在内，噎病值此时，天助正气而挫其邪气，不治自愈，或不愈者，阴气太盛，正气不伸耳，宜以四君子汤送利膈丸。

五、预防调护

噎膈与多种疾病有关。本病的预防要针对不同病因，养成良好的饮食习惯，保持愉快的心情。在饮食方面，不吃过烫、辛辣食物，免伤胃气。注意起居有常，勿妄作劳，顺应四时变化，避触秽浊之气。

调护方面，强调戒烟忌酒，病在初期，宜进食半流质，细嚼慢咽。病在晚期应进食营养丰富的全流质，如米汤、稀面糊、牛奶、羊奶、肉汁、蜂蜜、苹果汁、梨汁、芦笋汁等流质饮食，以新鲜蔬菜汁、果汁为宜，温服以顾护胃气。情志调护方面，应树立战胜疾病的信心，宜静养，戒郁怒。

六、临证要点

1. 明辨噎膈与食管癌范畴　噎膈之病，症状表现与西医学的食管癌相似，但两者不能完全等同。因噎膈是根据症状命名的，还包括了食管贲门失弛缓症、食管炎、食管狭窄症等良性疾病，范围比较广；而食管癌是根据局部病理命名的恶性疾病，属于噎膈范畴中的疾病之一。

2. 分期治疗，顾护津液　本病治疗，除根据具体病情立法用药外，还必须注意顾护津液及胃气。疾病初期，阴津未必不损，故治疗当顾护津液，辛散香燥之药不可多用，以免生变。后期津液枯槁，阴血亏损，法当滋阴补血，但滋腻之品亦不可过用。当顾护胃气，胃气一绝，则诸药罔效。养阴可选用沙参、麦冬、天花粉、石斛等，养血用鸡血藤，慎用生地黄、熟地黄之类，以防腻胃碍气，并配合白术、山药、木香、砂仁等健脾益气，芳香开胃。

3. 统筹兼顾，联合祛邪　祛邪应把握祛痰化瘀，清热散结解毒为要。噎膈之病机复杂，多兼有瘀血、顽痰、气滞、热郁诸多因素，阻碍胃气，单一证型出现的机会很少，所以在治疗时应统筹兼顾。若久病瘀血在络,化瘀用三棱、莪术、桃仁、红花,可配合全蝎、露蜂房、蜈蚣、壁虎搜剔削坚,散结解毒。胸膈痞满,可加枳实、厚朴、柿蒂、刀豆子开胸顺气,降逆和胃。津伤热结,可加白花蛇舌草、冬凌草、山慈菇、半枝莲、石上柏、白英清热解毒,和胃降逆。

4. 早期检查,鉴别良恶　噎膈的病变范围较广,故应及早做相关检查,明确疾病的性质。食管痉挛属于功能性疾病,治疗以调理气机、和胃降逆为主。食管炎、贲门炎属于炎症性疾病,治予理气和胃、清热解毒之法。食管癌、贲门癌则为恶性肿瘤,早期无转移及严重并发症,应积极采用手术治疗,配合中药益气扶正、化痰活血、解毒散结。因为疾病性质不同,治疗方法不同,预后转归也不同,须把握病性,采用相应的治疗方法,提高临床疗效。

病案分析

王某,女,68岁。1966年7月18日初诊。

初因肝气郁滞,胃气不降,饮食之时,始觉难下,或吞咽稍急,便梗阻于胸膈,但需抬肩伸颈方可缓缓咽下,继之日甚一日,虽经多医治疗,皆无效果,邀余往诊。目前,每次饮食必噎,甚则呛咳酸苦,只能食稀粥、牛奶,病来月余,面容憔悴,胸闷脘胀,小便短少,大便干燥,状如羊矢而数日一行。脉来沉细而数,舌红少津,无苔。曾经某医院食管钡餐透视拍片,诊断为食管上1/3段憩室。辨证:肝气郁结,胃气不降,津液灼伤,气滞血瘀。治法:养阴润燥,疏肝和胃,活血化瘀。

处方:瓜蒌18g,炒枳实12g,北沙参9g,金钗石斛25g,白芍9g,丹参12g,红花6g,川郁金9g,川楝子12g,芒硝9g,甘草3g。

7月22日二诊:上方连服4剂,饮食噎感减轻。即显效机,仍予原方继进。

8月1日三至四诊:上方连服7剂,近3日来,能喝米饭、面条、面叶等,未见噎阻,患者颇为高兴。唯噫气未除,胸腹仍觉胀满。大便已19日未通,再守原方加重瓜蒌至30g,去枳实加枳壳15g,以开胃宽肠。

8月8日五诊:前予降气通腑之品,初服1剂,下燥屎22枚,继服2剂,又下燥屎14枚。后3日精神日振,食有香味,继予原方再进。

8月11日六诊:饮食基本恢复正常,偶尔出现咽噎,但感觉轻微。胸部微胀,大便初头干燥。再拟柔肝益胃,和血养阴之品。

处方:北沙参12g,金钗石斛25g,麦冬12g,乌梅9g,生地黄12g,当归8g,白芍9g,炒枳壳6g,砂仁3g,茯苓9g,甘草8g,生姜3片。水煎服。

8月23日,经某医院钡餐透视,食管已恢复正常。

本案患者病初肝气郁结,气郁于胸膈,气滞日久则血瘀,肝郁化火,肝胃不和,火热伤津以致阴津亏损。故治以养阴润燥,疏肝和胃,活血化瘀。药选沙参、石斛、白芍养阴润燥;川楝子、川郁金、枳实疏肝和胃;丹参、红花配郁金以活血化瘀;复加瓜蒌、芒硝佐以通腑宽胸;甘草调和诸药。药进4剂,噎感减轻,故守方继进。时至四诊,噎阻虽除,但胸腹胀满不减,大便多日未通,故重用瓜蒌宽胸通腑。因久病伤阴较重,故以和血养阴、柔肝益胃之剂调理善后。(孙朝宗. 孙鲁川医案[M]. 济南:山东科学技术出版社,1982.)

ER-4-4-3

噎膈古籍
推介

ER-4-4-4

噎膈名医
经验

附：反胃

反胃是指饮食入胃,宿谷不化,经过良久,复由胃反而出的病证。

汉代张仲景首先提出病名,指出临床表现特点。如《金匮要略·呕吐哕下利病脉证治》说:"趺阳脉浮而涩,浮则为虚,涩则伤脾,脾伤则不磨,朝食暮吐,暮食朝吐,宿谷不化,名曰胃反。"在治疗方面,提出"胃反呕吐者,大半夏汤主之""胃反,吐而渴欲饮水者,茯苓泽泻汤主之"。宋代《太平圣惠方》第四十七卷称"反胃",指出"夫反胃者,为食物呕吐,胃不受食,言胃口翻也"。后世多以反胃名之。

本病多由饮食不当,饥饱无常,或嗜食生冷,损及脾阳,或忧愁思虑,损伤脾胃,中焦阳气不振,寒从内生,致脾胃虚寒,不能腐熟水谷,饮食入胃停留不化,逆而向上,终至尽吐而出。如明代《景岳全书·杂证谟·反胃》云:"或以酷饮无度,伤于酒湿;或以纵食生冷,败其真阳;或因七情忧郁,竭其中气。总之,无非内伤之甚,致损胃气而然。"治疗原则为温中健脾,降逆和胃。若反复呕吐,津气并虚,可加益气养阴之品;日久不愈,宜合用温补肾阳之法。

1. 脾胃虚寒证

症状:食后脘腹胀满,朝食暮吐,暮食朝吐,宿谷不化,吐后则舒,神疲乏力,面色少华,手足不温,大便溏泄。舌淡,苔白滑,脉细缓无力。

治法:温中健脾,降气和胃。

代表方:丁香透膈散。

常用药:人参、白术、炙甘草健脾益气;丁香、法半夏、木香、香附降气和胃;砂仁、白豆蔻、神曲、麦芽醒脾化食。

2. 脾肾阳虚证

症状:食后脘腹胀满,朝食暮吐,暮食朝吐,吐出宿食不化,或吐多量清稀水液,神疲乏力,腰膝酸软,眩晕耳鸣,大便溏薄,畏寒肢冷,面色㿠白。舌淡,苔白,脉沉细无力。

治法:健脾温肾,和胃降逆。

代表方:桂附理中汤。

常用药:熟附子、肉桂温补肾阳,益火之源;干姜、法半夏温脾散寒,和胃止呕;党参、白术甘温益气健脾;炙甘草扶正补虚,调和诸药。

第五节　呃　逆

PPT 课件

一、概述

呃逆是以胃气上逆动膈,喉间呃呃连声,声短而频,令人不能自制为主症的病证。

《黄帝内经》称呃逆为"哕",认为哕的病机为胃气上逆,病及肺、胃。如《素问·宣明五气》云:"胃为气逆,为哕。"《灵枢·口问》曰:"谷入于胃,胃气上注于肺。今有故寒气与新谷气,俱还入于胃,新故相乱,真邪相攻,气并相逆,复出于胃,故为哕。"《黄帝内经》中还指出哕有时是病情危重的一种征兆。如《素问·宝命全形论》曰:"病深者,其声哕。"在治疗方面,《黄帝内经》提出了3种简易疗法。如《灵枢·杂病》曰:"哕,以草刺鼻嚏,嚏而已;无息,而疾迎引之,立已;大惊之,亦可已。"汉代张仲景在《金匮要略·呕吐哕下利病脉证治》中治哕分三证:实证者,"哕而腹满,视其前后,知何部不利,利之即愈";寒证者,"干呕、哕,若手足厥者,橘皮汤主之";虚热证者,"哕逆者,橘皮竹茹汤主之",为后世寒热虚实辨证分类奠定了基础。唐代孙思邈《备急千金要方·呕吐哕逆》指出,治疗"膈间有水痰"所致的呃逆,宜用小半夏加茯苓汤。元代朱震亨始称之为"呃",《格致余论·呃逆论》云:"呃,病气逆也。气自脐下直冲,上出于口而作声之名也。"明代张介宾进一步确定呃逆病名,在《景岳全书·杂证谟·呃逆》中指出大病时"虚脱之呃,则诚危殆之证"。秦昌遇《症因脉治·呃逆论》把本病分外感、内伤两类。清代李用粹《证治汇补·呃逆》系统提出治疗法则:"治当降气化痰和胃为主,随其所感而用药。气逆者,疏导之;食停者,消化之;痰滞者,涌吐之;热郁者,清下之;血瘀者,破导之;若汗吐下后,服凉药过多者,当温补;阴火上冲者,当平补;虚而挟热者,当凉补。"

　　西医学中的单纯性膈肌痉挛和其他疾病如胃炎、消化性溃疡、胃癌、胸腹腔肿瘤、脑血管病、尿毒症以及胸腹手术后等引起的呃逆,均可参考本节辨证论治。

二、病因病机

　　呃逆多由饮食不当、情志不遂、正气亏虚,导致胃失和降,气逆动膈而致。

(一)病因

　　1. 感受寒邪　风寒之邪侵袭,或寒邪直中,阻遏胃阳,壅滞气机,胃失和降,膈气不利,寒气上冲,逆气动膈冲喉而成呃逆。

　　2. 饮食不当　进食太快,过食生冷,或滥服寒凉药物,寒气蓄于胃中,循手太阴之脉上动于膈而致呃逆。或过食辛热煎炸,醇酒厚味,或过用温补之剂,燥热内生,腑气不行,气逆动膈,发生呃逆。

　　3. 情志不调　恼怒伤肝,气机不和,横逆犯胃,逆气动膈;或情绪抑郁,木不疏土;或忧思气结,脾运失职,内生痰湿;或素有痰饮,复加恼怒气逆,逆气夹痰浊上逆动膈,发生呃逆。

　　4. 体虚病后　素体亏虚,年高体弱;或大病久病,正气未复;或吐下太过,虚损误攻,均可损伤中气,伤及胃阴,使胃失和降,气逆动膈,发生呃逆。甚则病深及肾,肾气失摄纳,浊气上乘,上逆动膈,发生呃逆。

(二)病机

　　呃逆的基本病机为胃气上逆,膈气不利。因胃居膈下,主受纳,主降浊,胃气以通降下行为顺。若因外感寒邪、饮食不当、情志刺激及体虚病后而导致寒邪、郁热、气滞、痰阻,或正气虚弱,均可致胃失和降,气逆上冲动膈,膈间气机不利,而成呃逆。

　　病位在胃,与肺、脾、肝、肾密切相关。肺主肃降,肺胃之气均以降为顺。若上焦肺气郁闭,或肺气虚衰,宣降无力,势必影响胃气之和降,膈间气机不利,逆气上冲于喉间,呃逆乃作。脾主升清,胃之和降有赖于脾之升清。若饮食劳倦、年老久病,脾气不足或脾阳虚衰,致脾失健运,胃失和降,清浊升降失常,浊气上逆动膈,发生呃逆。肝主疏泄,若情志不畅,肝气郁结,升发太过,横逆犯胃,胃气上逆动膈而致呃逆。肺之肃降和胃之和降,还有赖于肾气的摄纳,若久病及肾,或肾气不足,肾失摄纳,虚气上冲,夹胃气动膈,亦可致呃逆。

　　呃逆有虚实之分。初起以实证为主,多由寒凝、火郁、气滞、痰阻等邪气扰乱,胃失和降而致;日久则为虚实夹杂证或虚证,以脾肾阳虚,胃阴不足,正虚气逆为多见。

　　呃逆病情轻重和预后差别极大。单纯性呃逆,偶尔发作,大都轻浅,预后良好;若出现在急、慢性疾病过程中,病情较重;重病后期,正气大亏,呃声低微,呃逆不止,气不得续,饮食不进,脉细沉伏者,多属胃气将绝、元气欲脱之危候。(表4-5-1)

呃逆历史沿革列表

175

表 4-5-1　呃逆病机列表

关键病机	病机要点	病机转归
胃失和降，气逆动膈，膈气不利	感受寒邪，阻遏胃阳，壅滞气机，胃失和降，膈气不利，寒气上冲，逆气动膈冲喉而成呃逆	①初起以实证为主，胃失和降；日久则为虚实夹杂证或虚证：脾肾阳虚，胃阴不足，正虚气逆 ②单纯性呃逆，偶尔发作，大都轻浅，预后良好 ③若出现在急、慢性疾病过程中，病情较重；重病后期，正气大亏，呃声低微，呃逆不止，气不得续，饮食不进，脉细沉伏者，多属胃气将绝、元气欲脱之危候
	饮食不当，寒气蓄于胃中，循手太阴之脉上动于膈；过食辛热煎炸，醇酒厚味，或过用温补之剂，燥热内生，腑气不行，气逆动膈	
	情志不调，气机不和，横逆犯胃，逆气动膈；情绪抑郁，木不疏土；忧思气结，脾运失职，内生痰湿；素有痰饮，复加恼怒气逆，逆气夹痰浊上逆动膈	
	体虚病后，素体亏虚，年高体弱；大病久病，正气未复；损伤中气，伤及胃阴，使胃失和降，气逆动膈；病深及肾，肾气失摄纳，浊气上乘，上逆动膈	

三、诊断与鉴别诊断

（一）诊断

1. 以气逆上冲，喉间呃呃连声，声短而频，不能自制为主症，其呃声或高或低，或疏或密，间歇时间不定。

2. 常伴有胸膈痞闷、脘中不适、情绪不安等症状。

3. 多有受凉、饮食不当、情志不调等诱发因素，起病多较急。

血液生化、肝功能、肾功能、胸腹 CT、电子胃镜等检查有助于诊断。

（二）鉴别诊断

呃逆应与干呕、嗳气进行鉴别（表 4-5-2）。

表 4-5-2　呃逆与干呕、嗳气鉴别列表

病证	相同点	病机	临床表现
呃逆	胃气上逆之候	气从膈间上逆，气冲喉间	呃呃连声，声短而频，不能自制
干呕		胃气上逆，冲咽而出	有声无物的呕吐
嗳气		胃气阻郁，气逆于上	沉缓的嗳气声，多伴酸腐气味，食后多发

四、辨证论治

（一）辨证要点

1. 辨虚实寒热　如呃逆声高，气涌有力，连续发作，多属实证；呃逆时断时续，气怯声低乏力，多属虚证；呃声洪亮，冲逆而出，多属热证；呃声沉缓有力，遇寒则甚，得温则减，多属寒证。

2. 辨病情轻重　年高正虚、重症后期、急危患者，呃逆持续不继，呃声低微，气不得续，饮食难进，脉细沉伏，多为病情恶化、胃气将绝之危候。

（二）治则治法

治疗以理气和胃、降逆止呃为基本原则。当分清寒热虚实，分别施以散寒、清热、补虚、泻实之法，并结合和胃降逆。对于重危病证中出现的呃逆，治当大补元气、急救胃气。可应用针刺疗法止呃。

呃逆临床思维导图

（三）分证论治

1. 胃寒气逆证

症状：呃声沉缓有力，胸膈及胃脘不舒，得热则减，遇寒则甚，喜食热饮，口淡不渴。舌苔白润，脉迟缓或弦紧。

病机析要：寒聚中焦，膈气不利，胃气上逆，故呃声沉闷有力，胸膈及胃脘不舒；寒凝于胃，故得热则减，遇寒则甚，喜食热饮，口淡不渴；膈气不利，胃气上逆，则呃声连作。呃声沉缓有力、遇寒则甚、得热则减为本证的辨证要点。

治法：温中散寒，降逆止呃。

代表方：丁香散。

常用药：丁香、柿蒂降逆止呃；高良姜温中散寒。

兼脘腹拘急而痛，属寒气较重者，加吴茱萸、肉桂、乌药；兼脘闷嗳腐，为寒凝食滞，加莱菔子、法半夏、槟榔；兼脘腹痞满，为寒凝气滞，加枳壳、厚朴、陈皮；如呃逆频作，为气逆较甚，加刀豆子、旋覆花、代赭石。

2. 胃火上逆证

症状：呃声连作，洪亮有力，冲逆而出，口臭烦渴，多喜冷饮，脘腹满闷，大便秘结，小便短赤。苔黄燥，脉滑数。

病机析要：胃热上冲，故呃逆阵作，呃声响亮；热积胃肠，腑气不通，胃火上冲，故口臭烦渴，多喜冷饮，脘腹满闷，小便短赤，苔黄燥；热结腑气不通，故大便秘结。呃声连作、洪亮有力、冲逆而出为本证的辨证要点。

治法：清胃泄热，降逆止呃。

代表方：竹叶石膏汤。

常用药：竹叶、生石膏清泻胃火；麦冬养胃生津；法半夏和胃降逆；粳米、甘草调养胃气。可加竹茹、柿蒂助降逆止呃之力。

若见脘腹痞满，大便硬结，为腑气不通，可合用小承气汤；兼见胸膈烦热，为邪郁生热，可用凉膈散。

3. 气机郁滞证

症状：呃逆连声，常因情志不畅而诱发或加重，胸胁满闷，脘腹胀满，嗳气纳减，肠鸣矢气。苔薄白，脉弦。

病机析要：情志不畅，肝气郁滞，横逆犯胃，胃气上逆，故呃逆；肝失条达，故胸胁满闷、脘腹胀满；气逆上冲，故嗳气；腑气不利，故肠鸣矢气。因情志不畅而诱发或加重、胸胁满闷、脉弦为本证的辨证要点。

治法：顺气解郁，和胃降逆。

代表方：五磨饮子。

常用药：木香、乌药解郁顺气；枳实、沉香、槟榔宽中降气。

如胸胁满闷胀痛，为肝郁明显，加川楝子、郁金；兼心烦口苦，为气郁化热，加栀子、黄连；兼昏眩恶心，为气逆痰阻，可用旋覆代赭汤合二陈汤；兼胸胁刺痛，久呃不止，为气滞日久成瘀，瘀血内结，可用血府逐瘀汤。

4. 脾胃阳虚证

症状：呃声低长无力，气不得续，泛吐清水，脘腹不舒，喜温喜按，面色㿠白，手足不温，食少乏力，大便溏薄。舌质淡，苔薄白，脉细弱。

病机析要：中阳不足，胃失和降，虚气上逆，故呃声低长无力，气不得续，泛吐清水；阳虚不能温煦，故脘腹不舒，喜温喜按，面色㿠白，手足不温；脾阳不足，故食少乏力，大便溏薄。

呃声低长无力、气不得续、手足不温为本证的辨证要点。

治法:温补脾胃,降逆止呃。

代表方:理中汤。

常用药:人参、白术、甘草甘温益气;干姜温中散寒。可加吴茱萸、丁香、柿蒂温胃平呃。

兼嗳腐吞酸,为夹有食滞,加神曲、麦芽;兼脘腹胀满,为脾虚气滞,加法半夏、陈皮;如见呃声难续,气短乏力,为中气不足,可用补中益气汤;若病久及肾,肾阳亏虚,见形寒肢冷,腰膝酸软,呃声难续者,为肾失摄纳,可用金匮肾气丸。

5. 胃阴不足证

症状:呃声短促而不得续,口干咽燥,烦躁不安,不思饮食,或少食即胀,大便干结。舌质红,苔少而干,脉细数。

病机析要:胃阴不足,胃气上逆,故呃声短促无力;胃阴不足,胃失濡养,津液不能上承,故口干咽燥;胃阴不足故不思饮食,或少食即胀,大便干结。呃声短促无力、口干咽燥、舌红苔少为本证的辨证要点。

治法:益胃生津,降逆止呃。

代表方:益胃汤合橘皮竹茹汤。

常用药:沙参、麦冬、玉竹、生地黄甘寒生津,滋养胃阴;人参、大枣、甘草益气和胃;橘皮、竹茹降逆平呃。

兼咽干舌燥,心烦,舌红无苔,属阴虚火旺、胃火上炎者,加玄参、芦根、石斛,或选用麦门冬汤;神疲乏力,属气阴两虚者,加太子参或西洋参、山药。

五、预防调护

宜重视情志、饮食、起居的调摄。保持情志舒畅,避免喜怒太过等不良情志刺激。注意寒温适宜,避免外邪侵袭。饮食宜清淡,应进食温软易消化食物;忌吃生冷、辛辣、肥腻之物;避免饥饱无常。呃逆发作时,可针刺内关、合谷;或应用王不留行按压耳穴(膈)止呃。

六、临证要点

1. 区别生理性与病理性呃逆　呃逆之证,首当分清是生理现象,还是病理反应。若一过性气逆而作呃逆,症状很快自行消失,且无明显兼证者,属生理现象,可不药而愈。若呃逆持续或反复发作,兼证明显,或出现在其他急慢性病证过程中,可视为病理性呃逆,需服药或针刺治疗才能止呃。

2. 和胃降逆与肃降肺气相得益彰　呃逆一证,总由胃气上逆动膈而成,故治疗以理气和胃、降逆止呃为基本治法。然肺主一身之气,肺气宣通与否亦会影响胃气之和降,肃降肺气有助于胃气和降,故遣方时可酌情配伍枇杷叶、杏仁、紫苏子等。

3. 顽固性呃逆宜活血搜风通络　呃逆日久不愈,提示气机不畅,"久病入络",故治疗时除理气和胃、降逆止呃之外,可结合活血化瘀之法,调理气血,使血行气顺,膈间快利而止呃逆,如以血府逐瘀汤加减。尚可加入祛风通络之品,如地龙、全蝎等,中风合并呃逆者尤宜。

4. 针灸疗法有助于快速止呃　呃逆除药物治疗外,可针药结合,如结合徒手穴位按压、穴位注射、针灸。轻证只需简单处理,如指压内关、合谷、人迎等,即可缓解;持续性或反复发作者,也可配合针灸、电针、穴位注射治疗,如针灸中脘、膈俞、内关、合谷,足三里穴位注射等。

暴怒致呃逆验案

某中年健妇，由家人伴随到诊，脸青不华，唇舌皆红，脉弦滑两关尤甚，默默不语，呃逆频作。家人代诉，经治未效，西药曾用解痉镇静剂，中药投半夏、厚朴合橘皮竹茹汤。询之，自云无意就医，奈家人催迫，勉从之耳。言时烦躁有怒意，细问起因，谓家中宴客，操持颇劳，席散，夫妻因事反目，彻夜未眠，翌晨觉胁痛胸满，欲吐不遂，继而呃逆频作，3日未解。脉症合参，乃大怒致呃。拟丹栀逍遥散，去白术，当归轻用，加枳实、厚朴、川楝子，服1剂。再诊，胁痛胸满减，有嗳气，呃间作，照前医之方加消导药，服2剂而愈。

该妇因食饮在前，继而大怒，前治之所以罔效者，因未平其肝气，盖木克土，肝气未舒，脾运失职，胃气不降之故。今始用丹栀逍遥散舒肝，继用法半夏、橘皮竹茹汤降逆消痞，加消导药恐其因宿食滋滞未尽也。病必有因，体虚为邪所凑，医者易察，若七情所致，病从内生，多被隐忍，每有忽略。（刘尚义．南方医话［M］．北京：北京科学技术出版社，1996．）

第六节　腹　　痛

一、概述

腹痛是指以胃脘以下、耻骨毛际以上的部位发生疼痛为主症的病证。

本节仅讨论内科腹痛，外科、妇科所致腹痛不包括在内。另外，内科痢疾、霍乱、积聚、鼓胀、虫证等疾病出现腹痛主症时，应参考相关章节。

《黄帝内经》最早提出腹痛的病名，并指出可由寒、热、湿所致。如《素问·气交变大论》云："岁土太过，雨湿流行，肾水受邪，民病腹痛。"《素问·举痛论》云："寒气客于肠胃之间，膜原之下，血不得散，小络急引，故痛。""热气留于小肠，肠中痛，瘅热焦渴，则坚干不得出，故痛而闭不通矣。"汉代张仲景对腹痛的辨证论治作了较全面的论述，如《金匮要略·腹满寒疝宿食病脉证治》所云"病者腹满，按之不痛为虚，痛者为实，可下之"，对热壅气滞、阳虚寒盛、寒邪上冲的腹痛分别用厚朴三物汤、附子粳米汤和大建中汤治疗。隋代巢元方《诸病源候论·腹痛病诸候》首次将腹痛作为独立病证，对其病因、证候进行详细表述，指出："凡腹急痛，此里之有病。""由腑脏虚，寒冷之气客于肠胃、募原之间，结聚不散，正气与邪气交争相击，故痛。"宋代《仁斋直指方》将腹痛分寒热、死血、食积、痰饮、虫积等类，并对不同腹痛提出鉴别："气血、痰水、食积、风冷诸症之痛，每每停聚而不散，惟虫痛则乍作乍止，来去无定，又有呕吐清沫之为可验。"金元李杲强调对不同部位的腹痛，当用不同的治法，如《东垣试效方·心胃及腹中诸痛论》指出"腹痛有部分，脏位有高下，治之者亦宜分之"，并制订了相应的治疗方剂。虞抟在《医学正传·腹痛》中总结了腹痛的治疗大法："浊气在上者涌之，清气在下者提之，寒者温之，热者清之，虚者培之，实者泻之，结者散之，留者行之，此治法之大要也，学者详之。"清代唐宗海《血证论·腹痛》曰："血家腹痛，多是瘀血，另详瘀血门。然亦有气痛者，以失血之人，气先不和……宜逍遥散加姜黄、香附子、槟榔、天台乌药治之。"王清任提出瘀血在中焦，可用血府逐瘀汤；瘀血在下焦，应以膈下逐瘀汤治疗。

西医学中的功能性腹痛、肠易激综合征、急慢性胰腺炎、克罗恩病、肠粘连、不完全性肠梗阻、腹型过敏性紫癜等，出现以腹痛为主要表现者，可参照本节辨证论治。

二、病因病机

腹痛多因感受外邪、饮食不节、情志失调、跌仆损伤以及素体阳虚等，导致腹中脏腑气机阻滞，脉络痹阻或经脉失养，不通或不荣则痛。

（一）病因

1. 感受外邪　风、寒、暑、热、湿等邪侵入中焦，气血运行不畅均可引起腹痛。如伤于风寒则寒凝气滞，经脉受阻，不通则痛。伤于暑热或湿热，或寒邪不解，郁而化热，致湿热壅滞，传导失职，腑气不通而发生腹痛。

2. 饮食不节　暴饮暴食，伤及脾胃，食滞内停；恣食肥甘厚腻辛辣，酿生湿热，蕴蓄肠胃；误食馊腐，饮食不洁，或过食生冷，寒湿内停，均可损伤脾胃，以致气机失调，腑气通降不利而发生腹痛。另外，饥饱不调，损伤脾胃，气血生化不足，脏腑经络失于濡养，亦可致腹痛。

3. 情志失调　抑郁恼怒，肝失条达，气机不畅，气滞而痛；或忧思伤脾，或肝郁克脾，肝脾不和，气机不利，腑气失于通降而发腹痛；或气滞日久，血行不畅，气血郁于腹中，脉络不通，而致腹痛。

4. 跌仆手术　跌仆损伤，络脉瘀阻，或腹部手术，均可损伤腹部脉络，气滞血瘀，而致腹痛。

5. 素体阳虚　素体脾阳不振，或过服寒凉之品，损伤脾阳；或久病肾阳不足，脏腑虚寒，失于温煦而致腹痛。

（二）病机

腹痛的病变脏腑主要在脾、胃、肝、大小肠，并与足少阳经、足三阴经、手足阳明经、冲脉、任脉、带脉等相关；基本病机为气机郁滞，脉络痹阻，不通则痛，或经脉失养，不荣则痛。

病理性质有寒热虚实之分。外感寒热，内伤饮食、情志，以及跌仆等原因，导致脏腑气机不利，气血运行不畅，经脉阻滞者属实；气血不足，阳气虚弱，脏腑经脉失于温养者属虚。病理因素主要有寒凝、热郁、食积、气滞、血瘀。寒邪客久，郁而化热，可致郁热内结；气滞作痛日久，由气及血，血行不畅，可成瘀血内阻；至于寒热并见，虚实夹杂，气滞血瘀者，亦属常见。

急性腹痛，治疗不及时或不当，气血逆乱，可致厥脱之变；湿热蕴结肠胃或术后气滞血瘀，可致腑气不通；气滞血瘀日久，可变生积聚。（表4-6-1）

表4-6-1　腹痛病机列表

关键病机	病机要点	病机转归
气机郁滞，脉络痹阻，不通则痛，或经脉失养，不荣则痛	外邪侵入中焦，气血运行不畅，不通则痛	①病机之间可以虚实寒热相互转化 ②急性腹痛，治疗不及时或不当，气血逆乱，可致厥脱之变 ③湿热蕴结肠胃或术后气滞血瘀，可致腑气不通 ④气滞血瘀日久，可变生积聚
	饮食不节伤及脾胃，脾胃纳运升降失常，腑气通降不利，不通则痛	
	饥饱不调，损伤脾胃，气血生化不足，脏腑经络失于濡养，不荣则痛	
	抑郁恼怒，肝失条达，气机不畅，气滞而痛；或气滞日久，血行不畅，气血郁于腹中，脉络不通，不通则痛	
	忧思伤脾，或肝郁克脾，肝脾不和，气机不利，腑气失于通降，不通则痛；伤脾气血生化不足，不荣则痛	
	跌仆损伤，络脉瘀阻，或腹部手术，损伤腹部脉络，气滞血瘀，不通则痛	
	素体脾阳不振，或过服寒凉之品，损伤脾阳，或久病肾阳不足，脏腑虚寒，失于温煦，不荣则痛	

三、诊断与鉴别诊断

（一）诊断

1. 以胃脘以下、耻骨毛际以上部位的疼痛为主症,疼痛性质有冷痛、灼痛、胀痛、刺痛、隐痛等不同。

2. 起病有急有缓,急性腹痛,其痛较剧;慢性腹痛,其痛绵绵。

3. 发病常与饮食、情志、受凉等因素有关。

4. 排除外科、妇科范畴的急腹症。

血、尿、粪便常规检查,以及血尿淀粉酶、电子胃肠镜、腹部 X 线透视、腹部 CT、腹部 B 超、腹腔镜等检查有助于诊断与鉴别诊断。

（二）鉴别诊断

腹痛应与胃痛、其他内科疾病中的腹痛及外科、妇科腹痛进行鉴别(表 4-6-2~表 4-6-4)。

表 4-6-2 腹痛与胃痛鉴别表

病证	疼痛部位	伴随症状	二者联系
腹痛	胃脘以下	多伴有便秘、泄泻、腹胀	胃处腹中,与肠相连,腹痛常伴有胃痛,胃痛有时也有腹痛的表现,如两症同见,须辨明以何者为主
胃痛	胃脘	常伴有纳差、恶心、嗳气、泛酸、嘈杂	

表 4-6-3 腹痛与其他内科疾病中的腹痛鉴别表

病证	相同点	伴随症状
腹痛		以腹部疼痛为主要表现,多伴有便秘、泄泻、腹胀等
痢疾		与里急后重、下痢赤白脓血并见
霍乱	均可出现腹痛	伴有吐泻交作
积聚		以腹中包块为特征
鼓胀		以腹部外形胀大为特点

表 4-6-4 腹痛与外科、妇科的腹痛鉴别表

病证	疼痛特点
内科腹痛	先发热后腹痛,疼痛不甚,压痛不显,痛无定处
外科腹痛	先腹痛后发热,疼痛剧烈,痛有定处,压痛明显,拒按,腹肌紧张
妇科腹痛	疼痛在小腹,与经、带、胎、产史有关,如痛经、先兆流产、异位妊娠、输卵管破裂、卵巢囊肿蒂扭转等;异位妊娠,有停经史

四、辨证论治

（一）辨证要点

1. 辨腹痛性质 实痛一般痛势急剧,痛时拒按。其中,腹痛拘急,暴作,痛无间断,遇冷痛剧,为寒痛;腹痛急迫,痛处灼热,腹胀便秘,为热痛;腹痛胀满,时轻时重,痛处不定,为气滞;腹部刺痛,痛无休止,痛处不移,痛处拒按,入夜尤甚,为血瘀;脘腹胀满,疼痛拒按,嗳腐吞酸,呕恶厌食,为伤食。虚痛一般痛势绵绵,喜揉喜按,时缓时急,痛而无形,饥而痛增。

2. 辨腹痛部位 大腹疼痛,多为脾胃病证;脐腹疼痛,多为小肠病变或虫积;胁腹、少腹

疼痛,多为肝经病变;小腹疼痛,多为膀胱、胞宫及大小肠病证。

（二）治则治法

腹痛治疗多以"通"字立法,应根据辨证的虚实寒热,在气在血,确立相应治法。《医学真传·心腹痛》曰:"夫通则不痛,理也。但通之之法,各有不同。调气以和血,调血以和气,通也;下逆者使之上行,中结者使之旁达,亦通也;虚者助之使通,寒者温之使通,无非通之之法也。若必以下泄为通,则妄矣。"在通法的基础上,结合审证求因,标本兼治。实证者,重在祛邪疏导;虚证者,应温中补虚,益气养血,不可滥施攻下。对于久痛入络,绵绵不愈之腹痛,可采取辛润活血通络之法。

（三）分证论治

1. 寒邪内阻证

症状:腹痛拘急,急迫剧烈,遇寒痛甚,得温痛减,形寒身冷,手足不温,口淡不渴,小便清长,大便清稀或秘结。舌质淡,苔白腻,脉沉紧。

病机析要:寒邪入侵,阳气不运,脉络痹阻,故腹痛暴急,得温则寒散而痛减,遇冷则寒凝而痛甚;寒湿困遏中阳,运化失司,则大便清稀或秘结;小便清长、口淡不渴系无里热之征。腹痛拘急、遇寒痛甚、得温痛减为本证的辨证要点。

治法:温里散寒,理气止痛。

代表方:良附丸合正气天香散。

常用药:高良姜、干姜、紫苏温中散寒;乌药、香附、陈皮理气止痛。

若腹中雷鸣切痛,胸胁逆满,呕吐,为寒气上逆,可用附子粳米汤;若腹中冷痛,身体疼痛,内外皆寒者,可用乌头桂枝汤;若少腹拘急冷痛,寒滞肝脉者,可用暖肝煎;若腹痛拘急,大便不通,寒实积聚者,可用大黄附子汤;若脐中痛不可忍,喜按喜温,手足厥逆,脉微欲绝者,为肾阳不足,寒邪内侵,可用通脉四逆汤。

2. 湿热壅滞证

症状:腹部疼痛,胀满拒按,大便秘结,或黏滞不爽,胸闷不舒,烦渴引饮,身热汗出,小便短赤。舌质红,苔黄燥或黄腻,脉滑数。

病机析要:湿热壅滞,腑气不通,故腹痛拒按、胀满不舒;湿热壅滞,熏蒸于内,故身热尿赤;湿热伤津,传导失常,故烦渴引饮,大便秘结,或黏滞不爽;热迫津液外泄,则汗出。腹痛拒按、大便秘结或黏滞不爽、苔黄为本证的辨证要点。

治法:通腑泄热,行气导滞。

代表方:大承气汤。

常用药:大黄苦寒泄热,攻下燥屎;芒硝咸寒润燥,软坚破结;枳实、厚朴苦辛行气,燥湿破滞。

若燥结不甚,湿热较重,大便不爽,可去芒硝,加栀子、黄芩;兼见痛引两胁,为湿热阻滞、气机不畅,加柴胡、白芍、川楝子、郁金;若腹痛剧烈、寒热往来、恶心呕吐、大便秘结,为少阳阳明合病,可用大柴胡汤加减。

3. 饮食停滞证

症状:脘腹胀满,疼痛拒按,嗳腐吞酸,厌食,或恶心呕吐,痛而欲泻,泻后痛减,大便臭秽如败卵,或大便秘结。舌苔厚腻,脉滑。

病机析要:食滞内停,气机阻滞,故脘腹满痛拒按;浊气上逆,故厌食呕恶而嗳腐吞酸;食滞中阻,运化无权,故腹痛而泻,泻则食减邪消,故泻后痛减;宿食腐败,化生湿热,则大便臭秽如败卵;宿食燥结生热,故大便秘结。脘腹胀满、疼痛拒按、嗳腐吞酸为本证的辨证要点。

治法:消食导滞,理气止痛。

代表方:枳实导滞丸。

常用药:大黄、枳实、神曲消食导滞;黄芩、黄连、泽泻清热化湿;白术、茯苓健脾和胃;木香、莱菔子、槟榔消食理气。

兼见大便自利、恶心呕吐,为饮食内停,脾失健运,胃失和降,可去大黄,加陈皮、法半夏、苍术;若腹痛胀满较甚,为饮食停滞、气机郁阻,可加厚朴、木香。

4. 气机郁滞证

症状:腹部疼痛,胀满不舒,痛无定处,攻窜两胁,常痛引少腹,时聚时散,得嗳气、矢气则舒,遇忧思恼怒则剧。舌苔薄白,脉弦。

病机析要:肝气郁结,疏泄失司,气机郁滞不通,故腹部胀痛。气属无形,走窜游移,故攻窜两胁,时聚时散,嗳气或矢气后则气机稍得舒通,故胀痛酌减,遇怒则气郁更甚,故胀痛加剧。腹痛胀满、痛无定处、攻窜两胁为本证的辨证要点。

治法:疏肝解郁,理气止痛。

代表方:柴胡疏肝散。

常用药:柴胡、枳壳、香附、陈皮疏肝理气;芍药、甘草缓急止痛;川芎行气活血。

兼见腹痛肠鸣、气滞腹泻,为肝脾不和,可用痛泻要方;兼见少腹绞痛、阴囊寒疝,为肝经寒凝气滞,可用天台乌药散;若病程迁延,见口苦咽干、舌红苔黄,脉弦数,为肝郁日久化热,可加牡丹皮、栀子、川楝子。

知识拓展

药物配伍比例和炮制方法对芍药甘草汤有效成分的影响

芍药甘草汤在《伤寒论》中用于治疗津伤"脚挛急"。现代研究发现其具有解痉止痛的功效,常用来治疗胃肠痉挛性疼痛。原方中芍药和甘草用量之比为1:1,甘草为炙甘草,芍药炮制方法未提及。在临床应用中,两药配伍比例和炮制方法各不相同,可能会对疗效产生影响。北京中医药大学研究者基于芍药甘草汤中9种药效成分总量的评价指标,观察了不同配伍比例和不同炮制方法(醋白芍、酒白芍、炒白芍、焦白芍、炙甘草和生甘草)的芍药甘草汤中药效成分的总量。结果发现,醋白芍和炙甘草配伍比例为1:1时,芍药甘草汤中药效成分总量最高。配伍比例相同时,对药效组分的影响程度为醋白芍>酒白芍>炒白芍>焦白芍,炙甘草>生甘草,而且炙甘草对药效组分的影响程度大于醋白芍。芍药甘草等比例配伍在小鼠中的止痛效果也优于非等比例配伍。

1. 蔡悦萍,张贵君,朱广伟,等. 配伍比例及配伍组分对芍药甘草汤中9种药效组分的影响[J]. 药物分析杂志,2015,35(10):1770-1776.

2. 汪萌,闫永红,邹慧琴,等. 芍药甘草汤镇痛作用研究及镇痛效果与配伍比例相关性分析[J]. 中华中医药杂志,2015,30(5):1767-1773.

5. 瘀血阻滞证

症状:腹痛如刺,痛势较剧,部位固定不移,甚则腹部包块,经久不愈。舌质紫暗,脉细涩。

病机析要:气滞日久,瘀血内阻,脉络不通,则腹部痛势较剧,部位固定不移,痛如针刺,甚则积聚不散而成包块,经久不愈。腹痛如刺、痛处固定不移、舌质紫暗、脉细涩为本证的辨证要点。

笔记栏

治法：活血化瘀，和络止痛。

代表方：少腹逐瘀汤。

常用药：当归、川芎、赤芍养血活血；蒲黄、五灵脂、没药、延胡索化瘀止痛；小茴香、肉桂、干姜温经止痛。

若腹部术后作痛、或跌仆损伤作痛，为血出致瘀，可加泽兰、红花，或吞服三七粉、云南白药；若大便色黑，为下焦蓄血，可用桃核承气汤加减；若腹部积块，为积聚形成，可用膈下逐瘀汤加减。

6. 中脏虚寒证

症状：腹痛绵绵，时作时止，喜温喜按，饥饿劳累后加重，得食休息后减轻，神疲乏力，气短懒言，形寒肢冷，胃纳不佳，面色无华，大便溏薄。舌质淡，苔薄白，脉沉细。

病机析要：中阳虚衰，失于温养，故腹痛绵绵，时作时止，遇热得食休息则助正胜邪，疼痛稍轻；遇冷饥饿劳累则伤正助邪，故腹痛更甚。脾阳不振，运化无权，故大便溏薄。阳气虚衰，则神疲乏力、气短懒言。腹痛绵绵、喜温喜按、形寒为本证的辨证要点。

治法：温中补虚，缓急止痛。

代表方：小建中汤。

常用药：桂枝、饴糖、生姜、大枣温中补虚；芍药、甘草缓急止痛。可加黄芪、茯苓、人参、白术益气健脾。

兼见呕吐肢冷，为腹中大寒，可用大建中汤加减；兼见腹痛下利、脉微肢冷，为脾肾阳虚，可用附子理中汤加减；兼见腹中冷痛拘急、便秘，为大肠虚寒，可用温脾汤加减；兼见少气懒言，为中气大虚，可用补中益气汤加减。

五、预防调护

腹痛多与饮食失调有关，平素宜节制饮食，进食易消化、富有营养的食物。忌暴饮暴食，忌食生冷、不洁的食物。无论寒痛、热痛患者，均须忌食肥甘厚味、辛辣之品；食积腹痛者，根据临床情况，少食或暂禁食；气滞腹痛者，要保持心情舒畅。戒烟戒酒。

腹痛剧烈者应卧床休息，密切观察患者的面色、腹痛部位、性质、程度、时间、腹部切诊听诊情况、是否矢气、二便情况，以及伴随症状等。注意追问病史，腹痛发病与饮食、情绪、寒温、手术等因素的关系。寒痛者要注意腹部保暖。若患者出现腹痛转剧、拒按、冷汗淋漓、四肢不温、呕吐不止等症状，要警惕外科变证、厥脱证，须立即急救处理，以免贻误病情。

六、临证要点

1. 辨证运用温通止痛之法　温通法是以辛温或辛热药为主体，配合其他药物，借温运通行之药性，以达到通则不痛疗效的治法。温通药物，多具有止痛功效，每需与他药配合辨证使用。一是配理气药，如良附丸中高良姜与香附同用，用于寒凝而致气滞引起的腹痛。二是配养阴补血药，刚柔相济，温通止痛，如当归四逆汤中桂枝、细辛与当归、白芍同用，小建中汤中桂枝与白芍同用。三是配活血祛瘀药，如少腹逐瘀汤，在活血化瘀的同时使用小茴香、干姜、肉桂等辛香温热之品，来化解滞留少腹的瘀血。四是配补气药，温阳与补气相得益彰，如附子理中汤，既用党参、白术，又用附子、干姜。五是配甘缓药，常用甘草、大枣、饴糖等味甘之品，既制约辛燥温热太过，又可缓急止痛。

2. 清热通腑法治疗急性腹痛　清热通腑法是以清热解毒药与通腑药配伍，或者同时应用具有泄热通便的中药，荡涤肠胃的热结浊毒之邪，以达通则不痛的治法。清热药常用金银花、黄连、黄芩；清热泻下药常用大黄、芒硝、虎杖；行气通便药常用枳实、厚朴。现代用于治疗急性胰腺炎等急腹症取得良好成效。对于不完全性肠梗阻患者,可予调胃承气汤,加用木香、槟榔等理气之品,收理气通腑之效。尚可使用大黄煎液灌肠疗法。本法应用,中病即止,不可过用,以免伤阴太过。对虚证腹痛不可妄用清热通腑法,以免损耗正气,使虚者更虚。

病案分析

杨某,女,31岁。1975年2月27日初诊。

1974年8月患者下腹部疼痛胀气,左侧较甚,左腰亦痛。曾在江西某医院住院治疗,近又在本市某医院住院2个月;经多次钡餐检查,未发现消化道有器质性病变,其他检查也正常,至今下腹部胀痛未除,气上逆欲呕,下注则腹痛。食后腹胀,大便干结,夜不安寐(至多3小时)。头昏神疲,记忆力减退。舌苔白腻,脉细弦。辨证:肝气横逆,脾胃健运失常。治法:养血疏肝,调气和中。

处方:当归9g,白芍9g,制香附9g,青陈皮各6g,木香6g,白术9g,煅瓦楞15g,炙鸡内金6g,柏子仁9g,焦六曲12g,炒谷麦芽各12g。7剂。

二诊:3月6日。下腹疼痛,食后即胀,头昏。大便每日1次,已不干结,不寐4~5小时,也较前改善。再予前法,原方加大腹皮9g,7剂。

三诊:3月13日。腹部仍觉胀痛,头昏腰痛。胃纳欠佳,睡眠较好,大便正常,苔、脉同上。守原方加延胡索9g,嘱此方带回连服1个月。

5月12日患者来信:接连服药40剂,病情大为好转。目前,下腹仍稍有痛胀,停药后大便又转干结,纳食欠佳,有时头昏,与天气阴雨有关。

复信处方:当归9g,白芍9g,白术9g,青陈皮各6g,木香6g,制香附9g,延胡索9g,大腹皮9g,炙鸡内金6g,焦六曲9g,炒谷麦芽各12g,柏子仁12g。嘱连服半个月后停药。

本案系肝阴不足,肝气有余,疏泄失常,其气横逆,以致脾胃升降失调。治以当归、白芍养血柔肝,香附、木香、青皮、延胡索、大腹皮疏肝理气止痛,白术、陈皮、鸡内金、六曲、谷麦芽调和脾胃,柏子仁安神润肠,不用攻泻之品,以免损伤肠胃。标本同治,获得比较满意的疗效。(上海中医药大学附属龙华医院. 黄文东医案[M]. 上海:上海人民出版社,1977.)

ER-4-6-3
腹痛古籍
推介

ER-4-6-4
腹痛名医
经验

04章07节PPT
PPT 课件

第七节　泄　泻

一、概述

泄泻是以排便次数增多,粪质稀溏或完谷不化,甚至泻出如水样为主症的病证。大便溏薄,时作时止,病势较缓为泄;大便直下,如水倾注,清稀势急为泻,但临床难以截然分开,故合而论之。

本病首载于《黄帝内经》,有"鹜溏""飧泄""濡泄""洞泄""注下"等病名,并对其病机有较全面的论述。如《素问·生气通天论》曰:"因于露风,乃生寒热。是以春伤于风,邪气留连,乃为洞泄。"《素问·阴阳应象大论》曰:"清气在下,则生飧泄。""湿胜则濡泻。"《灵枢·师传》曰:"胃中寒则腹胀,肠中寒则肠鸣飧泄,胃中寒、肠中热则胀而且泄。"说明风、寒、湿、热均可引起泄泻。《素问·太阴阳明论》指出:"食饮不节,起居不时者,阴受之……阴受则入五脏……下为飧泄。"《素问·举痛论》指出："怒则气逆,甚则呕血及飧泄。"说明泄泻还与饮食、起居、情志有关。《难经·五十七难》提出了五泄之名:"泄凡有五,其名不同:有胃泄,有脾泄,有大肠泄,有小肠泄,有大瘕泄。"汉代张仲景在《金匮要略·呕吐哕下利病脉证治》中将泄泻和痢疾统称下利。至隋代《诸病源候论》始明确将泄泻与痢疾分论之,宋代以后才统称泄泻。明代《景岳全书·杂证谟·泄泻》云:"凡泄泻之病,多由水谷不分,故以利水为上策。"提出分利之法治疗泄泻。李中梓的《医宗必读·泄泻》在总结前人治泻经验的基础上,提出了著名的治泻九法,即淡渗、升提、清凉、疏利、甘缓、酸收、燥脾、温肾、固涩。清代叶桂在《临证指南医案·泄泻》中提出久患泄泻,"阳明胃土已虚,厥阴肝风振动内起",故以甘养胃,以酸制肝,创泻木安土之法。

西医学中的急性肠炎、腹泻型肠易激综合征、功能性腹泻、吸收不良综合征、慢性胰腺炎等,以腹泻为主要表现者,均可参照本节辨证施治。其他疾病伴泄泻者,除治疗原发病外,在辨治上亦可与本节联系互参。

二、病因病机

泄泻多因感受外邪,饮食所伤,情志不调,禀赋不足,及久病脏腑虚弱,以致脾虚湿盛,脾胃运化功能失调,肠道分清泌浊和传导功能失司而发。

(一)病因

1. 感受外邪　外感寒湿暑热之邪均可引起泄泻,其中以湿邪最为多见。湿邪易困脾土。寒邪和暑热之邪,既可侵袭皮毛肺卫,从表入里,使脾胃升降失司,亦能夹湿邪为患,直接损伤脾胃,导致运化失常,清浊不分,引起泄泻。如《杂病源流犀烛·泄泻源流》说:"是泄虽有风、寒、热、虚之不同,要未有不原于湿者也。"

2. 饮食所伤　误食馊腐不洁食物,脾胃受伤;或饮食过量,停滞不化;或恣食肥甘辛辣,致湿热内蕴;或恣啖生冷,寒气伤中,均能导致脾胃运化失职,升降失调,清浊不分,发生泄泻。

3. 情志失调　忧郁恼怒,精神紧张,易致肝失疏泄,木郁不达,横逆犯脾;或忧思伤脾,土虚木乘,使脾失健运,遂成本病。《景岳全书·杂证谟·泄泻》曰:"凡遇怒气便作泄泻者,必先以怒时挟食,致伤脾胃。故但有所犯,即随触而发,此肝脾二脏之病也。盖以肝木克土,脾气受伤而然。"

4. 劳倦伤脾　长期劳倦内伤,导致脾胃虚弱,运化失健,发生泄泻。

5. 病后体虚　久病失治,脾胃受损,运化失职,水谷不化,湿滞内生;或禀赋不足,素体脾胃虚弱,运化无力;久病之后,肾阳损伤,脾失温煦,或年老体衰,阳气不足,命门火衰,而为泄泻。

(二)病机

泄泻的基本病机为脾虚湿盛。病位主要在脾胃,与大小肠、肝、肾密切相关。脾主运化,喜燥恶湿;大小肠司泌浊、主传导;肝主疏泄,调节脾运;肾主命门之火,暖脾助运,腐熟水谷。病理因素以湿邪为主,湿为阴邪,易困脾阳,脾受湿困,则运化失职,小肠无以分清泌浊,大肠无法传化,水反为湿,谷反为滞,合污而下,则发泄泻。故《医宗必读》指出"无湿则不泄"。但可夹有寒、热、食滞。

急性暴泻因湿盛困脾或食滞伤脾,多属实证;慢性久泻因脾虚而生湿,多属虚证,或见虚实夹杂。外因所致者,与湿邪关系最大,湿邪侵入,损伤脾胃,致运化失常,所谓"湿胜则濡泻"。内因所致者,则与脾虚关系密切,脾虚失运,水谷不化精微,湿浊内生。肝气乘脾、肾阳虚衰所引起的泄泻,也多是在脾虚的基础上产生的。故《景岳全书·杂证谟·泄泻》谓:"泄泻之本,无不由于脾胃。"脾失运化,可造成脾虚,而湿盛又可影响脾胃运化。故脾虚与湿盛

186

常相互影响,互为因果。

急性泄泻,及时治疗,多数短期内可痊愈。少数患者,暴泻不止,损气伤津耗液,可成惊、厥、闭、脱等危证,特别是伴有高热、呕吐者犹然。急性泄泻因失治或误治,迁延日久,由实转虚,可转为慢性泄泻。日久脾病及肾,肾阳亏虚,脾失温煦,不能腐熟水谷,可致命门火衰之五更泄泻。(表4-7-1)

表4-7-1　泄泻病机列表

关键病机	病机要点	病机转归
脾虚湿盛	外感湿邪,困碍脾土;或外感寒暑热之邪,使脾胃升降失司,亦可夹湿邪为患,损伤脾胃,运化失常,清浊不分,引起泄泻	①急性泄泻,及时治疗,多可痊愈 ②暴泻不止,损气伤津耗液,可成惊、厥、闭、脱等危证 ③急性泄泻因失治或误治,迁延日久,由实转虚,可转为慢性泄泻 ④日久脾病及肾,可致五更泄泻
	饮食不洁,脾胃受伤;饮食过量,停滞不化;恣食肥甘辛辣,湿热内蕴;恣啖生冷,寒气伤中,均使脾胃运化失职,升降失调,清浊不分,发生泄泻	
	情志过极,肝失疏泄,横逆犯脾;忧思伤脾,土虚木乘,均使脾失健运,遂成本病	
	劳倦内伤;久病失治;禀赋不足;年老体衰,脾胃虚弱,运化失健,或命门火衰,脾失温煦,水谷不化,湿滞内生,发生泄泻	

三、诊断与鉴别诊断

(一)诊断

1. 粪质稀溏,或完谷不化,或如水样,大便次数增多,每日三五次,甚至10余次,为本病的重要特征。

2. 常伴腹痛、腹胀、肠鸣、纳呆等症状。

3. 暴泻者多有暴饮暴食或误食不洁食物的病史。久泄者,常由外邪、饮食、情志等因素而诱发。

便常规、粪便培养找致病菌、血尿淀粉酶、电子结肠镜、腹部B超、腹部CT等检查有助于本病诊断。

(二)鉴别诊断

泄泻应与痢疾、霍乱进行鉴别(表4-7-2,表4-7-3)

表4-7-2　泄泻与痢疾鉴别表

病证	相同点	大便特点	伴随症状
泄泻	便次增多 粪质稀薄	粪质稀溏甚则如水样,或完谷不化	或伴见腹痛肠鸣
痢疾		便下赤白脓血,或纯下鲜血,或纯为白冻	腹痛,里急后重

表4-7-3　泄泻与霍乱鉴别表

病证	相同点	呕吐	病势	危象
泄泻	便次增多 粪质稀溏	无剧烈呕吐	发病或急或缓,传变较少,预后较好	一般不出现危象,但暴泻不止,可成惊、厥、闭、脱等危证
霍乱		吐泻交作	来势急骤,变化迅速,病情凶险	常伴腹中绞痛,转筋,面色苍白,目眶凹陷,汗出肢冷等津竭阳衰之危象

四、辨证论治

（一）辨证要点

1. 辨暴泻、久泻　凡病势急骤,病程较短,泄泻次数频多者为暴泻,以湿盛为多;凡起病较缓,病程较长,泄泻呈间歇性发作者为久泻,以脾虚为主。

2. 辨虚实　急性暴泻,脘腹胀满,腹痛拒按,泻后痛减,小便不利者,多属实证;慢性久泻,腹痛不甚且喜按,小便利,口不渴,多属虚证。

3. 暴泻辨寒热　粪质清稀如水,腹痛喜温,完谷不化,多属寒湿;粪便黄褐,臭味较重,泻下急迫,肛门灼热,多属湿热。

4. 久泻辨脏腑　泄泻迁延不愈,倦怠乏力,稍有饮食不当,或劳倦过度即发,多为脾气亏虚;泄泻伴胸胁胀闷,嗳气食少,每因情志不遂而复发,多为肝脾不调;五更泄泻,完谷不化,腰酸肢冷,多为肾阳不足。

（二）治则治法

泄泻的治疗原则为运脾化湿。急性泄泻多以湿盛为主,重在化湿,佐以分利,参以淡渗。根据寒湿、湿热和暑湿的不同,分别采用温化寒湿、清化湿热和清暑祛湿之法。夹有表邪者,佐以疏解;兼有伤食者,佐以消导。慢性久泻以脾虚为主,当健脾祛湿。因肝气乘脾者,宜抑肝扶脾;因肾阳虚衰者,宜温肾健脾,兼以固涩。若为寒热错杂,或虚实并见,当温清并用,虚实兼顾。

（三）分证论治

1. 暴泻

（1）寒湿内盛证

症状:泻下清稀,甚则如水样,脘闷食少,腹痛肠鸣,若兼外感风寒,则伴恶寒,发热,头痛,肢体酸痛。舌苔薄白或白腻,脉濡缓。

病机析要:寒湿困脾,脾失健运,肠胃气机受阻,则腹痛肠鸣,脘闷食少;清浊不分,传导失司,故大便清稀;风寒之邪袭表,则恶寒发热,鼻塞头痛,肢体酸痛。泻下清稀、甚则如水样、腹痛肠鸣为本证的辨证要点。

治法:散寒化湿。

代表方:藿香正气散。

常用药:藿香辛温散寒,芳香化湿,理气和中;苍术、茯苓健脾除湿;法半夏、陈皮理气祛湿,和中止呕;厚朴、大腹皮理气行水除满;紫苏、白芷、桔梗解表散寒,疏利气机。

若饮食生冷,寒湿困脾者,可用纯阳正气丸;若恶寒发热,肢体酸痛,为表寒偏重者,加荆芥、防风;若腹满肠鸣,小便不利,为湿邪偏重者,可用胃苓汤。

（2）湿热伤中证

症状:泄泻腹痛,泻下急迫,或泻而不爽,粪色黄褐,气味臭秽,肛门灼热,烦热口渴,小便短黄。舌质红,苔黄腻,脉滑数或濡数。

病机析要:感受湿热之邪,肠腑传化失常,而发生泄泻;肠中有热,故泻下急迫;湿热互结,腑气不畅,则泻而不爽;湿热下注,故肛门灼热,粪便色黄褐而臭,小便短黄。泻下急迫,或泻而不爽,粪色黄褐,气味臭秽,为本证的辨证要点。

治法:清热燥湿,分利止泻。

代表方:葛根芩连汤。

常用药:葛根解肌清热,升清止泻;黄芩、黄连苦寒清热燥湿;甘草甘缓和中。

兼发热,头痛,脉浮,为表证者,加金银花、连翘、薄荷;兼腹胀,嗳腐酸臭,为食滞者,加神

188

曲、山楂、麦芽;若夏暑之间,发热头重,烦渴自汗,小便短赤,脉濡数,为表里同病者,可用新加香薷饮合六一散。

（3）食滞肠胃证

症状:腹痛肠鸣,泻下粪便臭如败卵,泻后痛减,脘腹胀满,嗳腐酸臭,不思饮食。舌苔垢浊或厚腻,脉滑。

病机析要:饮食不节,宿食内停,肠胃传化失司,故腹痛肠鸣,脘腹痞满;宿食不化,则浊气上逆,故嗳腐酸臭;宿食下注,则泻下臭如败卵;泻后腐浊外泄,故腹痛减轻。泻下粪便臭如败卵、嗳腐酸臭为本证的辨证要点。

治法:消食导滞。

代表方:保和丸。

常用药:神曲、山楂、莱菔子消食和胃;法半夏、陈皮和胃降逆;茯苓健脾祛湿;连翘解郁清热。

兼口干口苦,烦躁不安,为食积化热者,加黄连;兼乏力、舌体胖大,为脾虚者,加白术、白扁豆。

2. 久泻

（1）脾胃虚弱证

症状:大便时溏时泻,迁延反复,食少,食后脘闷不舒,稍进油腻食物,则大便次数增加,面色萎黄,神疲倦怠。舌质淡,苔白,脉细弱。

病机析要:脾胃虚弱,运化无权,水谷不化,清浊不分,故大便溏泄;脾阳不振,运化失常,则饮食减少,脘腹胀闷不舒,稍进油腻之物,大便次数增多;久泻不止,脾胃虚弱,气血化源不足,故面色萎黄,肢倦乏力。大便时溏时泻,稍进油腻食物,则大便次数增加,为本证的辨证要点。

治法:健脾益气,化湿止泻。

代表方:参苓白术散。

常用药:人参、白术、茯苓、甘草健脾益气;砂仁、陈皮、桔梗、白扁豆、山药、莲子肉、薏苡仁理气健脾化湿。

兼喜温恶寒,遇冷腹痛腹泻,为脾阳虚衰、阴寒内盛者,可用理中丸;若久泻不止,或脱肛,为中气下陷者,可用补中益气汤。

（2）肝气乘脾证

症状:素有胸胁胀闷,嗳气食少,每因抑郁恼怒,或情绪紧张之时,发生腹痛泄泻,腹中雷鸣,攻窜作痛,矢气频作。舌淡红,舌苔薄白或薄腻,脉细弦。

病机析要:肝失疏泄,横逆乘脾,失其健运,故腹痛泄泻;肝失疏泄,故胸胁胀闷、嗳气食少。每因抑郁恼怒,或情绪紧张之时,发生腹痛泄泻,为本证的辨证要点。

治法:抑肝扶脾。

代表方:痛泻要方。

常用药:白芍养血柔肝;白术健脾补虚;陈皮理气醒脾;防风升清止泻。

兼胸胁脘腹胀痛,为气滞不通则痛者,加柴胡、木香、郁金、香附;若久泻反复发作,为脾虚不固者,加乌梅、焦山楂。

（3）肾阳虚衰证

症状:黎明之前脐腹作痛,肠鸣即泻,完谷不化,泻后则安,腹部喜温,形寒肢冷,腰膝酸软。舌淡苔白,脉沉细。

病机析要:泄泻日久,肾阳虚衰,不能温养脾胃,运化失常,故黎明之前腹部作痛,肠鸣即泻,又称"五更泄";泻后则腑气通利,故泻后则安;肾阳虚衰,失于温煦,故形寒肢冷;腰为肾之外府,肾阳衰惫,故腰膝酸软。黎明之前肠鸣即泻,形寒肢冷,腰膝酸软为本证的辨证要点。

治法:温肾健脾,固涩止泻。

代表方:四神丸。

常用药:补骨脂温补肾阳;肉豆蔻、吴茱萸温中散寒;五味子收敛止泻。可加熟附子、炮姜温运脾阳。

兼脐腹冷痛,为脾阳不足者,加附子理中丸;若年老体衰,久泻不止,脱肛,为中气下陷者,加黄芪、党参、白术、升麻;若泻下滑脱不禁,为脾肾虚寒不固者,可用真人养脏汤;兼心烦嘈杂,大便夹有黏冻,为寒热错杂者,可用乌梅丸。

五、预防调护

预防本病,养成良好的饮食卫生习惯尤为重要。平素应饮食有节,避免进食生冷不洁、腐败变质、辛辣炙煿、肥甘厚味等食物。对牛奶、面筋等不耐受者应避免摄食。泄泻耗伤胃气者,可予饭汤、米粥以养胃气。食滞泄泻者,可用焦三仙,即焦麦芽、焦山楂、焦神曲,三味药合用煎水代茶喝,以消积化滞。虚寒泄泻者,可予淡姜汤饮用,以暖脾和胃。对重度泄泻者,需预防津液亏损和电解质紊乱,应及时补充体液,如糖盐水。除饮食外,平时亦应起居有常,调畅情志,谨防风寒暑湿之邪侵袭。

六、临证要点

1. 区别应用健脾与运脾法 "湿"是泄泻的主要病理因素,若脾虚失健则运化失常,湿邪内生,故当健脾以化湿,方如参苓白术散、四君子汤。若脾为湿困,则气化遏阻,清浊不分,此时应以运脾胜湿为务。运脾者,即芳香化湿、燥能胜湿之意,方如平胃散、藿香正气散。故临床因脾虚致泻者健脾,因湿邪困脾者运脾,两者正确运用颇为关键。

2. 酌情配用祛风升阳药物 风药具有燥湿、升阳、调理气机等功效,配用祛风药物则湿邪祛,肝气达,脾运复,清阳上升,泄泻易止。然而风药多辛温香燥,故在运用时,应注意防其燥伤津液,中病即止。

知识链接

祛风胜湿止泻法

"风能胜湿"理论源于《黄帝内经》。《素问·阴阳应象大论》曰:"湿伤肉,风胜湿。"风者,五行属木,湿者,五行属土,木能克土。故《医宗必读·泄泻》曰:"湿为土病,风为木药,木可胜土,风亦胜湿。"泄泻的基本病机一为湿盛,"湿胜则濡泻",一为脾虚,脾虚则"清气在下,则生飧泄"。李杲治疗慢性泄泻,根据"风能胜湿"之理,酌加羌活、防风、荆芥、升麻、柴胡、薄荷等以醒脾升清,祛风胜湿止泻。

---

3. 暴泻不宜妄用补涩,久泻不可过投分利 泄泻初起,不可过投补涩,以免固闭邪气;久泻不止,不可分利太过,以免重伤阴液。

病案分析

谷某,女,51岁,职工。1997年9月9日初诊。主诉:腹泻1个月余。患者8月始无明显诱因出现腹泻便溏,每日2~3次,不伴脓血、黏液。刻下症见胃脘嘈杂不适,口干口黏,纳食不香,不欲饮水。查其面色发污,舌淡红、苔白腻略黄,脉细数。病为泄泻,证属湿热蕴阻中焦,脾胃升降失常;法当清热燥湿,健脾和胃。

方取平胃散合藿朴夏苓汤加减:苍术、白术、茯苓、车前子、泽泻、藿香、淡豆豉、葛根、黄芩、乌药各15g,黄连、大腹皮、厚朴、陈皮、炒三仙各10g。每日1剂,水煎服。

二诊:服药6剂,腹泻大减,大便已趋成形,纳食改善,胃脘嘈杂减轻,舌脉同前。上方继服6剂。

三诊:腹泻已止,大便正常,食欲稍差,舌淡红、苔薄白,脉细。上方去黄芩、黄连、葛根,加砂仁6g,继服6剂。

按语:"湿多成五泄。"脾强自能盛湿,无湿则不成泄,若土虚不能制湿,则风、寒、热皆能成泄。因此,治疗泄泻虽有九法之分,但无不以健脾祛湿、升清降浊为核心。本案因感受湿热,蕴阻中焦,气机不调,升降失司,清气不升,水谷下注,故以苍术、白术、茯苓、陈皮、泽泻、车前子健脾渗湿,藿香、淡豆豉芳香化湿,黄芩、黄连清热解毒燥湿,乌药、厚朴、大腹皮调气和中,葛根升阳止泻,如此可脾健湿去,运化得施,气机得和,清浊得分,其症自除。(杨明会,窦永起,吴整军,等.赵冠英验案精选[M].北京:学苑出版社,2003.)

ER-4-7-3
泄泻古籍推介

ER-4-7-4
泄泻名医经验

04章08节PPT
PPT课件

第八节　痢　　疾

一、概述

痢疾是以腹痛、里急后重、下痢赤白脓血为主症的病证。

《黄帝内经》中称"赤沃""肠澼",认为发病与饮食不节及湿热下注有关。《难经·五十七难》称之为"大瘕泄",指出"大瘕泄者,里急后重,数至圊而不能便,茎中痛"。汉代张仲景将泄泻与痢疾统称"下利",所创制的治疗湿热痢的白头翁汤、虚寒久痢的桃花汤等一直沿用至今。隋代《诸病源候论·痢病诸候》将痢疾分为"赤白痢""脓血痢""冷热痢""休息痢"等,强调脾胃虚弱和热毒入血在发病中的地位,明确指出"痢由脾弱肠虚……肠虚不复,故赤白连滞……血痢者,热毒折于血,血渗入大肠故也"。痢疾病名首见于宋代严用和《济生方·大便门·痢疾论治》:"今之所谓痢疾者,即古方所谓滞下是也。"金元时期刘完素提出"行血则便脓自愈,调气则后重自除"的治则,至今仍属治痢之常法。《丹溪心法·痢疾》进一步阐明痢疾具有流行性、传染性,指出"时疫作痢,一方一家之内,上下传染相似",并论述痢疾的病因以"湿热为本",提出通因通用的治疗原则。明清时期对痢疾的认识更趋深入,进一步阐发了痢疾的病因病机和辨证论治。明代张介宾强调,治疗痢疾"最当察虚实,辨寒热"。李中梓《医宗必读·痢疾》云:"痢之为证,多本脾肾……在脾者病浅,在肾者病深……未有久痢而肾不损者。"在治疗上,指出:"因于湿热者,去其湿热;因于积滞者,去其积滞;因于气者,调之;因于血者,和之。新感而实者,可以通因通用;久病而虚者,可以塞因塞用。"清代喻昌《医门法律·痢疾门》用"逆流挽舟"之法,"引其邪而出之于外",以活人败毒散治之。李用粹

笔记栏

痢疾历史沿
革列表

《证治汇补·痢疾》认为"无积不成痢",并详尽提出了辨寒热、辨虚实、辨五色等,尤其对休息痢的认识颇为深刻,认为"屡止屡发,经年不愈,名曰休息。多因兜涩太早,积热未清所致。亦有调理失宜,亦有过服寒凉,亦有元气下陷,亦有肾虚不固,均能患此"。

西医学中的细菌性痢疾、阿米巴痢疾、溃疡性结肠炎和克罗恩病等均可参照本节辨证论治。

二、病因病机

痢疾多由外感湿热、疫毒之气,内伤饮食,损及脾胃与肠而致。邪气客于大肠,与气血搏结,肠道脂膜血络受伤,传导失司,而致泻下赤白脓血、腹痛、里急后重。

(一)病因

1. 外感时疫邪毒　夏秋季节,暑湿秽浊、疫毒易于滋生,人处湿热熏蒸之中,若起居不慎,湿热之邪,侵及肠道,气血与暑湿毒邪搏结于肠之脂膜,化为脓血,而成湿热痢。如《景岳全书·杂证谟·痢疾》谓:"痢疾之病,多病于夏秋之交,古法相传,皆谓炎暑大行,相火司令,酷热之毒蓄积为痢。"

2. 内伤饮食　平素嗜食肥甘厚味,酿生湿热;或在夏秋季节内外湿热交蒸,再加饮食不洁或暴饮暴食,湿热蕴结肠腑,则成湿热痢或疫毒痢。若其人平素恣食生冷,伤及脾胃,中阳不足,湿从寒化,寒湿壅塞肠中,与气血搏结于肠,化为脓血,而成寒湿痢。

(二)病机

痢疾病位在肠,与脾胃密切相关,日久及肾。基本病机为湿热、寒湿、食滞和疫毒之邪壅塞肠中,气血凝滞,脂膜血络受伤,肠道传导失司。肠道脂络腐败化为脓血而痢下赤白。气机阻滞,腑气不通,故腹痛、里急后重。病理因素有湿热、寒湿、疫毒、食积,以湿邪为主。

痢疾有虚、实、寒、热之不同,且演变多端。初期多为实证,外感湿热或饮食不节,湿热内蕴,成湿热痢;疫毒内侵,毒盛于里,发为疫毒痢;外感寒凉或内食生冷,中阳受阻,寒湿内蕴,而成寒湿痢。下痢日久,可由实转虚或虚实夹杂。疫毒之邪或湿热伤及阴血,成阴虚痢;脾胃素虚又感受寒湿之气,损伤中阳,易患虚寒痢;如湿热、疫毒之气上攻于胃,或久痢伤正,胃虚气逆,成噤口痢,实属危象。如痢疾失治迁延,正虚邪恋,或治疗不当,收涩太早,关门留寇,可发展为休息痢。痢久不愈或反复发作,脾胃损伤及肾,肾气虚惫,关门失固,则下痢滑脱不止。

至于痢疾的预后与转归,一般来说,能食者轻,不能食者重。下痢兼见发热不休,口渴烦躁,气急息粗,甚或神昏谵语,虽下痢次数减少,但腹胀如鼓者,常见于疫毒痢及湿热痢邪毒炽盛,热入营血之重证,如不及时救治,可发展为内闭外脱。(表4-8-1)

表4-8-1　痢疾病机列表

关键病机	病机要点	病机转归
邪阻大肠,气血凝滞,脂络受损,传导失司	外感湿热或饮食不节,湿热内蕴,成湿热痢	①能食者轻,不能食者重 ②下痢兼见发热不休,口渴烦躁,气急息粗,甚或神昏谵语,虽下痢次数减少,但腹胀如鼓者,常见于疫毒痢及湿热痢邪毒炽盛,热入营血之重证,如不及时救治,可发展为内闭外脱证
	疫毒内侵,毒盛于里,成疫毒痢	
	外感寒凉或内食生冷,中阳受阻,寒湿内蕴,成寒湿痢	
	疫毒之邪或湿热伤及阴血,或素体阴虚,成阴虚痢	
	脾胃素虚又感受寒湿之气,损伤中阳,成虚寒痢	
	湿热、疫毒之气上攻于胃,或久痢伤正,胃虚气逆,成噤口痢	
	失治迁延,正虚邪恋,或治疗不当,收涩太早,关门留寇,可发展为休息痢	

三、诊断

1. 下痢脓血黏液,腹痛,里急后重,大便次数增多。
2. 暴痢起病急骤,可伴有恶寒、发热等症;久痢起病缓慢,反复发作,迁延不愈。
3. 常见于夏秋季节,多有饮食不洁史,或具有传染性。

血常规、大便常规,粪便培养找致病菌,电子结肠镜、小肠镜等检查有助于本病诊断。

四、辨证论治

(一)辨证要点

1. 辨虚实　暴痢,发病急、病程短,腹痛拒按,里急后重便后减轻者多为实;久痢,病程长,时轻时重,腹痛绵绵,痛而喜按,里急后重便后不减或虚坐努责者为虚。
2. 辨寒热　下血色鲜红,或赤多白少,质稠恶臭,肛门灼热,口渴喜冷饮,小便黄或短赤者,属热;痢下白多赤少或晦暗清稀,无臭,面白,畏寒喜热,四肢微厥,小便清长者,属寒。
3. 辨气血　下痢白多赤少,为湿邪伤及气分;赤多白少,或以血为主者,为热邪伤及血分;赤白相杂,为湿热并重,气血俱伤。

(二)治则治法

治疗原则为清肠化湿,调气和血。初痢宜通化,久痢宜补涩;热痢清之,寒痢温之;寒热错杂者,清温并用;虚实夹杂者,通涩兼施。

痢疾初起以实证、热证多见,宜清肠化湿解毒;兼有表证者,配合解表,外疏内通;夹食滞者,配合消积导滞。久痢多虚证、寒证,应予补虚温中,调理脾胃,兼以清肠。因痢疾为患,不论虚实,均有肠中积滞,气血失调,故常配合调和气血,消积导滞。

ER-4-8-2

痢疾临床思维导图

(三)分证论治

1. 湿热痢

症状:腹痛,里急后重,下痢赤白脓血,赤多白少,或纯下赤冻,肛门灼热,小便短赤,或发热恶寒,头痛身楚。舌质红,苔黄腻,脉滑数或浮数。

病机析要:湿热壅滞,气血凝滞,肠络受损,传导失司,故腹痛,里急后重;湿热之毒熏灼,伤及肠道脂膜之气血,腐败化为脓血,则见痢下赤白脓血;湿热下注,故肛门灼热,小便短少。兼有表证则恶寒发热,头痛身楚。下痢赤白脓血、肛门灼热、小便短赤、舌红苔黄腻为本证的辨证要点。

治法:清肠导滞,调气行血。

代表方:芍药汤。

常用药:大黄、黄芩、黄连清热燥湿解毒;芍药、当归、甘草和营行血,缓急止痛;木香、槟榔、大黄行气导滞;肉桂辛温通结,亦制诸药苦寒太过。

若痢下鲜红,为瘀热较重,加地榆、桃仁、赤芍、牡丹皮。若痢疾初起,伴有恶寒发热,为兼有表证,可用活人败毒散或荆防败毒散,即喻昌所谓逆流挽舟之法。若身热汗出,脉象急促,为表邪未解而里热已盛,可用葛根芩连汤。若痢下不爽,腹痛拒按,苔黄腻脉滑,属兼夹食滞,加枳实导滞丸。

2. 疫毒痢

症状:发病急骤,壮热,痢下鲜紫脓血,腹痛剧烈,里急后重明显,口渴,头痛,烦躁,恶心呕吐,或神昏谵语,或痉厥抽搐,或面色苍白,汗冷肢厥。舌质红绛,苔黄燥,脉滑数。

病机析要:疫毒邪气,壅滞肠中,热迫营血,故发病暴急,下痢鲜紫脓血,壮热口渴,腹痛剧烈,里急后重明显,烦躁;热毒阻滞气机,浊气上逆,故恶心呕吐;热毒内闭,入于营分,蒙蔽清窍,故见神昏谵语;热灼营阴,热极动风,见痉厥抽搐。痢下鲜紫脓血、腹痛剧烈、里急后重明显、舌质红绛为本证的辨证要点。

治法:清热解毒,凉血止痢。

代表方:白头翁汤。

常用药:白头翁清热解毒,凉血止痢;黄连、黄柏、秦皮清热解毒,燥湿止痢。可加金银花、生地黄、赤芍、牡丹皮清热凉血解毒。

若腹痛,里急后重明显,为气血失和,可合用芍药汤;若兼肢体酸重、恶风者,为暑湿困表,加藿香、佩兰、荷叶;痢下臭秽难闻,腹痛拒按,为积滞较甚,急加大承气汤。

如见高热神昏谵语,为热毒内闭,可合用犀角地黄汤送服安宫牛黄丸或至宝丹。痉厥抽搐,为热极动风,加钩藤、石决明送服紫雪丹;四肢逆冷,脉微细欲绝,为暴痢致脱,急服参附汤或独参汤。

3. 寒湿痢

症状:腹痛,里急后重,痢下赤白黏冻,白多赤少,或纯为白冻,脘闷,头身困重,口淡,饮食乏味。舌质淡,苔白腻,脉濡缓。

病机析要:寒湿滞留肠道,气机阻滞,传导失司而见腹痛,里急后重,下痢白多赤少,或纯为白冻;寒湿困脾,健运失司,故脘闷,头身困重,口淡,饮食乏味。痢下白多赤少、脘闷、头身困重为本证的辨证要点。

治法:温化寒湿,调气和血。

代表方:胃苓汤。

常用药:苍术、白术、厚朴健脾燥湿;桂枝、茯苓温化寒湿;陈皮理气除满;泽泻、猪苓利湿。可加芍药、当归调营和血;木香、槟榔、炮姜散寒调气。

若脘腹胀满纳呆者,为脾虚失运,加白术、神曲;若兼恶寒、发热表证者,为外感寒邪,可合荆防败毒散。

4. 阴虚痢

症状:下痢赤白黏冻,或下鲜血黏稠,脐腹灼痛,虚坐努责,心烦,口干口渴。舌质红少津,苔少或无苔,脉细数。

病机析要:久痢伤阴,湿热未尽,熏蒸于肠,故痢下赤白或鲜血黏稠;阴亏热灼,湿热交阻,则脐腹灼痛;营阴亏损,故虚坐努责;胃阴不足,津液不能上承,则口干口渴;阴虚火旺,上扰心神,则心烦。下痢鲜血黏稠、脐腹灼痛、虚坐努责、舌红少苔或无苔为本证的辨证要点。

治法:养阴清肠。

代表方:驻车丸。

常用药:黄连清热燥湿,厚肠止痢;阿胶、当归滋阴养血止血;炮姜入血分既可止血,又可制约黄连的苦寒伤胃之弊。

口干口渴明显,为津亏液伤,加石斛、沙参;下痢鲜血多者,为湿热内盛,加牡丹皮、赤芍、槐花、黄柏、秦皮。

5. 虚寒痢

症状:下痢稀薄,带有白冻,甚则滑脱不禁,腹部隐痛,喜温喜按,食少神疲,四肢不温,腰酸怕冷,或脱肛。舌质淡,苔白滑,脉沉细而弱。

病机析要:下痢日久,脾肾阳虚,寒湿凝滞,故下痢稀薄,夹有白冻,腹部隐痛,喜温喜按;脾虚及肾,关门不固,则滑脱不禁;脾阳不振,健运失司,气虚下陷,则食少神疲,四肢不温,或见脱肛。下痢稀薄或滑脱不禁、腹部隐痛喜温喜按为本证的辨证要点。

治法:温补脾肾,涩肠固脱。

代表方:桃花汤合真人养脏汤。

常用药:赤石脂性温涩肠固脱,干姜温中祛寒,粳米养胃和中。肉豆蔻、诃子、罂粟壳暖脾温中,涩肠止泻;肉桂温肾暖脾;人参、白术益气健脾;木香理气醒脾;当归、白芍养血和血;甘草缓急止痛。

手足不温明显,为脾肾阳虚重,加熟附子;若脱肛坠下,为中气下陷,加升麻、黄芪,亦可用补中益气汤。

6. 休息痢

症状:下痢时发时止,迁延不愈,常因饮食不当、受凉、劳累而发,发时大便次数增多,夹有赤白黏冻,腹胀食少,倦怠嗜卧,畏寒怯冷。舌质淡苔腻,脉濡软或虚数。

病机析要:正虚邪恋,脾阳不振,邪滞肠腑。湿热伏邪未尽,积垢未除,又感受外邪或饮食不当而诱发,发则腹痛,里急,大便夹有脓血;因久病脾胃虚弱,中阳健运失常,故纳减嗜卧,倦怠怯冷。下痢时发时止,迁延不愈为本证的辨证要点。

治法:温中清肠,调气化滞。

代表方:连理汤。

常用药:人参、白术、茯苓、干姜、甘草温中健脾祛湿;黄连清除肠中湿热余邪。可加枳实、木香、槟榔行气化滞。

若症见下痢白冻,倦怠少食,遇寒即发,舌淡苔白,脉沉,为脾阳虚极,肠中寒积不化,用温脾汤;久痢兼见滑脱不禁,为肾阳虚衰,关门不固,加肉桂、熟附子、吴茱萸、五味子、肉豆蔻。若下痢时作,大便清稀,心中烦热,饥不欲食,四肢不温,属寒热错杂者,可用乌梅丸加减。

知识链接

李杲肠澼下血论

《脾胃论·肠澼下血论》:"《太阴阳明论》云:食饮不节,起居不时者,阴受之。阴受之则入五脏,入五脏则膜满闭塞,下为飧泄,久为肠澼。夫肠澼者,为水谷与血另作一泒,如涮桶涌出也。今时值长夏,湿热大盛,正当客气胜而主气弱也,故肠澼之病甚,以凉血地黄汤主之。……如大便闭塞,或里急后重,数至圊而不能便,或少有白脓,或少有血,慎勿利之;利之则必致病重,反郁结而不通也。以升阳除湿防风汤举其阳,则阴气自降矣。……苍术泔浸,去皮净,四两,防风二钱,白术、白茯苓、白芍药已上各一钱。……如此证飧泄不禁,以此药导其湿;如飧泄及泄不止,以风药升阳,苍术益胃去湿;脉实,膜胀,闭塞不通,从权以苦多甘少药泄之;如得通,复以升阳汤助其阳,或便以升阳汤中加下泄药。"

五、预防调护

注意饮食卫生,特别是夏秋季节,不过食生冷之品,禁食不洁及腐烂变质食物。注意节制饮食,不过食肥甘厚腻和辛辣之品。顺应季节气候变化,保持精神愉快,避免抑郁恼怒;劳逸结合,减轻工作负担,节制房事,以保护正气,不使受邪。患病以后,治病宜早,注意休息,按时服药。疫毒痢要积极抢救。休息痢在缓解期应注意调整脾胃功能,防止疾病复发。细菌性痢疾是《中华人民共和国传染病防治法》中规定的乙类传染病,若发现确诊病例必须立即上报防疫部门,并进行隔离消毒、有效治疗和防止蔓延。

六、临证要点

1. 噤口痢的治疗　痢疾不能进食,或呕不能食者,称噤口痢。其证有虚有实。实证多由湿热、疫毒蕴结肠中,上攻于胃,胃失和降所致。宜用开噤散苦辛通降,泄热和胃。若汤剂不受,可先用玉枢丹磨汁少量予服。虚证多由素体脾胃虚弱或久痢以致胃虚气逆,治宜健脾和胃为主,方用六君子汤加石菖蒲、姜汁以醒脾开胃。若下痢无度,饮食不进,肢冷脉微,为病势危重,急用独参汤或参附汤以益气回阳救逆。

2. 灌肠疗法治疗痢疾　痢疾除内服药物外,亦可用灌肠疗法,使药物直达病所,提高疗效。凡下痢赤白脓血,里急后重者,常用苦参、马齿苋、黄连、黄柏、白头翁、地榆、半枝莲等治疗。

3. 治疗禁忌　暴痢忌过早补涩,以免留邪;久痢忌峻下攻伐,忌分利小便,以免伤正,并时时注意顾护胃气。

病案分析

　　方某,男,10岁。8月,昌化。暑热夹湿,湿热互蕴,薄于阳明而成痢,窃据少阳而为疟,寒热交作,头痛胸闷,腹痛滞下不畅,舌苔厚,脉弦滑而数。

　　拟少阳阳明并治。柴胡六分,煨葛根八分,炒黄芩一钱二分,上川连四分,炒苡仁三钱,淡竹叶二钱半,青蒿二钱,山楂炭三钱,飞滑石四钱(包),酒芍一钱半,炙青皮一钱,藕节三个,鲜莲子肉三钱。

　　二诊:前方服后,寒热已解,胸闷见宽,惟腹痛滞下虽减未除,舌苔黄腻转薄,脉来滑数,再予化湿清热。

　　山楂炭三钱,广木香一钱,炒川连四分,陈皮一钱半,炒枳壳一钱,淡竹叶二钱,炒白芍一钱半,黄芩炭一钱,炒谷芽三钱,鲜莲子肉三钱。

　　按语:暑多夹湿,伤于气分。暑为阳邪,湿为阴浊,两者相并,邪在少阳则寒热纷争,邪入阳明则腹痛滞下,疟痢并见,故治用柴葛芩连和解枢机,清理肠道,为少阳阳明同治之法也。(李学铭.中国百年百名中医临床家丛书——叶熙春[M].北京:中国中医药出版社,2004.)

痢疾古籍推介

痢疾名医经验

思政元素

大医精诚,须尊重同道

　　医德不仅对患者服务而言,对同道中人也要讲究。唐代孙思邈在《论大医精诚》中云:“夫为医之法,不得……道说是非,议论人物,炫耀声名,訾毁诸医,自矜己德。偶然治瘥一病,则昂头戴面,而有自许之貌,谓天下无双,此医人之膏肓也。”一名医生的健康成长及其每成功诊治一例疑难病例,都建立在学习前人创造的医学理论技术基础上,建立在老师传道授业解惑的基础上,建立在与同道互相学术交流的基础上,建立在汲取了他人的成功经验与失败教训基础上。只有这样,才能使自己少走或不走弯路,通往正确诊治的方向。一个德医双馨的医生,决不能尊己卑人,而是要虚怀若谷,不耻下问,博采众家之长,不断提升自己的医术。

　　清代医家叶桂就是大医精诚的典范。他博览群书,遍读医著;不耻下问,尊重同道;务实临床,创新理论。清代名医章楠曾高度评价叶桂《温热论》,乃后世温热病之指南,且弥补了仲景书之残缺。叶桂尊敬同道,哪怕自己已成为一方名医后,仍是如此。一次,叶桂母亲患"痢疾",初下之物为所食水谷之品,后来则纯为血色之物。经过应用多个方治疗无效,母亲病情日渐恶化,叶桂心情万分忧虑。于是,他问仆人城内医家中还有谁学问大而名声不著的。仆人回答:"后街有位姓章的,平日夸口技术超过你,但去他那里看病的人却寥寥无几。"叶桂惊奇此人的勇气,于是派仆人去请章医生会诊母亲。章医生详细诊查完毕,并取来已服的方药细看,沉思了片刻后说:"药与症合,应当奏效。只是太夫人病有热邪郁于心胃之间,药中须加黄连才能有效。"叶桂说:"我早就想用该药,因家母年事已高,唯恐伤了元阳,故不敢用。"章医生说:"太夫人两尺脉长而有神,本元坚固。用黄连有何不可?"结果服药两剂后病情大为好转,之后太夫人之病就痊愈了。叶桂喜出望外,登门拜谢,并赠厚礼,但章医生坚辞不受。之后,叶桂经常对就诊患者说:"章医生的医术比我高明,可以请他看。"从此,章医生的医名也渐渐流传开来。

04章09节PPT

PPT 课件

第九节　便　　秘

一、概述

　　便秘是指大便排便周期延长;或周期不长,但粪质干结,排便艰难;或粪质不硬,虽有便意,但便出不畅的病证。

　　《黄帝内经》称便秘为"后不利""大便难",认为与脾胃受寒、肠中有热等有关。如《素问·厥论》曰:"太阴之厥,则腹满䐜胀,后不利。"《素问·举痛论》曰:"热气留于小肠,肠中痛,瘅热焦渴,则坚干不得出,故痛而闭不通矣。"汉代张仲景称便秘为"脾约""闭""阴结""阳结",认为发病与寒、热、气滞有关。在治疗方面,创制承气汤、大黄附子汤、麻子仁丸、厚朴三物汤等方剂以及蜜煎导、猪胆汁导等外治法,为后世医家认识和治疗本病确立了基本原则。隋代巢元方《诸病源候论·大便病诸候·大便难候》曰:"大便难者,由五脏不调,阴阳偏有虚实,谓三焦不和,则冷热并结故也。"又云:"邪在肾,亦令大便难。""渴利之家,大便也难。"指出便秘的发生与五脏不调、阴阳偏盛、虚实寒热均有关系。元代朱震亨认为便秘是由于血少,或肠胃受风,涸燥秘涩所致。明代张介宾把便秘分为阴结、阳结两类,认为有火为阳结,无火是阴结。清代陈士铎《石室秘录·腑治法》曰:"大便闭结者,人以为大肠燥甚,谁知是肺气燥乎?肺燥则清肃之气不能下行于大肠。"《杂病源流犀烛·大便秘结源流》则强调:"大便秘结,肾病也。"指出大便秘结与肺、肾亦有密切关系。

ER-4-9-1

便秘历史沿革列表

　　西医学中的功能性便秘、便秘型肠易激综合征、药物性便秘、直肠及肛门疾病、内分泌及代谢疾病或神经系统疾病引起的便秘,均可参照本节辨证论治。

二、病因病机

　　便秘常因感受外邪、饮食不节、情志失调、年老体虚等引起大肠传导失司所致。

(一)病因

　　1. 感受外邪　外感寒邪入里,阴寒凝滞胃肠,肠道失于传导,糟粕不行。或热病之后,余热留恋,肠胃燥热,耗伤津液,大肠失润,大便干燥,排便困难。

2. 饮食不节　饮酒过度,或过食辛辣,肥甘厚味,或过服热药,肠胃积热,大便干结;或恣食生冷,阴寒凝滞,脾胃受损,传导失职,以致便秘。

3. 情志失调　忧愁思虑,抑郁恼怒,或久坐少动,气机郁滞,胃肠通降失常,传导失职,糟粕内停,不得下行。

4. 年老体虚　素体虚弱,或病后、产后及年老体虚之人,气血阴阳亏虚,大肠传送无力,或津枯肠道失润,皆可导致便下无力,大便艰涩。

（二）病机

便秘的病位主要在大肠,与肺、脾、胃、肝、肾等脏腑关系密切。基本病机为大肠传导功能失常。如胃与肠相连,胃热炽盛,下传大肠,燔灼津液,肠失濡润;肺与大肠相表里,肺之燥热下移大肠,或脾肺气虚,则大肠传送无力;肝气郁结,气机壅滞,或气郁化火伤津,腑失通降;肾阴不足则肠道失润,肾阳不足则阴寒凝滞、津液不通。故肠道或失于滋润,或失于推动,皆可影响传导,而发为本病。

病理性质可概括为寒、热、虚、实四个方面。燥热内结于肠胃者,属热秘;气机郁滞者,属实秘;气血阴阳亏虚者,为虚秘;阴寒积滞者,为冷秘或寒秘。四者之中,又以虚实为纲,热秘、气秘、冷秘属实,阴阳气血不足的便秘属虚。而寒、热、虚、实之间,常又相互兼夹或相互转化。如热秘久延不愈,津液渐耗,损及肾阴,致阴津亏虚,肠失濡润,病情由实转虚。气机郁滞,久而化火,则气滞与热结并存。气血不足者,多易受饮食所伤或情志刺激,则虚实相兼。阳虚阴寒凝结者,如温燥太过,津液被耗,或病久阳损及阴,则可见阴阳俱虚之证。（表 4-9-1）

表 4-9-1　便秘病机列表

关键病机	病机要点	病机转归
大肠传导功能失常	外感寒邪入里,或恣食生冷,致阴寒凝滞胃肠,传导失司,糟粕不行,而成冷秘	①虚实寒热病机之间可以相互转化 ②可与腹痛、痞满等病症相兼并现
	热病之后,余热留恋,肠胃燥热;或饮酒过多,过食辛辣肥甘厚味,肠胃积热;或气郁化火伤津,大肠失润,大便干结,而致排便困难	
	忧愁思虑过度;或久坐少动,气机郁滞,影响胃肠通降,传导失职,糟粕内停不下,而致便秘	
	素体虚弱;或病后、产后及年老体虚之人,气血阴阳亏虚,或大肠传送无力,或津枯肠道失润,或虚寒凝滞肠道,导致便下无力,大便艰涩	

三、诊断与鉴别诊断

（一）诊断

1. 主要表现为排便次数减少,排便周期延长,一般每周少于 3 次;或伴排便困难、粪便干结;或虽粪质不硬,但排便无力,排出不畅。

2. 常伴腹胀、腹痛、脘闷嗳气、食欲不振、夜寐不安、心烦等症。

3. 发病常与感受外邪、饮食情志、久病失调、坐卧少动、年老体弱等因素有关。起病缓慢,多表现为慢性病变过程。

大便常规、电子结肠镜、腹部 CT 等检查有助于诊断。

（二）鉴别诊断

便秘应与肠结进行鉴别(表 4-9-2)。

表 4-9-2　便秘与肠结鉴别表

病证	相同点	发病	病程	兼证
便秘	排便困难	发病较缓	病程较长	可伴有腹胀痛，一般无恶心呕吐、无腹痛拒按
肠结		发病较急	病程较短	伴有恶心呕吐、腹胀痛、腹痛拒按，呈阵发性剧烈绞痛

四、辨证论治

（一）辨证要点

1. 辨虚实　大便干结，排便困难，腹胀拒按，伴嗳气频作，面赤口臭等症者为实秘；欲便不出，便下无力，便后乏力，伴有心悸气短，肢倦懒言、腰膝酸软等虚弱表现者属虚秘。

2. 辨寒热　大便干燥坚硬，便下困难，面赤身热，心烦不安，肛门灼热，小便短赤，或两颧潮红，潮热盗汗，心烦少寐者属热；大便艰涩，难以排出，喜温恶寒，四肢不温，或面色㿠白、腹中冷痛拘急、腰膝酸冷者属寒。

（二）治则治法

便秘的治疗以通下为原则。实证以祛邪为主，据热秘、冷秘、气秘之不同，分别施以泻热、温通、理气之法，辅以导滞之品，邪去便通；虚证以养正为先，按阴阳气血亏虚的不同，用滋阴养血、益气温阳之法，酌加甘温润肠之药，标本兼治。正如《景岳全书·杂证谟·秘结》云："阳结者邪有余，宜攻宜泻者也；阴结者正不足，宜补宜滋者也。"

（三）分证论治

1. 实秘

（1）热秘

症状：大便干结，腹中胀满，口干口臭，面红身热，心烦不安，多汗，时欲饮冷，小便短赤。舌质红干，苔黄燥，或焦黄起芒刺，脉滑数或弦数。

病机析要：肠胃积热，劫灼津液，肠道津液枯燥，故大便干结、腹中胀满；积热熏蒸于上，故口干口臭；热盛于内，故面红身热、心烦不安、汗出、时欲饮冷；热移膀胱，故小便短赤。大便干结、舌红干、苔黄燥为本证的辨证要点。

治法：泄热导滞，润肠通便。

代表方：麻子仁丸。

常用药：火麻仁润肠通便；大黄通便泄热；杏仁降气润肠；白芍养阴和里；枳实、厚朴下气破结。

兼心烦易怒，面红身热，为肝火炽盛者，加芦荟、栀子，或加用更衣丸、当归龙荟丸；若便后痔疮出血，为热迫血行者，加地榆、槐花，外用化痔栓。

（2）气秘

症状：大便干结，欲便不出，腹中胀满，胸胁满闷，嗳气呃逆，食欲不振，肠鸣矢气。舌苔薄白，或薄黄，或薄腻，脉弦。

病机析要：气机郁滞，大肠传导失常，故欲便不出，腹中胀满；腑气不通，则气不下行而上逆，故胸胁满闷、嗳气呃逆；糟粕内停，脾气不运，故肠鸣矢气、食欲不振。大便干结、嗳气呃逆、肠鸣矢气为本证的辨证要点。

治法：顺气导滞，降逆通便。

代表方：六磨汤。

常用药：木香、乌药行气；沉香降气；大黄、槟榔、枳实破气行滞。

若腹部疼痛，为气滞不通而痛者，加厚朴、莱菔子；兼口苦、咽干，苔黄，脉弦数，为气郁日

便秘临床思维导图

久化火者,加栀子、龙胆;兼大便干结,为肠道津亏者,加火麻仁、郁李仁;若跌仆损伤,或术后肠粘连,为血瘀者,加桃仁、红花、赤芍;若胸闷气短,大便不下,为肺气不降者,可用苏子降气汤加火麻仁、杏仁。

（3）冷秘

症状:大便干结,腹痛拘急,腹满拒按,手足不温,呃逆呕吐。舌淡,苔白腻,脉弦紧。

病机析要:阴寒凝滞胃肠,导致气机郁滞,大肠传导失常,故大便干结,腹痛拘急,腹满拒按;腑气不通,胃气上逆,则呃逆呕吐;阴寒内盛,则手足不温。大便干结、腹痛拘急、手足不温为本证的辨证要点。

治法:温里散寒,通便止痛。

代表方:大黄附子汤。

常用药:熟附子、细辛温里散寒;大黄荡涤寒积。可加当归、肉苁蓉养精血、润肠燥;乌药理气。

兼腹部胀痛,为气滞者,加枳实、厚朴、木香;若腹部冷痛,为寒凝致痛者,加高良姜、花椒、小茴香。

2. 虚秘

（1）气虚秘

症状:大便并不干燥,临厕努挣乏力,难以排出,便后乏力,汗出气短,面白神疲,肢倦懒言。舌淡胖,或边有齿痕,苔薄白,脉细弱。

病机析要:肺脾气虚,运化失职,大肠传导无力,故临厕努挣乏力,难以排出;肺气虚,故便后乏力,汗出气短;脾气虚,化源不足,故面白神疲,肢倦懒言。大便不干、努挣乏力、神疲懒言为本证的辨证要点。

治法:补气健脾,润肠通便。

代表方:黄芪汤。

常用药:黄芪峻补肺脾之气;麻仁、白蜜润肠通便;陈皮理气。

兼脱肛,为气虚下陷者,加升麻、柴胡、人参;兼大便燥结难下,为肠道津灼者,加杏仁、郁李仁;兼久咳气短,为肺虚者,加生脉饮、紫菀、白前。

（2）血虚秘

症状:大便干结,努挣难下,面色苍白,头晕目眩,心悸气短,失眠健忘,或口干心烦,耳鸣,腰膝酸软。舌淡苔白,或舌质红少苔,脉细或细数。

病机析要:血虚津少,不能下润大肠,肠道干涩,故大便干结,努挣难下;血虚不能下荣,故面色苍白,头晕目眩;心血不足,故心悸气短,失眠健忘;因血少致阴虚内热,虚热内扰,故口干心烦;肾阴耗则出现耳鸣,腰膝酸软。大便干结难下、面色苍白、头晕心悸为本证的辨证要点。

治法:养血润燥,滋阴通便。

代表方:润肠丸。

常用药:当归、生地黄补血养阴;火麻仁、桃仁润肠通便;枳壳引气下行。

兼腹胀脘痞,为气滞者,加厚朴;兼潮热盗汗,为阴虚内热者,可用增液汤;若年老、耳鸣、腰膝酸软,为肾虚者,加桑椹子、核桃肉、肉苁蓉。

（3）阴虚秘

症状:大便干结,形体消瘦,头晕耳鸣,两颧红赤,心烦少眠,潮热盗汗,腰膝酸软。舌红少苔,脉细数。

病机析要:热病津亏,或素体阴虚,肠失濡润,则见大便干结;肾阴亏虚,则腰膝酸软;髓海不足,则头晕耳鸣;阴虚阳亢,虚火上炎,则两颧红赤、心烦少眠、潮热盗汗。大便干结、两颧红赤、潮热盗汗、舌红少苔为本证的辨证要点。

治法:滋阴增液,润肠通便。

代表方:增液汤

常用药:玄参、麦冬、生地黄滋阴生津、润肠通便。

兼头晕耳鸣,为肾阴不足者,用六味地黄丸;兼口渴纳呆,为胃阴不足者,可用益胃汤。

(4)阳虚秘

症状:大便艰涩,排出困难,面色㿠白,四肢不温,喜热怕冷,小便清长,或腹中冷痛拘急,或腰膝酸冷。舌质淡,苔薄白或腻,脉沉迟。

病机析要:阳气虚衰,阳虚寒凝,大肠传导失常,故大便艰涩,排出困难;阳虚内寒,温煦无权,则面色㿠白,四肢不温,喜热怕冷,小便清长。阴寒内盛,寒主凝敛收引,故腹中冷痛拘急;肾阳虚,故腰膝酸冷。大便艰涩、小便清长、喜热怕冷为本证的辨证要点。

治法:温阳通便。

代表方:济川煎。

常用药:肉苁蓉温补肾阳,润肠通便;当归养血和血润肠;牛膝强腰肾,并引药下行;枳壳宽肠下气;升麻轻宣升阳。

兼乏力懒言,为气虚者,加黄芪、党参。兼腹中冷痛拘急,为阳虚寒凝者,用温脾汤、更衣丸或半硫丸。

五、预防调护

便秘患者的病情与饮食、情志和生活习惯密切相关。所以,平时应适当多食五谷杂粮、蔬菜、豆类、水果等,多饮水,每天至少摄入2 000ml液体;避免过食辛辣、油炸、寒凉和生冷之品;勿吸烟饮酒;避免久坐,适宜多活动,可时常顺时针揉压脐腹部,以促进胃肠蠕动;平素可以进行提肛运动,以提升中气,有助脾胃运化;保持心情舒畅;养成定时排便的习惯。

本病日久,腑气不通,可引起腹胀腹痛、满闷嗳气、食欲减退、头晕头胀、睡眠不安等症,故治疗宜早,但不可滥用久用泻药,若使用不当,反使便秘加重。

六、临证要点

1. 便秘不可一味通下 本病可单独出现,亦可并发于其他疾病。便秘的治疗,应注意辨证求因,审因论治,切不可一味通下。

2. 泻下药不宜久用 六腑以通为用,大便干结,排便困难,可用下法,但应在辨证论治基础上或润下或攻下,攻下之药,也以缓下为宜,且中病即止。不得一见便秘,便用大黄、芒硝、番泻叶、芦荟之属。久服此类药物会伤及脾胃之气,造成继发性便秘,使泻下药物的用量越来越大。

3. 老年便秘应虚实兼顾 老年人容易真阳亏损,温煦无权,阴邪凝结,或阴亏血燥,大肠液枯,无力行舟,而致虚证便秘。但临床也不乏有虚实互见,寒热错杂者,故不宜见老人便秘就云补虚,亦不可猛进攻伐之剂,而犯虚虚之戒,变生他证。

4. 产后便秘应通补相合 产后妇人失血过多,血虚津亏,肠道失润,或阴虚失润,或阴虚火燥均可导致便秘。治疗以养血润燥为主,用当归(生用)、肉苁蓉等品,随证变通。不宜妄投苦寒通下之品,以免徒伤阳气,重伤阴液。但又不可拘泥于产后多虚,而畏用攻下,对确系燥热结滞肠道,便结难下者,亦可攻下通腑,但药量不宜过大,中病即止,见邪去即转予扶正,所谓"勿拘于产后,亦勿忘于产后也"。

病案分析

陈某,女,52 岁。初诊 1981 年 1 月 23 日。

习惯性便秘多年,大便 6~7 日 1 次,粪便成栗状,便时痛楚非常,须服泻药或灌肠方得解,半年来月经紊乱,量少色淡,腹胀不适,出汗,口干烦热,痔疮出血,面色晦暗而黄,脉细小无力,舌质偏红。辨证乃血虚营热,肠液枯燥,天癸将竭,奇脉失调,肝肾之阴亦亏,虚阳因而升越。治宜养血润肠,增液行舟,佐以凉营清热。

处方:生地黄 15g,当归 9g,赤芍 9g,何首乌 15g,火麻仁 15g,玄参 10g,麦冬 10g,牡丹皮 9g,槐米 9g,党参 15g。上方守服月余(并停服果导等泻药)。

随访:大便通润,食欲增加,面色转华,精神体力均有好转。为巩固疗效,继续调治 2 个月,2 年未见便秘。

本案便秘缘于"七七任脉虚,太冲脉衰少",肝肾不足,无水舟停。虽然临证仅见便秘,便时痛楚非常,余症并不明显,一者因患者年愈七七,肝肾本已不足,再者因患者长期服用泻药,更伤其阴,从而肠液干枯,便秘日益严重。久秘生痔,痔疮出血,阴血更亏。在诸症中便秘为先,痔血为急,二者为主症,治病抓全症,守病机。故立养血润肠,增水行舟,佐以凉营清热之法。方中何首乌、当归滋肝肾,养血润肠;生地黄、麦冬、玄参增水行舟;佐牡丹皮、槐米凉血清热,兼治痔疮肿痛出血;配党参推动腑气之行。患者年过半百,肝肾不足,阴血亏虚,难以一时恢复。故须守法、守方服用 3 个月。便秘愈,诸症消失。(张小萍,陈明人.中医内科医案精选[M].上海:上海中医药大学出版社,2001.)

ER-4-9-3

便秘古籍推介

ER-4-9-4

便秘名医经验

学习小结

1. 脾胃系病证总纲

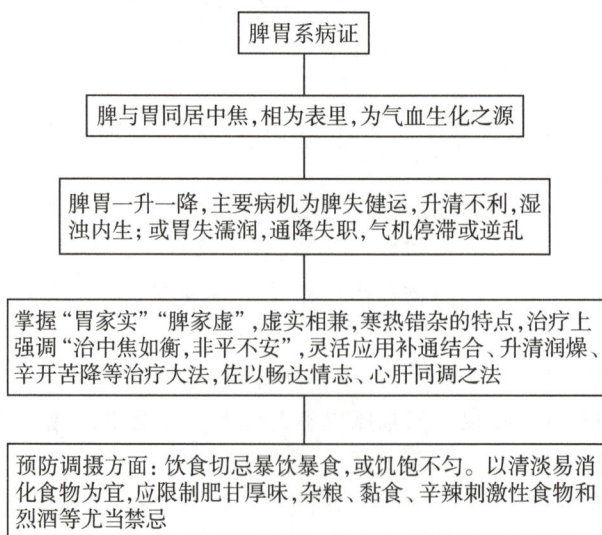

```
              ┌──────────────┐
              │   脾胃系病证   │
              └──────┬───────┘
                     │
  ┌──────────────────────────────────────┐
  │ 脾与胃同居中焦,相为表里,为气血生化之源      │
  └──────────────────┬───────────────────┘
                     │
  ┌──────────────────────────────────────┐
  │ 脾胃一升一降,主要病机为脾失健运,升清不利,湿 │
  │ 浊内生;或胃失濡润,通降失职,气机停滞或逆乱   │
  └──────────────────┬───────────────────┘
                     │
  ┌──────────────────────────────────────┐
  │ 掌握"胃家实""脾家虚",虚实相兼、寒热错杂的特点,治疗上 │
  │ 强调"治中焦如衡,非平不安",灵活应用补通结合、升清润燥、 │
  │ 辛开苦降等治疗大法,佐以畅达情志、心肝同调之法       │
  └──────────────────┬───────────────────┘
                     │
  ┌──────────────────────────────────────┐
  │ 预防调摄方面:饮食切忌暴饮暴食,或饥饱不匀。以清淡易消 │
  │ 化食物为宜,应限制肥甘厚味,杂粮、黏食、辛辣刺激性食物和 │
  │ 烈酒等尤当禁忌                                  │
  └──────────────────────────────────────┘
```

2. 各病证的主证与方药

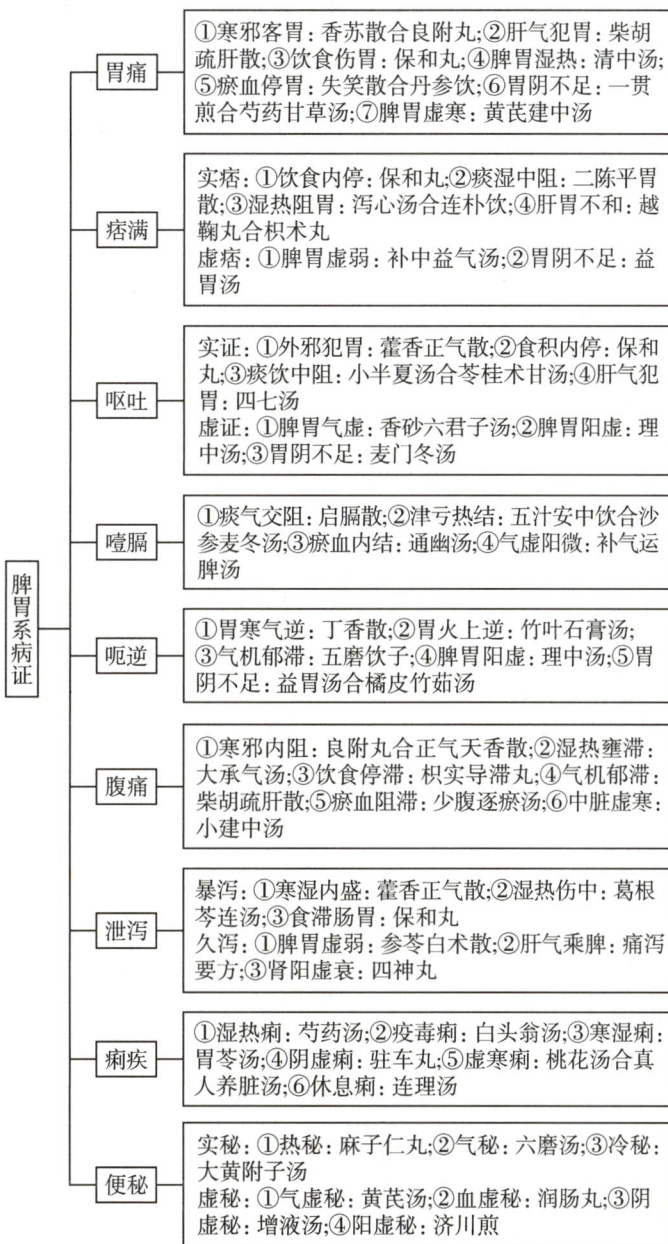

脾胃系病证
- 胃痛
  ①寒邪客胃：香苏散合良附丸；②肝气犯胃：柴胡疏肝散；③饮食伤胃：保和丸；④脾胃湿热：清中汤；⑤瘀血停胃：失笑散合丹参饮；⑥胃阴不足：一贯煎合芍药甘草汤；⑦脾胃虚寒：黄芪建中汤

- 痞满
  实痞：①饮食内停：保和丸；②痰湿中阻：二陈平胃散；③湿热阻胃：泻心汤合连朴饮；④肝胃不和：越鞠丸合枳术丸
  虚痞：①脾胃虚弱：补中益气汤；②胃阴不足：益胃汤

- 呕吐
  实证：①外邪犯胃：藿香正气散；②食积内停：保和丸；③痰饮中阻：小半夏汤合苓桂术甘汤；④肝气犯胃：四七汤
  虚证：①脾胃气虚：香砂六君子汤；②脾胃阳虚：理中汤；③胃阴不足：麦门冬汤

- 噎膈
  ①痰气交阻：启膈散；②津亏热结：五汁安中饮合沙参麦冬汤；③瘀血内结：通幽汤；④气虚阳微：补气运脾汤

- 呃逆
  ①胃寒气逆：丁香散；②胃火上逆：竹叶石膏汤；③气机郁滞：五磨饮子；④脾胃阳虚：理中汤；⑤胃阴不足：益胃汤合橘皮竹茹汤

- 腹痛
  ①寒邪内阻：良附丸合正气天香散；②湿热壅滞：大承气汤；③饮食停滞：枳实导滞丸；④气机郁滞：柴胡疏肝散；⑤瘀血阻滞：少腹逐瘀汤；⑥中脏虚寒：小建中汤

- 泄泻
  暴泻：①寒湿内盛：藿香正气散；②湿热伤中：葛根芩连汤；③食滞肠胃：保和丸
  久泻：①脾胃虚弱：参苓白术散；②肝气乘脾：痛泻要方；③肾阳虚衰：四神丸

- 痢疾
  ①湿热痢：芍药汤；②疫毒痢：白头翁汤；③寒湿痢：胃苓汤；④阴虚痢：驻车丸；⑤虚寒痢：桃花汤合真人养脏汤；⑥休息痢：连理汤

- 便秘
  实秘：①热秘：麻子仁丸；②气秘：六磨汤；③冷秘：大黄附子汤
  虚秘：①气虚秘：黄芪汤；②血虚秘：润肠丸；③阴虚秘：增液汤；④阳虚秘：济川煎

● （胡鸿毅　王彦刚　吴秋玲　林江　赵敏）

扫一扫，测一测

复习思考题

1. 呕吐、胃痛、泄泻均与肝气有关，其病理变化及治疗有何异同？谈谈辛开苦降法和久病入络理论在上述三证中的具体运用。

2. "湿"这一病理因素对泄泻发病的影响主要表现在哪些方面？

3. 如何理解"行血则便脓自愈，调气则后重自除"和逆流挽舟法？请比较《黄帝内经》《伤寒杂病论》《脾胃论》中对下利、肠澼证治的各自理法特点。

4. 呕吐为何不可见吐止吐？

笔记栏

5. 谈谈噎膈、呃逆与肺、肝、脾、肾的关系。

6. 治疗腹痛运用"通"法有哪些含义？如何运用经络辨证分经用药？

7. 对于便秘患者,如何灵活运用调畅气机、调和升降之法？请谈谈五脏功能失调与便秘的关系。

第五章

肝 胆 病 证

📎 **学习目标**

掌握肝胆病证的发病特点,胁痛、黄疸、积聚、鼓胀、瘿病、疟疾的概念,以及相应的病因病机、诊断与鉴别诊断、辨证论治。

肝主疏泄,主藏血,主筋,开窍于目,其华在爪,在志为怒,在液为泪,其经脉属肝络胆。胆附于肝,内藏胆汁(也称"精汁"),主决断、贮藏并排泄胆汁,助肝之疏泄、脾之运化,与肝相表里。肝胆的病理表现主要是肝之气机失畅、血液储藏失调和胆汁分泌排泄失常。

肝体阴而用阳。体,实体;用,功能。"体阴"指肝藏血,血为阴,且肝居膈下,位于腹中,故肝体为阴;"用阳"指肝主疏泄,内寄相火,为"风木之脏",易动风化火,且肝主筋,筋司运动,其功能属阳,故肝用为阳。

肝胆病证的基本病机为肝失疏泄,胆失通降。肝郁气滞、肝胆湿热、瘀血阻络、肝络失养,不通不荣则痛,则为胁痛;肝胆湿热、胆腑郁热、疫毒炽盛、寒湿阻遏、脾虚血亏、肝胆疏泄不利,胆汁郁滞而泛溢,则发黄疸;肝气郁结、食滞痰阻、气滞血阻、瘀血内结、正虚瘀结,腹内结块,则为积聚;气滞湿阻、水湿困脾、水热蕴结、瘀结水留、阳虚水盛、阴虚水停,肝脾肾三脏功能失调,气血水互结,则成鼓胀;气郁痰阻、痰结血瘀、肝火旺盛、心肝阴虚,气滞,痰结、瘀血互结,颈前喉结两旁肿大或结块,则为瘿病。依据肝的生理功能和病机变化特点,以及足厥阴肝经循行路线上络属部位功能改变,可从肝胆经络病证辨治亦属本章讨论范围。将胁病、黄疸、积聚、鼓胀、瘿病归属为肝胆病证。至于疟疾,多因于"疟不离少阳"而归属本系。肝胆病证发病,与脾、肾密切相关,亦可涉及他脏,临证应注意脏腑之间的关联。

肝系疾病的治疗当分虚实,且以实证为主。实证治以疏肝理气、清肝利胆,泻火解毒、平肝息风等;虚证治以滋阴潜阳、养血柔肝、养血祛风等。疾病后期往往虚实夹杂,需分清虚实孰轻孰重,分而治之,在辨证施治的过程中还需根据肝胆系疾病的病因病机特点重视气机调畅和脉络调和。若兼见他脏症状时,应分别标本主次,兼顾治疗。

此外,肝胆系疾病的发生,与气血、经络、情志方面的异常密切相关,也与肝胆经脉的循行部位相关。如头痛、眩晕、中风多与风阳痰瘀上扰有关,郁证、厥证多有肝气失调。至于肝气逆肺之喘证、肝火内扰之不寐、肝脾失调之泄泻、肝气郁滞之癃闭等,据其病证整体相关性,分别在其他各个脏腑系统疾病中阐述。

05章01节PPT

PPT 课件

第一节 胁 痛

一、概述

胁痛是以一侧或两侧胁肋部疼痛为主要表现的病证。胁,指侧胸部,为腋部以下至第十二肋骨部尽处的总称。

有关胁痛的记载，最早见于《黄帝内经》。如《灵枢·五邪》曰："邪在肝，则两胁中痛。"《素问·脏气法时论》云："肝病者，两胁下痛引少腹，令人善怒。"《素问·举痛论》言："寒气客于厥阴之脉……则血泣脉急，故胁肋与少腹相引痛矣。"《灵枢·经脉》云："胆足少阳之脉……是动则病口苦，善太息，心胁痛，不能转侧。"明确指出本病的发生主要与肝胆相关。后世医家对胁痛的病因病机有了进一步的认识。隋代巢元方《诸病源候论·心腹痛病诸候·胸胁痛候》说："胸胁痛者，由胆与肝及肾之支脉虚，为寒气所乘故也。"指出胁痛的发病还与肾有关。宋代严用和《济生方·心腹痛门·胁痛评治》认为胁痛主要由于情志不遂所致，胁痛"多因疲极嗔怒，悲哀烦恼，谋虑惊忧，致伤肝脏"。明代张介宾将胁痛分为外感与内伤两大类，并提出以内伤为多见。《景岳全书·杂证谟·胁痛》曰："胁痛有内伤外感之辨，凡寒邪在少阳经，乃病为胁痛耳聋而呕，然必有寒热表证者，方是外感；如无表证，悉属内伤。但内伤胁痛者十居八九，外感胁痛则间有之耳。"清代李用粹《证治汇补·腹胁门·胁痛》对胁痛的病机和治法作了归纳："因暴怒伤触，悲哀气结，饮食过度，风冷外侵，跌仆伤形……或痰积流注，或瘀血相搏，皆能为痛。……至于湿热郁火，劳役房色而病者，间亦有之……治宜伐肝泻火为要，不可骤用补气之剂，虽因于气虚者，亦宜补泻兼施……故凡木郁不舒，而气无所泄，火无所越，胀甚惧按者，又当疏散升发以达之，不可过用降气，致木愈郁而痛愈甚也。"

西医学中的急、慢性肝炎，急、慢性胆囊炎，胆结石，肝内胆管、肝以及胆囊肿瘤，胆道蛔虫，肋间神经炎等，凡以胁痛为主要表现者，均可参照本节辨证论治。

胁痛历史沿革列表

二、病因病机

胁痛主要由于情志不遂、饮食不节、跌仆损伤、久病体虚等导致肝气郁结，气滞、湿热、瘀血阻滞厥阴、少阳两经或肝阴不足，络脉失养而发。

（一）病因

1. 情志不遂　肝为将军之官，主调畅气机。情志所伤，或暴怒伤肝，或抑郁忧思，皆可使肝失条达，疏泄不利，气阻络痹，发为胁痛。正如《金匮翼·胁痛总论》云："肝郁胁痛者，悲哀恼怒，郁伤肝气。"若气郁日久，血行不畅，瘀血渐生，阻于胁络，不通则痛，亦致胁痛，即《临证指南医案·胁痛》所云"久病在络，气血皆窒"。

2. 跌仆损伤　跌仆外伤，或因强力负重，致使胁络受伤，瘀血停留，阻塞胁络，发为胁痛。《金匮翼·胁痛总论》谓："污血胁痛者，凡跌仆损伤，污血必归胁下故也。"

3. 饮食所伤　饮食不节，过食肥甘，损伤脾胃，湿热内生，郁于肝胆，疏泄失司，发为胁痛。如《景岳全书·杂证谟·胁痛》指出："以饮食劳倦而致胁痛者，此脾胃之所传也。"

4. 外感湿热　湿热之邪外袭，郁结少阳，枢机不利，肝胆经气失于疏泄，亦致胁痛。《素问·缪刺论》中言："邪客于足少阳之络，令人胁痛不得息。"

5. 劳欲久病　久病耗伤，劳欲过度，使精血亏虚，肝阴不足，血不养肝，脉络失养，不荣而痛。《景岳全书·杂证谟·胁痛》指出："凡房劳过度，肾虚羸弱之人，多有胸胁间隐隐作痛，此肝肾精虚。"

（二）病机

胁痛的病变脏腑主要在于肝胆，且与脾、胃、肾有关。因肝居胁下，经脉布于两胁，胆附于肝，其脉亦循于胁，故胁痛之病，当主要责之肝胆；脾胃居于中焦，主受纳水谷，运化水湿，若因饮食所伤，脾失健运，湿热内生，郁遏肝胆，疏泄不畅，亦可发为胁痛；肝肾同源，精血互生,若因肝肾阴虚,精亏血少,肝脉失于濡养,则胁肋隐隐作痛。

基本病机为肝络失和,可归纳为"不通则痛"和"不荣则痛"两类。病理性质有虚实之分,因肝郁气滞、瘀血停着、湿热蕴结所致者多属实证,是为"不通则痛";阴血不足,肝络失养所导致者则为虚证,属"不荣则痛"。一般胁痛以实证为多。病理因素主要有湿热、气滞、血瘀。

胁痛初病在气,由肝郁气滞,气机不畅而致。气为血之帅,气行则血行,故气滞日久,血行不畅,其病理因素由气滞转为血瘀,或气滞血瘀并见。气滞日久,易于化火伤阴;或因饮食所伤,肝胆湿热,日久亦可耗伤阴津,两者皆可因肝阴耗伤,脉络失养,而转为虚证或虚实夹杂证。(表5-1-1)

表5-1-1 胁痛病机列表

关键病机	病机要点	病机转归
肝络失和,不通则痛,不荣则痛	情志不遂,肝失条达,疏泄不利,气阻络痹,不通则痛	①气滞日久,易于化火伤阴,或化为血瘀 ②饮食所伤,肝胆湿热,日久亦可耗伤阴津 ③久病肝阴耗伤,脉络失养,而转为虚证或虚实夹杂证
	跌仆外伤,胁络受伤,瘀血停留,阻塞胁络,不通则痛	
	饮食不节,损伤脾胃,湿热内生,郁于肝胆,疏泄失司,不通则痛	
	湿热之邪外袭,郁结少阳,枢机不利,肝胆经气失于疏泄,不通则痛	
	久病耗伤,劳欲过度,使精血亏虚,肝阴不足,血不养肝,脉络失养,不荣则痛	

三、诊断与鉴别诊断

(一)诊断

1. 以一侧或两侧胁肋疼痛为主要临床表现。疼痛性质可表现为刺痛、胀痛、灼痛、隐痛、闷痛或窜痛。

2. 可伴见胸闷、腹胀、嗳气呃逆、急躁易怒、口苦纳呆、厌食恶心。

3. 常有饮食不节、情志内伤、感受外湿、跌仆闪挫或劳欲久病等病史。

肝功能、肝炎病毒指标[甲(抗 HAV-IgG/HAV-IgM)、乙(HBV-IgM/HBV-DNA)、丙(HCV-IgM/HCV-RNA)、丁(HDV-RNA)、戊(抗 HEV-IgG/HEV-IgM)、庚]、EB 病毒指标(抗 EB/EB-RNA)、柯萨奇病毒指标、血脂、肿瘤相关抗原检测(AFP、CA199、CEA、CA50、铁蛋白等),以及肝胆脾胰肾的 B 超、CT、MRI,肠胃镜等均有助于本病的诊断。

(二)鉴别诊断

胁痛应与悬饮进行鉴别(表5-1-2)。

表5-1-2 胁痛与悬饮鉴别表

病证	病因	病机	主要表现
胁痛	与情志不遂、饮食不节、跌仆损伤、久病体虚等有关	肝络失和	为一侧或两侧胁肋部疼痛
悬饮	多因素体虚弱、时邪外袭	肺失宣通、饮停胸胁,而致络气不和	饮停胸胁,咳唾引痛,呼吸或转侧加重,患侧肋间饱满,叩诊呈浊音,或兼见发热

四、辨证论治

（一）辨证要点

1. 辨在气在血　气滞以胁肋胀痛为主，且游走不定，痛无定处，时轻时重，症状的轻重每与情绪变化有关；血瘀以刺痛为主，痛处固定不移，疼痛持续不已，局部拒按，入夜尤甚。

2. 辨属虚属实　实证之中以气滞、血瘀、湿热为主，多病程短，来势急，症见疼痛较重而拒按，脉实有力；虚证多属阴血不足，脉络失养，症见其痛隐隐，绵绵不休，病程长，来势缓，并伴见全身阴血亏耗之证。

胁痛临床思维导图

（二）治则治法

胁痛之治疗当根据"通则不痛"的理论，以疏肝和络止痛为基本治则。实证宜用理气、活血、清利湿热之法；虚证宜补中寓通，采用滋阴、养血、柔肝之法。

（三）分证论治

1. 肝郁气滞证

症状：胁肋胀痛，走窜不定，甚则引及胸背肩臂，疼痛每因情志变化而增减，胸闷腹胀，嗳气频作，得嗳气而胀痛稍舒，纳少口苦。舌苔薄白，脉弦。

病机析要：肝气失于条达，阻于胁络，故胁肋胀痛；气属无形，时聚时散，聚散无常，故疼痛走窜不定；情志变化与气之郁结关系密切，故疼痛随情志变化而有所增减；肝经气机不畅，故胸闷气短；肝气横逆，易犯脾胃，故食少嗳气。胁肋胀痛，走窜不定，因情志变化而增减，为本证的辨证要点。

治法：疏肝理气。

代表方：柴胡疏肝散。

常用药：柴胡、枳壳、陈皮疏肝理气，解郁止痛；白芍、甘草养血柔肝，缓急止痛；川芎、香附活血行气通络。

若胁肋掣痛，口干口苦，烦躁易怒，溲黄便秘，舌红苔黄，为气郁化火，去川芎，加栀子、牡丹皮、黄芩、夏枯草；兼胁肋隐痛不休，眩晕少寐，舌红少津，脉细，为肝郁化火阴伤，去川芎，加枸杞、菊花、牡丹皮、栀子滋阴清热；兼肠鸣，腹泻，腹胀，为肝气横逆犯脾，加茯苓、白术。

2. 肝胆湿热证

症状：胁肋胀痛或灼热疼痛，口苦口黏，胸闷纳呆，恶心呕吐，小便黄赤，大便不爽，或兼有发热恶寒，身目发黄。舌红，苔黄腻，脉弦滑数。

病机析要：湿热蕴结肝胆，肝胆失于疏泄，故胁痛口苦；湿热中阻，升降失常，故胸闷纳呆，恶心呕吐；肝开窍于目，肝火上炎，则目赤；湿热交蒸，胆汁不循常道而外溢，可出现目黄、身黄、小便黄赤。胁肋胀痛或灼热疼痛，口苦口黏，甚或发热，为本证的辨证要点。

治法：清热利湿。

代表方：龙胆泻肝汤。

常用药：龙胆清利肝胆湿热；栀子、黄芩清肝泻火；柴胡疏肝理气；当归、生地黄养血滋阴；泽泻、车前子渗湿清热。甘草调和诸药。

兼腹胀腹满，大便不通，为肠胃积热，加大黄、芒硝通腑泻下；若发热，甚至壮热，黄疸而黄色鲜明，为湿热内阻，蕴热成毒，肝胆疏泄失职，加茵陈、溪黄草、夏枯草、黄柏；若湿热煎熬，结成砂石，阻滞胆道，可用大柴胡汤加金钱草、海金沙、郁金；若胁肋如钻顶样剧痛，多为呕吐蛔虫者，可用乌梅丸。

知识拓展

清代汪昂《医方集解》注解龙胆泻肝汤

清代汪昂《医方集解·泻火之剂》收录的龙胆泻肝汤,引自宋代《太平惠民和剂局方》。汪昂解方:"此足厥阴、少阳药也。龙胆泻厥阴之热,柴胡平少阳之热,黄芩、栀子清肺与三焦之热以佐之,泽泻泻肾经之湿,木通、车前泻小肠、膀胱之湿以佐之,然皆苦寒下泻之药,故用归、地以养血而补肝,用甘草以缓中而不伤肠胃,为臣使也。"《医宗金鉴·删补名医方论》注释方义指出该方:"而妙在泻肝之剂反作补肝之药,寓有战胜抚绥之义矣。"本方中的木通当为木通科的三叶木通或白木通,但常误用为马兜铃科的关木通(又称东北木通)。中药药理学研究表明,关木通所含马兜铃酸具有一定肾毒性,服用易产生严重的不良反应,临证用药必须严格鉴别,也可以通草代之。

3. 瘀血阻络证

症状:胁肋刺痛,痛有定处,痛处拒按,入夜痛甚,胁肋下或见有癥块。舌质紫暗,脉沉涩。

病机析要:肝郁日久,气滞血瘀,或跌仆损伤,致瘀血停着,痹阻胁络,故胁痛如刺,痛处不移,入夜痛甚;瘀结停滞,积久不散,则渐成癥块。舌质紫暗,脉象沉涩,均属瘀血内停之征。胁肋刺痛,痛有定处,痛处拒按,入夜痛甚,为本证的辨证要点。

治法:祛瘀通络。

代表方:膈下逐瘀汤。

常用药:当归、川芎、桃仁、红花、五灵脂、延胡索、牡丹皮散瘀活血,止痛之力强于血府逐瘀汤。再加柴胡、香附、乌药、枳壳疏肝调气,甘草用量较一般为大,不仅调和诸药,更助甘缓止痛之力。

因跌打损伤而致胁痛,局部积瘀肿痛,为瘀血内停,加王不留行、田七、两面针、七叶莲,或用复元活血汤;若胁肋下有癥块,而正气未衰,加三棱、莪术、土鳖虫,或配合服用鳖甲煎丸。

4. 肝络失养证

症状:胁肋隐痛,悠悠不休,遇劳加重,口干咽燥,心中烦热,头晕目眩。舌红少苔,脉细弦而数。

病机析要:肝郁日久化热,耗伤肝阴,或久病体虚,精血亏损,不能濡养肝络,故胁肋隐痛,悠悠不休,遇劳加重;阴虚易生内热,故口干咽燥,心中烦热;精血亏虚,不能上荣,故头晕目眩。胁肋隐痛,遇劳加重为本证的辨证要点。

治法:养阴柔肝。

代表方:一贯煎。

常用药:生地黄滋阴养血、补益肝肾;北沙参、麦冬滋养肺胃,养阴生津;当归、枸杞滋阴养血,柔肝缓急;川楝子疏肝泄热,理气止痛。

兼心烦不寐,为心神不宁,加酸枣仁、栀子、合欢皮;若头晕目眩明显,为肝肾阴虚,头目失养,加菊花、女贞子、熟地黄;若盗汗、遗精,为阴虚火旺,配黄柏、知母、地骨皮。

五、预防调护

胁痛的发生与肝的疏泄功能失常有关,因此,要调摄情志,保持精神愉快,使情绪稳定,气机条达。平时应注意休息,劳逸结合,起居有常,多食蔬菜、水果、瘦肉等清淡有营养的食物。忌酒、辛辣肥甘、生冷不洁之品。不宜过量或长期服用香燥理气之品。

已患胁痛者,应积极治疗,按时服药。还应注意起居有常,防止过劳,忌肥甘辛辣之品及嗜酒过度,保持心情舒畅,忌恼怒忧思,饮食宜清淡。

六、临证要点

1. 治疗应刚柔相济,以防辛燥劫阴　胁痛以肝气郁滞,肝失条达为先,故疏肝解郁、理气止痛是治疗胁痛的常用之法。然肝为刚脏,体阴而用阳,治疗之时宜柔肝而不宜伐肝。疏肝理气药大多辛温香燥,若久用或配伍不当,易耗伤肝阴,甚至助热化火。故临证施用疏肝理气药时,一要尽量选用轻灵平和之品,如香附、苏梗、佛手片、绿萼梅之类;二要注意配伍柔肝养阴药物,以顾护肝阴,以利肝体,如仲景之四逆散中柴胡与白芍并用,即是疏肝柔肝并用的范例。

2. 结合辨病选方用药　胁痛可见于西医多种肝胆疾病,如属病毒性肝炎,可用疏肝运脾、化湿行瘀、清热解毒等法,选用四逆散、茵陈蒿汤等方;胆道结石多为湿热阻滞,煎熬成石,肝胆气机失于通降,治疗当清利肝胆,通降排石,常用大柴胡汤,通腑泻下常用大黄、芒硝,化石排石可选用鸡内金、海金沙、金钱草、郁金、茵陈、枳壳、莪术等。

病案分析

茅某,男,40岁,教师。发现慢性乙型肝炎2年,时有右胁部隐痛不适,间断肝功能异常,经用维生素B、维生素C、肝泰乐(葡醛内酯)、左旋咪唑、肌苷及黄芪注射液等治疗后症状无改善,乃来我院要求服用中药治疗。症见肝区隐痛,时有胀痛,疲劳乏力,面浮,两颊有大片黑斑显布,腰酸,下肢怕冷,两足跟痛,左侧为甚,大便偶溏,小便或黄,口中酸黏发腻,舌有麻感,舌苔淡黄薄腻,舌质隐紫,胖大有齿印,脉细。证属湿热瘀结,肝脾两伤,久病及肾,治拟化肝解毒,温养肾气。

药用:虎杖20g,平地木20g,红藤20g,土茯苓15g,贯众10g,黑料豆12g,甘草3g,太子参12g,淫羊藿10g,枸杞子12g,炙首乌12g,炒延胡索10g,二妙丸10g(包煎)。

连服上药45剂,诸症均有明显减轻,肝区隐痛、足跟痛、疲劳俱见好转,面部黑斑亦淡,舌麻及口中酸黏消失,舌苔化薄,舌体胖大有改善,复查HBsAg血凝法1:8 192,肝功能正常。原方去贯众、延胡索、二妙丸,加补骨脂10g,楮实子、炙黄精各12g。

再服上药45剂后,复查HBsAg血凝法1:2 048。自觉右胁时有胀而不适,但隐痛已少发作,面部黑斑消退不净,足跟尚有酸胀感,腰酸不耐劳累,口稍干,饮水不多。上方再去太子参、补骨脂、楮实子,加炙黄芪、熟地黄各12g,连续服用1个疗程,复查HBsAg血凝法1:1 021,肝功能正常。守原方续治1个疗程,复查HBsAg血凝法1:16,肝功能正常。(周仲瑛.周仲瑛临床经验辑要[M].北京:中国医药科技出版社,1998.)

ER-5-1-3
胁痛古籍推介

ER-5-1-4
胁痛名医经验

附:胆胀

胆胀是以右胁胀痛为主要临床表现的疾病。西医学中的胆囊炎、胆结石、胆道肿瘤可参照本节辨证论治。

胆胀病名首见于《黄帝内经》。《灵枢·胀论》载:"胆胀者,胁下痛胀,口中苦,善太息。"

明代秦昌遇《症因脉治·肿胀总论》中对胆胀病因病机、症状表现及治疗方药分别作了阐述："肝胆主木,最喜条达,不得疏通,胆胀乃成","胁肋作痛,口苦太息,胆胀也","胆胀者,柴胡清肝饮"。叶桂《临证指南医案》首载胆胀医案,为后世临床辨证治疗积累了经验。

因过食肥腻、忧思暴怒、外感湿热、虚损劳倦、胆石或蛔虫上扰等,导致胆腑气机郁滞,或郁而化火,胆液失于通降,遂成胆胀。

治疗原则为疏肝利胆,清热利湿。急性暴发常用清热利湿、清热解毒;慢性久发常用疏肝理气、清热利胆、活血化瘀、疏肝健脾、养阴柔肝。可与胁痛治疗互参。

1. 肝胆湿热证

症状:右胁疼痛,口苦呕恶,厌油腻,腹胀纳呆,小便短黄,大便不爽,或身目发黄,舌红苔黄腻,脉弦滑。

治法:清热利湿,疏肝利胆。

代表方:龙胆泻肝汤。

常用药:龙胆清利肝胆湿热;黄芩、栀子清热燥湿泻火;泽泻、车前子渗湿清热导湿热下行;当归、生地黄养血滋阴;柴胡舒畅肝胆之气;甘草调和诸药。

2. 胆胃郁热证

症状:右胁灼热疼痛,口苦咽干,面红目赤,大便秘结,腑气不通,小便短赤,心烦失眠易怒。舌红,苔黄厚而燥,脉弦数。

治法:利胆泻火,解郁通腑。

代表方:大柴胡汤。

常用药:柴胡、黄芩和解少阳;当归、白芍疏肝理气;大黄、枳实泻阳明热结,行气消痞;生姜、大枣、法半夏调和脾胃。临证可加茵陈、栀子、金钱草清热利湿,加香附、厚朴助理气通腑之力。

第二节　黄　疸

一、概述

黄疸是各种原因引起的以白睛、全身皮肤黄染,小便黄为主症的一种病证,其中白睛黄染尤为本病重要特征。

《黄帝内经》中即有关于黄疸病名和主要症状的记载。如《素问·平人气象论》说:"溺黄赤,安卧者,黄疸……目黄者曰黄疸。"汉代张仲景《金匮要略》把黄疸分为黄疸、谷疸、酒疸、女劳疸、黑疸 5 种,并对各种黄疸的形成机制、症状特点进行探讨,其创制的茵陈蒿汤、大柴胡汤等至今仍在治疗黄疸中广泛使用。隋代《诸病源候论》根据本病发病情况和所出现的不同症状,区分为二十八候。宋代《圣济总录》又分为九疸、三十六黄。两书都记述了黄疸的危重证候"急黄",并提到了"阴黄"一证。韩祗和《伤寒微旨论》除论述了黄疸的"阳证"外,加设《阴黄证篇》,详述了阴黄的辨证施治。元代罗天益在《卫生宝鉴》中进一步把阳黄与阴黄的辨证施治加以系统化,对临床具有较大指导意义。清代程钟龄《医学心悟》创制茵陈术附汤,至今仍为阴黄治疗的代表方剂。张介宾《景岳全书·杂证谟·黄疸》提出了"胆黄"的病名,认为"胆伤则胆气败而胆液泄,故为此证",初步认识到黄疸的发生与胆液外泄有关。清代叶桂在《临证指南医案·疸》中对黄疸证治有较全面论述:"黄疸,身黄目黄溺黄之谓也,病以湿得之,有阴有阳,在腑在脏。阳黄之作,湿从火化,瘀热在里,胆热液泄……熏蒸遏

笔记栏

图5-2-1

黄疸历史沿
革列表

郁,侵于肺则身目俱黄,热流膀胱,溺色为之变赤,黄如橘子色,阳主明,治在胃。阴黄之作,湿从寒水,脾阳不能化热,胆液为湿所阻,渍于脾,浸淫肌肉,溢于皮肤,色如薰黄,阴主晦,治在脾。"沈金鳌在《杂病源流犀烛·诸疸源流》中有"又有天行疫疠,以致发黄者,俗谓之瘟黄,杀人最急"的记载,对黄疸可有传染性及严重的预后转归有所认识。

本病证可涉及西医学中肝细胞性黄疸、阻塞性黄疸和溶血性黄疸。临床常见的急慢性肝炎、肝硬化、胆囊炎、胆结石、钩端螺旋体病及某些消化系统肿瘤等,凡出现黄疸者,均可参照本节辨证施治。

二、病因病机

黄疸的病因与外感湿热疫毒、内伤饮食、劳倦及病后有关;病机为湿邪困遏脾胃,壅塞肝胆,疏泄失常,胆汁泛溢。

(一)病因

1. 外感湿热疫毒　感受暑湿或湿热之邪,由表入里,内蕴中焦,湿郁热蒸,不得泄越,而致发病。若湿热夹时邪疫毒伤人,则病势尤为暴急,具有传染性,表现热毒炽盛、热入营血的危重现象,称急黄。如《诸病源候论·黄病诸候·急黄候》指出:"脾胃有热,谷气郁蒸,因为热毒所加,故卒然发黄,心满气喘,命在顷刻,故云急黄也。"

2. 饮食不节　嗜酒无度,过食肥甘厚腻,或饮食污染不洁,脾胃损伤,运化失职,湿浊内生,郁而化热,湿热熏蒸,胆汁泛溢而发为黄疸。如《金匮要略·黄疸病脉证并治》说:"谷气不消,胃中苦浊,浊气下流,小便不通……身体尽黄,名曰黄疸。"长期饥饱失常,或恣食生冷,脾虚寒湿内阻,亦可发为黄疸。

3. 劳倦内伤　劳倦太过,脾阳受损,寒湿内生,困遏中焦,壅塞肝胆,胆液不循常道,外溢肌肤而为黄疸。

4. 病后续发　胁痛、癥积或其他疾病之后,瘀血阻滞,湿热残留,日久损肝伤脾,湿遏瘀阻,胆汁泛溢肌肤,发生黄疸。

(二)病机

黄疸的病位主要在脾胃肝胆,基本病机为湿邪困遏,脾胃运化失健,肝胆疏泄失常,胆汁泛溢肌肤。病理因素以湿邪为主。如《金匮要略·黄疸病脉证并治》指出:"黄家所得,从湿得之。"湿邪既可从外感受,亦可自内而生。如外感湿热疫毒,为湿从外受;饮食劳倦或病后瘀阻湿滞,属湿自内生。

病理性质有阴阳之分。因于湿热所伤或过食甘肥酒热,或素体胃热偏盛,则湿从热化,湿热交蒸,发为阳黄。其中又有热重于湿和湿重于热之分。如湿热瘀结胆腑,通降失司,胆汁不循常道,则见胆腑郁热证。若湿热蕴积化毒,疫毒炽盛,充斥三焦,深入营血,内陷心肝,可见猝然发黄,神昏谵妄,痉、厥、出血等危重症,称急黄,属阳黄之重症。如因寒湿伤人,或素体脾胃虚寒,或久病脾阳受伤,则湿从寒化。寒湿瘀滞,中阳不振,脾虚失运,胆液为湿邪所阻,表现为阴黄证,其中又有寒湿阻遏和脾虚血亏之分。黄疸病程中可发生种种病理演变,如阳黄治疗不当,病情急剧加重,湿热毒邪侵犯营血,内蒙心窍,引动肝风,则发为急黄。如阳黄误治失治,迁延日久,脾阳损伤,湿从寒化,则可转为阴黄。如阴黄复感外邪,湿郁化热,又可呈阳黄表现,病情较为复杂。

一般来说,阳黄病程较短,消退较易。急黄为阳黄的重症,湿热疫毒炽盛,病情重笃,常可危及生命,若救治得当,亦可转危为安。阴黄病程缠绵,收效较慢;倘若湿浊瘀阻肝胆脉络,黄疸可能数月或经年不退,须耐心调治。若久病不愈,气血瘀滞,伤及肝脾,则有酿成癥积、鼓胀之可能。总之，黄疸以速退为顺。如《金匮要略·黄疸病脉证并治》指出："黄疸之病，当以十八日为期，治之十日以上瘥，反剧为难治。"（表5-2-1）

笔记栏

表5-2-1　黄疸病机列表

关键病机	病机要点	病机转归
湿邪困遏，脾胃运化失健，肝胆疏泄失常，胆汁泛溢	湿热所伤、过食甘肥酒热，或素体胃热偏盛，则湿从热化，发为阳黄	①阳黄治疗不当，病情急剧加重，湿热毒邪侵犯营血，发为急黄 ②阳黄误治失治，迁延日久，脾阳损伤，湿从寒化，可转为阴黄 ③阴黄复感外邪，湿郁化热，可呈阳黄表现 ④阴黄久病不愈，气血瘀滞，伤及肝脾，变生癥积、鼓胀等
	湿热瘀结胆腑，通降失司，胆汁不循常道	
	湿热蕴积化毒，疫毒炽盛，可见急黄	
	寒湿伤人，或素体脾胃虚寒，或久病脾阳受伤，湿从寒化	
	寒湿瘀滞，中阳不振，脾虚失运，发为阴黄	

三、诊断与鉴别诊断

（一）诊断

1. 以白睛、全身皮肤黄染，小便黄为主症，其中白睛黄染为重要特征。

2. 常伴食欲减退，恶心呕吐，倦怠乏力，胁痛腹胀等症状。

3. 常有外感湿热疫毒，内伤酒食不节，或有胁痛、癥积等病史。

血清总胆红素能准确地反映黄疸的程度，结合胆红素、非结合胆红素定量对鉴别黄疸类型有重要意义。总胆红素、非结合胆红素含量增高见于溶血性黄疸，总胆红素、结合胆红素含量增高见于阻塞性黄疸，而三者均增高见于肝细胞性黄疸。尿胆红素及尿胆原检查亦有助于鉴别。此外，肝功能，肝炎病毒的抗原、自身抗体、消化道肿瘤指标检测（AFP、CA199、CEA、CA50 等），肝、胆、脾、胰腺 B 超及 CT、MRI，胃肠钡餐检查、内镜逆行胰胆管造影（ERCP），必要时肝穿刺活检，均有助于本病的诊断。黄疸确定为肝细胞性，则凝血酶原时间、血常规、胆固醇等的检测对判断疾病预后具有重要意义。

（二）鉴别诊断

黄疸应与萎黄进行鉴别（表5-2-2）。

表5-2-2　黄疸与萎黄鉴别表

病证	相同点	证候特点	病因	病机
黄疸	皮肤发黄	白睛、全身皮肤黄染、小便黄	感受外邪，饮食劳倦，或病后	湿滞脾胃，肝胆失疏，胆汁外溢
萎黄		皮肤黄而无光泽，白睛及小便不黄，且翻开下眼睑色淡	饥饱劳倦、食滞虫积或病后失血	脾胃虚弱，气血不足，肌肤失养

四、辨证论治

（一）辨证要点

黄疸的辨证，应以阴阳为纲。阳黄以湿热疫毒为主，阴黄以脾虚、寒湿为主。阳黄全身皮肤黄色鲜明，急性发病，病程短，常伴发热、口干苦、舌苔黄腻、脉象弦数。急黄为阳黄之重症,急骤起病,皮肤疸色如金,兼见发斑、出血、甚至神昏谵语等危象。阴黄全身皮肤黄色晦暗,病程长,病势缓,常伴纳少、乏力、舌淡、脉沉迟或细缓。

(二)治则治法

黄疸的治疗大法为化湿邪,利小便。阳黄当清热化湿利湿,必要时还应配合通利腑气;阴黄应予健脾温化,配合淡渗利湿。正如《金匮要略·黄疸病脉证并治》所说:"诸病黄家,但利其小便。"至于急黄热毒炽盛,邪入心营者,又当以清热解毒、凉营开窍为主。

(三)分证论治

1. 阳黄

(1)热重于湿证

症状:身目俱黄,黄色鲜明,发热口渴,心烦,腹部胀闷,胁痛,口干而苦,恶心呕吐,小便短少黄赤,大便秘结。舌苔黄腻,脉象弦数。

病机析要:湿热熏蒸,困遏脾胃,壅滞肝胆,胆汁泛溢,故见身目黄色鲜明,身热口渴心烦;湿热蕴结,脾胃运化失健,气机阻滞,见纳差,恶心,脘胀胁痛;湿热下注,腑气不通,则小便短赤,大便秘结。身目黄色鲜明,发热口渴为本证的辨证要点。

治法:清热通腑,利湿退黄。

代表方:茵陈蒿汤。

常用药:方中重用茵陈,苦泄下降,清热利湿,为治黄疸要药。栀子清热降火,通利三焦,助茵陈引湿热从小便而去。佐以大黄泻热逐瘀,通利大便,导瘀热从大便而下。

湿较重者加黄柏、连翘、垂盆草、蒲公英清热泻下;湿较重者加茯苓、滑石、车前草利湿清热,使邪从小便而去。

兼见胁痛较甚,为肝郁气滞,加柴胡、郁金、延胡索;兼见身热心烦,为热毒内盛,加黄连、黄芩、龙胆;兼见恶心呕吐,为胃气上逆,加橘皮、竹茹、法半夏。

(2)湿重于热证

症状:身目俱黄,黄色不及前者鲜明,头重身困,胸脘痞满,食欲减退,恶心呕吐,腹胀或大便溏垢。舌苔厚腻微黄,脉象濡数或濡缓。

病机析要:湿遏热伏,困遏中焦,胆汁不循常道,故见身目色黄而不鲜,身热不扬;湿困中焦,脾胃运化失常,则食欲减退,胸脘痞满,恶心呕吐;湿邪内阻,见头重身困,大便溏垢,小便短黄。身目色黄不鲜,头重身困为本证的辨证要点。

治法:利湿化浊运脾,佐以清热。

代表方:茵陈五苓散合甘露消毒丹。

常用药:茵陈蒿、泽泻、猪苓、桂枝、白术、茯苓、滑石利湿清热退黄;藿香、白豆蔻、陈皮、石菖蒲芳香化浊,行气悦脾;黄芩、连翘、薄荷清热解毒,宣肺疏郁;射干、贝母清肺利咽、化痰散结。

兼见胸腹痞胀,呕恶纳差较著,为湿阻气机,加苍术、厚朴、法半夏;兼见恶寒、发热、头痛,为邪郁肌表,宜先用麻黄连翘赤小豆汤。

本证湿重于热,不可过用苦寒,以免脾阳受损。如治疗失当,迁延日久,则易转为阴黄。

(3)胆腑郁热证

症状:身目发黄,黄色鲜明,上腹右胁胀闷疼痛,牵引肩背,身热不退,或寒热往来,口苦咽干,呕吐呃逆,尿黄赤,大便秘。舌红苔黄,脉弦滑数。

病机析要:湿热或砂石阻滞胆腑,通降失司,胆汁不循常道,身发黄疸而胁痛;胆经热炽,身热,口干,口苦,咽干,或见寒热往来;胆胃不和,恶心呕吐,纳呆;腑气不通,膀胱不利,则腹胀,便秘,尿赤。身发黄疸而胁痛,身热口苦为本证的辨证要点。

治法:疏肝泄热,利胆退黄。

代表方:大柴胡汤。

常用药:柴胡、黄芩、法半夏、生姜和解少阳,和胃降逆;大黄、枳实通腑泄热;白芍、甘草缓急止痛。

若胆郁明显可以加用茵陈、栀子疏肝利胆退黄;胆道砂石阻滞,加金钱草、海金沙、鸡内金、玄明粉(另溶);兼见恶心、呕逆明显,为胃气上逆,加厚朴、竹茹、陈皮。

(4)疫毒炽盛证(急黄)

症状:发病急骤,黄疸迅速加深,其色如金,皮肤瘙痒,高热口渴,胁痛腹满,神昏谵语,烦躁抽搐,或见衄血、便血,或肌肤瘀斑。舌质红绛,苔黄而燥,脉弦滑或数。

病机析要:湿热疫毒深入营血,熏灼肝胆,则黄疸迅速加深,身黄如金;热盛灼津,故见高热烦渴,尿闭;邪陷营血,迫血妄行,则见衄血,便血,或皮下斑疹;热毒引动肝风,肢体躁动,甚则抽搐;热毒内陷心包,神明失用,则神昏谵语。身黄如金,高热烦渴为本证的辨证要点。

治法:清热解毒,凉血开窍。

代表方:千金犀角散。

常用药:水牛角(先煎)、黄连、栀子、大黄、板蓝根、生地黄、玄参、牡丹皮清热凉血解毒;茵陈、土茯苓、金钱草利湿清热退黄。

兼见神昏谵语,为热毒内陷心包,加服或鼻饲安宫牛黄丸;兼见动风抽搐,为热毒引动肝风,加钩藤、石决明,另服紫雪丹;兼见衄血、便血、肌肤瘀斑重者,为邪陷营血,加地榆、紫草、侧柏炭、茜根炭;兼见腹大有水,小便短少不利,为浊水内停,加大腹皮、马鞭草、白茅根、车前草、猪苓、薏苡仁,并另加琥珀粉、沉香粉冲服。

2. 阴黄

(1)寒湿阻遏证

症状:身目俱黄,黄色晦暗,或如烟熏,脘腹痞胀,纳谷减少,大便不实,神疲畏寒,口淡不渴。舌淡,苔腻,脉濡缓或沉迟。

病机析要:中阳不振,寒湿滞留,肝胆失于疏泄,影响胆汁排泄,身目发黄而晦暗;寒湿困中,运化失健,纳减、脘闷腹胀、便溏;寒湿损伤中阳,气血不足,神疲乏力、畏寒。身目发黄晦暗,脘腹痞胀,畏寒为本证的辨证要点。

治法:温中化湿,健脾和胃。

代表方:茵陈术附汤。

常用药:茵陈、熟附子温化寒湿退黄;白术、干姜、甘草温中健脾;肉桂暖肝温肾,助阳散寒。

兼见脘腹胀满,胸闷呕恶显著,为湿阻中焦,脾失健运,加苍术、厚朴、法半夏、陈皮;兼见胁腹疼痛作胀,为肝郁气滞,加柴胡、香附;若见胁下癥结疼痛,腹部胀满,肤色苍黄或黧黑,为湿浊不清,气滞血结,可用硝石矾石散。

(2)脾虚血亏证

症状:面目及肌肤淡黄,甚则晦暗不泽,肢软乏力,心悸气短,大便溏薄。舌质淡,苔薄,脉濡细。

病机析要:黄疸日久,脾失健运,气血亏虚,湿滞残留,故面目及肌肤淡黄,晦暗不泽,大便溏薄;气血亏虚,则肢软乏力,心悸气短。面目及肌肤淡黄,心悸乏力为本证的辨证要点。

治法:健脾温中,补养气血。

代表方:黄芪建中汤。

常用药:黄芪、桂枝、生姜益气温中健脾;白芍、甘草、大枣、饴糖缓急止痛,补养气血。可再加茵陈、茯苓利湿退黄。

兼见乏力明显,为脾气虚弱,重用黄芪,并加党参、白术;兼见畏寒、肢冷、舌淡,为阳虚寒凝,加熟附子;兼见心悸不宁、脉细弱,为心血亏虚,加熟地黄、酸枣仁、当归、甘松、龙眼肉。

临证时,黄疸消退并非病已痊愈。如湿邪不清,肝脾气血未复,可导致病情迁延不愈,或黄疸反复发生,甚至转成"癥积""鼓胀"。因此,黄疸消退后,仍须根据病情继续调治。

若症见脘痞腹胀,胁肋隐痛,饮食减少,口中干苦,小便黄赤,苔腻,脉濡数,为湿热留恋,余邪未清,当清利湿热,可用茵陈四苓散。药用茵陈、黄芩、黄柏清热化湿;茯苓、泽泻、车前草淡渗分利;苍术、苏梗、陈皮化湿行气宽中。

若症见脘腹痞闷,肢倦乏力,胁肋隐痛不适,饮食欠香,大便不调,舌苔薄白,脉细弦,为肝脾不调、疏运失职,治当调和肝脾,理气助运。可用柴胡疏肝散或归芍六君子汤。药用当归、白芍、柴胡、枳壳、香附、郁金养血疏肝;党参、白术、茯苓、山药益气健脾;陈皮、山楂、麦芽理气助运。

若症见胁下结块隐痛、刺痛不适,胸胁胀闷,面颈部见有赤丝红纹,舌有紫斑或紫点,脉涩,为气滞血瘀,积块留着,治当疏肝理气,活血化瘀。可用逍遥散合鳖甲煎丸。药用柴胡、枳壳、香附疏肝理气;当归、赤芍、丹参、桃仁、莪术活血化瘀。并服鳖甲煎丸,以软坚消积。

知识链接

《金匮要略》中对黄疸预后的记载

医圣张仲景所著之书《金匮要略》,是我国现存最早的一部杂病治疗学专书,堪称方书之祖、治杂病之宗,其详细阐释了黄疸病的病因、病机、分类、证治及预后,内容丰富。其中,判断黄疸预后的重要规律,如"黄疸之病,当以十八日为期,治之十日以上瘥,反剧为难治""疸而渴者,其疸难治;疸而不渴者,其疸可治",更是值得后世借鉴。盖黄疸病既成,则由浅入深,当速治,提示临床上对于黄疸应早期施治,避免病情恶化。

五、预防调护

黄疸与多种疾病有关。本病的预防要针对不同病因,讲究饮食卫生,不食生的或受污染的小海鲜(贝壳类)或生的河鲜,避免病邪从口而入传染,对生产经营食品人员应定期查体,持健康证上岗。对有急性传染性肝炎患者(甲型、戊型等),从发病之日起隔离至产生保护性抗体,一般为30~45天,并注意餐具消毒使用碗筷,防止传染他人。血行传染的病毒性肝炎(乙型、丙型、丁型等)注射用具及手术器械必须严格消毒,尽量使用一次性注射用具及铺单,避免血制品的污染,防止血液途径传播。对于易感人群,主张注射疫苗(甲、乙型疫苗)。

患者饮食要富于营养而易消化,避免暴饮暴食,勿食辛热甘肥煎炸的食物,戒烟戒酒;注意起居有常,不妄作劳;顺应四时变化而增减衣被;本病发病初期,应卧床休息,急黄患者须绝对卧床,恢复期和转为慢性病情稳定者,可适当运动,增强抗病能力;保持心情舒畅,以利疾病恢复。瘟黄流行期间,患者粪便及排泄物须消毒,重点加强疫区的水源及粪便管理。

六、临证要点

1. 病证结合、辨病诊断　黄疸可出现于多种疾病之中,临证时,除根据黄疸的色泽、病史、症状,辨别其属阴属阳外,尚应尽早进行有关理化检查,区分肝细胞性、阻塞性或溶血性黄疸等不同性质,明确肝炎(病毒性、药物性、代谢性、自身免疫性等)、胆囊炎、胆结石、消化道肿瘤等疾病诊断,以便采取相应的治疗措施。

2. 退黄以大黄为专攻　治疗阳黄证或急黄证时,常选用茵陈蒿汤、栀子大黄汤及大黄硝石汤等方剂。此类方剂均有大黄。吴有性提出"退黄以大黄为专功"的思想。实践证明,茵陈与大黄协同使用,退黄效果更好。如大便干结者,加玄明粉、枳实;若大便溏,可用制大黄,一般连续服用后,大便非但不稀,反而会正常。大黄除有清热解毒、通下退黄作用外,还有止血、消瘀化癥之功,不仅在急性黄疸型肝炎时可用大黄,即使慢性肝炎或肝硬化出现黄疸,亦可配伍使用大黄。

3. 关于淤胆型肝炎的诊治　淤胆型肝炎主要是以肝内胆汁瘀积为特征的肝脏疾患,共同特征为黄疸持续时间较长,常有皮肤瘙痒,大便色白,血清总胆红素明显升高,以结合胆红素为主,碱性磷酸酶、谷氨酰转肽酶、胆固醇也明显增高。其病机特点为痰湿瘀结,肝胆络脉阻滞。在辨证施治的基础上,常加入活血化瘀、化痰散结、利胆通络之品。活血化瘀药物如赤芍、桃仁、莪术、丹参、虎杖、当归;化痰散结药物如法半夏、橘红、莱菔子、胆南星、苍术;利胆通络药物如郁金、路路通、山楂、焙鸡内金粉(冲服)、芒硝(另溶)。若黄疸日久不退,热象不显著者,可酌加桂枝(或肉桂)、干姜、熟附子、炒白术。

📖 病案分析

张某,男,32岁。1973年7月25日初诊。

患者1周前全身不适,初起发冷发热,曾服感冒成药而发热减轻,但仍食欲不振,恶心欲吐,厌油腻,神疲无力,皮肤发黄,小便黄赤如茶水,大便正常,右肋下疼痛,腹部胀满。检查:体温37.5℃,血压125/85mmHg,巩膜及全身皮肤黄染。腹软,肝于肋缘下2cm,质软,触痛(+),脾(−)。化验:麝香草酚浊度5单位,谷丙转氨酶540单位,凡登白试验呈双相反应,黄疸指数44单位。诊断:急性黄疸型肝炎。辨证:湿热蕴结。治法:清热祛湿,利胆除黄。

处方:茵陈蒿汤加味。茵陈45g,山栀9g,大黄9g,板蓝根30g,茯苓15g。水煎服。

8月2日二诊:上方服5剂,恶心消失,食欲略有增加,体温37.1℃,其他症状无明显变化,仍守原意。原方加丹参15g。

8月25日三诊:上方共服12剂,黄疸基本消退,肋痛亦除,但肝区有沉重感。食欲欠佳,腹胀依然,大便溏薄,体温36.5℃。肝于肋缘下可触及1cm。化验:麝香草酚浊度4单位,谷丙转氨酶100单位,黄疸指数5单位。内热基本得清,腹胀、纳呆、便溏,乃脾为湿困,运化失职使然。治宜健脾利湿。

处方:孩儿参15g,白术9g,茯苓12g,猪苓9g,木香4.5g,砂仁(后下)6g,大腹皮9g,陈皮6g,六一散12g。水煎服。

随访:上方连服8剂,大便成形,食欲增加,腹胀消失。原方略为加减,以资巩固。6剂后,体质恢复,照常工作。

本案系暑湿外袭,湿热郁而不达,熏蒸肝胆,以致湿热蕴蒸之阳黄证。治用茵陈蒿汤加味,共奏清热祛湿、利胆退黄之功。方中茵陈为退黄要药,栀子清利三焦湿热,大黄清降泄瘀热,板蓝根清热解毒降酶,茯苓淡渗利湿,诸药合用使湿热从小便而去,瘀热从大便而解,邪有出路,药精效专。更方中加丹参一味,凉血活血,续服10余剂,黄疸全退。然湿热蕴结,热易清而湿难尽,三诊时内热虽清而脾为湿困,运化失职,遂改用香砂六君子汤合六一散、猪苓等,使脾健湿化,诸症悉除。(河北新医大学. 中医医案八十例[M]. 北京:人民卫生出版社,1976.)

ER-5-2-3
黄疸古籍推介

ER-5-2-4
黄疸名医经验

附：萎黄

萎黄是以皮肤色黄而枯槁不泽为主要表现的病证。临床可见周身皮肤色黄如土,干萎无泽,白睛及小便不黄,伴有倦怠乏力,眩晕耳鸣,心悸少寐,大便溏薄等。西医学中以贫血为主要表现的慢性病可参照本节辨治。

本病是由于虫积食滞导致脾土虚弱,水谷不能化精微而生气血,气血衰少,肌肤失养,以致肌肤萎黄无光泽;此外,久病体虚,或大病之后,或失血过多,或妇女月经过多、崩漏,导致血亏气耗,肌肤失养亦易发本病,临床多见。

治疗当调理脾胃,益气补血,方选黄芪建中汤或人参养营汤。常用药如炙黄芪、党参、白术、炙甘草补气健脾;当归、白芍、熟地黄、阿胶滋养阴血;桂枝、砂仁温中和胃。由钩虫病引起者,还应给予驱虫治疗,可酌情选用榧子、雷丸、槟榔、百部、鹤虱、贯众等药。

PPT 课件

第三节　积　　聚

一、概述

积聚是以腹内结块,或聚或散,或痛或胀为主症的病证。

积属有形,结块固定不移,痛有定处,病在血分,多为脏病;聚属无形,包块聚散无常,痛无定处,病在气分,多为腑病。因积与聚关系密切,故两者一并论述。

《黄帝内经》首先论述了积聚的形成和治疗原则。《灵枢·五变》说:"皮肤薄而不泽,肉不坚而淖泽。如此则肠胃恶,恶则邪气留止,积聚乃伤;脾胃之间,寒温不次,邪气稍至,稸积留止,大聚乃起。"《难经·五十五难》指出:"积者五脏所生,聚者六腑所成。"汉代张仲景《金匮要略·五脏风寒积聚病脉证并治》进一步说明:"积者,脏病也,终不移;聚者,腑病也,发作有时。"其所制鳖甲煎丸、大黄䗪虫丸至今仍为治疗积聚的临床常用方剂。明代《景岳全书·杂证谟·积聚》认为积聚的治疗"不过四法,曰攻,曰消,曰散,曰补,四者而已",并创制了化铁丹、理阴煎等新方。李中梓《医宗必读·积聚》提出了积聚分初、中、末三个阶段而治疗,受到后世医家的重视。此外,《备急千金要方》《外台秘要》《医学入门》等医籍,在治疗上不但采用内服药物,而且还注意运用膏药外贴、药物外熨、针灸等综合疗法,使积聚的辨证施治内容益加丰富。

历代医籍中,积聚亦称"癥瘕",并有"癖块""痃癖""痞块"等别名。

西医学中多种病因引起的肝脾肿大、腹腔肿瘤、克罗恩病、增生型肠结核等多属"积"之范畴,胃肠功能紊乱、不完全性肠梗阻等则属于"聚"之范畴,均可参照本节辨证施治。

ER-5-3-1

积聚历史沿革列表

二、病因病机

积聚的病因有情志失调、饮食所伤、寒邪内犯、病后续发;病机主要为肝脾受损,气机阻滞,瘀血内结。

（一）病因

1. 情志失调　情志抑郁,脏腑失和,肝气不舒,血行不畅,气滞血瘀,日久可形成积聚。如《金匮翼·积聚统论》说:"凡忧思郁怒,久不得解者,多成此疾。"

2. 饮食所伤　酒食不节,或恣食肥厚生冷,脾胃受损,运化失健,聚湿生痰。如食滞、虫积与痰气交阻,气机壅结,则成聚证。如痰浊气血搏结,气滞血阻,脉络瘀塞,日久可形成积证。

3. 感受外邪 《灵枢·百病始生》说："积之始生,得寒乃生。"寒邪侵袭,凝滞气血,积聚乃成。亦有外感寒湿或湿热之邪,复因情志内伤,气机阻遏,脉络不畅,阴血凝聚而成积。或感染虫毒,肝脾不和,气血凝滞,均可导致积聚的形成。

4. 病后所致 胁痛、黄疸病后,湿浊留恋,气血蕴结;或久疟不愈,湿痰凝滞,脉络痹阻,而成积聚。

（二）病机

积聚病位主要在肝脾。因肝主疏泄,司藏血;脾主运化,司统血。如因情志、饮食、外邪、寒湿、病后等原因,引起肝气不畅,脾运失职,肝脾失调,气血涩滞,壅塞不通,形成腹内结块,导致积聚。病机主要是气机阻滞,瘀血内结。致病因素虽有寒邪、湿热、痰浊、食滞、虫积等,但主要是气滞血瘀。聚证以气滞为多,积证以血瘀为主。

一般而言,积聚多属实证。但积聚的形成,总与正气不强有关。如《医宗必读·积聚》说："积之成也,正气不足,而后邪气踞之。"《景岳全书·杂证谟·积聚》亦说："凡脾肾不足及虚弱失调之人,多有积聚之病。"积证初起,气滞血瘀,邪气壅实,正气未虚,病理性质多实;日久病势较深,正气耗伤,可转为虚实夹杂之证。病至后期,气血衰少,身体羸弱,则以正虚为主。聚证病程较短,预后良好。少数聚证日久不愈,可以由气入血转化成积证。癥积日久,瘀阻伤正,脾运失健,生化乏源,可致气血亏虚,甚或阴阳并损;正气愈亏,气虚血涩,则癥积愈加不易消散而逐渐增大。如积久肝脾两伤,藏血与统血失职,或瘀热灼伤血络,而导致出血;湿热瘀结,肝脾失调,胆汁泛溢,可出现黄疸;气血瘀阻,水湿泛滥,亦可出现腹满肢肿等。故积聚与黄疸、鼓胀等病证有较密切的联系。（表5-3-1）

表5-3-1 积聚病机列表

关键病机	病机要点	病机转归
肝脾受损,气机阻滞,瘀血内结	情志不遂,郁怒伤肝,肝气不舒,血行不畅,气滞血瘀,积聚乃成	①病机之间可以虚实寒热相互转化 ②癥积日久,瘀阻伤正;脾运失健,气血亏虚;肝脾两伤,不能藏血而致出血 ③瘀结血络,湿热固结,水湿泛滥变生黄疸、鼓胀等
	酒食不节,食积胃脘;或过食生冷,胃阳被遏;或恣食肥厚,湿热中阻,脾失健运,聚生痰湿,则成聚证;如痰浊气血搏结,气滞血阻,脉络瘀塞,日久可形成积证	
	寒邪侵袭,凝滞气血,阴血凝聚而成积聚	
	久病失养,气滞血瘀,邪气壅实,正气耗伤,虚实夹杂,而成积聚	

三、诊断与鉴别诊断

（一）诊断

1. 腹部结块,或聚或散,常伴有腹部胀满或疼痛不适等症状。

2. 腹部可扪及包块,或可聚可散,或固定不移;晚期颈部、腋下及腹股沟可触及"痰核"。

3. 多因情志失调、酗酒、饮食不节或不洁、感受外邪起病;或有黄疸、虫毒感染等病史。

血液常规、肝功能、肾功能、血脂、凝血酶原时间、肝炎相关指标(参见胁痛),肿瘤相关抗原(参见胁痛),肝胆脾胰腺B超,腹部X线、CT、MRI,全身PET,肝硬度检测,结块病理组织活检等,有助于明确诊断。

（二）鉴别诊断

积聚应与痞满进行鉴别（表5-3-2）。

表 5-3-2　积聚与痞满鉴别表

病证	主要表现	性质程度	是否腹部结块	疾病的预后
积聚	腹内结块	或聚或散，胀满，或与疼痛并见	可扪及结块	后期病情较重，不易消散，预后不良
痞满	自觉脘腹部痞塞胀满	胀满、无痛	无扪及结块	预后较好

四、辨证论治

（一）辨证要点

积聚应辨虚实。聚证多实证。积证初起，正气未虚，以邪实为主；中期，积块较硬，正气渐伤，邪实正虚；后期日久，瘀结不去，则以正虚为主。

（二）治则治法

聚证多实，治疗以行气散结为主。积证治疗宜分初、中、末三个阶段：初期属邪实，应予消散；中期邪实正虚，予消补兼施；后期以正虚为主，应予养正消癥。正如《医宗必读·积聚》所说："初者，病邪初起，正气尚强，邪气尚浅，则任受攻；中者，受病渐久，邪气较深，正气较弱，任受且攻且补；末者，病魔经久，邪气侵凌，正气消残，则任受补。"

ER-5-3-2

积聚临床思维导图

（三）分证论治

1. 聚证

（1）肝气郁结证

症状：腹中结块柔软，时聚时散，攻窜胀痛，脘胁胀闷不适。舌苔薄，脉弦。

病机析要：郁怒忧思日久，肝失条达，气机郁滞，腹中气结成块，可随情志变化，时聚时散，腹中撑胀，或胁下窜痛，痛无定处。腹中结块柔软，攻窜胀痛，脘胁胀闷为本证的辨证要点。

治法：疏肝解郁，行气散结。

代表方：逍遥散合木香顺气散。

常用药：柴胡、当归、白芍、甘草、生姜、薄荷疏肝解郁；香附、青皮、枳壳、木香、郁金、乌药行气散结。白术、茯苓、甘草等益气健脾，厚朴、法半夏行气除满，燥湿化痰；陈皮、木香、砂仁行气调中。

兼见面色晦暗、舌质暗红或有瘀斑，为血瘀生成，加延胡索、莪术；兼见腹胀、舌苔白腻，为寒湿中阻，加苍术、厚朴、砂仁、桂心。

（2）食滞痰阻证

症状：腹胀或痛，腹部时有条索状物聚起，按之胀痛更甚，便秘，纳呆。舌苔腻，脉弦滑。

病机析要：多因食滞、虫积，影响脾胃运化功能，脾失健运，水谷精微不归正化，聚为痰湿，阻滞中焦，结而成块，腹部可扪及局部隆起，腹胀或痛，按之痛甚，纳呆。腹部有条索状聚起，腹胀痛，按之痛甚、纳呆为本证的辨证要点。

治法：理气化痰，导滞散结。

代表方：六磨汤。

常用药：大黄、槟榔、枳实导滞通便；沉香、木香、乌药行气化痰；枳实消积导滞。

兼见苔腻不化，为痰湿兼有食滞，用平胃散加山楂、六神曲；若因蛔虫结聚，阻于肠道所致，加鹤虱、雷丸、使君子。

2. 积证

（1）气滞血阻证

症状：腹部积块质软不坚，固定不移，胀痛不适。舌苔薄，脉弦。

病机析要：肝失条达，气滞日久，血行不畅，阻于脉络，积而成块；因瘀血阻滞，结为有形之块，故而推之不移，痛处固定。腹部积块质软、固定不移、腹胀痛为本证的辨证要点。

治法：理气消积，活血散瘀。

代表方：柴胡疏肝散合金铃子散。

常用药：柴胡、陈皮、香附、枳壳疏肝行气；川芎、芍药、炙甘草活血行气、柔肝养血；金铃子、延胡索行气止痛消积。

兼见烦热口干，舌红，脉细弦，为郁而化热，加牡丹皮、栀子、赤芍、黄芩、半边莲；兼见腹中冷痛，畏寒喜温，舌苔白，为寒凝气滞，加肉桂、吴茱萸、当归。兼见疼痛固定不移，夜间尤甚者，加丹参、延胡索、蒲黄、五灵脂活血散瘀。

（2）瘀血内结证

症状：腹部积块明显，质地较硬，固定不移，隐痛或刺痛，形体消瘦，纳谷减少，面色晦暗黧黑，面颈胸臂或有血痣赤缕，女子可见月事不下。舌质紫或有瘀斑瘀点，脉细涩。

病机析要：瘀血日久，结于腹内，阻于络脉，可见积块坚硬不移，隐痛或刺痛；瘀结成块，正气渐损，脾运不健，故见形体消瘦，面色晦暗。积块坚硬不移、舌质紫或有瘀斑为本证的辨证要点。

治法：祛瘀软坚，健脾益气。

代表方：膈下逐瘀汤、鳖甲煎丸合六君子汤。

常用药：当归、川芎、鳖甲、桃仁、赤芍、红花、五灵脂、牡丹皮、土鳖虫活血化瘀消积；柴胡、黄芩清热疏肝；香附、乌药行气止痛；人参、白术、甘草健脾扶正。法半夏、陈皮、厚朴行气止痛散结；干姜、桂枝温中通阳；阿胶、白芍补气养血。

若见舌质紫暗苔白腻，为痰瘀互结，加白芥子、苍术、胆南星。若见积块坚硬不移、面色晦暗黧黑，为瘀毒内结，加三棱、莪术、石见穿，但需注意用药剂量不能过大，常常和补益药同用，以免避免出血可能。

（3）正虚瘀结证

症状：久病体弱，积块坚硬，隐痛或剧痛，饮食大减，肌肉瘦削，神倦乏力，面色萎黄或黧黑，甚则面肢浮肿。舌质淡紫，或光剥无苔，脉细数或弦细。

病机析要：积块长久不愈，气血瘀结，故积块坚硬，隐痛或剧痛，面色黧黑；病程迁延，耗伤正气，中虚失运，故见饮食大减，肌肉瘦削，甚则面肢浮肿；气血生化乏源，脏腑亏虚，则神倦乏力。积块坚硬、肌肉瘦削为本证的辨证要点。

治法：补益气血，活血化瘀。

代表方：八珍汤合化积丸。

常用药：人参、白术、茯苓、甘草补气；当归、白芍、地黄、川芎养血；三棱、莪术、红豆杉、瓦楞子、五灵脂活血化瘀消癥；香附、槟榔行气以活血。

兼头晕目眩，舌光无苔，脉象细数，为阴液耗伤，加生地黄、北沙参、枸杞子、石斛；兼牙龈出血、鼻衄，为阴虚火旺，灼伤血络，加栀子、牡丹皮、白茅根、茜草、三七；兼畏寒肢肿，舌淡，脉沉细，为阳虚水泛，加黄芪、熟附子、肉桂、泽泻。

五、预防调护

张介宾云："壮人无积，虚人则有之。"饮食有节，不宜食用生冷坚硬的食物，不宜暴饮暴食,宜少食多餐,忌酒戒烟,忌辛辣刺激煎炸油腻食物,起居有时,注意冷暖,调畅情志,适四时,保持正气,邪不可干,是预防积聚的重要措施。注重源头管理,新生儿出生后必须注射乙肝疫苗,高危人群也需密切关注随访。在我国长江中下游流域等血吸虫病多发地区,进行普查并对流行区患者及病畜彻底治疗;应加强粪便管理;保护水源,杀灭钉螺;保护易感人群,加强卫生宣教。积极治疗黄疸、胁痛等疾病,防止邪气残留,气血瘀结成积。

六、临证要点

1. 注意癥积邪正兼夹　癥积按初、中、末三个阶段,可分为气滞血阻、瘀血内结、正虚瘀结三个证型。但在临床中,邪实常可兼夹,如气滞血瘀兼有寒、湿、热、痰等邪,其中兼郁热、湿热者较为多见。正气亏虚亦有偏于阴虚、血虚、气虚、阳虚的不同。临证应根据邪气兼夹与阴阳气血亏虚的差异,相应调整治法方药。

2. 攻伐药物不可过用　积聚治疗上始终要注意顾护正气。《素问·六元正纪大论》说:"大积大聚,其可犯也,衰其太半而止。"聚证以实证居多,但如反复发作,脾气易损,应适当予以培脾运中。积证系日积月累而成,其消亦缓,切不可急功近利。如过用、久用攻伐之品,易损正伤胃;过用破血、逐瘀之品,易损络出血;过用香燥理气之品,则易耗气伤阴蕴热,加重病情。《医宗必读·积聚》提出"屡攻屡补,以平为期"的原则,临证时必须遵循。

知识链接

积聚治疗需顾护正气

积聚在遣方用药上需时时顾护正气。叶桂言"通补为宜,守补则谬",又说"初补气血之中,必佐宣行通络之治",强调补药必佐宣通。李中梓言:"脾何以为后天之本……犹兵家之饷道也。饷道一绝,万众立散;胃气一败,百药难施。"吴瑭也说:"正虚不能运药,不运药者死。"虽寥寥数语,却道出了顾护正气和胃气的重要性。临证千万不能忽视。积聚病证,久病迁延,凡有食欲不振或腹胀便溏者,必重调脾胃、养正气。

附：肝癖

肝癖是因肝失疏泄,脾失健运,气涩血浊瘀积于肝,以胁肋部胀痛,或右胁下肿块为主要表现的病证。西医学中的脂肪肝可以参照本节辨治。

肝癖多见于"血浊"之人。"血浊"首见于《灵枢·逆顺肥瘦》,其文曰:"刺壮士真骨,坚肉缓节监监然,此人重则气涩血浊。"肥气是又一别名,见于《难经·五十六难》,其曰:"肝之积名曰肥气,在左胁下,如覆杯,有头足。"对于肝癖的认识,隋代《诸病源候论·癖病诸候》言:"癖者,谓僻侧在于两胁之间,有时而痛是也。"清代王孟英《温热经纬》谓其病因病机为:"过逸则脾滞,脾气困滞而少健运,则饮停湿聚矣。"

本病的病因有嗜食肥甘厚味,劳逸失度,情志失调,他病传变,病后体虚及先天不足。病机主要为肝郁脾虚,气涩、痰湿、血浊瘀积于肝。病理因素以痰湿为主。辨证需辨明标本虚实。治疗原则为健脾化湿,化痰降浊,理气活血等。

1. 肝郁脾虚证

症状:两胁闷胀或胀痛,腹胀脘痞,纳呆口淡,大便溏薄,或倦怠乏力。舌质淡或暗红,苔薄白,脉弦缓或弦细。

治法:疏肝理气,健脾和胃。

代表方:逍遥散。

常用药:柴胡、白芍、当归、薄荷疏肝养血柔肝;白术、茯苓、炙甘草益气健脾和中。

2. 湿浊中阻证

症状:形体肥胖,胁肋不适或隐痛,脘腹痞满,口黏纳差,困倦乏力,便溏不爽。舌体胖大,苔白腻,脉濡滑。

治法:燥湿泄浊,健脾行气。

代表方:平胃散合四苓散。

常用药:苍术、白术、茯苓健脾利湿;陈皮、厚朴祛痰理气、除湿散满;甘草、大枣、生姜调和脾胃。

3. 痰瘀互结证

症状:形体肥胖,面色晦暗,纳呆口渴,呕恶痰涎,脘腹痞闷,右胁下肿块,刺痛或钝痛,推之不移。舌体胖大、边有齿痕,或舌质暗有瘀斑,脉弦滑或弦涩。

治法:燥湿化痰,活血化瘀。

代表方:二陈汤合血府逐瘀汤。

常用药:法半夏燥湿化痰,和胃降逆;陈皮、生姜、茯苓理气化痰降逆,健脾渗湿;桃仁、红花、川芎活血化瘀;桔梗、枳壳、柴胡理气行滞,使气行则血行。

第四节　鼓　　胀

PPT 课件

一、概述

鼓胀是以腹部胀大,绷急如鼓,伴皮色苍黄,腹壁脉络显露为特征的病证。

鼓胀病名最早见于《黄帝内经》。如《灵枢·水胀》载:"鼓胀何如? 岐伯曰:腹胀,身皆大,大与肤胀等也,色苍黄,腹筋起,此其候也。"较详细地描述了鼓胀的临床特征。《灵枢·胀论》所列"五脏六腑胀",即寓有本病最早的分类意义。有关本病的病因病机,《素问·阴阳应象大论》认为是"浊气在上"。

隋代巢元方《诸病源候论·水肿病诸候》认为发病与感受"水毒"有关,将"水毒气结聚于内,令腹渐大,动摇有声"者,称"水蛊";并提出鼓胀的病机是"经络否涩,水气停聚,在于腹内"。元代朱震亨《丹溪心法·鼓胀》指出:"七情内伤,六淫外侵,饮食不节,房劳致虚……清浊相混,隧道壅塞,郁而为热,热留为湿,湿热相生,遂成胀满。"

后世医家续有阐发,其名称亦多不同。明代李中梓《医宗必读·水肿胀满》说:"在病名,有鼓胀与蛊胀之殊。鼓胀者,中空无物,腹皮绷急,多属于气也。蛊胀者,中实有物,腹形充大,非虫即血也。"戴思恭称本病为"蛊胀""膨脝""蜘蛛蛊"。如《证治要诀·诸气门·蛊胀》指出:"蛊与鼓同,以言其急实如鼓……俗谓之膨脝,又谓之蜘蛛病。"张介宾称鼓胀为"单腹胀",而且认为酗酒可导致鼓胀,指出"少年纵酒无节,多成水鼓",并提出"治胀当辨虚实"。李梴《医学入门·鼓胀》提出本病的治疗法则:"治胀必补中行湿,兼以消积,更断盐酱。"清代喻昌《医门法律·胀病论》认识到癥积日久可致鼓胀,如"凡有癥痕、积块、痞块,即是胀病之根"。唐宗海《血证论》认为"血鼓"的发病与接触河中疫水,感染"水毒"有关。

鼓胀历史沿革列表

西医学中的肝硬化腹水,如病毒性肝炎、血吸虫病、胆汁性疾病、营养不良性疾病、代谢性疾病、自身免疫性疾病等多种原因导致的肝硬化腹水,可参照本节辨证论治。其他疾病如结核性腹膜炎、丝虫病、腹腔内晚期恶性肿瘤、肾病综合征等出现腹水者,亦可参照本节内容,同时结合辨病处理。

二、病因病机

鼓胀多因酒食不节、情志失调、虫毒感染、病后续发等,导致肝脾肾受损,气滞血结,水停腹中而发。

（一）病因

1. 酒食不节　嗜酒过度,或恣食甘肥厚味,酿湿生热,蕴聚中焦,清浊相混,壅阻气机,水谷精微失于输布,湿浊内聚,遂成鼓胀。

2. 情志失调　忧思郁怒,伤及肝脾。肝失疏泄,气机滞涩,日久由气及血,络脉瘀阻。肝气横逆,克伐脾胃,脾运失健,则水湿内停,气、血、水壅结而成鼓胀。

3. 虫毒感染　虫毒入侵,蕴结肝络,脉道不通,久延失治,肝脾两伤,形成癥积;气滞络瘀,清浊相混,水液停聚,乃成鼓胀。

4. 病后续发　肝疾日久失治、误治,病久正虚,肝失疏泄、脾失健运、肾失气化,水液内停、输布失调;或湿邪蕴阻,阻遏气机,血行不畅,肝脾受损,气滞血瘀;或癥积不愈,气滞血结,脉络壅塞,正气耗伤,痰瘀留着,水湿不化;或久泻久痢,气阴耗伤,肝脾受损,生化乏源,气血滞涩,水湿停留等,均可发为鼓胀。

（二）病机

鼓胀的病位主要在肝脾,久则及肾。基本病理变化总属肝脾肾受损,气滞、血瘀、水停腹中。因肝主疏泄,司藏血,肝病则疏泄不行,气滞血瘀,进而横逆乘脾;脾主运化,脾病则运化失健,水湿内聚,进而土壅木郁,以致肝脾俱病。病延日久,累及于肾,肾关开阖不利,水湿不化,则胀满愈甚。病理因素主要是气滞、血瘀、水湿,水邪停蓄不去,腹部日益胀大成鼓。喻昌曾概括为:"胀病亦不外水裹、气结、血凝。"气、血、水三者既各有侧重,又常相互为因,错杂同病。

初起,肝脾先伤,肝失疏泄,脾失健运,两者互为影响,乃致气滞湿阻,清浊相混,此时以实为主;进而湿浊内蕴中焦,阻滞气机,既可郁而化热,而致水热蕴结,亦可因湿从寒化,出现水湿困脾;久则气血凝滞,隧道壅塞,瘀结水留更甚。肝脾日虚,病延及肾,肾火虚衰,不但无力温助脾阳,蒸化水湿,且开阖失司,气化不利,而致阳虚水盛;若阳伤及阴,或湿热耗伤阴津,则见肝肾阴虚,阳无以化,水津失布,故后期以虚为主。至此因肝、脾、肾三脏俱虚,运行蒸化水湿的功能更差,气滞、水停、血瘀三者错杂为患,壅结更甚,其胀日重,由于邪愈盛而正愈虚,故本虚标实,更为错综复杂,病势日益深重。

因气血水互结,邪盛而正衰,病情易于反复,治疗较为棘手。早期正虚不著,经适当调治,腹水可以消失,病情趋于缓解。如延至晚期,邪实正虚,腹水反复发生,病情不易稳定,则预后较差。若饮食不节,或服药不当,或劳倦过度,或正虚感邪,病情可致恶化。如阴虚血热,络脉瘀损,可致鼻衄、齿衄,甚或大量呕血、便血;或肝肾阴虚,邪从热化,蒸液生痰,痰火扰心,引动肝风,则见神昏谵语、痉厥等;如脾肾阳虚,湿浊内蒙,蒙蔽心窍,亦可导致神昏厥逆。若终末期邪陷正虚,气阴耗竭,由闭转脱,病情极为险恶。（表 5-4-1）

表 5-4-1 鼓胀病机列表

关键病机	病机要点	病机转归
肝脾肾受损，气滞、血瘀、水停腹中	酒食不节，酿湿生热，蕴聚中焦，清浊相混，壅阻气机，水谷精微失于输布，湿浊内聚，遂成鼓胀	①早期正虚不著，经适当调治，腹水可以消失，病情趋于缓解 ②晚期，邪实正虚，腹水反复发生，病情不易稳定，则预后较差 ③若饮食不节，或服药不当，或劳倦过度，或正虚感邪，病情可致恶化
	忧思郁怒，伤及肝脾。肝失疏泄，气机滞涩，日久由气及血，络脉瘀阻。肝气横逆，克伐脾胃，脾运失健，水湿内停，气、血、水壅结而成鼓胀	
	虫毒阻塞经隧，脉道不通，久延失治，肝脾两伤，形成癥积；气滞络瘀，清浊相混，水液停聚，乃成鼓胀	
	病后续发，如黄疸日久，湿邪蕴阻，肝脾受损，气滞血瘀；或癥积不愈，气滞血结，脉络壅塞，痰瘀留着，水湿不化；或久泻久痢，气阴耗伤，肝脾受损，生化乏源，气血滞涩，水湿停留等，均可发为鼓胀	

三、诊断与鉴别诊断

（一）诊断

1. 以腹部胀大，绷急如鼓，伴皮色苍黄，腹壁脉络显露为特征，重者脐孔突起。

2. 常伴消瘦、乏力、纳差、尿少及齿衄、鼻衄、皮肤紫斑等，亦可见面色萎黄、黄疸、手掌殷红、面颈胸部红丝赤缕、血痣及蟹爪纹等。

3. 常有酒食不节、情志失调、虫毒感染或黄疸、胁痛、癥积等病史。

病因诊断还是首要任务，具体实验室检查，以及影像学检查参见胁痛、黄疸。必要时行腹腔穿刺液检查以进一步鉴别腹水的成因。结核性腹膜炎、丝虫病、腹腔内晚期恶性肿瘤、肾病综合征、心源性疾病等出现腹水者，则需按照各个疾病特性做不同检查来排查，分别参见肾系病证、心系病证以及肿瘤等。

（二）鉴别诊断

鼓胀应与水肿进行鉴别（表 5-4-2）。

表 5-4-2 鼓胀与水肿鉴别表

病证	病位	病机	主症	兼症
鼓胀	肝脾肾	气血水互结于腹中	以腹部胀大为主，四肢肿不甚明显。晚期可伴肢体浮肿	面色青晦，面颈部有血痣赤缕，胁下癥积坚硬，腹皮青筋显露等
水肿	肺脾肾	水湿泛溢肌肤	浮肿多从眼睑开始，继则延及头面及肢体，或下肢先肿，后及全身。较甚者亦可伴腹水	面色㿠白，腰酸倦怠等

四、辨证论治

（一）辨证要点

1. 辨缓急　鼓胀虽然病程较长，但在缓慢病变过程中又有缓急之分。若鼓胀在半月至1个月之间不断进展为缓中之急，多为阳证、实证；若鼓胀迁延数月，则为缓中之缓，多属阴证、虚证。

2. 辨虚实　鼓胀虽属虚中夹实，虚实并见，但虚实在不同阶段各有侧重。一般来说，鼓胀初起,新感外邪,腹满胀痛,腹水壅盛,腹皮青筋暴露显著时,多以实证为主;鼓胀久延,外邪已除,腹水已消,病势趋缓,见肝脾肾亏虚者,多以虚证为主。

3. 辨气滞、血瘀、水停　以腹部胀满,按压腹部,按之即陷,随手而起,如按气囊,鼓之如鼓等症为主者,多以气滞为主;腹胀大,内有积块疼痛,外有腹壁青筋暴露,面、颈、胸部出现红丝赤缕者,多以血瘀为主;腹部胀大,状如蛙腹,按之如囊裹水,或见腹部坚满,腹皮绷急,叩之呈浊音者,多以水停为主。以气滞为主者,称"气鼓";以血瘀为主者,称"血鼓";以水停为主者,称"水鼓"。

（二）治则治法

标实为主者,按气、血、水的偏盛,分别采用行气、活血、祛湿利水,并可暂用攻逐之法,同时配以疏肝健脾;本虚为主者,根据阴阳的不同,分别采取温补脾肾或滋养肝肾法,同时配合行气活血利水。由于本病总属本虚标实错杂,故治当攻补兼施,补虚不忘攻邪,泻实不忘固本。

（三）分证论治

1. 气滞湿阻证

症状:腹胀按之不坚,胁下胀满或疼痛,饮食减少,食后胀甚,得嗳气、矢气稍减,小便短少。舌苔薄白腻,脉弦。

病机析要:肝郁气滞,脾运不健,湿浊中阻,浊气充塞,故腹部胀满而不坚;肝失条达,络气痹阻,则胁下胀痛;脾胃运化失健,则食少易胀,嗳气不适;气壅湿阻,水道不利,故小便短少。腹胀按之不坚,胁下胀满或疼痛,舌苔薄白腻,脉弦为本证的辨证要点。

治法:疏肝理气,运脾利湿。

代表方:柴胡疏肝散合胃苓汤。

常用药:柴胡、香附、枳壳疏肝理气;川芎、白芍养血和血;苍术、白术、厚朴、陈皮运脾化湿消胀;茯苓、猪苓、泽泻利水渗湿。生姜、大枣调和营卫,甘草调和诸药。

兼见胸脘痞闷、腹胀、嗳气,为气滞偏甚,加佛手、沉香、木香;兼见尿少、腹胀、苔腻,为脾虚湿阻,加砂仁、大腹皮、泽泻、车前子;兼见神倦、便溏、舌质淡,为寒湿偏重,加党参、制附片、干姜、川椒;兼见胁下刺痛、舌紫、脉涩,为气滞血瘀,加延胡索、莪术、丹参。

2. 水湿困脾证

症状:腹大胀满,按之如囊裹水,甚则颜面微浮,下肢浮肿,脘腹痞胀,得热则舒,精神困倦,怯寒懒动,小便少,大便溏。舌苔白腻,脉缓。

病机析要:湿邪困遏,脾阳不振,寒水内停,故腹大胀满,按之如囊裹水;寒水相搏,中阳不运,则脘腹痞胀,得热稍舒,精神困倦,怯寒懒动,小便少,大便溏,下肢浮肿。腹大胀满,按之如囊裹水,下肢浮肿,怯寒便溏,苔白腻为本证的辨证要点。

治法:温中健脾,行气利水。

代表方:实脾饮。

常用药:熟附子、干姜温肾暖脾,行气利水;茯苓、白术健脾渗湿;木瓜芳香醒脾而化湿;厚朴、木香、草果、槟榔(大腹子)行气健脾除湿;甘草、生姜、大枣调和诸药,益脾和中。

兼见浮肿较甚、小便短少,为水湿过重,加肉桂、猪苓、车前子;兼见胸闷、咳喘,为痰湿阻肺,加葶苈子、紫苏子、法半夏;兼见脘闷纳呆、神疲、便溏、下肢浮肿,为水湿困脾、气血生化不足,加党参、黄芪、山药、泽泻。

3. 水热蕴结证

症状:腹大坚满,脘腹胀急,烦热口苦,渴不欲饮,或有面目皮肤发黄,小便赤涩,大便秘结或溏垢。舌边尖红,苔黄腻或兼灰黑,脉弦数。

病机析要:湿热壅盛,蕴结中焦,浊水内停,则腹大坚满,脘腹胀急;湿热上蒸,故烦热口苦,渴不欲饮;湿热下注,气化不利,则小便赤涩;湿热熏蒸,胆汁排泄不利,可见面目、皮肤发黄。腹大坚满,脘腹胀急,烦热口苦,苔黄腻为本证的辨证要点。

治法:清热利湿,攻下逐水。

代表方:中满分消丸合茵陈蒿汤。

常用药:茵陈、金钱草、栀子、黄柏清化湿热;苍术、厚朴、砂仁行气健脾化湿;大黄、猪苓、泽泻、车前子、滑石分利二便。厚朴、黄芩、黄连、泽泻、猪苓、茯苓泻热利湿;茵陈、栀子、大黄、枳实化湿利胆退黄;人参、甘草、茯苓、白术补气健脾;橘皮、姜黄行气燥湿;砂仁、干姜、生姜、法半夏温中和胃降逆;知母滋阴清热

兼见烦热口苦较甚,为热势较重,加连翘、龙胆、半边莲;若腹部胀急殊甚,大便干结,为水热内壅、气机阻滞,可用舟车丸,但其作用峻烈,不可过用,中病即止。

4. 瘀结水留证

症状:脘腹坚满,青筋显露,胁下癥结,痛如针刺,面色晦暗鬶黑,或见赤丝血缕,面、颈、胸、臂出现血痣或蟹爪纹,口干不欲饮水,或见大便色黑。舌质紫暗或有紫斑,脉细涩。

病机析要:肝脾瘀结,隧道不通,水气停留,故腹大坚满,脉络怒张,胁腹刺痛;瘀热蕴阻下焦,病邪日深,入肾则面色晦暗鬶黑,入血则赤丝血缕,面、颈、胸、臂出现血痣或蟹爪纹;络伤血溢,可见大便色黑。脘腹坚满,青筋显露,胁下癥结,痛如针刺,舌质紫暗或有紫斑,脉细涩为本证的辨证要点。

治法:活血化瘀,行气利水。

代表方:调营饮。

常用药:当归、赤芍、川芎、莪术、鳖甲、丹参、延胡索化瘀散结止痛;槟榔、桑白皮行气消水;葶苈子、瞿麦、大黄逐瘀利水。

兼见胁下癥积肿大明显,为瘀血内结,加王不留行、土鳖虫、牡蛎,或配合鳖甲煎丸内服;若久病体弱、消瘦、乏力,为气血不足或攻逐后正气受损,可用八珍汤加减或人参养荣丸。

5. 阳虚水盛证

症状:腹大胀满,形似蛙腹,朝宽暮急,面色苍黄,或呈㿠白,脘闷纳呆,神倦怯寒,肢冷浮肿,小便短少不利。舌体胖、质紫,苔淡白,脉沉细无力。

病机析要:脾肾阳虚,不能温运,水湿内聚,故腹大胀满不舒,入暮尤甚,脘闷纳呆,神倦怯寒,肢冷,小便短少,下肢浮肿;脾肾阳虚,则见面色苍黄或㿠白。腹胀浮肿,肢冷怯寒伴有虚寒之象为本证的辨证要点。

治法:温补脾肾,化气利水。

代表方:附子理苓汤或济生肾气丸。

常用药:前方熟附子、干姜、人参、白术、桂枝温补脾肾;茯苓、泽泻、猪苓利水消胀。后方熟附子、肉桂、牛膝、山茱萸温补脾肾;茯苓、泽泻、车前子利水消胀;牡丹皮和血消瘀。

兼见神疲乏力、少气懒言、纳少、便溏,为脾阳虚弱,加黄芪、山药、薏苡仁、白扁豆;兼见面色苍白、怯寒肢冷、腰膝酸冷疼痛,为肾阳虚衰,加肉桂、仙茅、淫羊藿。

6. 阴虚水停证

症状:腹大胀满,或见青筋暴露,面色晦滞,唇紫,口干而燥,心烦失眠,时或鼻衄,齿衄,小便短少。舌质红绛少津,苔少或光剥,脉弦细数。

病机析要:肝肾阴虚,津液失布,水湿内停,故腹大胀满,甚至青筋暴露,面色晦滞,小便短少;阴虚内热,热伤阳络,心烦失眠,衄血。腹大胀满,或见青筋暴露伴有虚热之象为本证

的辨证要点。

治法:滋肾柔肝,养阴利水。

代表方:六味地黄丸合一贯煎。

常用药:北沙参、麦冬、生地黄、熟地黄、山药养血滋阴;山茱萸、枸杞子滋养肾阴;茯苓、泽泻淡渗利湿;牡丹皮活血散瘀;川楝子行气止痛。

兼见潮热、烦躁,为阴虚内热,加地骨皮、白薇、栀子;兼见齿鼻衄血,为虚火上炎,加鲜茅根、藕节、仙鹤草;兼见面赤、颧红、耳鸣,为阴虚阳浮,加龟甲、鳖甲、牡蛎。

鼓胀后期,肝脾肾受损,水湿瘀热互结,正虚邪盛。若药食不当,或复感外邪,病情可迅速恶化,导致大量出血、昏迷、虚脱多种危重证候。

若见骤然大量呕血、血色鲜红、大便下血、暗红或油黑,多属瘀热互结、热迫血溢,可用犀角地黄汤加参三七、仙鹤草、地榆炭、血余炭、大黄炭;若大出血之后,汗出如油、四肢厥冷、呼吸微弱、脉细微欲绝,为气随血脱,阳气衰微,可用大剂独参汤加山茱萸或参附汤加味。

若神识昏迷、烦躁不安、四肢抽搐颤动、口臭、便秘,舌红苔黄,脉弦滑数,为痰热内扰、蒙蔽心窍,可用安宫牛黄丸合龙胆泻肝汤;若静卧嗜睡、语无伦次、神情淡漠、舌苔厚腻,为痰浊壅盛,蒙蔽心窍,可用苏合香丸合菖蒲郁金汤;若病情继续恶化、昏迷加深、汗出肤冷、气促撮空、两手抖动、脉细微弱者,为气阴耗竭、正气衰败,可予生脉散、参附龙牡汤。

五、预防调护

本病与酒食不节、情志失调、虫毒感染、病后续发等有关,故平时饮食宜清淡、富有营养且易于消化,禁食生冷寒凉、不洁、辛辣油腻及粗硬食物。一般鼓胀患者宜低盐饮食,下肢肿甚,小便量少,则控盐(3g以下)。宜调情志,安心休养,避免过劳。注意冷暖,防止正虚邪袭。如感受外邪,应及时治疗。沈金鳌在《杂病源流犀烛·肿胀源流》中说:"先令却盐味,厚衣衾,断妄想,禁忿怒。"强调了生活调摄对鼓胀的治疗与预后具有重要的临床意义。

六、临证要点

1. 逐水法的应用 主要适用于水热蕴结和水湿困脾证。常用逐水方药如牵牛子粉、舟车丸、控涎丹、十枣汤等。临床应注意:①中病即止:药物剂量不可过大,攻逐时间不可过久,遵循"衰其太半而止"的原则。②严密观察:注意药后反应,一旦发现有严重呕吐、腹痛、腹泻者,应停药并做处理。③明确禁忌证:鼓胀日久,正虚体弱;或发热,黄疸日渐加深;或有鼻衄、齿衄、吐血等,均不宜使用。

2. 权衡气血水,攻补兼施 本病治疗每用祛邪消胀诸法。若邪实而正虚,在使用行气、活血、利水、攻逐时,常需配合扶正药物。临证还可根据病情采用先攻后补,或先补后攻,或攻补兼施等方法,扶助正气,调理脾胃,减少副作用,增强疗效。

3. 甘寒淡渗,少佐温化 鼓胀"阳虚易治,阴虚难调"。水为阴邪,得阳则化,故阳虚患者使用温阳利水药物,腹水较易消退。若阴虚,利水易伤阴,滋阴又助湿,治疗颇为棘手。临证可选用甘寒淡渗之品,以达到滋阴生津而不黏腻助湿的效果。亦可在滋阴药中少佐温化之品,既有助于通阳化气,又可防止滋腻太过。

4. 腹水消退,尚需调治 经过治疗,腹水可能消退,但肝脾肾正气未复,气滞血络不畅,腹水仍然可能再起,此时必须抓紧时机,疏肝健脾,活血利水,培补正气,以巩固疗效。

病案分析

钟某,男,52岁。1977年6月14日初诊。

患者神识不清,不欲食,目肤身黄如橘子色,腹大如瓮,腹皮绷急,脐心突起,腹水明显,腹壁青筋显露,小便短少如浓茶汁,日量300ml,大便秘结,舌质红,苔黄燥,脉弦数。(1977年4月发病,住某职工医院,确诊为"坏死性肝硬化并腹水")辨证:湿热蕴结,腑气不通。治法:清热通腑,逐水化瘀。方用茵陈蒿汤合胃苓汤加减。

处方:茵陈20g、栀子10g、大黄15g以清热通腑;川厚朴、青皮、陈皮、猪苓、泽泻、滑石各15g以行气消胀,化湿利水;佐以安宫牛黄丸清热宣窍,另用甘遂粉、沉香、琥珀、枳实各10g,共研细末,装入胶囊内,早晚空腹各服2粒。上方连服2剂。

二诊:6月18日。药后腹胀大减,大便泻下如水样,日三四次,腹水减退,神清合作,小便量多至每日1600ml,余症明显好转,但病情仍笃。仍照上方减甘遂,加白术10g、茯苓15g健脾渗湿,大青叶15g、板蓝根20g、车前草20g清热解毒,连服6剂,以观后效。

三诊:6月25日。药后精神渐复,生活能自理,食欲增加,腹水基本消失,目肤黄染退尽,仍有肝区刺痛,尿微黄量少,大便溏,舌质淡,苔薄白,脉弦缓。

症状好转,正气尚未恢复,余邪尚存。改用益气健脾,疏肝理气,佐以活血化瘀。方用香砂六君子汤加丹参、郁金、当归、赤芍、鳖甲、莪术、三七等以蜜为丸,缓缓图之,以善其后。前后共服60余剂,追访4年,未见复发。

本案系肝硬化腹水,属中医学"鼓胀"范畴,证属湿热内蕴,腑气不通,治以清热泻腑,逐水化瘀,使病情转危为安。佐以安宫牛黄丸,谨防肝昏迷之变。待病情缓解,又以健脾调肝善其后,故疗效巩固。(刘尚义.南方医话[M].北京:北京科学技术出版社,1996.)

鼓胀古籍推介

鼓胀名医经验

PPT课件

第五节 瘿 病

一、概述

瘿病是以颈前喉结两旁肿大或结块为主要临床特征的疾病。古医籍中又有气瘿、瘿气、瘿瘤、瘿囊、肉瘿、石瘿、影袋等名。

春秋战国时期,《山海经》中已有关于"瘿病"的记载。战国时期的《庄子·德充符》中有"瓮㲿大瘿"的描述,说明当时已有瘿病患者存在。《吕氏春秋·季春纪》曰:"轻水所,多秃与瘿人。"不仅记载了瘿病,而且观察到其发病与地理环境密切相关。《三国志·魏书》裴松之注引《魏略》有"发愤生瘿"及"十人割瘿九人死"的记载,提示当时已经认识到本病的发生与情志因素有关,并有手术治疗瘿病的探索。晋代陈延之《小品方·治瘿病诸方》所云"其瘿病喜当颈下,当中央不偏两边也",描述了瘿病的形态。《肘后备急方》首先用昆布、海藻治疗瘿病,是世界上最早用含碘食物治疗甲状腺疾病的记录。隋代《诸病源候论·瘿瘤等病诸候·瘿候》认为"瘿者,由忧恚气结所生……诸山水黑土中,出泉流者,不可久居,常食令人作瘿病,动气增患",指出瘿病的病因主要是情志内伤及水土失宜。唐代《备急千金要方》《外

笔记栏

台秘要》记载较多治疗瘿病的方剂,其中常用的药物有海藻、昆布、羊靥、鹿靥等。《圣济总录·瘿瘤门》认为瘿病以山区发病较多,"山居多瘿颈,处险而瘿也",并从病因的角度进行了分类:"石瘿、泥瘿、劳瘿、忧瘿、气瘿,是为五瘿。石与泥则因山水饮食而得之;忧、劳、气则本于七情。"宋代《三因极一病证方论·瘿瘤证治》根据瘿病局部症状的不同,提出了瘿病的另外一种分类法:"坚硬不可移者,名曰石瘿;皮色不变,即名肉瘿;筋脉露结者,名筋瘿;赤脉交络者,名血瘿;随忧愁消长者,名气瘿。"并谓:"五瘿皆不可妄决破,决破则脓血崩溃,多致夭枉。"金代《儒门事亲·瘿》提出"瘿囊肿闷……水土之使然也",所云"海带、海藻、昆布三味,皆海中之物,但得二味……常食亦可消矣",指出常食海带、海藻、昆布可作为防治瘿病的方法。明代《本草纲目》明确指出黄药子有"凉血降火,消瘿解毒"的功效,并记载了在用黄药子酒治疗瘿病时,"常把镜自照,觉消即停饮"及"以线逐日度之,乃知其效也"的服药、观察疗效方法。《外科正宗》创制的海藻玉壶汤等方,至今仍为临床习用。

西医学中的单纯性甲状腺肿、甲状腺功能亢进症、桥本甲状腺炎、甲状腺结节、甲状腺肿瘤等疾病,可参照本节辨证论治。

二、病因病机

瘿病的病因主要是情志内伤、饮食及水土失宜,但也与体质因素有密切关系;基本病机是气滞、痰凝、血瘀壅结颈前。

（一）病因

1. 情志内伤　愤郁恼怒或忧愁思虑日久,使肝失于条达,气机郁滞,津液不得正常输布,凝聚成痰,痰凝气滞,壅结颈前,形成瘿病。正如《济生方》说:"夫瘿瘤者,多由喜怒不节,忧思过度,而成斯疾焉。"

2. 饮食、水土失宜　饮食失调,或居住在高山地区,水土失宜,内伤脾胃功能,酿湿生痰,壅结颈前,发为瘿病。《杂病源流犀烛·颈项病源流》指出:"西北方依山聚涧之民,食溪谷之水,受冷毒之气,其间妇女,往往生结囊如瘿。"说明瘿病的发生与水土因素有密切关系。

3. 体质及禀赋因素　妇女的经、孕、产、乳等生理特点与肝经气血有密切关系,遇有情志、饮食等致病因素,常引起气郁痰结、气滞血瘀及肝郁化火等病理变化,故女性易患瘿病。另外,素体阴虚之人,痰气郁滞之后易于化火,阴伤更甚,常使病程缠绵,病情愈加复杂。

（二）病机

瘿病的病位主要在肝脾,与心有关。盖因肝郁则气滞,气滞则津聚,聚久则生痰;脾伤则气结,脾虚则酿生痰湿,痰气交阻,经久则血行不畅,终致气、血、痰壅而成瘿病。气滞、痰凝、血瘀壅结颈前是瘿病的基本病机,初期多为气机郁滞,津凝痰聚,痰气搏结颈前所致;日久引起血脉瘀阻,气、痰、瘀三者合而为患。病理因素主要有气滞、痰凝、血瘀。

在本病的病变过程中,常发生病机转化。如痰气郁结日久可化火,形成肝火亢盛;火热内盛,耗伤阴津,导致阴虚火旺,其中以心肝阴虚最为常见;气滞或痰气郁结日久,则深入血分,血液运行不畅,形成痰结血瘀之候。若肿块坚硬、移动性差、增长迅速、结节高低不平者,则可能恶变,预后不佳。若阴虚火旺日重,出现烦躁不安、高热、脉疾,为病情危重的表现。

(表5-5-1)

表 5-5-1 瘿病病机列表

关键病机	病机要点	病机转归
气滞、痰凝、血瘀壅结颈前	情志内伤，愤郁恼怒或忧愁思虑，肝气郁滞，津液不布，凝聚成痰，痰凝气滞壅结颈前	①久病由实致虚，可见气虚、阴虚或虚实夹杂之候②痰气郁久化火，肝火旺盛；火热伤阴，阴虚火旺，以心肝阴虚最常见；阴虚体质更易化火，阴伤更甚；③气滞或痰结日久，血行不畅，则成痰结血瘀之候
	饮食水土失宜，脾失健运，聚湿生痰，痰气交阻，经久则血行不畅，致气滞、痰凝、血瘀壅结而成瘿病	

三、诊断与鉴别诊断

（一）诊断

1. 颈前喉结两旁肿大或结块，且结块可随吞咽动作而上下移动。初起如樱桃或指头大小，可逐渐变大；有的如囊状，触之多柔软、边缘光滑，一般进展缓慢；有的进展较快，边缘不清；有的日久成为硬块，固定不移。

2. 早期多无明显的伴随症状，后期可见面部低热多汗、心悸、多食易饥、口苦、眼球突出、双手震颤、脉数等表现。

3. 女性多见，且常有饮食不节，情志不舒的病史，发病有一定的地区性、家族性。

血清甲状腺功能相关检查、甲状腺彩超、甲状腺放射性核素扫描、甲状腺 CT 和甲状腺穿刺组织学检查等有助于瘿病的诊断。

（二）鉴别诊断

瘿病应与瘰疬、消渴进行鉴别（表 5-5-2，表 5-5-3）。

表 5-5-2 瘿病与瘰疬鉴别表

病证	发病部位	肿块大小
瘿病	肿块在颈前喉结两旁	较大
瘰疬	肿块在颈项的两侧或颌下	较小（约蚕豆大小），个数多少不等

表 5-5-3 瘿病与消渴鉴别表

病证	主症	三消症状	伴随症状或并病
瘿病之阴虚火旺证	消瘦及颈前瘿肿	有多食，无多饮多尿	烦热、心悸、多汗、急躁易怒、手震、眼突、脉数，日久则脉乍疏乍密
消渴	三消症状	多饮、多食、多尿；早期某些患者不典型	口渴多饮，饮不解渴，夜尿频多；日久则罹患胸痹心痛、中风、雀盲、耳聋、痈疽、脱疽等

四、辨证论治

（一）辨证要点

1. 辨虚实　瘿病早期，以气、痰、瘀壅结颈前喉结两旁为主，一般属于实证。病久由实转虚，可出现心肝阴虚，甚至阴虚火旺，或为虚实夹杂。

2. 辨气血　颈前喉结两旁肿大或结块，光滑，柔软，属气郁痰阻，病在气分；若病久结块边缘不规则，表面凹凸不平，且质地坚硬，属痰结血瘀，病在血分。

3. 辨病情的轻重　本病一般病情较轻,预后多好;但若结块在短期内迅速增大,质地坚硬,表面凹凸不平;或出现高热,大汗,烦躁,谵妄,神志淡漠,脉疾或微细欲绝者,均为重症。

（二）治则治法

治疗以理气化痰、消瘿散结为基本法则。瘿肿质地较硬及有结节者,应配合活血化瘀;火郁阴伤,阴虚火旺者,则当滋阴降火。

（三）分证论治

1. 气郁痰阻证

症状:颈前喉结两旁肿大,质软不痛,颈部觉胀,胸闷,善太息,或兼胸胁窜痛,常与情志因素有关。苔薄白,脉弦。

病机析要:情志不舒,肝气郁结,气机郁滞,痰浊壅阻颈部,故颈前正中肿大,质软不痛,颈部觉胀;肝气郁结,故胸闷,善太息,或兼胸胁窜痛。颈前结块肿大质软不痛,胸闷喜太息,胸胁窜痛,病情随情志波动为本证的辨证要点。

治法:理气舒郁,化痰消瘿。

代表方:四海舒郁丸。

常用药:木香、陈皮疏肝理气;昆布、海带、海藻、海螵蛸、海蛤壳化痰软坚,消瘿散结。

兼有胸闷、胁痛,为肝气不疏,加瓜蒌、郁金、香附;兼急躁易怒,为肝郁化火,加黄连、夏枯草。

2. 痰结血瘀证

症状:颈前喉结两旁肿块,按之较硬或有结节,肿块经久未消,胸闷,纳差。苔薄白或白腻,脉弦或涩。

病机析要:痰气交阻,血脉瘀滞,气痰瘀壅结颈前,故颈前出现肿块,按之较硬或有结节,经久不消;气郁痰阻,脾失健运,则胸闷、纳差。颈前喉结两旁肿块质硬有结节,经久未消为本证的辨证要点。

治法:理气活血,化痰消瘿。

代表方:海藻玉壶汤。

常用药:海藻、昆布化痰软坚,消瘿散结;青皮、陈皮疏肝理气;法半夏、贝母、连翘、甘草化痰散结;当归、川芎养血活血。

兼有胸闷不舒,为肝郁,加郁金、香附;兼烦热,舌红苔黄,脉数,为郁久化火,加夏枯草、牡丹皮、玄参;兼纳差、便溏,为脾气亏虚,加白术、茯苓、怀山药。

📖 知识链接

海藻玉壶汤中的药对分析

海藻玉壶汤是临床常用的经典名方,源于明代陈实功所著《外科正宗》,是治疗瘿瘤初起,或肿、或硬,或赤、或不赤,但未破溃的良方。

《外科正宗》认为瘿"乃五脏瘀血、浊气、痰滞而成",所载海藻玉壶汤,具有理气活血、化痰软坚的功效,使坚者消,肿者散。方中海藻、昆布是消颈项瘿瘤的主要药对。《神农本草经》记载海藻"主瘿瘤气,颈下核,破散结气,痈肿癥瘕坚气,腹中上下鸣,下十二水肿"。《名医别录》记载昆布"主十二种水肿,瘿瘤聚结气,疮疮"。海藻、昆布共为君药,有化痰消肿、软坚散结的功效。全方遵从《素问》"结者散之"之意。

现代常用于治疗因碘缺乏引起的单纯性甲状腺肿大。由于方中海藻、昆布的含碘量都较高,若属甲状腺功能亢进者,则禁忌使用。

3. 肝火旺盛证

症状：颈前喉结两旁轻度或中度肿大，柔软、边缘光滑，烦热、容易出汗，性情急躁易怒，眼球突出，双手震颤，面部烘热，口苦。舌质红，苔黄，脉弦数。

病机析要：肝郁化火，火邪炼津成痰，痰气壅结颈前，故颈前喉结两旁肿大；肝火旺盛，火邪迫津外泄，则烦热、容易出汗，性情急躁易怒；火盛动风，风阳上扰，故眼球突出，双手震颤，面部烘热；口苦为肝火亢盛之象。颈前喉结两旁肿块柔软光滑、烦热汗出、急躁易怒为本证的辨证要点。

治法：清泻肝火。

代表方：栀子清肝饮合藻药散。

常用药：栀子清泻肝火；芍药疏肝解郁；茯苓、甘草、法半夏益脾养血活血。海藻、黄药子消瘿散结、凉血降火。

兼双手震颤，为风阳内盛，加石决明、钩藤、白蒺藜、牡蛎；兼多食易饥，为胃热内盛，加生石膏、知母。

4. 心肝阴虚证

症状：病起较缓，瘿肿结块或大或小，质软，心悸不宁，心烦少寐，易出汗，双手震颤，眼干，目眩，倦怠乏力。舌质红，舌体颤动，脉弦细数。

病机析要：痰气郁结颈前，故渐起瘿肿；火郁伤阴，心阴亏虚，心失所养，故心悸不宁，心烦少寐；肝开窍于目，肝失所养，则眼干，目眩；肝阴亏虚，虚风内动，则双手震颤，舌体颤动。颈前喉结两旁肿块质软、心悸少寐、眼干手颤为本证的辨证要点。

治法：滋养阴精，宁心柔肝。

代表方：天王补心丹。

常用药：生地黄、玄参、麦冬、天冬养阴清热；人参、茯苓、丹参、当归益气生血；酸枣仁、柏子仁、五味子、远志养心安神。

若双手震颤、舌体颤动明显，为虚风内动，加钩藤、白蒺藜、白芍；兼耳鸣、腰酸膝软，为肾阴虚，加龟甲、桑寄生、牛膝、菟丝子；兼大便稀溏，便次增加，为脾虚，加炒白术、怀山药、薏苡仁、麦芽；若病久后兼妇女月经量少或闭经，男子阳痿，为正气伤耗，精血不足，加黄芪、山茱萸、熟地黄、枸杞子。

五、预防调护

注意饮食调摄。患者应吃富于营养的食物及新鲜蔬菜，避免肥甘辛辣之品。居住在远离海洋的山区人群，由于缺碘而瘿病多发，可经常食用海带等海产品，或煎服海藻、昆布等药品，烹饪时宜用含碘食盐（食盐中加入万分之一的碘化钠或碘化钾）。保持精神愉快，防止情志内伤，以免诱发或加重病情。对于因甲亢而导致的瘿病则要忌碘，吃无碘盐，而且含碘高的海产品也要禁忌食用，如海带、海藻、昆布。

对瘿病患者出现发热、心悸、汗出、消瘦、易饥、脉弦数等表现时，证候多有变证，应多休息，及早给予理化检查，针对病因治疗，以防病情转变与恶化。对于瘿肿或结块，在治疗期间应观察瘿肿形状、表面是否光滑、质地、大小及颈围变化，定期检查肿块硬度及活动度，以及通过尽早超声、影像学检查等察觉转化为"石瘿"的征兆。

六、临证要点

1. 瘿病眼突患者，注意分期治疗　瘿病早期出现眼突者，证属肝火痰气凝结，应治以化痰散结，清肝明目，药用夏枯草、生牡蛎、菊花、青葙子、蒲公英、石决明。后期出现眼突者，为脉络涩滞、瘀血内阻所致，应治以活血散瘀、益气养阴，药用丹参、赤芍、泽兰、生牡蛎、山慈菇、黄芪、枸杞子、谷精草等。

2. 病久注意扶正，顾护气阴　瘿病日久，多正气耗伤，应注意扶正。火郁阴伤，阴虚火旺，当以滋阴降火为主。其中又根据火旺及阴伤的偏盛，而有侧重降火或侧重滋阴的不同；阴血不足，肝风内动者，则宜育阴潜阳，平肝息风。同时，对于有脾胃气虚基础者，或日久致气血耗伤、心神不宁者，则应加强健脾益气、养血安神之力。若见肝肾同病的，则应肝肾同补。

3. 慎用黄药子　黄药子味苦，性寒，归脾、肝经。《本草纲目》记载该药"凉血降火，消瘿解毒"。以往文献记载，临床上治疗痰结血瘀证和肝火旺盛证时可配合应用。但黄药子含多种甾体皂苷、呋喃去甲基二萜类化合物、碘等，且有明确的肝损害，目前临床鲜有使用。

第六节　疟　疾

一、概述

疟疾是感受疟邪引起的以寒战、壮热、头痛、汗出、休作有时为临床特征的病证。此病流行于热带及亚热带地区，常发生于夏秋季节，但其他季节亦可发生。

疟疾之名，首见于《黄帝内经》。《素问·疟论》指出疟疾的病因是感受"疟气"，如"夫疟气者，并于阳则阳胜，并于阴则阴胜，阴胜则寒，阳胜则热"；描述了疟疾发作的典型症状，如"疟之始发也，先起于毫毛，伸欠乃作，寒栗鼓颔，腰脊俱痛，寒去则内外皆热，头痛如破，渴欲冷饮"。《素问·刺疟》提出治疗时机："凡治疟，先发如食顷，乃可以治，过之则失时也。"《神农本草经》明确记载常山、蜀漆有治疟的功效。《金匮要略·疟病脉证并治》阐述了瘅疟、温疟、牡疟等各种不同类型疟疾的辨证论治，并指出疟久不愈，可以形成痞块，称"疟母"，用鳖甲煎丸治之。晋代葛洪《肘后备急方·治寒热诸疟方》明确提出青蒿治疟方："青蒿一握，以水二升渍，绞取汁，尽服之。"隋代巢元方《诸病源候论》提出间日疟和劳疟病名。唐代孙思邈《备急千金要方》除制订了以常山、蜀漆为主药的截疟诸方外，还用马鞭草治疟。宋代陈言《三因极一病证方论·疟病不内外因证治》指明"疫疟"的特点："一岁之间，长幼相若，或染时行，变成寒热，名曰疫疟。"明代张介宾肯定疟疾因感受疟邪所致，而非痰食引起。吴有性在所著《温疫论》中制定"达原饮"，用槟榔、厚朴、草果等"使邪气溃败，速离膜原"。自 20 世纪 60 年代起，屠呦呦为首的研究团队基于晋代葛洪的理论学说，创制了抗疟药——青蒿素和双氢青蒿素。该成果于 2011 年 9 月获得拉斯克临床医学奖，又于 2015 年 10 月获得诺贝尔生理学或医学奖。青蒿素治疗疟疾的发明，丰富和发展了现代中医治疗疟疾的方法。

西医学中的疟疾可参照本节辨证论治。其他如回归热、黑热病等，亦可参考本节辨治，并结合辨病。

🔍 **知识拓展**

葛洪青蒿抗疟与屠呦呦青蒿素发明

屠呦呦,中国药学家,中国中医科学院终身研究员兼首席研究员,青蒿素研究开发中心主任。多年从事中药和中西药结合研究,突出贡献是创制了新型抗疟药——青蒿素和双氢青蒿素。她从收集整理历代医籍、本草、地方药志的单、验方入手,还走访当时中医研究院内老中医专家,受东晋葛洪《肘后备急方》中"青蒿一握,以水二升渍,绞取汁,尽服之"的启示,改进了提取方法,采用乙醚冷浸法低温提取,于 1971 年 10 月 4 日成功提取到青蒿中性提取物,获得对鼠疟、猴疟疟原虫 100% 的抑制率。

1972 年,她改进了提取新型结构的抗疟有效成分青蒿素,并在自己身上做毒性试验。1979 年,"抗疟新药青蒿素"获国家发明奖二等奖。1997 年,双氢青蒿素被卫生部评为"新中国十大卫生成就"。2011 年 9 月,获得被誉为诺贝尔奖"风向标"的拉斯克临床医学奖。2015 年 10 月获诺贝尔生理学或医学奖。2019 年 9 月被授予"共和国勋章"。

屠呦呦,中医药科技创新的优秀代表,研究发现青蒿素,解决抗疟治疗失效难题,60多年来致力于中医药研究实践,为人类健康事业作出巨大贡献。

二、病因病机

疟疾的病因与感受"疟邪"有关;病机为邪伏半表半里,出入营卫之间,正邪交争。

(一)病因

1. 感受"疟邪"　夏秋暑湿当令之际,正是蚊毒疟邪肆虐之时,若人体被疟蚊叮咬,疟邪侵入是致病的主要原因。

2. 饮食所伤、起居失宜　因饮食所伤,脾胃受损,痰湿内生;或起居失宜,劳倦太过,元气耗伤,营卫空虚,易受疟邪乘袭。

(二)病机

感受疟邪之后,邪伏半表半里,出入营卫之间。邪正交争,则疟病发作;疟邪伏藏,则发作休止。发作时,邪入与营阴相争,卫阳一时不能外达,则毛孔收缩,肌肤粟起而恶寒;其后,邪出与卫阳相搏,热盛于肌表,故又转为高热;迨正胜邪却,则疟邪伏藏,不与营卫相搏,汗出热退,症状解除。至于休作时间的长短,与疟邪伏藏的深浅有一定关系。

病理性质以邪实为主。由于感邪和体质的差异,可出现不同的病理变化。一般寒热休作有时之正疟,临床最为多见。如素体阳虚寒盛,或感寒湿诱发,则为寒多热少的寒疟或但寒不热之"牝疟"。素体阳热偏盛,或感暑热诱发,则为热多寒少之温疟。因感受山岚瘴毒之气而发者为瘴疟,可以出现神昏谵语、痉厥等危象,甚至发生内闭外脱的严重后果。若疫毒热邪深重,内陷心肝,则为热瘴;因湿浊蒙蔽心神者,则为冷瘴。

疟邪久留,屡发不已,气血耗伤,不时寒热,可成为遇劳即发的劳疟。或久疟不愈,气血亏虚,痰瘀互结,阻于左胁下而形成疟母。(表 5-6-1)

表 5-6-1　疟疾病机列表

关键病机	病机要点	病机转归
邪伏半表半里，出入营卫之间，正邪交争	感邪之后，邪伏半表半里，出入营卫之间	①疟邪久留，屡发不已，气血耗伤，不时寒热，可成为遇劳即发的劳疟 ②久疟不愈，气血亏虚，痰瘀互结，阻于左胁下而形成疟母
	邪正交争，则疟病发作；疟邪伏藏，则发作休止	

三、诊断与鉴别诊断

（一）诊断

1. 发作时寒战、高热，汗出热退，每日或隔日或三日发作一次，伴有头痛身楚、恶心呕吐等症。反复发作后，可出现左胁下积聚（脾肿大）。

2. 近期有疟疾疫区旅居史，或输入过疟疾患者的血液，或母亲为疟疾患者。

3. 热带及亚热带地区，常发生于夏秋季节，但其他季节亦可发生。

血液涂片或骨髓涂片检查有助于本病的诊断。周围血象（疟疾抗体）、骨髓或肿大的淋巴结穿刺液涂片、尿培养和 X 线检查等有助于本病的鉴别诊断。

（二）鉴别诊断

疟疾应与风温进行鉴别（表 5-6-2）。

表 5-6-2　疟疾与风温鉴别表

病证	病位	症状	发病季节
疟疾	半表半里	以寒战、高热、汗出热退、休作有时为特征，无肺经症状	常发于夏秋
风温	邪在卫分	见恶寒发热，多伴有咳嗽气急、咳痰等肺经症状	多见于冬春

四、辨证论治

（一）辨证要点

疟疾的辨证应根据病情的轻重，寒热的偏盛，正气的盛衰及病程的久暂，区分正疟、温疟、寒疟、瘴疟、劳疟的不同。

（二）治则治法

治疗以祛邪截疟为基本治则，区别寒与热的偏盛进行处理。如温疟兼清，寒疟兼温，瘴疟宜解毒除瘴，劳疟则以扶正为主，佐以截疟。如属疟母，又当祛瘀化痰软坚。

（三）分证论治

1. 正疟

症状：发作症状比较典型，常先有呵欠乏力，继则寒战鼓颔，寒罢则内外皆热，头痛面赤，口渴引饮，终则遍身汗出，热退身凉。每日或间一二日发作一次，寒热休作有时。舌红、苔薄白或黄腻，脉弦。

病机析要：邪郁少阳，正邪交争，则疟病发作；邪入与营阴相争，卫阳一时不能外达，则毛孔收缩，肌肤粟起而恶寒；邪出与卫阳相搏，热盛于肌表，故又转为高热；迨正胜邪却，则疟邪伏藏，不与营卫相搏，汗出热退，症状解除。寒战、发热、汗出，热退身凉为本证的辨证要点。

治法：祛邪截疟，和解少阳。

ER-5-6-2

疟疾临床思维导图

代表方:柴胡截疟饮或截疟七宝饮。

常用药:前方柴胡、黄芩和解少阳;槟榔化痰截疟;法半夏、生姜、大枣调和营卫,兼顾胃气;人参、大枣、山药益气健脾,乌梅、桃仁活血化瘀消积;甘草调和诸药。后方草果、槟榔、常山化痰截疟;陈皮、青皮、厚朴健脾化湿、理气和胃;甘草调和诸药。

兼胸闷腹胀,舌苔白腻,为痰湿偏重,加厚朴、苍术、陈皮;兼烦渴、苔黄、脉弦数,为邪热伤津,去生姜、大枣,加石膏、天花粉。

2. 温疟

症状:发作时热多寒少,汗出不畅,头痛,骨节酸痛,口渴引饮,便秘尿赤,舌红,苔黄,脉弦数。

病机析要:暑热内郁,疟邪与营卫相搏,热旺于里,故发作时热多寒少,汗出不畅;口渴引饮,便秘、尿赤为暑热伤津之象。发作时热多寒少,汗出不畅为本证的辨证要点。

治法:清热解表,和解祛邪。

代表方:白虎加桂枝汤或白虎加人参汤。

常用药:前方生石膏、知母清透气热、泻火滋阴;桂枝和解疏表;甘草、粳米益气和中。后方石膏、知母清透气热、泻火滋阴;甘草、粳米益气和中;人参益气生津。

若发热,汗多,无骨节酸痛,为表邪已解,里热较盛,去桂枝;若口渴引饮,津伤较著,加生地黄、麦冬、石斛、玉竹;若乏力,口渴,舌红少津,为热势较盛而气津两伤者,去桂枝,加人参、北沙参。

3. 寒疟

症状:发作时热少寒多,口不渴,头痛身楚,胸闷脘痞,神疲体倦,舌苔白腻,脉弦紧。

病机析要:素体阳虚,疟邪入侵,寒湿内盛,故疟疾发作时热少寒多,口不渴;头痛身楚,胸闷脘痞,神疲体倦为寒湿内阻之象。发作时热少寒多,为本证的辨证要点。

治法:和解表里,温阳达邪。

代表方:柴胡桂枝干姜汤。

常用药:柴胡、黄芩和解少阳;桂枝、干姜、甘草温阳达邪;瓜蒌根、牡蛎化痰散结。

辨病治疗可以酌加常山、草果、槟榔化痰截疟;兼心烦口干,为寒郁日久化热,去桂枝、草果,加石膏、知母。

4. 瘴疟

(1) 热瘴

症状:热甚寒微,或壮热不寒,头痛,肢体烦疼,面红目赤,胸闷呕吐,烦渴饮冷,大便秘结,小便热赤,甚至神昏谵语,舌质红绛,苔黄腻或垢黑,脉洪数或弦数。

病机析要:热邪瘴毒内盛,邪陷心包,神昏谵语;热甚寒微或壮热不寒,面红目赤,胸闷呕吐,烦渴饮冷,大便秘结,小便热赤为热邪内盛之象。热甚寒微,或壮热不寒,为本证的辨证要点。

治法:解毒除瘴,清热保津。

代表方:清瘴汤。

常用药:黄芩、黄连、知母、柴胡清热解毒除瘴;常山、青蒿(后下)截疟祛邪;法半夏、竹茹、枳实、陈皮、茯苓和胃化痰;益元散清暑利湿安神。

兼壮热烦渴,为邪热炽盛,去法半夏,加生石膏;若口渴心烦,舌干红少津,为热盛津伤,加生地黄、玄参、石斛、玉竹;神昏痉厥,高热不退,为热扰心神,急用紫雪丹。

(2) 冷瘴

症状:寒甚热微,或但寒不热,或呕吐腹泻,甚则嗜睡不语,神志昏蒙,舌苔厚腻色白,脉弦。

病机析要:寒湿瘴毒内盛,蒙蔽心窍,故嗜睡不语,神志昏蒙;寒甚热微或但寒不热,呕吐

笔记栏

腹泻为寒湿内阻之象。寒甚热微,或但寒不热,为本证的辨证要点。

治法:解毒除瘴,芳化湿浊。

代表方:加味不换金正气散。

常用药:苍术、橘红、法半夏、藿香、厚朴、燥湿化浊,白茯苓、木香、甘草健脾理气;川芎行气开郁,祛风燥湿,活血止痛。

辨病治疗加槟榔、草果截疟除湿;石菖蒲豁痰宣窍。若嗜睡昏蒙,为痰蒙神窍,加服苏合香丸;若呕吐较著,为胃气失和,可吞服玉枢丹辟秽。

5. 劳疟

症状:疟疾迁延日久,每遇劳累辄易发作。发时寒热较轻,面色萎黄,倦怠乏力,短气懒言,纳少自汗,舌质淡,脉细弱。

病机析要:疟邪久留,气血耗伤,正虚邪恋,故疟疾发作时寒热较轻;面色萎黄,倦怠乏力,短气懒言,纳少自汗为气血亏虚之证。疟疾迁延日久,每遇劳累辄易发作为本证的辨证要点。

治法:益气养血,扶正截疟。

代表方:何人饮。

常用药:何首乌(制)养血截疟;人参益气扶正;当归养血和营;陈皮、生姜理气和中。

辨病治疗加青蒿(后下)、常山祛邪截疟。兼倦怠自汗,气虚较著,加黄芪、浮小麦;下午或夜晚兼见低热,舌质红绛,为阴虚,加生地黄、鳖甲、白薇;兼胸闷脘痞,大便稀溏,舌苔浊腻,为湿浊偏甚,去何首乌,加姜半夏、草果。若久疟不愈,左胁下形成痞块,为痰浊瘀血互结,此即《金匮要略》所称之疟母,方用鳖甲煎丸。若面色无华,倦怠乏力,为气血亏虚,可选八珍汤或十全大补汤。

五、预防调护

本病由蚊虫传播,最有效的预防办法就是通过灭蚊来切断传播途径。历史上大范围的灭蚊曾经极大地降低了疟疾发病率,故应加强灭蚊、防止蚊叮咬的措施。非洲、南亚次大陆、东南亚是疟疾流行区,睡觉时宜使用蚊帐,户外活动时宜穿长袖衣和长裤、抹驱蚊剂等。

疟疾发作期应卧床休息。寒战时加盖衣被,注意保暖,多饮热开水;发热时减去衣被。如高热不退,可予冷敷,或针刺合谷、曲池等穴。疟疾发作汗出后,用温水擦身,换去湿衣,避免吹风。发作期间,饮食以易消化、富有营养之流质或半流质为宜。瘴疟神志昏迷者,应加强护理,注意观察患者体温、脉搏、呼吸、血压和神志变化,予以中西医结合处理。疟疾患者,应及时服用特效药,以达到根治。久疟要注意休息,加强饮食调补。

六、临证要点

1. 关于"疟不离少阳"　疟邪伏藏于半表半里,属少阳经脉部位,故历来有"疟不离少阳"之说。在治疗上,一般多使用柴胡之剂,但仍须辨证,不能见到疟疾一概使用,临床应掌握邪在少阳的病证特点。

2. 辨证选加截疟药物　本病治疗可在辨证的基础上选加截疟药物,如常山、青蒿(后下)、槟榔、马鞭草、豨莶草、乌梅等。以青蒿鲜品,榨取汁生饮,疗效更佳。此外,服药时间一般以疟发前2小时为宜。若在疟发之际服药,容易发生呕吐不适,且难以控制发作。可以结合病情,应用蒿甲醚、双氢青蒿素等。

3. 瘴疟为危重之症　瘴疟类似于西医学中的脑型疟邪,来势凶猛,病情险恶,治疗宜重视解毒除瘴。如出现神昏谵语、痉厥抽风等严重症状时,宜早投清心开窍药物,必要时进行中西医综合治疗。

疟疾古籍推介

疟疾名医经验

学习小结

1. 肝胆系病证总纲

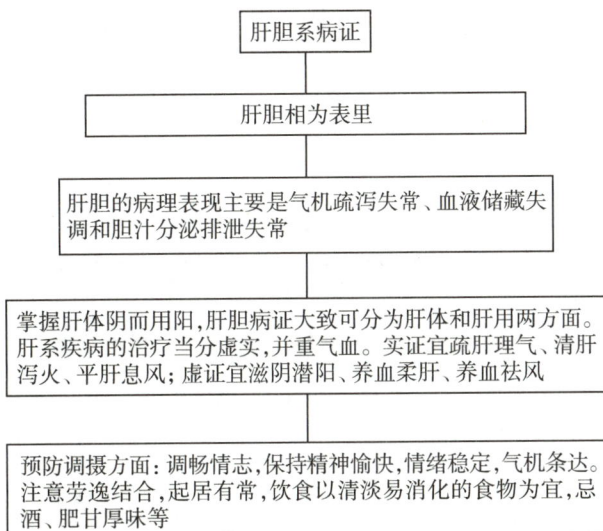

```
                    肝胆系病证
                         │
                    肝胆相为表里
                         │
        肝胆的病理表现主要是气机疏泄失常、血液储藏失
        调和胆汁分泌排泄失常
                         │
        掌握肝体阴而用阳,肝胆病证大致可分为肝体和肝用两方面。
        肝系疾病的治疗当分虚实,并重气血。实证宜疏肝理气、清肝
        泻火、平肝息风;虚证宜滋阴潜阳、养血柔肝、养血祛风
                         │
        预防调摄方面:调畅情志,保持精神愉快,情绪稳定,气机条达。
        注意劳逸结合,起居有常,饮食以清淡易消化的食物为宜,忌
        酒、肥甘厚味等
```

2. 各病证的主证与方药

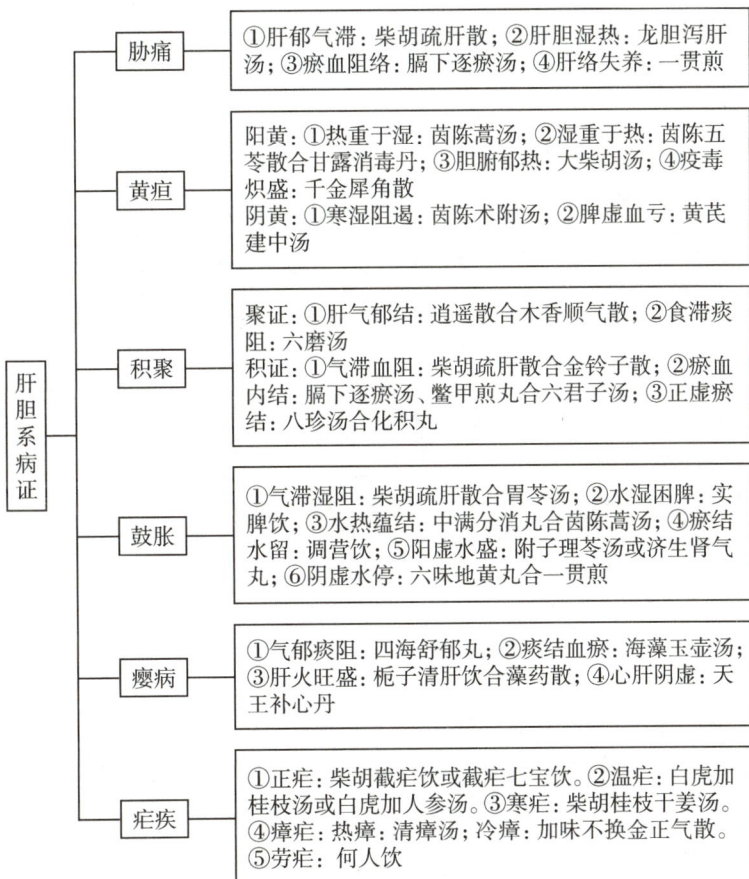

肝胆系病证

胁痛
①肝郁气滞:柴胡疏肝散;②肝胆湿热:龙胆泻肝汤;③瘀血阻络:膈下逐瘀汤;④肝络失养:一贯煎

黄疸
阳黄:①热重于湿:茵陈蒿汤;②湿重于热:茵陈五苓散合甘露消毒丹;③胆腑郁热:大柴胡汤;④疫毒炽盛:千金犀角散
阴黄:①寒湿阻遏:茵陈术附汤;②脾虚血亏:黄芪建中汤

积聚
聚证:①肝气郁结:逍遥散合木香顺气散;②食滞痰阻:六磨汤
积证:①气滞血阻:柴胡疏肝散合金铃子散;②瘀血内结:膈下逐瘀汤、鳖甲煎丸合六君子汤;③正虚瘀结:八珍汤合化积丸

鼓胀
①气滞湿阻:柴胡疏肝散合胃苓汤;②水湿困脾:实脾饮;③水热蕴结:中满分消丸合茵陈蒿汤;④瘀结水留:调营饮;⑤阳虚水盛:附子理苓汤或济生肾气丸;⑥阴虚水停:六味地黄丸合一贯煎

瘿病
①气郁痰阻:四海舒郁丸;②痰结血瘀:海藻玉壶汤;③肝火旺盛:栀子清肝饮合藻药散;④心肝阴虚:天王补心丹

疟疾
①正疟:柴胡截疟饮或截疟七宝饮。②温疟:白虎加桂枝汤或白虎加人参汤。③寒疟:柴胡桂枝干姜汤。④瘴疟:热瘴:清瘴汤;冷瘴:加味不换金正气散。⑤劳疟:何人饮

扫一扫,测一测

●（方祝元　王彦刚　邓奕辉　孙丽霞　赵敏　姜俊玲）

复习思考题

1. 胁痛与黄疸、积聚等病证有何关系？

2. 如何鉴别阳黄、阴黄与急黄？黄疸出现虚实夹杂时应如何辨治？请结合具体方药和名家经验加以阐述。

3. 结合《黄帝内经》原文，谈谈积聚的治疗原则是什么？

4. 如何理解鼓胀"阳虚易治，阴虚难调"？其外治方法还有哪些？临证使用的注意点为何？

5. 为什么说鼓胀的病机重点为肝脾肾三脏功能失调？

6. 瘿病的气郁痰阻证和肝火旺盛证如何区别？海藻、昆布等含碘类中药在甲状腺疾病证治中应如何灵活运用？

第六章

肾 系 病 证

📝 学习目标

掌握肾系病证的发病特点,以及水肿、淋证、癃闭、阳痿、遗精等病证的概念、病因病机、诊断与鉴别诊断、辨证论治。

肾为先天之本,生命活动之根,藏真阴而寓真阳。肾主水,主气化。肾的蒸腾气化功能对体内津液的输布、排泄以维持体内水液代谢的平衡具有重要作用。而肾藏精,主生殖,又是人体生长、发育、生殖之源。膀胱为州都之官,与肾相表里。膀胱的气化功能正常,关涉小便的正常排泄。生理情况下,肾与膀胱以及肺、脾、心、肝、三焦等多脏腑密切相关。肺之通调水道、脾之运化转输水液以及三焦、膀胱的气化,都依赖于肾的蒸腾气化功能的正常。病理情况下,肾主要表现主水、主气化与主藏精、主生殖等功能的异常。若肾主水、主气化的功能失常,水液代谢障碍,开合失司,水道不利,即可出现水肿、淋证、癃闭。肾元虚衰,气化不行,湿浊邪毒内生,阻滞气机升降出入,则为关格之候。肾藏精、主生殖的功能减退,不仅可因精关不固而致遗精、早泄,精血亏耗而月经紊乱,还可由于精气不足而影响机体的生殖能力,导致阳痿、不孕不育。

根据肾的生理功能和病机特点,将水肿、淋证、癃闭、关格、阳痿、遗精等归属于肾系病证。

肾系病证多虚证,亦有实证;久病多虚,或虚实夹杂。其表现为虚证者,可分为气虚、阴虚、阳虚和精亏,也可表现为气阴两虚,甚至阴阳俱虚。气虚宜益气固肾;阴虚宜滋补肾阴,壮水之主,以制阳光;阳虚宜温补肾阳,益火之源,以消阴翳。兼有肺、脾、心、肝等他脏之虚者,治以兼补他脏。其表现为实证、或虚实夹杂证者,可见湿热、水停、血瘀、热毒、风热、风寒、风湿等标实证候,祛邪为主,常需标本同治,邪正两顾。水肿、淋证、癃闭日久,肾元虚衰,浊毒内闭,则可发展为虚劳、关格危候,需在辨证论治基础上,配合中药灌肠、血液净化、腹透疗法等。

此外,肾阴亏虚,水不涵木,肝阳上亢,则可致眩晕、头痛;肾水不足,阴不济阳,虚火上越,心肾不交,可致心悸、不寐;肾不纳气,气不归原,可致喘证;肾阳虚衰,火不暖土,可致五更泄泻;肾精亏损,脑髓失充,可致健忘、痴呆等等。依据内科五脏系统疾病分类,把这些病证分列其他脏腑系统中阐述。临证时,应运用五脏相关理论,指导辨证论治。

PPT 课件

水肿历史沿革列表

第一节 水 肿

一、概述

水肿是肺脾肾功能失调,三焦气化不利,水液内停,泛滥肌肤所致,以眼睑、头面、四肢、腹背,甚至全身水肿为主要表现的病证。

本病《黄帝内经》称"水",并有"风水""石水""涌水""肾风"等名。《灵枢·水胀》描述了本病相关症状,如:"水始起也,目窠上微肿,如新卧起之状,其颈脉动,时咳,阴股间寒,足胫瘇,腹乃大,其水已成矣。以手按其腹,随手而起,如裹水之状,此其候也。"《黄帝内经》已认识到发病脏腑与肺、脾、肾有关。如《素问·水热穴论》提出:"肾者至阴也,至阴者盛水也;肺者太阴也,少阴者冬脉也,故其本在肾,其末在肺,皆积水也……勇而劳甚则肾汗出,肾汗出逢于风,内不得入于脏腑,外不得越于皮肤,客于玄府,行于皮里,传为胕肿。"《素问·至真要大论》又指出:"诸湿肿满,皆属于脾。"《素问·汤液醪醴论》提出了治疗原则:"平治于权衡,去宛陈莝……开鬼门,洁净府。"汉代张仲景《金匮要略·水气病脉证并治》称之为"水气病",对其分类以表里上下为纲分为风水、皮水、正水、石水、黄汗5种类型,又根据五脏病机及证候将水肿分为心水、肝水、肺水、脾水、肾水;重视气化失常在本病发病中的重要地位,并明确提出"血不利则为水";治疗方面,提出发汗与利尿两大原则,即"诸有水者,腰以下肿,当利小便;腰以上肿,当发汗乃愈"。隋代巢元方《诸病源候论·水肿病诸候》始将"水肿"作为各种水病的统称,认为"水病无不由脾肾虚所为"。唐代孙思邈在《备急千金要方·水肿》中也有水肿专篇论述,并首次提出水肿必须忌盐。宋代严用和《济生方·水肿门》将水肿分为阴水、阳水两大类,指出:"阴水为病,脉来沉迟,色多青白,不烦不渴,小便涩少而清,大腑多泄……阳水为病,脉来沉数,色多黄赤,或烦或渴,小便赤涩,大腑多闭。"提出了水肿温脾暖肾之法,并指出疮毒内陷可为水肿。杨士瀛《仁斋直指方·虚肿》针对瘀血水肿创制了活血利水法。元代朱震亨《丹溪心法·水肿》云:"若遍身肿,烦渴,小便赤涩,大便闭,此属阳水……若遍身肿,不烦渴,大便溏,小便少,不赤涩,此属阴水。"此论阴水、阳水临床表现与鉴别要点。明代张介宾《景岳全书·杂证谟·肿胀》重视从脾肾论治水肿,强调水气互化与温补的治法,指出:"凡水肿等证,乃肺脾肾三脏相干之病。……温补即所以化气,气化而全愈者,愈出自然;消伐所以攻邪,逐邪而暂愈者,愈由勉强。"李中梓《医宗必读·水肿胀满》云:"阳证必热,热者多实;阴证必寒,寒者多虚。"强调阳水多实证、热证,阴水多虚证、寒证。李梴《医学入门·水肿》更指出:"阳水,多外因涉水冒雨,或兼风寒、暑气,而见阳症;阴水,多内因饮水及茶酒过多,或饥饱、劳役、房欲,而见阴症。"强调阳水多因外感引发,阴水多内伤所致。近代唐宗海《血证论·阴阳水火气血论》云:"瘀血化水,亦发水肿,是血病而兼水也。"已经认识到瘀血也是导致水肿的重要机制之一。

西医学中的急慢性肾小球肾炎、IgA肾病、狼疮性肾病、肾病综合征、慢性肾衰竭、继发性肾小球疾病等以水肿为主要表现者,可参照本节内容进行辨证论治。其他如心性水肿、营养不良性水肿、内分泌失调引起的水肿等亦可参考本病进行诊治。

二、病因病机

水肿的病因主要与风邪袭表、疮毒内陷、水湿内侵、饮食不节以及体质因素、劳倦内伤、久病失治等有关。基本病机是肺失通调,脾失转输,肾失开阖,三焦气化不利,以致水液积聚,泛溢肌肤。

(一)病因

1. 风邪袭表　风为六淫之首,常兼寒热之邪或湿邪侵袭人体。风寒或风热等侵袭肺卫,使肺失宣降,不能通调水道,下输膀胱,以致风水相搏,水液泛溢肌肤而发为水肿。《景岳全书·杂证谟·肿胀》曰:"凡外感毒风,邪留肤腠,则亦能忽然浮肿。"

2. 疮毒内陷　痈疡疮毒,斑毒内攻,邪毒伤及肺脾,累及于肾,水液不能正常宣通、运化,气化失常,水液停聚,泛溢肌肤,可发为水肿。《济生方·水肿门》曰:"年少血热生疮,变为肿满,烦渴,小便少,此为热肿。"

3. 水湿内侵　久居湿地,淋雨涉水,湿衣裹身,水湿内侵,困遏脾阳,脾失运化,水无所制,泛溢肌肤而成水肿。

4. 饮食不节　暴饮暴食,过食肥甘,嗜食辛辣,损伤脾胃,健运失司,湿聚为水,发为水肿;或饮食失调,营养不足,脾气失养,脾运不健,脾失转输,水湿壅滞,发为水肿。如《景岳全书·杂证谟·肿胀》曰:"大人小儿,素无脾虚泄泻等证,而忽尔通身浮肿,或小水不利者,多以饮食失节,或湿热所致。"

5. 体虚久病　体质偏颇,或素体肺脾气虚,卫阳不足,或脾肾素虚,或久病劳倦,如顽痹、消渴久病等,内伤脾肾,以致脾失健运,肾失气化,水湿输布失常,常可致水液内停,溢于肌肤,发为水肿。

（二）病机

水肿的病位在肺、脾、肾,关键在肾。基本病机为肺失通调,脾失转输,肾失开阖,三焦气化不利。病理因素有水湿、邪毒、瘀血。肺失宣降,通调水道功能失职;脾主运化,脾失转输,则水湿内停;肾虚失于蒸化,开阖不利。凡此导致水液内停,泛滥肌肤,病为水肿。肺、脾、肾三脏相互联系,相互影响,以肺为标,以肾为本,以脾为制。

病理性质有阳水、阴水之分,并可相互演变,或夹杂为病。阳水属实,其病重点在于肺、脾。阴水属虚或虚实夹杂,其病重在脾、肾。阳水迁延不愈,反复发作,可转为阴水。阴水复感外邪,可呈现阳水表现。若邪毒内陷,内伤肾络,或久病血瘀,则病情迁延不愈。

一般而言,阳水易消,阴水难治。阴水后期,若阳损及阴,造成肝肾阴虚,肝阳上亢,可兼见眩晕。若肺失通调,脾失健运,肾失开阖,致三焦气化无权,水邪壅盛,或阴水日久,脾肾阳衰,水气上犯,则可出现水饮凌心射肺,可成心衰、喘脱。水肿后期,肾元虚衰,气化不行,浊毒内闭,阻滞气机升降出入,则可发展为虚劳、关格危候。(表6-1-1)

表6-1-1　水肿病机列表

关键病机	病机要点	病机转归
肺失通调,脾失转输,肾失开阖,三焦气化不利	风邪犯肺,肺失宣降,通调水道功能失职,风水相搏	①阴水后期,阳损及阴,肝肾阴虚,肝阳上亢,可兼见眩晕证
	水湿内侵,困遏脾阳,或因饮食劳倦等损及脾气,导致脾失转输,则水湿内停	②肺失通调,脾失健运,肾失开阖,水邪壅盛,或阴水日久,脾肾衰微,水气上犯,可出现水邪凌心射肺之心衰证、喘脱证
	体虚久病、劳倦内伤致脾肾亏虚,脾失运化水湿,肾失于蒸化,开阖不利	③水肿后期,虚损劳衰不断加重,肾元虚衰,浊毒内闭,则可发展为虚劳、关格危候

三、诊断与鉴别诊断

（一）诊断

1. 水肿先从眼睑或下肢开始,继则延及四肢全身。

2. 轻者仅眼睑或足胫浮肿,重者全身皆肿;甚者可表现为腹水、胸水而见腹大胀满,气喘不能平卧;严重者可见尿闭或尿少,恶心呕吐,口有秽味,鼻衄齿衄,头痛,甚至出现神昏谵语、四肢抽搐等危象。

3. 发病特点可急可缓,可继发于乳蛾、疮毒等,或有眩晕、消渴久病,顽痹、阴阳毒(红蝴蝶疮)等病史。

血常规、尿常规、24 小时尿蛋白定量、肝肾功能、血尿酸、脑钠肽、甲状腺功能、血液免疫学检查、心电图、心脏超声、肝肾 B 超、肾穿刺组织学检查等有助于本病的诊断。

(二)鉴别诊断

水肿应与鼓胀进行鉴别,同时应重视分辨阳水与阴水,并注意风水与溢饮鉴别(表 6-1-2~表 6-1-4)。

表 6-1-2　水肿与鼓胀鉴别表

病证	症状	病因	病机
水肿	头面或下肢先肿,继及全身水肿,重症可见腹水,皮肤色白,腹壁无青筋暴露	多外感风邪、疮毒内陷,或继发于斑毒、消渴病等	肺、脾、肾三脏功能失调,三焦气化不利,水液内停外溢肌肤
鼓胀	单腹胀大,四肢枯瘦,后期可伴肢体浮肿,面色苍黄,腹壁青筋暴露	多继发于黄疸、胁痛、积聚等病证	肝、脾、肾三脏功能失调,气滞、血瘀、水裹,水液停聚于腹中

表 6-1-3　阳水与阴水鉴别表

病证	症状	病因	病程	病机
阳水	水肿多先见于眼睑、颜面部,自上而下继而全身,肿处皮肤绷急光亮	外感风邪,疮毒内陷,或湿热蕴结	发病较急,病程短	多属实证,热证
阴水	水肿多先见于足踝,自下而上继而全身,肿处松弛,按之凹陷不易恢复,甚则按之如泥	饮食劳倦,或年老体弱,脾肾亏虚	发病较缓,病程较长	多虚证,寒证,或虚实夹杂

表 6-1-4　风水与溢饮鉴别表

病证	症状	病因	病机
风水	多表现为先眼睑、颜面浮肿,继而周身水肿,常伴见小便不利、甚至少尿,尿多浊沫,尿血,发病前有发热咽痛、咳嗽史,或每因外感而加重浮肿	多继发于外感风热、乳蛾、痈疮肿毒	外邪犯肺,肺失宣降,不能通调水道,水液内停,外溢肌肤
溢饮	以头面、下肢或全身浮肿,口渴而暴饮多饮则肿甚,畏冷,乏力等为主要表现	饮食不节,或情志失调,年老体弱,阳气素虚	脾肾亏虚,气机阻滞,中湿不消,水停,渗溢肌皮、肠胃之外

四、辨证论治

(一)辨证要点

1. 首辨阳水、阴水　阳水肿势多由面目开始,自上而下,继及全身,肿处皮肤绷急光亮,按之凹陷,可兼有表证,多属热证、实证。阴水肿势多由足踝开始,自下而上,继及全身,肿处皮肤松弛,按之凹陷不易恢复,甚则按之如泥,多属寒证、虚证。

2. 次辨脏腑　头面浮肿,以眼睑为甚,四肢皆肿,伴恶寒发热、咳嗽气急、肢体酸痛者,病在肺;遍身浮肿,肢体困重、纳差食少、脘腹痞闷者,病在脾;面浮肢肿,腰以下为甚,形寒肢冷、腰膝酸软者，病在肾。而面浮肢肿，心悸怔忡，气短胸闷者，则病及于心。

3. 再辨虚实　水肿初起实证为多，久病则多虚、或虚实夹杂。实证除可见水停、湿热、气滞、血瘀、浊毒，还兼见风热、风寒、风湿等诱发。要纠正"肾无实证"一隅之偏说，正如张介宾在《景岳全书·传忠录·虚实篇》中所说"肾实者，多下焦壅闭，或痛或胀，或热见于二便"。水肿日久必虚，虚则以肾虚为中心，累及肝脾肺心多脏。

（二）治则治法

水肿治疗原则是阴阳分治。《素问·汤液醪醴论》提出的"平治于权衡，去宛陈莝……开鬼门，洁净府"，即运用活血化瘀、发汗、利水三法治疗水肿。《金匮要略》强调"腰以下肿，当利小便；腰以上肿，当发汗乃愈"的指导思想。归纳为三条治法：发汗、利小便、化瘀逐饮。攻逐水饮法，常有腹痛、便溏、恶心等反应，过量或久用可能损伤正气，体虚者慎用。

阳水以祛邪为主，可予发汗、利尿，着重祛风、除湿、清热、解毒、化浊，必要时配合攻逐之法。阴水以扶正为主，可予健脾温肾，或益气助阳，或益气养阴，或阴阳两补，常需配合行气、利水之法。久病则湿热浊毒血瘀互结于肾络，活血化瘀也是常用治法。

图 6-12

水肿临床思
维导图

（三）分证论治

1. 阳水

（1）风水相搏证

症状：眼睑浮肿，继则四肢及全身皆肿，来势迅速，多有恶寒，发热，肢节酸楚，小便不利等症。偏于风热者，伴咽喉红肿疼痛，舌质红，脉浮滑数。偏于风寒者，兼恶寒，咳喘，舌苔薄白，脉浮滑或浮紧。

病机析要：风邪袭表，营卫不和，肺失宣降，不能通调水道，水液代谢失常，故眼睑浮肿，继而四肢、全身皆肿，小便不利，发热恶风，肢体酸痛；风善行而数变则病势迅速；风邪夹热，故咽喉肿痛；风寒束表，肺气不宣，故恶寒，咳喘。外感诱发、颜面水肿明显为本证的辨证要点。

治法：疏风清热，宣肺行水。

代表方：越婢加术汤。

常用药：麻黄、生姜疏风宣肺；白术淡渗利水；石膏清热宣肺；大枣、甘草调和诸药。可加杏仁、防风、浮萍助疏风宣肺；加茯苓、泽泻、车前子助利水消肿；加桑白皮、黄芩助清热宣肺。

如恶寒突出，头身痛，为风寒偏盛，可去石膏，加苏叶、荆芥、防风，或用荆防败毒散加减；如发热明显，咽痛口渴，为风热偏盛，可加连翘、金银花、桔梗、板蓝根、鲜芦根，或用银翘散加减；如小便色红，为热迫营血，可加生地黄、牡丹皮、白茅根、小蓟等；如咳喘较甚，为肺失宣降，可加杏仁、前胡、石韦、车前子等。如平素体虚，汗出恶风突出，为卫阳已虚，可用防己黄芪汤加减。

（2）湿毒浸淫证

症状：眼睑浮肿，延及全身，皮肤光亮，尿少色赤，身发疮痍，甚则溃烂，伴恶风发热。舌红，苔薄黄，脉浮数或滑数。

病机析要：湿毒内归脾肺，脾失转输，水湿不运，故眼睑浮肿，延及全身，尿少色赤；湿毒不解，致身发疮痍，甚则溃烂；湿毒内侵，营卫不和，故见恶寒发热。疮毒继发水肿、小便黄赤为本证的辨证要点。

治法：宣肺解毒，利湿消肿。

代表方：麻黄连翘赤小豆汤合五味消毒饮。

常用药：麻黄、杏仁、桑白皮、赤小豆、生姜宣肺利水；连翘、金银花、野菊花、蒲公英、紫花地丁、紫背天葵清热解毒；大枣、甘草调和诸药。

如肌肤糜烂、流水,为湿毒突出,可加土茯苓、萆薢、石韦、苦参;如皮肤瘙痒突出,为风邪偏盛,可加白鲜皮、地肤子、白蒺藜;如皮肤发斑色赤,为血分热盛,可加生地黄、牡丹皮、赤芍,或用犀角地黄汤加减;如大便干结,为肠道结热,可加大黄;如尿血突出,为热灼血络,可加白茅根、小蓟、大蓟、土大黄等。

（3）水湿浸渍证

症状:全身水肿,下肢尤甚,按之凹陷,小便短少,身体困重,纳呆食少,胸脘痞闷,恶心。苔白腻,脉沉缓。起病缓慢,病程较长。

病机析要:水湿浸渍,脾阳被遏,运化不健,致水湿泛溢肌肤而全身水肿,按之凹陷;湿性趋下,故下肢肿甚;湿邪困阻脾阳,阳气不展,故见身体困重,胸闷恶心,饮食减少。全身水肿、胸脘痞闷为本证的辨证要点。

治法:运脾化湿,通阳利水。

代表方:五皮饮合胃苓汤。

常用药:桑白皮、陈皮、大腹皮、茯苓皮、生姜皮化湿行水;苍术、白术、茯苓、猪苓、厚朴燥湿健脾;桂枝、泽泻温阳化气行水;大枣、甘草调和诸药。

如肿甚而喘,为肺失宣降,可加麻黄、杏仁;如面肿,胸满,不得卧,为水凌心肺,可加紫苏子、葶苈子、车前子;如脘腹胀满,恶心纳呆,为湿困中焦,可加薏苡仁、砂仁、椒目等;如颜面肢体水肿,胸闷,腹满恶心,小便短少,为水湿停滞,三焦气机不利,可用导水茯苓汤加减。如日久脾虚,水肿不退者,可加黄芪、党参、炒薏苡仁;如平素体虚,疲乏少力,自汗易感,水肿反复加重,为肺脾气虚,可加黄芪、防风,或用玉屏风散加味。

（4）湿热壅盛证

症状:遍体浮肿,皮肤绷急光亮,胸脘痞闷,烦热口渴,小便短赤,或大便燥结。舌红,苔黄腻,脉沉数或濡数。

病机析要:湿热壅盛,三焦水道不利,气滞水停,故见遍体浮肿,皮肤绷急光亮;湿热壅阻,气机不畅,故胸闷脘痞;热盛津伤,则烦热口渴,小便短赤,大便燥结。全身水肿、烦渴、尿赤、便干为本证的辨证要点。

治法:分利湿热,疏理气机。

代表方:疏凿饮子。

常用药:商陆泻水通利二便,入汤剂3~6g为宜,脾胃虚弱勿用;大腹皮、槟榔下气利水;羌活、秦艽、生姜疏风解表,发汗消肿;茯苓皮、泽泻、椒目、赤小豆、通草利水祛湿。可加黄柏清热化湿。

如腹满便秘,小便短赤,为水热互结成实,可加生大黄、牵牛子,或合用己椒苈黄丸;如肿势严重,喘促不得平卧,为水凌胸肺,可加葶苈子、桑白皮;如尿血突出,为热灼血络,可加白茅根、冬瓜皮、大蓟、小蓟等。

若水肿严重,可考虑逐饮法,须注意中病即止,体虚者不可用。

2. 阴水

（1）脾阳亏虚证

症状:身肿日久,腰以下为甚,按之凹陷不易恢复,脘腹胀闷,纳减便溏,面色萎黄,畏寒,神疲乏力,四肢倦怠,小便短少。舌质淡,苔白腻或白滑,脉沉缓或沉弱。

病机析要:脾阳亏虚,运化无权,土不制水,水液泛溢,故水肿,腰以下肿甚,按之凹陷不易恢复;脾虚运化无权,则纳差,腹胀,便溏;脾虚气血生化无源,机体失养,故面色萎黄,神疲倦怠。腰以下水肿、畏寒乏力、纳减便溏为本证的辨证要点。

治法:健脾温阳利水。

代表方:实脾饮。

常用药:干姜、熟附子、温阳散寒利水;白术、茯苓健脾渗湿;木瓜醒脾化湿;木香、厚朴、槟榔、草果理气行水;炙甘草、生姜、大枣调和诸药。可加桂枝、泽泻、车前子温阳利水。

如气短神疲突出,为气虚,可加黄芪、人参等,或配合防己茯苓汤;如尿少肿甚,为水气不化,可加桂枝、猪苓;如腰膝酸软,便溏尿频,为脾肾两虚,可加黄芪、山茱萸、芡实、金樱子;如浮肿甚,大便溏薄,为脾肾阳虚,可加黄芪、苍术、砂仁、桂枝、补骨脂;若乏力水肿,面色萎黄,大便溏,为脾胃气虚,水湿不化,可用参苓白术散。

（2）肾阳虚损证

症状:面浮身肿,腰以下肿甚,按之凹陷不起,尿量减少或反多,腰酸冷痛,四肢厥冷,怯寒神疲,面色㿠白,甚者,心悸胸闷,喘促难卧,腹大胀满。舌质淡胖,苔白,脉沉细或沉迟无力。

病机析要:肾阳虚衰,蒸化无权,水寒内聚,泛溢肌肤,故遍身水肿,腰以下肿甚,按之凹陷不起;肾阳虚衰,膀胱开阖失职,故见尿少或小便清长;水气凌心射肺,故见心悸气促;肾阳虚衰,机体失于温煦,故四肢厥冷,怯寒神疲。腰以下水肿突出、腰膝冷痛为本证的辨证要点。

治法:温肾助阳,化气行水。

代表方:济生肾气丸合真武汤。

常用药:熟附子、肉桂温补肾阳,化气行水;山药、白术、茯苓、泽泻、车前子健脾化湿,通利小便;熟地黄、山茱萸、牡丹皮、芍药制约他药温燥伤津;牛膝活血利水;生姜助熟附子温阳散寒,伍茯苓、白术以散水湿。可加巴戟肉、淫羊藿助温补肾阳之力。

如小便清长量多,为肾元不固,可去泽泻、车前子,加菟丝子、补骨脂;如面部浮肿为主,形寒肢冷突出,为命火不足,可用右归丸。如水肿反复发作,精神疲惫,腰酸遗精,五心烦热,为肾阴亏虚,可用左归丸加泽泻、茯苓、冬葵子,或配合猪苓汤加减;如头晕头痛,心烦心悸,腰膝酸软,为肝肾阴虚,阴虚肝旺,可加鳖甲、牡蛎、杜仲、野菊花、夏枯草等,或用杞菊地黄丸、建瓴汤加减。如乏力咽干,心烦,下肢浮肿,为气阴两虚,可用清心莲子饮加减。如病程缠绵,反复不愈,正气日衰,复感外邪,症见发热恶寒,肿势增剧,小便短少,此为虚实夹杂,本虚标实之证,治当急则治标,先以风水论治,唯应顾及正虚,不可过用发表之药。

（3）瘀水互结证

症状:水肿延久不退,肿势轻重不一,四肢或全身浮肿,以下肢为主,皮肤瘀斑,腰部刺痛,或伴血尿。妇女月经不调,甚或经闭,或痛经,经血色暗,夹有血块,颜面瘀斑,口唇色暗。舌紫暗,苔白,脉沉细涩。

病机析要:水停湿阻,气滞血瘀,三焦气化不利,则水肿延久不退,肿势轻重不一;气滞血瘀,不通则痛,故腰部刺痛;脉络瘀阻,血行脉外,则皮肤瘀斑,或伴血尿。水肿久病不愈、唇舌紫暗为本证的辨证要点。

治法:活血祛瘀,化气行水。

代表方:桃红四物汤合五苓散。

常用药:当归、赤芍、川芎、熟地黄养血活血;红花、桃仁活血通络;桂枝通阳化气;泽泻、茯苓、猪苓、白术利水消肿。可加丹参、益母草、凌霄花、路路通助活血通络;熟附子助通阳化气;车前子助利水消肿。

如全身肿甚,气喘烦闷,小便不利,为血瘀水盛,肺气上逆,加葶苈子、紫苏子、椒目、泽兰等;如气短乏力,动则气喘,下肢浮肿者,为气虚血瘀水停,可加黄芪、知母、丹参、葶苈子、桑白皮等,或用升陷汤合葶苈大枣泻肺汤加减。如水肿病久,虽无明显瘀阻之象,亦可合用泽兰、桃仁、红花等药;如久病水肿,络脉瘀结,肌肤甲错,肢体麻疼,唇舌紫暗者,为络脉瘀结,可用大黄䗪虫丸。如妇女颜面肢体浮肿,伴有月经不调,经血紫暗,甚至经闭,舌暗,为瘀阻水停,也可用当归芍药散加减。

水肿久治不愈,或误治失治,可出现多种严重并证或变证。①肾元虚衰,浊毒内停,胃失和降:症见恶心呕吐,或有呃逆,不思纳食,脘腹痞满,口有尿味,小便短少,甚或二便不通,舌苔浊腻,脉细滑,治宜通腑泄浊,和胃降逆,方可用黄连温胆汤加大黄、石菖蒲。②肾阳衰微,水凌心肺:症见心悸胸闷,喘促难卧,咳吐清涎,手足肿甚,舌淡胖,脉沉细而数,治宜温阳补肾,泄浊利水,方可用真武汤合葶苈大枣泻肺汤。③阴血亏虚,虚风内动:症见头晕头痛,肢体微颤,或见抽搐瘛疭等,治宜息风潜阳,补元固本,方可用大补元煎合羚角钩藤汤。④浊毒化火,灼伤血络:症见皮下出血瘀斑,齿衄、尿血、便血等,治宜清热解毒,凉血止血,方可用犀角地黄汤合泻心汤。⑤邪毒内攻,蒙蔽神窍:症见神志淡漠,反应迟钝,或躁扰不宁,甚至神昏谵语,面色晦滞,泛恶口臭,二便不通,舌红绛,苔焦黄,脉细数,治宜清热解毒,通窍泄浊,方可用安宫牛黄丸或紫雪丹口服。同时,针对浊毒内攻,可用大黄灌肠方。

知识链接

张介宾论述水肿病机"本""标""制"

《景岳全书·杂证谟·肿胀》指出:"凡水肿等证,乃肺、脾、肾三脏相干之病。盖水为至阴,故其本在肾;水化于气,故其标在肺;水惟畏土,故其制在脾。今肺虚则气不化精而化水,脾虚则土不制水而反克,肾虚则水无所主而妄行。"

五、预防调护

水肿应预防各种外感或内伤致病因素,避免劳累,适当锻炼身体,增强体质,提高抗病能力。防止风邪外袭而诱发未病之体或加重水肿已病病情。

调护方面,饮食应注意低盐饮食,进食清淡、易消化、营养充足的食物,其中低盐饮食尤其重要。因营养障碍而致水肿者,应注意适当补充富含优质蛋白质的牛奶、鸡蛋等。长期口服肾上腺糖皮质激素者,皮肤易生疮疖,应避免皮肤感染。长期卧床者,应定时翻身,皮肤可外搽滑石粉,以保持干燥,避免压疮发生,加重水肿病情。甘遂或商陆适量研末,入麝香微量,加温开水调成糊状,敷脐部或中极穴有助于利水消肿。每日记录水液出入量。若每日尿量少于500ml,要警惕继发关格危候。

六、临证要点

1. 明辨阳水阴水,分清脏腑病位　根据在肺、在脾、在肾不同的脏腑病位,治法有治肺、调脾、补肾之分。论治肺,重在宣降肺气,或清热宣肺利水,或散寒宣肺利水,或泻肺降逆利水。论健脾,益气健脾利水,或温中健脾利水,或健脾行气利水。论补肾,视证候而滋肾阴,或补肾阳,或阴阳双补。无论阳水、阴水调治,均须疏利三焦气机。

2. 权衡活血利水和行气利水　对于《黄帝内经》"去宛陈莝"治法理论,张介宾注:"宛,积也。陈,久也。莝,斩草也。谓去其水气之陈积,欲如斩草而渐除之也。"现代用活血化瘀利水治疗水肿常有卓效。基于气与血、气与水的关系,中医认为气行则血行,气滞则血瘀;气行则水行,气滞则水停。治湿则宜先调气,气行湿自消,临证时活血化瘀利水又当与行气利水法联合使用,或配合益气温阳利水法。

3. 重视祛风与解毒　外感风热、热毒、风湿、风寒等,常是影响水肿发病进展的重要因素。湿热浊毒瘀滞,或风湿之伏邪,内伤肾络,更是水肿久治不愈的病理基础。水肿久病,肾元虚衰,又可加重湿浊邪毒内生。所以,祛风与解毒治法常用于水肿的治疗。具体来说,祛风治法,适用于新发阳水或久患阴水加上外感,宜疏风清热、疏风散寒、祛风除湿、搜风通络。解毒治法,适用于水肿各阶段邪毒内盛,当包括清热解毒、泻火解毒、利湿解毒、活血解毒、泄浊解毒等。

4. 临床用药,慎防药毒伤肾　水肿日久,肾气衰败,分清泌浊功能失司,湿浊、水毒、瘀血内停,理化检查多有肾功能下降。临证须合理安全选择药物,避免应用对肾脏有毒性的药物,或适当调整药物剂量。近年研究发现,含有马兜铃酸的中药如马兜铃、关木通、广防己、青木香、天仙藤、朱砂莲、寻骨风等有肾毒性,应避免使用。

病案分析

包某,女,49 岁。1994 年 10 月 3 日就诊。患者素体虚弱,于 4 个月前发现下肢有轻度浮肿,当时未介意。后因浮肿日趋加重,并逐渐波及全身,惧而求医。当地医院诊为"慢性肾小球肾炎",中西药迭进,肿势有所减轻。因正值三伏农忙之时,患者参加劳动 2 日,因之水肿又发,虽延医服药治疗而疗效并不明显。现症:身面俱肿,下肢尤甚,按之如泥,小便短少,腰部酸楚不堪,胸中气满,呼吸气短,纳谷不香,舌淡,苔白腻,脉濡弱。尿检:蛋白(+++),颗粒管型(+),红细胞 5~7 个/μl,白细胞偶见。血检:血红蛋白90g/L,尿素氮、肌酐正常。此乃水湿邪先伏三焦,又因过劳伤气,使脾虚不运,引动水湿泛发,上干于肺,下壅于肾。升降出入之机不利所致。治疗之法应当外渗内利,"去宛陈莝"。先用茯苓导水汤治疗。茯苓 30g,泽泻 15g,白术 10g,桑白皮 12g,大腹皮 10g,木香 10g,木瓜 10g,陈皮 10g,砂仁 5g,苏叶 6g,猪苓 20g,槟榔 10g。服 14 剂,小便量增多,肿势顿挫。但大便溏薄,日行 2 次,气短乏力,畏恶风寒,两手指尖发凉,带下量多清稀,舌脉如前。此水邪虽减而脾肾之阳气虚衰,气化不及,正不胜邪,水湿残留为患。治以通阳消阴,温补脾肾,化气利水,而用实脾饮加味。茯苓 30g,白术 10g,草果 10g,木瓜10g,大腹皮 10g,木香 10g,干姜 5g,炮附子 10g,厚朴 9g,防己 12g,黄芪 16g,炙甘草 6g。上方服 30 余剂,水去肿消,小便畅利,尿检正常,诸症随之而愈。嘱服金匮肾气丸,以巩固疗效。

水肿治疗当明辨标本缓急,急则治其标,宣通三焦气机,利水消肿;缓则治其本,健脾补肾,化气行水,当标本同治,邪正两顾。(陈明,刘燕华,李方.刘渡舟临证验案精选[M].北京:学苑出版社,1996.)

ER-6-1-3

水肿古籍推介

ER-6-1-4

水肿名医经验

思政元素

俯仰古今直到心源,敢于质疑有错必纠

国医大师裘沛然先生是我国著名的中医理论家、临床家,毕业于丁甘仁先生民国时期创办的上海中医专门学校。他精通内科,创制的"治疗疑难病八法"为治疗许多顽症痼疾开拓了思路。他还是一位博通文史哲的学者和诗人,担任《辞海》副总主编兼中医学科主编,可称当代"儒医"。裘沛然先生一生手不释卷,午夜一灯、明窗万卷是他最好

的写照。他崇尚"学而不思则罔",善于学习更重视反思和自我批判精神。他曾写过一篇《甘苦由来试后知——论药味繁多复杂的方剂》的短文,记录了他早年学医,先致力于张仲景为多,感悟《伤寒论》《金匮要略》的方剂大都简洁明镜,可谓方证药法,井然不紊。对于唐代许胤宗批评当时"广络原野"的医界陋习,如"多安药味,譬之于猎,未知兔所,多发人马,空地遮围,或冀一人偶然逢也",裘沛然很是认可。裘沛然早年开方崇尚法度、丝丝入扣,讲究"理法",颇有心得。他认为古籍中很多大方、复方,也可能有其实践的基础,我们不应该多所忽略,甚至未加实践而轻肆讥论,这恐不是科学郑重的态度。

裘沛然先生用大方、复方时,并没有放弃对于药味选用的精当。例如,他认为,对于慢性肾小球肾炎,尽管中医学限于历史条件没有蛋白尿的记载,但以现代科学知识推论,似可属肾精范畴。对于此类患者易患感冒,他用玉屏风散时,常取归肾与膀胱二经的羌活代替防风,临床效果就比原方更佳。他还结合临床和考据,勇于对权威理论提出合理的质疑,如对升麻功效提出了"直自金元错到今"的论断,认为"升麻并不升散,而是解毒的,功同犀角"。他一直强调"关键在于思考、有错必纠",这种惟精惟一的科学态度正是中医理论传承精华、守正创新所需要的。

06章02节PPT

PPT 课件

第二节　淋　　证

一、概述

淋证是湿热蕴结下焦,肾与膀胱气化不利所致,以小便频数短涩,滴沥刺痛,欲出未尽,小腹拘急,或痛引腰腹为主要表现的病证。

淋之名称,始见于《黄帝内经》。《素问·六元正纪大论》称其为"淋""淋闷"。汉代张仲景在《金匮要略·五脏风寒积聚病脉证并治》中称为"淋秘",将其病机归为"热在下焦";《金匮要略·消渴小便不利淋病脉证并治》描述了本病症状:"淋之为病,小便如粟状,小腹弦急,痛引脐中。"《中藏经》将淋证分为冷淋、热淋、气淋、劳淋、膏淋、砂淋、虚淋、实淋8种,是临床分类的雏形。隋代巢元方《诸病源候论·淋病诸候》分为石淋、劳淋、气淋、血淋、膏淋、寒淋、热淋7种,并对淋证的病机进行了高度概括,指出"诸淋者,由肾虚膀胱热故也"。唐代孙思邈《备急千金要方》提出石、气、膏、劳、热"五淋"之名。明清时期,对淋证辨证论治的认识有进一步提高。明代张介宾《景岳全书·杂证谟·淋浊》倡导"凡热者宜清,涩者宜利,下陷者宜升提,虚者宜补,阳气不固者宜温补命门"的治疗原则。清代尤怡在《金匮翼·诸淋》中提出各种淋证可相互转化,或同时存在,如"初则热淋、血淋,久则煎熬水液,稠浊如膏、如沙、如石也";并且强调治疗石淋、膏淋要"开郁行气,破血滋阴",对临床确有指导意义。

ER-6-2-1

淋证历史沿革列表

西医学中急、慢性泌尿系感染,泌尿系结核,泌尿系结石,急、慢性前列腺炎,乳糜尿继发感染以及尿道综合征等,见有淋证特征者,可参照本节辨证论治。

二、病因病机

淋证的病因可归结为湿热外侵、饮食不节、情志失调、体虚久病四个方面;基本病机是湿热蕴结下焦,肾与膀胱气化不利。

(一)病因

1. 湿热外侵　无论男女,房事不洁,或女性带下病患者下阴不洁,湿热秽浊之邪上犯膀胱,甚至累及于肾,肾与膀胱气化不利,可发为淋证。

2. 饮食不节 过食辛辣炙煿、肥甘厚味之品,或嗜酒太过,脾胃运化失常,积湿生热,湿热下注膀胱可成淋证。严用和《济生方·小便门·淋利论治》曰:"此由饮酒房劳,或动役冒热,或饮冷逐热,或散石发动,热结下焦。"

3. 情志失调 情志不遂,肝气郁结,气郁化火,或营谋多思,五志化火,郁热或心火累及膀胱,也可导致淋证。清代《冯氏锦囊秘录·杂症大小合参·淋症大小总论合参》曰:"《内经》言淋无非湿与热而已,然有因忿怒……气动生火也。"

4. 禀赋不足或劳伤久病 禀赋异常,肾与膀胱先天畸形;劳伤过度,房事不节,多产多育,或妊娠、产后,或消渴等久病不愈,脾肾受损,遂致膀胱易感外邪而患本病。久淋不愈,耗伤正气,也可招致外邪来犯,引起旧疾加重。

(二)病机

淋证的病位主要在膀胱与肾,并与肝脾等多脏相关,多以肾虚为本,膀胱湿热为标。基本病机为湿热蕴结下焦,肾与膀胱气化不利。病理因素主要为湿热之邪。临床上有六淋之分:湿热客于下焦,膀胱气化不利,小便灼热刺痛者,为热淋;膀胱湿热,或阴虚火旺,或心火下移,火热灼伤血络,迫血妄行,致尿涩痛、尿血相伴者,为血淋;湿热久蕴,煎熬成石,致石淋;湿热蕴结,不能分清泌浊,小便混浊如脂膏,或肾虚下元不固,不能摄纳精微脂液者,为膏淋;肝气失于疏泄,气火郁于膀胱,或中气不足,气虚下陷,膀胱气化不利,为气淋;久淋不愈,湿热留恋膀胱,肾元虚损,正虚邪弱,遂成劳淋。

病理性质有虚实之分,且常见虚实夹杂。初起因湿热为患,正气尚未虚损,多属实证。淋久湿热伤正,脾肾两虚,而由实转虚。如邪气未尽,正气渐伤,或虚体受邪,则成虚实夹杂之证,多为气阴两虚兼见湿热之候。

各种淋证之间存在一定转化关系。首先是虚实之间转化。如实证的热淋、石淋、血淋、气淋、膏淋可转化为虚证的劳淋,虚证的劳淋亦可能兼夹实证证候。如石淋,砂石未去,已表现正虚邪实之证。其次,淋证实证之间可出现并证,如热淋并血淋,或石淋并热淋,或石淋并血淋,或膏淋并血淋。

淋证初期,治疗得当,湿热已除,其病则愈;若热淋、血淋,湿热邪毒壅盛,可发生热毒入血,出现高热、神昏等重笃证候。若久病迁延不愈,不仅转变为劳淋,还进一步转成癃闭、关格。膏淋日久,精微外泄,可成虚劳。(表6-2-1)

表6-2-1 淋证病机列表

关键病机	病机要点	病机转归
湿热蕴结下焦,肾与膀胱气化不利	湿热客于下焦,膀胱气化不利,为热淋	①淋证初期,湿热得除,其病可愈 ②热淋、血淋,湿热壅盛,热毒入血,出现高热、神昏重笃证候 ③诸淋久病迁延,可转变为劳淋、癃闭、关格、虚劳
	膀胱湿热,或阴虚,或心火,火热灼伤血络,为血淋	
	湿热久蕴,煎熬成石,遂致石淋	
	湿热蕴结,小便如脂膏者,为膏淋;肾虚下元不固,不能摄纳精微脂液,亦可为膏淋	
	肝气失于疏泄,气虚下陷,则为气淋	
	久淋不愈,肾元虚损,正虚邪弱,遂成劳淋	

三、诊断与鉴别诊断

(一)诊断

1. 小便频数,淋沥涩痛,小腹拘急,腰部酸痛为淋证的共同特征,并可根据各种淋证的

笔记栏

不同特征,确定淋证的类型。

2. 病久或反复发作后,常伴有低热、腰痛、小腹坠胀、疲劳。

3. 多见于女性,每因疲劳、情志变化、不洁房事而诱发。

尿常规、中段尿培养、尿沉渣抗酸杆菌检查、尿脱落细胞检查、前列腺液检查、泌尿系 B 超、腹部平片、膀胱镜检查等有助于诊断。

(二) 鉴别诊断

淋证应与癃闭鉴别,淋证中的血淋应与尿血鉴别,淋证中的膏淋应与尿浊鉴别(表 6-2-2～表 6-2-4)。

表 6-2-2　淋证与癃闭鉴别表

病证	病机	症状
淋证	湿热蕴结下焦,肾与膀胱气化不利	尿频、尿急,常伴有排尿灼热、疼痛,小便每日总量正常
癃闭	膀胱气化不利,开合失司,尿液潴留	排尿困难,小便量少,甚至点滴全无,每日总尿量减少

表 6-2-3　尿血与血淋鉴别表

病证	相同点	不同点
尿血	小便出血,尿色红赤,甚至溺出纯血	多无排尿时疼痛感
血淋	小便出血,尿色红赤	可见尿频,小便热涩疼痛

表 6-2-4　尿浊与膏淋鉴别表

病证	相同点	不同点
尿浊	小便混浊白如米泔水	尿出自如,排尿时多无疼痛及滞涩感
膏淋	小便混浊白如米泔水	排尿时有疼痛滞涩感

四、辨证论治

(一) 辨证要点

临床首先应辨六淋之不同。热淋起病多急骤,或伴有发热,小便赤热,溲时灼痛,腰痛拒按;石淋以小便排出砂石为主症,或排尿时突然中断,尿道窘迫刺痛,或腰腹绞痛难忍;气淋小腹胀满较明显,小便艰涩疼痛,尿后余沥不尽;血淋为小便带血,排尿有涩滞疼痛感;膏淋见小便混浊如米泔水或滑腻如脂膏;劳淋小便不甚赤涩,溺痛不甚,但淋沥不已,时作时止,遇劳即发。同时,须注意各类淋证的转化与兼夹。

其次辨证候之虚实。虚实夹杂者,须分清标本虚实之主次缓急。标实证以湿热下注为主,兼有热郁、心火等,以湿热下注膀胱为中心;本虚证可表现为气虚、阴虚、气阴两虚,甚至阴阳俱虚,常为脾肾两虚。

(二) 治则治法

实则清利,虚则补益,为淋证的基本治则。实证以膀胱湿热为主者,重在清热利湿;以热灼血络为主者,重在凉血止血;以砂石结聚为主者,重在通淋排石;以气滞不利为主者,重在利气疏导。虚证以脾虚为主者,治以健脾益气;以肾虚为主者,治宜补虚益肾。气虚者补气,阴虚者滋阴,气阴两虚者益气养阴,阴阳俱虚者阴阳两补。虚实夹杂者,则当审其主次缓急,

FR-6-2-2

淋证临床思
维导图

通补兼施。

（三）分证论治

1. 热淋

症状：小便频数短涩，灼热刺痛，溺色黄赤，少腹拘急胀痛，或有寒热，口苦，呕恶，或有腰痛拒按，或有大便秘结。苔黄腻，脉滑数。

病机析要：湿热蕴结下焦，膀胱气化不利，故见小便频数短涩，灼热而刺痛，痛引小腹，小腹拘急胀痛，腰痛拒按；湿热郁蒸，少阳枢机不利，可见恶寒发热，口干口苦，恶心呕吐。尿频尿急、热涩疼痛为本证的辨证要点。

治法：清热利湿通淋。

代表方：八正散。

常用药：瞿麦、萹蓄、车前子、滑石、通草清热利湿通淋；栀子泻三焦之火，大黄泄热降火，灯心草导热下行；甘草调和诸药。可加萆薢、黄柏、紫花地丁助利湿通淋，清热解毒。

如恶寒发热，口苦呕恶，为邪郁少阳，可加柴胡、黄芩，或合小柴胡汤；如大便秘结，为胃肠结热，可重用生大黄，加枳实；如身热、烦渴，为阳明热盛，可加知母、石膏；如高热不退，烦渴、躁扰不宁，为热毒弥漫三焦，可用黄连解毒汤合五味消毒饮；如腰腿酸痛，大便不爽，可加黄柏、薏苡仁、苍术；如口渴喜饮，舌红苔少，为湿热伤阴，可去大黄，加生地黄、知母。

2. 石淋

症状：尿中夹砂石，排尿涩痛，或排尿时突然中断，尿道窘迫疼痛，少腹拘急，多呈突发，一侧腰腹绞痛难忍，甚则牵及外阴，尿中带血。舌红，苔薄黄，脉弦或弦数。

病机析要：湿热蕴结下焦，煎熬成石，砂石阻滞，膀胱气化失司，故尿中时有砂石，小便艰涩或排尿时中断，尿道窘迫疼痛，少腹拘急，腰腹绞痛难忍，尿中带血。排尿夹有砂石，甚至突然中断，窘迫疼痛为本证的辨证要点。

治法：清热利湿，排石通淋。

代表方：石韦散。

常用药：瞿麦、滑石、车前子、冬葵子、石韦清热利湿通淋。可加萹蓄、通草助清热利湿通淋，加金钱草、海金沙、鸡内金排石化石；加虎杖、王不留行、牛膝活血软坚；加青皮、乌药、沉香理气导滞。

如腰腹绞痛，为筋脉拘急，可加芍药、延胡索；如尿中带血，为络破血溢，加小蓟、生地黄、仙鹤草、人字草；如小腹胀痛，为气机阻滞，可加木香、乌药；如石淋日久，兼有气虚，可用补中益气汤加金钱草、海金沙、鸡内金、郁金、石韦、滑石、冬葵子；如腰膝酸软冷痛，夜尿多，为肾气亏虚，可加杜仲、续断、补骨脂、巴戟天；如腰膝酸软，五心烦热，为肾阴亏耗，可加生地黄、麦冬、鳖甲。

如石淋继发尿频尿急，尿道涩痛，为湿热下注、气化不利，可参照热淋治疗。如腰腹绞痛缓解，无明显自觉症状，可用金钱草煎汤代茶饮。如结石过大，或者结石阻塞尿路，导致肾积水者，可酌情采用超声碎石或手术等治疗措施。

3. 血淋

症状：小便热涩刺痛，尿色深红，或夹有血块，小腹疼痛满急加剧，或见心烦。舌红苔黄，脉滑数。

病机析要：湿热下注膀胱，热伤血络，迫血妄行，故见小便出血，尿色深红，甚或夹有血块；血块阻塞尿道，不通则痛，故排尿疼痛，牵引小腹。小便涩痛、尿血为本证的辨证要点。

治法：清热通淋，凉血止血。

代表方：小蓟饮子。

常用药:生地黄、小蓟、藕节、蒲黄凉血止血;滑石、淡竹叶、通草清热利湿通淋;栀子清泻三焦之火,导热从下而出;当归养血和血,引血归经;甘草调和诸药。可加白茅根、墨旱莲助凉血止血;土大黄、三七、马鞭草通络止血。

如发热,心烦失眠,为阴虚湿热,虚实夹杂,可合猪苓汤;如久病不愈,头晕目眩,腰膝酸软,为肾阴亏耗严重,可加熟地黄、麦冬、鳖甲;若血淋发作,尿频,尿急,尿痛,口舌生疮,心烦失眠,为阴虚心火下移,可用导赤散合当归贝母苦参丸;若久病体虚,神疲乏力,血淋迁延不愈,为脾虚气不摄血,可用归脾汤加仙鹤草、泽泻、滑石。

4. 气淋

症状:小便涩滞,淋沥不畅,少腹满痛。苔薄白,脉沉弦。

病机析要:肝失条达,气机郁结,膀胱气化不利,则小便涩滞,淋沥不畅,少腹胀满疼痛,苔薄白,脉沉弦。小便涩滞、少腹不舒为本证的辨证要点。

治法:疏肝理气,利尿通淋。

代表方:沉香散。

常用药:沉香、橘皮、当归、白芍疏肝柔肝;石韦、滑石、冬葵子、车前子、王不留行利水通淋;甘草调和诸药。可加青皮、乌药、香附助疏肝理气。

如少腹胀满疼痛,引及胁肋,为气积阻结,可加郁金、小茴香;如久病不愈,少腹刺痛,舌暗,为有瘀血,可加红花、赤芍、牛膝;如膀胱气化无权,少腹坠胀,尿有余沥,为中气虚弱,脾虚气陷,当益气升陷,可用补中益气汤加乌药、青皮;如腰膝酸软,为久病肾虚,可加杜仲、菟丝子、枸杞子、怀牛膝。

5. 膏淋

症状:小便混浊如米泔水,或置之沉淀如絮状,或见尿血甚至尿中夹有血块,尿道热涩疼痛。舌红苔黄腻,脉濡数。

病机析要:湿热蕴结下焦,阻滞络脉,膀胱气化不利,清浊不分,故见小便混浊如米泔水,或置之沉淀如絮状,尿道热涩疼痛;湿热灼伤络脉,血溢脉外,则可见尿血甚至尿中夹有血块。小便混浊甚至如米泔水为本证的辨证要点。

治法:清利湿热,分清泌浊。

代表方:程氏萆薢分清饮。

常用药:萆薢、石菖蒲、黄柏、车前子清热利湿;白术、茯苓健脾化湿;莲子心、丹参清热宁心。可加连翘心、牡丹皮、灯心草助清热宁心;加飞廉、水蜈蚣、向日葵心分清泌浊。

如小便赤涩热痛明显,为湿热偏盛,可加栀子、甘草梢、通草;如尿中带血,为热灼血络,可加白茅根、藕节、小蓟;如小腹胀满,小便涩滞不畅,为气机阻滞,可加青皮、乌药;如尿中夹有血块,为瘀血,可加三七粉冲服;如久病反复发作,淋出如脂,涩痛不甚,形体瘦削,腰膝酸软,为湿热羁留,脾肾亏耗,当健脾补肾固涩,可用膏淋汤加金樱子、桑螵蛸,兼脾虚者加补中益气丸,偏肾阴虚者加左归丸,偏肾阳虚者加右归丸。

6. 劳淋

症状:小便淋沥不已,赤涩疼痛不甚,时轻时重,时作时止,遇劳即发,腰膝酸软,神疲乏力,病程缠绵。舌淡,脉沉细弱。

病机析要:湿热留恋,正气耗伤,脾肾两虚,肾元虚衰,膀胱气化无权,故小便淋沥不已,赤涩疼痛不甚,时轻时重,时作时止;气虚,故神疲乏力;劳则耗气,故遇劳即发。久淋不愈、遇劳即发、反复发作、体虚成劳为本证的辨证要点。

治法:补脾益肾。

代表方:无比山药丸。

常用药:怀山药益肾健脾,配以熟地黄、山茱萸、五味子培补真阴,肉苁蓉、菟丝子、杜仲、巴戟天温补肾阳;泽泻、茯苓利水除湿;赤石脂涩肠止泻,若无大便溏薄则可去除。可加党参、黄芪助健脾益气;加薏苡仁、扁豆衣健脾化湿;加莲子肉、金樱子、煅牡蛎补肾固摄。

如咽干,腰膝酸软,为肾阴虚为主,可加生地黄、龟甲;如伴低热,骨节酸楚,为阴虚劳热,可加青蒿、鳖甲、地骨皮、知母;如畏寒,腰膝酸冷,为肾阳虚为主,可加熟附子、肉桂、鹿角胶(烊)、巴戟天。如少腹坠胀,尿频涩滞,余沥难尽,不耐劳累,面色㿠白,少气懒言,为中气下陷,可用补中益气汤;如头晕耳鸣,腰膝酸冷,尿有余沥,下肢水肿,为阴阳俱虚者,可用济生肾气丸。

> **知识链接**
>
> 经方治疗淋证浅述
>
> 《金匮要略》论淋证病机,强调“热在下焦”。而经方治疗淋证,除了猪苓汤、栝楼瞿麦丸、蒲灰散、滑石白鱼散、当归贝母苦参丸以外,小柴胡汤、五苓散、四逆散、肾气丸等也很常用。其中,猪苓汤常用于少阴阴虚体质,加以下焦热结,表现为发热、烦渴失眠,或咳,或呕,小便不利者。栝楼瞿麦丸适合于素体肾虚,或消渴病久,肾阳不足,水湿不化,加以湿热下注,表现为口渴,腰膝酸冷或少腹冷凉,或伴见水肿,小便不利者。而当归贝母苦参丸原用治妇人妊娠、小便不利,临床可用原方或配合导赤散治疗热淋、血淋,或妇女妊娠期“子淋”,表现为尿频、尿急、小便热涩疼痛,或伴有阴痒、便干以及心烦、口舌生疮者。至于柴苓汤即小柴胡汤合五苓散,还有小柴胡汤合猪苓汤、小柴胡汤合当归贝母苦参丸,临床更为常用,主要适用于热淋伴有发热恶寒、胸脘满闷、心烦喜呕,或见口苦、咽干、目眩者。而四逆散合猪苓汤,或四逆散合滋肾通关丸,肾气丸合滋肾通关丸,或肾气丸加牛膝、车前子(即济生肾气丸),用治气淋、劳淋等,也常有卓效。

五、预防调护

老年体虚人群、育龄期女性易患淋证。注意保护下阴的清洁,穿着吸汗透气的棉质内裤,保持宽松、干燥。多饮水勤排尿。注意保暖,适当锻炼以增强抵抗力。均衡饮食,忌过食肥甘厚味、辛辣香燥之品,避免酗酒;注意生活起居,避免纵欲,女性房事后应立即排尿。妇女尤其应注意月经期、妊娠期和产后期的外阴卫生。积极治疗消渴病。尽量避免导尿及泌尿道的器械检查。

淋证患者,饮食宜清淡,多饮水不憋尿。急性期应禁房事,注意休息。一般经治疗症状消失后不可立即停药,应进一步巩固疗效,防止复发。高热患者应注意体温、呼吸、脉搏变化。对于石淋腰腹绞痛者,可用针刺疗法缓解,或注射止痛剂。平素可以用金钱草、白茅根等量煎水代茶饮。

六、临证要点

1. 正确认识淋证“忌汗”“忌补”之说　淋证的治法,古有忌汗、忌补之说。如《金匮要略·消渴小便不利淋病脉证并治》提出:“淋家不可发汗。”《丹溪心法·淋》指出:“最不可用补气之药,气得补而愈胀,血得补而愈涩,热得补而愈盛。”验之临床实际,未必都是如此。淋证往往有畏寒发热,此并非外邪袭表,而是湿热熏蒸,邪正相搏,或因湿热郁于少阳所致,发汗解表,自非所宜。因淋证多属膀胱有热,阴液常感不足,而辛散发表,用之不当,不仅不能退热,反有劫伤营阴之弊。若淋证确由外感诱发,或淋家新感外邪,症见恶寒发热、鼻塞流涕、咳嗽咽痛者,仍可适当配合运用辛凉解表之剂。因淋家多属膀胱有热,阴液不足,即使感受寒邪,亦容易化热,故应避免辛温之品。至于淋家忌补之说,是指实热之证而言,如劳淋,或其他淋证出现脾虚中气下陷,肾虚下元不固之证者,自当运用健脾益气、补肾固涩等法,不必拘泥于"忌补"之说。临床上常需在补益的基础上兼用清利湿热之药,兼去余邪。

2. 注意淋证的转化与兼夹　诸淋日久,迁延不愈,每可由实转虚,形成劳淋。劳淋病程长,正气虚,脾肾不足,在病程中常因下阴不洁,感受湿热,疲劳过度,饮食不节,情志刺激等反复发作,此时常以治疗邪实为要。诸淋之间亦每多并证,如石淋并热淋,石淋、膏淋并血淋,当辨标本虚实缓急论治。

病案分析

　　张某,男,47 岁,1965 年 11 月 19 日初诊。

　　2 天前患者突然发生右侧少腹疼痛,腰府胀楚难堪忍受,并伴有肉眼血尿。次日做 X 线腹部平片,相当于左侧输尿管部位,可见一绿豆大小钙化阴影,拟诊为输尿管结石。诊时腰腹疼痛已经缓解,纳谷不香,口中黏腻,舌苔淡黄而厚,脉象弦滑。湿热蕴于肾络,方拟益肾宣湿通络之剂,以冀排石。

　　独活 2.4g,金毛脊 12g,炒桑寄生 12g,川断 9g,制苍术 3g,金钱草 60g,生薏苡仁 30g,茯苓 12g,飞滑石(包)9g,甘草梢 1.8g,血余炭 9g,鲜芦根 3 尺,滋肾丸(吞服)3g。

　　复诊:11 月 22 日。称上午溺中排出绿豆大结石 1 枚,质硬,少腹痛已轻微,腰府胀楚亦减轻,纳谷较香,苔厚亦化,舌淡白。再拟前方略加化裁,原方去滑石、甘草梢,加六一散(包)12g、当归 3g,金钱草改为 45g,续服 5 剂,以杜根株。

　　按:本案患者因湿热下注,煎熬尿液,结为砂石,阻塞尿路,故突然右侧少腹发生剧烈疼痛,腰府胀楚难忍;结石损伤脉络,故尿中带血;湿热内阻,浊气上逆脾胃,故纳谷不香,口中黏腻;病机总属湿热阻遏中焦,蕴伏肾络,膀胱窍涩,气化不利。治之必当益肾宣湿,清热通淋排石,尤当重取分利渗湿之法。方中独活、金毛脊、桑寄生、川断益肾壮腰;取茯苓、薏苡仁之甘淡,舒脾气以渗湿;滑石味甘气寒,滑以利窍,寒以泄热;苍术燥湿宽中;重用金钱草通淋滑窍,排泄砂石;芦根清热利尿;血余炭止血散瘀,利尿排石,又益脾胜湿;必用甘为助,是配甘草,且生用其梢,又能缓急以泻火,去茎中之涩痛。盖此方中淡味渗泄之品颇多,而气薄为阳,独阳无阴则阳无以化气,故又投滋肾丸,令能施化有权。诸药合奏,益肾清热,利湿通淋,止血排石。药进 3 剂,即见砂石排出,故去滑石、甘草梢,改用六一散,金钱草改为 45g,加当归养血活血,以善其后。(张小平,陈明人.中医内科医案精选[M].上海:上海中医药大学出版社,2001.)

附：尿浊

　　尿浊是湿热下注,或脾肾亏虚,不能分清泌浊所致,以小便混浊、白如泔浆为主症的病证。西医学先天性因素或后天性疾病所致的乳糜尿,可按本节辨治。

　　尿浊的发生多因湿热下注,脾肾亏虚所致。过食肥甘油腻食物,脾失健运,酿湿生热;或感染血丝虫病后,湿热余邪未清,蕴结下焦,清浊相混,而成尿浊。如热盛灼络,络损血溢,则

ER-6-2-3
淋证古籍
推介

ER-6-2-4
淋证名医
经验

尿浊伴血尿。如久延不愈,或屡经反复,湿热邪势虽衰,但精微下泄过多,导致脾肾两伤,脾虚中气下陷,肾虚固摄无权,封藏失职,病情更为缠绵。此外,脾肾气虚阳衰,气不摄血,或阴虚火旺,伤络血溢,还可引起尿浊伴血尿。多食肥腻食物,或劳累过度,可使尿浊加重或复发。湿热下注,膀胱气化不利,尿频、尿急、尿痛者,则继发膏淋。

尿浊初起以湿热为多,属实证,治宜清热利湿。病久则脾肾亏虚,治宜培补脾肾,固摄下元。虚实夹杂者,应标本兼顾。

1. 湿热下注证

症状:小便混浊,色白或黄或红,或夹凝块,上有浮油,或伴血块,或尿道有灼热感,口苦,口干。舌质红,苔黄腻,脉濡数。

治法:清热利湿,分清泄浊。

代表方:程氏萆薢分清饮。

常用药:萆薢、石菖蒲、黄柏、车前子清热利湿;莲子心清热宁心;丹参凉血活血可去除。可加茵陈、滑石助清热利湿;连翘心、牡丹皮、灯心草助清热宁心。

2. 脾虚气陷证

症状:尿浊反复发作,日久不愈,状如白浆,小腹坠胀,神倦无力,面色无华,劳累或进食油腻则发作加重。舌淡苔白,脉虚弱。

治法:健脾益气,升清固摄。

代表方:补中益气汤。

常用药:党参、黄芪、白术、甘草补益中气;升麻、柴胡升清降浊;当归养血和营,陈皮理气和胃,无血虚气滞可去除。可加山药、益智仁、金樱子、莲子、芡实健脾固摄。

3. 肾虚不固证

症状:尿浊日久不愈,小便乳白如脂膏,精神萎靡,消瘦无力,腰膝酸软,头晕耳鸣。偏于阴虚者,烦热,口干,舌质红,脉细数;偏于阳虚者,面色㿠白,形寒肢冷,舌质淡红,脉沉细。

治法:偏肾阴虚宜滋阴益肾;偏阳虚宜温肾固摄。

代表方:偏肾阴虚用知柏地黄丸;偏肾阳虚用鹿茸补涩丸。

常用药:熟地黄、山药、山茱萸、知母、黄柏、牡丹皮滋阴降火;鹿茸、熟附子、菟丝子、肉桂、补骨脂温补肾阳;党参、黄芪、桑螵蛸、龙骨、莲子肉、山药、五味子益气收敛固摄;茯苓、泽泻利湿健脾;若无气喘可去桑皮。

针对尿浊,湿热下注,或脾肾亏虚,不能分清泌浊的病机,无论虚实,临床上均可加用玉米须、马鞭草、飞廉、葵花心等以分清泌浊。

第三节 癃 闭

06章03节PPT

PPT 课件

一、概述

癃闭是膀胱气化不利,开合失司所致,以小便量少,排尿困难,甚则小便闭塞不通为主症的病证。其中小便不畅,点滴而下,病势较缓者称癃;小便闭塞,点滴不通,病势较急者称闭。

癃闭之名,首见于《黄帝内经》,该书又称其为"闭癃",并对病因、病机、病位有较详细论述。《素问·五常政大论》曰:"其病癃闭,邪伤肾也。"《素问·宣明五气》曰:"膀胱不利为癃,不约为遗溺。"《素问·标本病传论》指出:"膀胱病,小便闭。"《灵枢·本输》曰:"三焦者……实则闭癃,虚则遗溺。"汉代张仲景《伤寒论》与《金匮要略》中有关淋病和小便不利的记载包含癃闭的内容,提出其病因病机主要有膀胱气化不利、水湿互结、瘀血夹热及脾肾两虚等,并创制了五苓散、猪苓汤、蒲灰散、滑石白鱼散、茯苓戎盐汤等治疗方剂。隋代巢元方《诸病源候论》认为小便不通和小便难因肾与膀胱有热。唐代孙思邈《备急千金要方》载有治小便不通方剂 13 首,还载有用导尿术治小便不通的方法,是世界上最早关于导尿术的记载。王焘《外台秘要》中有用盐及艾灸等外治法治疗癃闭的记载。元代朱震亨在辨证基础上,运用探吐法来治疗小便不通。明代张介宾《景岳全书》始将癃闭与淋证分开论治,将癃闭的病因病机归为四个方面(热结膀胱,热闭气化,热居肝肾;败精槁血,阻塞水道;真阳下竭,气虚不化;肝强气逆,气实而闭),并对气虚不化及阴虚不能化阳所致癃闭的治法有独到见解。清代李用粹《证治汇补·癃闭》论述病机与治法精当,系统全面,指出:"夫滋肾涤热,名为正治;清金润燥,名为隔二之治;燥脾健胃,名为隔三之治。……实热者,非咸寒则阳无以化;虚寒者,非温补则阴无以生;痰闭者,吐提可法;瘀血者,疏导兼行;脾虚气陷者,升提中气;下焦阳虚者,温补命门。"

癃闭历史沿革列表

西医学中的前列腺增生症,神经性膀胱功能障碍,尿路结石,尿路肿瘤,尿道损伤,脊髓炎所致尿潴留,肾衰竭所致少尿、无尿等,均可参照本节辨证论治。

二、病因病机

癃闭发病常以外邪侵袭、饮食不节、情志内伤、尿道阻塞、体虚久病为病因,为肾与膀胱气化功能失司所致。

(一)病因

1. 外邪侵袭　下阴不洁,湿热秽浊之邪上犯膀胱;或外邪犯肺,肺热壅盛,肺气闭阻,不能通调水道,津液不能下输膀胱而成癃闭。《证治汇补·癃闭》曰:"有热结下焦,壅塞胞内,而气道涩滞者;有肺中伏热,不能生水而气化不施者。"

2. 饮食不节　过食辛辣香燥、肥甘厚味之品,或嗜酒过度,脾胃运化功能失健,酿湿生热,阻滞中焦,湿热伤肾或下注膀胱,气化不利而发为癃闭;或饥饱失常,饮食所伤,中焦气虚,甚或中气下陷,清阳不升,浊阴不降,气化无力而生癃闭。

3. 情志内伤　惊恐、忧思、郁怒、紧张太过,肝气郁结,疏泄失司,三焦气化失常,肾与膀胱气化失司,水道通调受阻,形成癃闭。《灵枢·经脉》曰:"肝足厥阴之脉……是主肝所生病者……遗溺闭癃。"

4. 尿道阻塞　瘀血败精,痰瘀癥积,或湿热蕴结,内生砂石阻塞尿路,以致排尿困难,或点滴而出,或点滴全无,形成癃闭。《景岳全书·杂证谟·癃闭》曰:"或以败精,或以槁血,阻塞水道而不通也。"

5. 体虚久病　年老体弱,或久病体虚,肾阳不足,命门火衰,蒸化无力,气不化水,故尿不得出,乃"无阳则阴无以生";或因久病热病,耗损津液过度,以致肾阴不足,即"无阴则阳无以化",以致癃闭。

(二)病机

癃闭的病位主要在膀胱,与肾关系密切,并与三焦以及肺、肝、脾相关。凡肾、三焦、肺、脾、肝等功能失调,均可引发膀胱气化功能失司而导致癃闭。

癃闭的基本病机为膀胱气化不利,开合失司。若肾阳不足,命门火衰,气化不及州都,则膀胱气化无权;肺热壅盛,气不布津,通调失职;或热伤肺津,肾失滋源;或湿热壅阻,下注膀胱;或中气不足,升降失度;或脾失转输,酿生痰湿;或肝气郁结,疏泄不及,以及痰浊、瘀血、癥积或砂石阻塞尿路,均可导致膀胱气化失常,而成癃闭。

癃闭病机的转归,取决于病情轻重与治疗是否及时有效。病情较轻,救治及时,尿量逐渐增多者,即为向愈。若病情深重,正气衰惫,邪气壅盛者,则可由"癃"至"闭",或更生变证。尿闭不通,水液潴留体内,溢于肌肤则伴发水肿;水气内停,上凌心肺,可发为心衰、喘证;脾肾衰败,气化不利,湿浊内壅成毒,浊毒上逆犯胃,可见呕吐,甚则导致关格。《景岳全书·杂证谟·癃闭》曰:"小水不通是为癃闭,此最危最急症也。水道不通,则上侵脾胃而为胀,外侵肌肉而为肿,泛及中焦则为呕,再及上焦则为喘。数日不通,则奔迫难堪,必致危殆。"(表6-3-1)

表6-3-1　癃闭病机列表

关键病机	病机要点	病机转归
膀胱气化不利,开合失司	下阴不洁,湿热秽浊之邪上犯膀胱;外邪犯肺,肺热壅盛,肺气闭阻,不能通调水道,津液不能下输膀胱而成癃闭	①病机之间可以虚实相互转化 ②"癃"与"闭"相互转化 ③变生水肿、喘证、心悸、呕吐、关格
	肝气郁结,疏泄失司,三焦气化失常,水道通调受阻	
	饮食不节,脾胃运化功能失健,酿湿生热,湿热伤肾或下注膀胱,气化不利;或饮食所伤,脾虚气陷,清阳不升,浊阴不降,气化无力	
	尿路阻塞,排尿困难,或点滴而出,或点滴全无	
	久病体弱,肾阳不足,蒸化无力;或久病热病,耗损津液过度,以致癃闭	

三、诊断与鉴别诊断

(一)诊断

1. 起病急骤或逐渐加重,尿量明显减少,排尿困难,小便点滴不畅,甚或小便闭塞不通,点滴全无。严重者可出现恶心、呕吐、胸闷、气喘、水肿、头痛、头晕,甚至神昏。

2. 可伴有少腹胀满窘迫,但尿道无涩痛感。

3. 多见于老年男性或产后妇女及腹部手术后患者。发病前可有外感或外伤病史,或既往有消渴病、淋证等病史。

血常规、血液生化、肾功能,双肾、膀胱、前列腺B超,尿路及膀胱造影、尿流动力学、纤维膀胱镜等检查,有助于本病的诊断。

(二)鉴别诊断

癃闭应与淋证、关格进行鉴别(表6-3-2)。

表6-3-2　癃闭与淋证、关格鉴别表

病证	尿量	伴随症状	转归
癃闭	尿量少于正常,甚或无尿排出	无尿道刺痛	"癃"与"闭"相互转化,可并发淋证
淋证	尿量正常	小便频数短涩,滴沥刺痛	淋证日久不愈,可为癃闭
关格	小便不通,甚或无尿排出	无尿道刺痛,与呕吐并见	癃闭久治不愈,可转关格

四、辨证论治

(一)辨证要点

1. 辨证候虚实　起病较急,病程较短,体质较好,尿意急迫,小便短少色黄,涩滞不畅,苔黄腻,脉弦数者,多属实证;起病较缓,病程较长,体质较弱,排尿无力,神疲乏力,舌质淡,脉沉细者,多属虚证。实证常见膀胱湿热,肺热壅盛,肝郁气滞,尿路阻塞;虚证常见中气虚陷,肾阳虚衰,膀胱气化无权。

2. 辨病情缓急轻重　小便闭塞不通,少尿甚至无尿为"闭",病势急;小便量少,但点滴而出者为"癃",病势缓。由"癃"转"闭"为病情加重,由"闭"转"癃"为病情减轻。

（二）治则治法

癃闭的治疗原则应根据"腑以通为用",着眼于通。但通利之法,又须根据证候虚实不同而异。实证以治标为主,宜清湿热,散瘀结,宣肺疏肝,利三焦气机而通水道。虚证则以治本为法,当补脾肾,助气化,使气化得行,小便自通。同时还须审因论治,并根据病变在肺、在脾、在肾的不同,进行辨证论治,不可滥用通利小便之品。对于癃闭急症,应配合针灸、取嚏、探吐、外敷等法助通小便,必要时使用导尿法。

图6-3-2

癃闭临床思
维导图

（三）分证论治

1. 膀胱湿热证

症状:小便点滴不通,或量极少而短赤灼热,小腹胀满,口苦口黏,或口渴不欲饮,或大便不畅。舌质红,苔黄腻,脉数或濡数。

病机析要:湿热壅结下焦,膀胱气化不利,故小便点滴不通,或小便短赤,量少而灼热;湿热阻滞中焦,则口黏腻不爽;脾为湿困,健运失司,故见大便溏垢不爽。小便短赤灼热、口苦黏腻、舌苔黄腻为本证的辨证要点。

治法:清利湿热,通利小便。

代表方:八正散。

常用药:瞿麦、萹蓄、车前子、滑石、通草清热利湿,通利小便;栀子泻三焦之火,大黄泄热降火,灯心草导热下行;甘草调和诸药。可加黄柏助清热利湿;加茯苓、泽泻通利小便。

兼有心烦、口舌生疮糜烂,为心火上炎,加导赤散;若有口干咽燥,潮热盗汗,手足心热,舌光红,为肾阴亏虚,可用滋肾通关丸加味;若有小便量极少或无尿,恶心呕吐,口有尿臭,甚则神昏谵语者,为痰火扰心,可用黄连温胆汤加减。

2. 肺热壅盛证

症状:小便不畅,甚或点滴不通,咽干,烦渴欲饮,呼吸急促,或有咳嗽。舌红,苔薄黄,脉数。

病机析要:肺热壅盛,肺失肃降,不能通调水道,膀胱气化不利,故小便不畅,甚至点滴不通;肺热壅盛,肺气上逆,出现呼吸急促甚或咳嗽;热盛津伤,无津上承,则咽干、烦渴欲饮。小便不畅、呼吸急促、或有咳嗽、脉数为本证的辨证要点。

治法:清泄肺热,通利水道。

代表方:清肺饮。

常用药:黄芩、桑白皮、栀子清泄肺热;麦冬清肺养阴;车前子、茯苓、泽泻通利小便;关木通有毒性,可去木通。可加芦根、天花粉、地骨皮助清肺养阴。

兼有恶寒发热,脉浮数,为表邪犯肺,加薄荷、桔梗;兼有潮热盗汗,干咳少痰,为肺阴不足,加沙参、黄精、石斛;兼有大便不通,为津枯肠燥,加大黄、杏仁、玄参;兼有心烦、舌尖红,为心火旺盛,加黄连、竹叶。

3. 肝郁气滞证

症状:小便不通或通而不爽,情志抑郁,或多烦善怒,胁腹胀满。舌红,苔薄黄,脉弦。

病机析要:肝失疏泄,三焦气化失宣,膀胱气化不利,故小便不通或通而不爽;肝气不舒,经脉之气不行,故胁肋胀满,善太息;肝郁日久,化火扰心,故见情志抑郁,多烦易怒。小便不通、情志抑郁、多烦善怒、胁腹胀满为本证的辨证要点。

治法:理气解郁,通利小便。

代表方:沉香散。

常用药:沉香、橘皮、当归、白芍疏肝柔肝;石韦、滑石、冬葵子、车前子、王不留行通利小便;甘草调和诸药。可加柴胡、青皮、乌药、郁金助疏肝理气。

兼有面红目赤,耳鸣如潮,胁胁灼痛,为肝郁化火,加栀子、牡丹皮、龙胆;兼有少腹胀满疼痛,痛引阴器,为寒滞肝脉,加小茴香、荔枝核、川楝子。

4. 瘀结阻塞证

症状:小便点滴而下,时有排尿中断,或尿如细线,甚则阻塞不通,小腹胀满疼痛。舌紫暗,或有瘀点、瘀斑,脉涩。

病机析要:瘀血内结,癥积久病,或结石阻塞尿路,水道不通,故见小便点滴而出,时有排尿中断,甚则点滴不通,小腹急胀疼痛;舌紫暗或有瘀点、瘀斑,脉涩,均为瘀结气滞之象。小腹胀满疼痛。小便不通、舌紫暗、有瘀斑、脉涩为本证的辨证要点。

治法:行瘀散结,通利水道。

代表方:代抵当丸。

常用药:大黄、芒硝、桃仁、当归尾活血化瘀,消癥化积;肉桂温通,生地滋阴。

兼有神疲乏力,面色萎黄,舌淡脉细,为气血两虚,加黄芪、党参、白术。如有癥积,为痰瘀热毒内结,可加用鳖甲、牡蛎、海藻、薏苡仁、石上柏、山慈菇、半边莲、白花蛇舌草;如砂石阻滞,常夹湿热,可用金钱草、海金沙、郁金、鸡内金(焙,打碎)。

5. 脾气不升证

症状:时欲小便而不得出,或量少而不畅,伴小腹坠胀,神疲乏力,食欲不振,气短而语声低微。舌淡,苔薄,脉细。

病机析要:脾虚运化无力,中气虚陷,升清降浊失职,膀胱气化无权,故见时欲小便而不得出,或小便量少而不爽,小腹坠胀;脾虚气弱,运化无力,故神疲乏力,少气懒言,食欲不振。小便不畅、小腹坠胀、食欲不振为本证的辨证要点。

治法:升清降浊,化气行水。

代表方:补中益气汤合春泽汤。

常用药:党参、黄芪、白术、甘草益气健脾;升麻、柴胡升清降浊;桂枝化气利水;茯苓、猪苓、泽泻利水渗湿;当归养血和营,陈皮理气和胃,无血虚气滞则可去除。

兼自汗盗汗,口干舌燥,为气阴两虚,去党参、黄芪,加太子参、麦冬、石斛、牡蛎、浮小麦;兼怔忡失眠,为心阴不足,加酸枣仁、五味子、麦冬、天冬;兼腰膝酸软,五心烦热,为肾阴亏虚,加知母、黄柏、女贞子、墨旱莲。

6. 肾阳衰惫证

症状:小便不通或点滴不爽,排尿无力,面白神委,神气怯弱,畏寒肢冷,腰膝冷而酸软无力。舌淡胖,苔薄白,脉沉细或弱。

病机析要:肾阳虚衰,膀胱气化无权,故见小便点滴不通,或点滴不爽,排尿无力;肾阳虚衰,机体失于温养,故面白神委,神气怯弱,畏寒肢冷,腰膝冷而酸软无力。小便不通、畏寒肢冷、腰膝酸软为本证的辨证要点。

治法:温补肾阳,化气利水。

代表方:济生肾气丸。

常用药:熟附子、肉桂温肾通阳;熟地黄、山药、山茱萸补肾滋阴;车前子、茯苓、泽泻利尿;牡丹皮、牛膝活血利水。

兼有畏冷肢凉,大便稀溏,完谷不化,为脾肾阳虚,加党参、黄芪、白术、干姜,也可用附子理中丸加减;若有形神委顿,腰脊酸痛,为精血俱亏,可用香茸丸加减;兼小便量少,甚至无尿、呕吐、烦躁、神昏,为肾阳虚衰,命门火衰,可用千金温脾汤合吴茱萸汤加减。

知识链接

明代医家李中梓治癃闭七法

①清金润肺:肺主气,司一身之气化,通调水道,为水之上源。若肺燥不能生水,常可导致癃闭,以清金润肺为治。②燥脾健胃:水精之生化赖于脾胃。如脾失健运,治当责于脾胃,以燥脾健胃为常法。③滋肾涤热:对于下焦湿热壅滞,肾燥而膀胱不利者,常用涤热燥湿,使水热不致互结,并兼以滋肾养阴,以防热伤肾水。④淡渗分利:若见水液内渗大肠,甚者泄泻不止,州都因而燥竭,宜以淡渗分利,渗前实后。⑤疏理气机:气滞则膀胱气化不利,此当以顺气为急。⑥苦寒清热:实热内蕴亦可使气化受碍,治必投苦寒之品,并分三焦论治。⑦温补脾肾:癃闭一症,溺溲不出,水邪内侵,每易侮脾土而克命火,故非温肾扶土不可。

五、预防调护

积极锻炼身体,增强体质,消除外邪入侵和湿热内生的有关因素。保持心情舒畅,忌忧思恼怒;注意起居有常,勿纵欲房劳太过,勿憋尿;多饮水,饮食勿过食肥甘、辛辣、醇酒;积极治疗消渴病、淋证、尿路癥积、尿路结石等基础疾患。

尿潴留需要进行导尿的患者,必须严格执行规范操作。保留导尿管的患者,应经常保持会阴部卫生,鼓励患者多饮水,保证每日尿量在2 500ml以上。拔管前夹闭尿管练习排尿,宜每4小时开放1次;当患者能自动排尿时,尽快拔除尿管。艾灸关元、涌泉,针刺三阴交,有助于尽早拔除尿管。

六、临证要点

1. **辨别膀胱有尿或无尿**　癃闭首先需判断膀胱有尿无尿。小腹胀满,小便欲解不出,切诊小腹部膀胱区明显膨隆,叩诊有浊音者,为膀胱有尿,尿液潴留;小便量少或无尿,无排尿频急感,小腹无明显胀满,切诊小腹部膀胱区无充盈征象,叩诊亦无浊音者,为膀胱无尿,多属肾气衰败,气化无权,已为关格危候。

2. **急则治标,速予通利**　癃闭为临床急重病证之一,少尿、无尿,浊毒内蕴,尿毒内攻,可致喘促、心悸、关格等危重变证。因此,必须急则治其标。内服药缓不济急,可急用导尿、针刺,艾灸关元、中极及涌泉等法,急通小便。对膀胱无尿之危证,可用中药保留灌肠(参照水肿病之大黄灌肠方)。本法只能治其标证,一旦尿出,应立即针对不同病因,或排石,或祛瘀,或疏肝,或温补脾肾,缓图其本,或者手术根治,以防止旧病复发。

3. **提壶揭盖,以升为降**　癃闭的形成与肾、三焦、肺、肝、脾有关。尿的生成与排泄,除了肾的气化外,尚有赖于肺的通调、肝的疏泄以及脾的转输功能正常。当急性尿潴留,小便涓滴不下时,常可在辨证论治的基础上加开宣肺气、升提中气之麻黄、杏仁、桔梗、升麻、柴胡等,即下病上治、升清降浊之旨,中医称之为提壶揭盖法。取嚏法、探吐法也属此法。

4. **避免使用有肾毒性的中药**　马兜铃、关木通、广防己、青木香、朱砂莲等,列为禁用。

病案分析

刘某,女,50岁,1971年4月12日初诊。

主诉:因肠梗阻手术已4日,小便点滴不通,经抗炎、针灸及服中药五苓散、补中益气汤加减治疗,仍不见效,每日依靠导尿,故邀陆老会诊。诊查:诊见患者小便点滴不通,小腹胀满,口苦咽干,烦渴引饮,舌红少津,舌根苔黄腻,脉沉数。膀胱气化障碍,治以滋肾阴,清湿热,助气化为主。

处方:黄柏12g,知母12g,肉桂5g,地肤子9g,百合30g,沙参18g,牡丹皮9g,白茅根30g。

服上方药2剂,小便已通,尿量不多,但不须导尿。上方加通草9g,2剂后小便通畅,遂瘥。

按:癃闭是指以小便量少,点滴而出,甚则小便闭塞不通为主症的一种疾患。本例因肠梗阻手术出现小便点滴不通之症,当属"癃闭"范畴。因湿热蕴结膀胱,故小便点滴不通;湿热互结,膀胱气化不利,故小腹胀满;湿热内盛,故口苦咽干;热盛伤阴,津不上承,故口渴引饮;舌红少津,苔根黄腻,脉沉数,皆为湿热内盛,灼伤阴津之象。脉证合参,即湿热蕴结下焦,灼伤肾阴,膀胱气化失司之故。治当滋养肾阴,清利湿热。方选滋肾通关丸加味。方中知母、黄柏清相火,相火得清则膀胱免受炎灼;肉桂温补归原,鼓舞膀胱气化;地肤子、通草、白茅根清湿热,利小便;百合、沙参滋水之上源;因术后,故加丹皮凉血活血化瘀。服药4剂,竟霍然而愈。(张小萍,陈明人.中医内科医案精选[M].上海:上海中医药大学出版社,2001.)

癃闭古籍
推介

癃闭名医
经验

附:关格

关格是以脾肾阴阳衰惫、气化不利、湿浊毒邪壅塞所致的小便不通与呕吐并见为特征的病证。分而言之,小便不通谓之关,呕吐时作称之格。西医学慢性肾衰竭尿毒症,可参考本节辨证论治。

关格多因水肿、淋证、癃闭等病证反复不愈,迁延日久而引起。基本病机为肾元虚衰,湿浊毒邪内蕴三焦,阻滞气机升降出入,病理性质为本虚标实,脾肾虚损,肾元虚衰为本,湿浊毒邪为标。病位在肾,初病常病在脾肾,后期可多脏腑受累,气血阴阳俱虚。治疗宜攻补兼施,标本兼顾。辨证基础上常合用泄浊和治胃之法。

1. 脾肾阳虚,湿浊内蕴

症状:小便短少,色清,甚则尿闭,面色晦滞,形寒肢冷,神疲乏力,浮肿腰以下为主,纳差,腹胀,泛恶呕吐,大便溏薄。舌淡体胖、边有齿印,苔白腻,脉沉细。

治法:温补脾肾,化湿降浊。

代表方:温脾汤合吴茱萸汤。

常用药:熟附子、干姜、党参温补脾肾;吴茱萸、生姜降逆止呕;制大黄通腑降浊,大枣、甘草调和诸药。

2. 肝肾阴虚,肝风内动

症状:小便短少,呕恶频作,头晕头痛,面部烘热,腰膝酸软,手足抽搐。舌红,苔黄腻,脉弦细。

治法:滋补肝肾,平肝息风。

代表方：杞菊地黄丸合羚角钩藤汤

常用药：生地黄、熟地黄、山药、山茱萸、枸杞子滋补肝肾；羚羊角（或用山羊角代）、钩藤、石决明、菊花、桑叶、白芍平肝息风；川贝母、竹茹化痰止呕；牡丹皮、茯苓、泽泻凉血泻浊；生甘草调和诸药。可加制大黄、败酱草降浊解毒。

3. 肾气衰微，邪陷心包

症状：无尿或少尿，全身浮肿，面白唇暗，四肢厥冷，呼气有尿臭，神识昏蒙，循衣摸床。舌卷缩，淡胖，苔白腻或灰黑，脉沉细欲绝。

治法：温阳固脱，豁痰开窍。

代表方：急用参附汤合苏合香丸，继用涤痰汤。

常用药：人参、熟附子回阳固脱；胆南星、石菖蒲、法半夏、竹茹豁痰开窍；陈皮、枳实、茯苓理气健脾化湿；生姜、甘草调和诸药；苏合香丸开窍醒神。

基于关格是临床急危重病证，肾元虚惫，湿浊尿毒内攻，症见恶心呕吐频作，口中秽臭或呼气有尿味，或腹泻，一日数次至10余次不等，治疗应重视和胃泄浊解毒治法，除常用温胆汤、升降散等中药汤剂内服外，还可用保留灌肠法（参照水肿病之灌肠方）。必要时可进行腹膜透析、血液净化疗法。

06章04节PPT

PPT 课件

第四节　阳　痿

一、概述

阳痿是以成年男子性交时阴茎痿软不举，或举而不坚，或坚而不久，无法进行正常性生活为临床特征的病证。

《灵枢·邪气脏腑病形》称阳痿为"阴痿"，《素问·痿论》又称"宗筋弛纵"和"筋痿"。《黄帝内经》认为虚与邪热是引起阳痿的主要原因。《素问·五常政大论》曰："气大衰而不起不用。"《灵枢·经筋》指出："热则筋弛纵不收，阴痿不用。"隋代巢元方《诸病源候论·虚劳病诸候下·虚劳阴萎候》认为："劳伤于肾，肾虚不能荣于阴器，故萎弱也。"治法主张温肾壮阳为主。宋代《太平惠民和剂局方》称"阴萎不举"。明清时期对阳痿成因的认识更加深入，提出郁火、湿热、情志所伤亦可致阳痿。明代《慎斋遗书·阳痿》首次把阳痿作为独立病名，并倡导肝郁致痿的观点，指出"少年贫贱人犯之，多属于郁"，主张用逍遥散合白蒺藜丸治疗。王纶《明医杂著·男子阴痿》指出："男子阴痿不起，古方多云命门火衰，精气虚冷，固有之矣。然亦有郁火甚而致痿者。"张介宾《景岳全书·杂证谟·阳痿》指出："亦有湿热炽盛，以致宗筋弛缓。"清代沈金鳌《杂病源流犀烛·前阴后阴病源流》指出："有失志之人，抑郁伤肝，肝木不能疏达，亦致阴痿不起。"

ER-6-4-1

阳痿历史沿革列表

西医学中各种功能性及器质性疾病造成的男子阴茎勃起功能障碍，可参照本节辨证论治。

二、病因病机

阳痿的病因包括外邪侵袭，饮食不节，七情所伤，劳伤久病等；基本病机为脏腑受损，阴阳失调，气血不畅，导致宗筋失用。

（一）病因

1. 湿热外侵　久居湿地，或酷暑蒸腾，湿热侵淫，蕴结肝经，下注宗筋，阻滞气血，发为阳痿。

2. 饮食不节　过嗜醇酒甘肥,饮食失节,损伤脾胃,致脾胃虚弱,运化无力,气血生化不足,不能输布精微以养宗筋,则宗筋不举而痿软。或脾虚失运,湿邪内生,湿热下注宗筋,气血不畅,痿而不举。

3. 情志失调　忧思郁怒,情志不遂,致肝失条达,疏泄不利,气血不畅,宗筋弛纵,则病阳痿。或猝受惊恐,突遭不测,惊恐伤肾,气机逆乱,导致痿软不用。《景岳全书·杂证谟·阳痿》曰:"凡惊恐不释者,亦致阳痿。经曰:恐伤肾。即此谓也……又或于阳旺之时,忽有惊恐,则阳道立痿,亦其验也。"而忧思气结,伤及脾胃,无以"散精于肝,淫气于筋",宗筋失养,亦可致阳痿。

4. 劳伤久病　烦劳太过,损耗心脾,气血不足,宗筋失养;或禀赋不足,或沉湎情色,恣情纵欲,房事不节,或久病及肾,失治误治,以致肾精亏损,命门火衰,宗筋失于温养则痿软不用。《素问·痿论》曰:"入房太甚,宗筋弛纵,发为筋痿。"而肾阴损伤太过,相火偏亢,火热内生,宗筋失养,也可导致阳痿。

（二）病机

阳痿的病位在宗筋,与肾关系最为密切,并与肝、脾、心等相关。基本病机为脏腑受损,阴阳失调,气血不畅,导致宗筋失用。肾藏精,主生殖,为作强之官,肾虚精亏,宗筋失用;或真阳衰微,宗筋失用,则宗筋不振,无以作强。足厥阴肝经绕阴器而行,肝血不足,宗筋失用;或疏泄失常,气机阻滞,气血不畅,则宗筋失用;或外感湿热,蕴结肝经,下注宗筋。脾失健运,气血生化乏源,宗筋失养。情欲萌动,阳事之举,必赖于心神,若忧虑伤心,心阴暗耗,君主之令难行,宗筋失用。

阳痿之病机转归:恣情纵欲或思虑过度而致命门火衰,气血亏损者,经过适当治疗,精血充盈,宗筋自能复坚。对肝郁、惊恐、湿热而致气机逆乱,气血不畅者,经疏调气血、清热祛湿,病情亦可向愈。但先天不足,或年越半百,天癸耗竭,或久病痰瘀闭阻于宗筋者,则宗筋痿软难复。（表6-4-1）

表6-4-1　阳痿病机列表

关键病机	病机要点	病机转归
脏腑受损,阴阳失调,气血不畅,宗筋失用	肾藏精,主生殖,为作强之官,肾虚精亏,宗筋失用;或真阳衰微,宗筋失用,则宗筋不振,无以作强	虚实病机可以相互影响
	肝藏血,主疏泄,主筋,足厥阴肝经绕阴器而行,肝血不足,宗筋失用;或疏泄失常,气机阻滞,气血不畅,则宗筋失用;或外感湿热,蕴结肝经,下注宗筋	
	脾主运化和散精,脾失健运,气血生化乏源,宗筋失养	
	心藏神,忧虑伤心,心阴暗耗,君主之令难行,宗筋失用	

三、诊断与鉴别诊断

（一）诊断

1. 成年男子性交时,阴茎痿而不举,或举而不坚,或坚而不久,无法进行正常性生活。

2. 可伴有性欲下降,神疲乏力,腰酸膝软,夜寐不安,精神苦闷,胆怯多疑等症。

3. 常有操劳过度,房事不节,久病体弱,情志失调,青少年时期频繁手淫等病史。

血液生化、下丘脑-垂体-睾丸性腺轴内分泌激素测定、阴茎夜间勃起试验、阴茎海绵体注射血管活性药物试验、阴茎彩色多普勒超声等检查,有助于本病的诊断。

（二）鉴别诊断

阳痿应与早泄进行鉴别(表 6-4-2)。

表 6-4-2　阳痿与早泄鉴别表

病证	生殖器功能	能否射精	转归
阳痿	不能正常勃起	不能射精	早泄日久可致阳痿
早泄	能正常勃起	过早射精	

四、辨证论治

（一）辨证要点

阳痿的辨证应明辨标本虚实。标实者需区别肝郁、湿热;本虚者应辨气血阴阳精亏虚及何脏的亏虚。而表现为虚实夹杂者,需要辨其虚实主次。

（二）治则治法

阳痿的治疗宜分虚实。对于实证,肝郁者,宜疏泄;湿热者,宜清利。对于虚证,惊恐伤肾者,当益肾宁神;心脾两虚者,当健脾养心;命门火衰者,当温肾填精;阴精亏虚者,当滋阴养筋。活血通络法也为临床常用。

（三）分证论治

1. 命门火衰证

症状:阳事不举,宗筋冷缩,性欲减退。兼见腰膝酸软,畏寒肢冷,精神萎靡,头晕耳鸣,夜尿频而清长,甚至五更泄泻。舌质淡胖,苔白,脉沉迟。

病机析要:命门火衰,精气虚冷,宗筋失养,痿而不起;温煦不足,气化不力,畏寒膝冷,精神萎靡,尿频清长,阴器冷缩。阳事不举、宗筋冷缩、性欲减退、腰膝酸软、畏寒为本证的辨证要点。

治法:补肾填精,壮阳起痿。

代表方:赞育丹。

常用药:肉苁蓉、巴戟天、蛇床子、韭菜子、淫羊藿、仙茅、肉桂、熟附子、杜仲温肾壮阳;枸杞子、山茱萸、熟地黄滋补肝肾阴精;白术、当归健脾养血以补后天。

兼见遗精、早泄,为肾精不固,加金樱子、桑螵蛸、菟丝子、益智仁;如因阳痿日久,畏寒明显,为阳虚精亏,加鹿角胶(烊)、锁阳、鹿衔草、龟甲等。

2. 心脾两虚证

症状:阳事不举,遇劳加重。兼见心悸眠差,神疲乏力,纳少腹胀,面色萎黄,大便溏薄。舌质淡,或舌边有齿痕,苔薄白,脉细弱。

病机析要:心脾两虚,气血乏源,宗筋失养,则阳事难举,力不从心。心神失养,故心悸眠差。脾虚不运,气血不荣,乃见面色萎黄,腹胀便溏。阳事不举、遇劳加重、心悸眠差为本证的辨证要点。

治法:健脾养心,益气起痿。

代表方:归脾汤。

常用药:党参、黄芪、白术健脾益气;龙眼肉、当归养血补心;酸枣仁、远志、茯神、大枣养心安神;木香行气助运;生姜、甘草调和诸药。

兼见乏力明显,腰酸腰痛,为肾阳亏虚,加巴戟天、淫羊藿、九香虫、露蜂房,气虚重者另配人参炖服;兼见胸脘胀满,泛恶纳呆,为痰湿内盛,加白僵蚕、地龙、法半夏;如有夜寐不酣,寐中易醒,为心神不宁,加夜交藤、柏子仁、合欢皮。

3. 肝郁气滞证

症状:阳事不举,多随情绪波动病情时轻时重。兼见抑郁烦闷,情志不舒,胸胁胀满或窜痛,或嗳气太息。苔薄白,脉弦。

病机析要:肝郁气滞,血行不畅,宗筋所聚无能,阳痿不举;肝经气机不畅,胸胁胀满不舒,太息则稍舒;嗳气乃肝气犯胃,胃气上逆之故。临房不举、随情绪波动病情时轻时重、抑郁烦闷为本证的辨证要点。

治法:疏肝解郁,行气起痿。

代表方:柴胡疏肝散。

常用药:柴胡、香附、芍药疏肝解郁,调理气机;陈皮、枳壳行气导滞;川芎理气活血;炙甘草调和诸药。

兼见口干口苦,急躁易怒,目赤尿黄,为气郁化火,加牡丹皮、栀子;兼有面色晦暗,唇舌紫暗,为血瘀,加川芎、丹参、赤芍、蜈蚣。

本证多见于年轻者及新婚者,须重视情志疏导,强调体育锻炼,辅以药物治疗方能取得良好效果。

4. 湿热下注证

症状:阳事不举,阴茎弛长。兼见睾丸胀痛,阴囊瘙痒或潮湿多汗,倦怠体困,尿黄奇臭,大便稀烂,口黏口苦。舌红,苔黄腻,脉滑数。

病机析要:湿热下注肝经,宗筋经络失畅,阳痿不举;湿性重浊,热灼津伤,气机受阻,乃见前阴胀痛,阴囊潮湿,肢体困重,尿黄。阳痿不举、阴囊潮湿、大便不爽为本证的辨证要点。

治法:清肝泻热,利湿通阳。

代表方:龙胆泻肝汤。

常用药:龙胆、黄芩、栀子、柴胡清泻肝经火热;车前子、泽泻清利湿热;当归、生地黄养血柔肝。

兼见阴部潮湿多汗,时有瘙痒,为湿热留恋,加地肤子、苦参、蛇床子;兼见胁肋胀痛,口苦泛恶,为肝胆湿热,用三仁汤合程氏萆薢分清饮;如久病不愈,舌质紫暗,为络脉瘀结,可加用水蛭、蜈蚣、露蜂房、九香虫等。

5. 惊恐伤肾证

症状:阳事不举,时有自举,惊惕则软。兼见胆怯多疑,惊悸不安,言迟声低,夜寐不宁。苔薄白,脉弦细。

病机析要:惊恐伤肾,肾精破散,心气逆乱,气血不达宗筋,临房不安,阳道即痿;心虚胆怯,心肾不交,则心悸惊惕,夜寐不宁。临房不举、胆怯易惊、夜寐不宁为本证的辨证要点。

治法:益肾补肝,壮胆宁神。

代表方:启阳娱心丹。

常用药:菟丝子、当归、白芍补益肝肾;党参、白术、山药、神曲、砂仁、甘草健脾益气;远志、茯神、石菖蒲、生酸枣仁宁心安神,交通心肾;柴胡、橘红疏肝理气。

兼见心悸时作,惊惕不安,为心肾不交,加龙齿、牡蛎、磁石;兼难以入眠,夜寐不安,为心神不宁,加夜交藤、合欢花。

对于本证患者,加强情志调节,消除疑虑,增强信心尤其重要。

6. 阴精亏损证

症状:阳举不坚,坚而不久。兼见易举早泄,时有遗精,腰膝酸软,耳鸣眩晕,足跟疼痛,夜尿频,大便干结,重者潮热盗汗,五心烦热,咽干颧红。舌红,苔少或有剥苔,脉细数。

病机析要:阴精亏损,肾精不充,宗筋失养,则阳痿不举;阴虚内热,扰动精室,虽易举而不坚不久,甚至遗精梦泄;腰府不荣,脑海失养,乃见腰腿酸痛、耳鸣头晕、烦热盗汗。阳举不坚、易举易泄、腰膝酸软为本证的辨证要点。

治法:滋阴填精,润养宗筋。

代表方:二地鳖甲煎。

常用药:生地黄、熟地黄、鳖甲、龟甲滋补肾阴;巴戟天、续断、杜仲、桑寄生、沙苑子、枸杞子温补肾阳;茯苓健脾化湿;牡丹皮、丹参活血疏通宗筋。

兼见潮热盗汗,五心烦热,为虚热较重,加知母、黄柏;如眩晕耳鸣,腰膝酸软,为肝肾阴虚,加菊花、钩藤,亦可选用左归饮。

知识链接

《慎斋遗书》论交通心肾治阳痿之法

明代《慎斋遗书·阴阳脏腑》云:"肾属水,水性润下,如何而升? 盖因水中有真阳,故水亦随阳而升至于心,则生心中之火。"盖青壮年患者,假若素来体弱,肾阳不足,日久阳损及阴,致肾阴亏虚,加之后天调护失宜,心之阳火偏亢,肾阴上无以制约心阳,心阳下无以温养肾阳,则心肾失于交通。故婚后临房之际,心之阳火虽动,却因心肾失交,心火失于下降,遂发阳痿。其治法者,必清心火、补肾阳、交通心肾可也。针对其治疗,《慎斋遗书·阴阳脏腑》指出:"欲补心者,须实肾,使肾得升。欲补肾者,须宁心,使心得降……乃交心肾之法也。"据此,可选用交泰丸合六味地黄丸,以黄连清上,肉桂温下,再加六味地黄丸滋补肾阴,则阴生阳长,肾阴充、肾阳复而心火平。

五、预防调护

预防阳痿必须遵循《黄帝内经》提出的"不妄作劳"指导思想,宜怡情养心,摒除情色杂念,切忌房事过频,手淫过度。切忌"以酒为浆,以妄为常,醉以入房,以欲竭其精,以耗散其真,不知持满,不时御神,务快其心"。不宜过食肥甘,避免湿热内生,壅塞宗筋。积极治疗易造成阳痿的基础病,如消渴病、胸痹心痛、眩晕、瘿病等。

既病之后,应早诊断,早治疗。切忌隐瞒病情,讳疾忌医,以免贻误治疗时机。注意舒畅情怀,纠正焦虑、恐惧、抑郁的情志。积极治疗全身性疾病,慎用对性功能有抑制作用的药物。该病经治疗后病情好转,要间隔一定时间才能性生活,切忌再恣情纵欲,以致病情反复。积极体育锻炼,增强身体体能。

六、临证要点

1. 注重心神调理 男子阳痿不是孤立的问题,非独肾虚或肝郁可以致痿,五脏皆可致痿。心藏神,为五脏六腑之大主。心主神明正常,脏腑功能协调,气血畅顺,性功能才能正常发挥。不良情绪可以诱发和加重性功能障碍,性功能障碍亦可诱发和加重不良情绪。所以,治疗阳痿等性功能障碍应注重心神调理,根据不同情况采用养心安神、解郁安神或交通心

ER-6-4-3

阳痿古籍
推介

肾、温通心阳等治法。

2. 用药不可过于温燥　不少医家治疗阳痿多从温肾壮阳入手,过用温药现象严重,部分患者非但疗效不佳,反致肾阴耗伤,湿热内生。肾为水火之脏,治疗应水中补火或补中有清,寓清于补,乃可使火水得其养。如温肾药应选用温而不燥,或燥性较小的血肉有情之品,如巴戟天、肉苁蓉、菟丝子、鹿角胶,并加用黄精、熟地黄等从阴引阳。此外,牛膝、蜈蚣、露蜂房、九香虫等具有舒筋活络兼壮阳起痿的作用,可在辨证遣方基础上酌情选用。

第五节　遗　精

一、概述

遗精是以男子不因性活动而精液自行频繁泄出为主要表现的病证。其中,因梦而精液泄出者称“梦遗”;无梦而精液泄出,甚至清醒时无性刺激情况之下精液流出者称“滑精”。

《灵枢·本神》称本病为“精时自下”,指出“心怵惕思虑则伤神,神伤则恐惧自失……恐惧而不解则伤精,精伤骨酸痿厥,精时自下”,强调遗精与情志内伤有密切关系。汉代张仲景《金匮要略·血痹虚劳病脉证并治》有“梦失精”等,并提出桂枝龙骨牡蛎汤治疗阴阳失调所致遗精。隋代巢元方《诸病源候论·虚劳病诸候下》曾记载“虚劳失精候”“虚劳梦泄精候”“虚劳精血出候”等,大抵仍归“虚劳”范畴。唐代孙思邈《备急千金要方·肾脏·精极》载“失精羸瘦”“梦泄精”“虚劳失精”等,并提出了相关方药与灸法治疗。宋代许叔微《普济本事方》正式提出“遗精”和“梦遗”名称,指出梦遗有下元虚惫、经络壅滞、情欲动中之不同,倡导补肾、清心、利湿等治法。严用和《济生方·小便门·白浊赤浊遗精论治》认为本病“心肾不交”为多。元代朱震亨倡导“相火”致遗精理论。明代方隅《医林绳墨·梦遗精滑》认为:“梦遗精滑,湿热之乘。”清代程钟龄《医学心悟·遗精》指出:“大抵有梦者,由于相火之强;不梦者,由于心肾之虚。”叶桂《临证指南医案·遗精》更明确指出:“精之藏制虽在肾,而精之主宰则在心。”

西医学中的神经衰弱、神经症、前列腺炎、精囊炎等疾病,出现以遗精为主要表现者,可参照本节辨证施治。

二、病因病机

遗精的病因主要有劳心太过、欲念不遂、饮食不节、恣情纵欲;基本病机为心肾不宁,肾失封藏,精关不固。

(一)病因

1. 劳心太过　烦劳太过,耗伤心阴,则心阳独亢,心肾不交,水亏火旺,扰动精室而遗精。或因思虑太甚,损伤心脾,以致心神失养,气不摄精,亦致遗泄。《景岳全书·杂证谟·遗精》指出:“有因用心思索过度而辄遗者,此中气有不足,心脾之虚陷也。”

2. 欲念不遂　少年气盛,情动于中,意淫于外,或心有恋慕,所欲不遂,或壮年欲念太过,思慕色欲,阴精暗耗,皆令心动神摇,君相火旺,扰动精室而遗精。

3. 饮食不节　醇酒厚味,损伤脾胃,湿热内生,蕴而生热,湿热下注,扰动精室,精液下泄可致遗精。《张氏医通·大小府门·遗精》指出:“脾胃湿热之人,及饮食厚味太过,与酒客辈痰火为殃,多致不梦而遗泄。”

4. 恣情纵欲　房事不节,或少年无知,频繁手淫,或醉而入房,纵欲无度,日久肾虚精亏,水不制火,相火扰动精室;或精损及阳,肾不固精,乃成遗精。《证治要诀·大小腑门·遗精》指出:"色欲过度,下元虚惫,泄滑无禁。"

(二)病机

遗精的病位在肾,与心、肝、脾三脏密切相关。基本病机总属心肾不宁,肾失封藏,精关不固。肾为封藏之本,受五脏六腑之精而藏之。精之藏虽在肾,但精之主宰则在心。若劳心太过,心有欲念,以致君火摇于上,心失主宰,则精自遗。肝肾内寄相火,其系上属于心。若君火妄动,相火随而应之,亦可影响肾之封藏。故君相火旺或心、肝、肾阴虚火旺皆可扰动精室而成遗泄。脾主运化,为气血生化之源,若久嗜醇酒厚味,脾胃湿热内生,下扰精室则迫精外泄;或因劳倦、思虑伤脾,脾气下陷,气不摄精而成遗精。

病理性质有虚实之分,因君相火旺,湿热下注,扰动精室而遗者多属实;肾脏亏损,封藏失职而泄者多属虚。初起多因于火旺、湿热,以实证为主;久病则相火、湿热灼伤肾阴,可致肾阴亏虚,甚或阴损及阳而成阴阳两虚,或肾阳衰惫。而且,在病理演变过程中,还常出现阴虚火旺、阴虚湿热等虚实夹杂之证。

遗精初起大多轻浅,若调理得当,多能痊愈。若讳疾忌医,久病不治,或调治不当,日久肾精耗伤,阴阳俱虚,或命门火衰,下元衰惫,则可转成早泄、阳痿、不育或虚劳等。(表6-5-1)

表6-5-1　遗精病机列表

关键病机	病机要点	病机转归
心肾不宁,肾失封藏,精关不固	劳心太过,心有欲念,以致君火摇于上,心失主宰,则精自遗	①起初多实,日久多虚或虚实夹杂 ②遗泄日久,渐至转为早泄、阳痿、不育或虚劳等
	肝肾内寄相火,其系上属于心。若君火妄动,相火随而应之,亦可影响肾之封藏	
	脾主运化,为气血生化之源,若久嗜醇酒厚味,脾胃湿热内生,下扰精室则迫精外泄;或因劳倦、思虑伤脾,脾气下陷,气不摄精而成遗精	

三、诊断与鉴别诊断

(一)诊断

1. 未婚男子在无性活动刺激情况下出现精液自行频繁泄出,每周超过2次;已婚男子在每周已有1次以上性生活排精的情况下,在无性活动刺激情况下仍经常出现精液自泄的现象,每周超过1次以上。

2. 可伴有头昏耳鸣、精神萎靡、腰腿酸软、失眠健忘等症。

3. 常有恣情纵欲,劳心太过,久嗜醇酒厚味等病史。

直肠指诊、前列腺液常规检查、前列腺和精囊B超、焦虑抑郁生活质量量表评估等检查,有助于本病诊断。

(二)鉴别诊断

遗精应与早泄、精浊、白淫进行鉴别(表6-5-2,表6-5-3)。

表6-5-2　遗精与早泄鉴别表

病证	临床表现
遗精	未进行性生活而流出
早泄	性交时精液过早流出

表 6-5-3　遗精与精浊、白淫鉴别表

病证	出现时间	临床表现
遗精	多发生于梦中或情欲萌动时	排出白色精液，无疼痛
精浊	常在大便时或排尿终了	尿道口有白色糊状分泌物，伴有茎中作痒疼痛，甚或痛如刀割样
白淫	常在小便中或者小便后	尿液中混夹精液，或排尿后有精液流出，一般没有阴茎涩痛

四、辨证论治

（一）辨证要点

遗精首当辨虚实。新病、梦遗多实，久病、滑精多虚；湿热郁滞多为实证。其次明脏腑。劳心过度、邪念妄想梦遗者，多责于心；精关不固、无梦滑泄者，多责于脾肾；湿热者多责于肝。肾虚为主者，还当别其阴阳。

（二）治则治法

实证以清泻为主，分别予以清利湿热、清心安神、清泻相火等法；虚者补涩为要，予以补肾固精、益气摄精等法。虚实夹杂者，治疗当清补兼施；久病夹瘀者，佐以祛瘀。

（三）分证论治

1. 君相火旺证

症状：遗精梦泄，性欲亢进，易举易泄，心烦寐差，潮热颧红，腰酸耳鸣，口干多饮，溲黄便结。舌红，苔少或薄黄，脉细数。

病机析要：君火妄动，相火随之，迫精妄泄，故梦则遗精，寐少梦多，心中烦热；肾虚不荣，故腰膝腿酸软，精神不振，倦怠乏力；精不养神，故头晕目眩，善恐健忘；心热下移，灼伤津液，故口干溲赤。少寐多梦、梦则遗精为本证的辨证要点。

治法：清心泻肝。

代表方：黄连清心饮合三才封髓丹。

常用药：黄连、莲子清泻心火，涩精止遗；生地黄、熟地黄、天冬滋阴清热；当归、酸枣仁、茯神、远志养血安神；黄柏泻火坚阴；党参、砂仁、甘草健脾和中。

兼见小溲短赤灼热，为湿热下注，加淡竹叶、灯心草；兼见遗精频作，潮热颧红等为阴虚内热较重，可用知柏地黄丸或大补阴丸。

2. 湿热下注证

症状：遗精频作，小便混浊或尿末滴白。兼见尿道灼热或痒痛，溲黄频急或淋沥不尽，大便不爽，口黏口苦，外阴湿痒。舌质红，苔黄腻，脉濡数或滑数。

病机析要：湿热蕴滞，下扰精室，遗精频作；湿热下注，故小溲热赤混浊，阴囊湿痒；热扰心神，则心烦少寐；湿热阻滞，传化失常，则大便秘结或排便不爽。遗精时作、小便混浊为本证的辨证要点。

治法：清热利湿。

代表方：程氏萆薢分清饮。

常用药：萆薢、黄柏、车前子清利湿热；莲子心、丹参、石菖蒲清心安神；茯苓、白术健脾利湿。可加薏苡仁、土茯苓、蒲公英、石韦助清热利湿。

兼见口苦口黏，为湿热较重，加茵陈、佩兰、草果；兼见阴囊湿痒，小溲短赤，口苦胁痛，为肝经湿热下注，用龙胆泻肝汤。

遗精临床思维导图

3. 劳伤心脾证

症状：遗精时作，劳则加重。兼心悸气短，四肢倦怠，失眠健忘，纳少腹胀，面色萎黄，大便溏薄。舌质淡胖、边有齿印，舌苔薄白，脉细弱。

病机析要：心脾两虚，气不摄精，遗精乃作；心神不安，故心悸不宁，失眠健忘；脾运失职，化源不足，故食少便溏，面色萎黄，四肢倦怠。劳则遗精加重为本证的辨证要点。

治法：调补心脾，益气摄精。

代表方：妙香散。

常用药：党参、黄芪、山药、茯苓益气健脾摄精；木香理气醒脾；远志、辰砂、茯神宁心安神；甘草调和诸药；桔梗宣肺利咽。

兼见倦怠乏力、饮食乏味，为中气不升，加升麻、柴胡，或用补中益气汤；兼见心悸怔忡、失眠多梦，为心脾血虚，可用归脾汤。

4. 肾气不固证

症状：梦遗频作，甚则滑精，伴见形寒肢冷，阳痿早泄，精液清冷，夜尿频多，面色㿠白。舌质淡嫩有齿痕，苔白滑，脉沉细。

病机析要：肾元虚衰，封藏失职，精关不固，则梦遗频作，甚则滑精；阴损及阳，命门火衰，故见形寒肢冷，阳痿早泄，精液清冷，夜尿频多。梦遗频作、精液清冷为本证的辨证要点。

治法：补肾益精，固涩止遗。

代表方：金锁固精丸。

常用药：沙苑蒺藜、芡实、莲子、莲须、龙骨、牡蛎补肾固精。

兼见滑泄久遗，阳痿早泄，阴部有冷感，为肾阳虚，加鹿角胶（烊）、肉桂、锁阳，或合用右归丸；兼见眩晕、耳鸣、五心烦热，形瘦盗汗，舌红少苔，脉细数，为肾阴虚，加熟地黄、枸杞子、龟甲、阿胶；如少腹弦急，阴头寒，目眩，发落，脉极虚芤迟者，为阴阳失调，可合用桂枝龙骨牡蛎汤。

此外，遗精日久，或因滥用固涩，或经常刻意忍精不泄，时时遗精却泄精不畅，舌紫暗、有瘀斑，此为败精阻窍，精道瘀阻，当行气活血，化瘀通精，可用血府逐瘀汤。

五、预防调护

生活起居有常，节制性欲，戒除手淫。饮食有节，不可以酒为浆，过食肥甘辛燥食品，以免湿热内生。加强性病防治的健康教育，避免不洁性生活。注意个人卫生，使用温和润肤沐浴乳，经常清洗包皮及龟头，免除污垢存积。穿棉质内裤，避免下阴部位潮湿。包茎、包皮过长者，尽早手术切除。发生包皮龟头炎应及早就医。

既病之后，应注意精神调养，消除恐惧心理。当注意生活起居，夜卧避免穿过紧内裤及盖厚被。重视运动，增强体质。合理饮食，均衡营养。

六、临证要点

1. 补虚泻实，以平为期　遗精以阴虚内热，君相火动，心肾不交及湿热下注证为临床多见，治疗以育阴潜阳、清泻君相、交通心肾、清热利湿为多用。具体应用应该注意：养阴不可过于滋腻碍胃，以免助生湿热；清热不宜过于苦泄，以免伤阴损脾。

2. 补肾固摄，阴阳互根　肾虚不固者，治当补肾摄精。具体应用需明辨阴阳，并重视阴中求阳，阳中求阴，以求阴平阳秘，慎防刚燥劫阴。温肾之品往往可助增情欲，需谨慎运用。

3. 清补结合，联合化瘀通精窍、调情志　久遗不愈者，多表现为虚实夹杂，常见脾肾不足或气阴两虚，兼有湿热蕴结，瘀阻精窍等。在补益脾肾、益气养阴基础上，结合清热利湿、祛瘀通精窍,同时重视安神定志之法。

病案分析

　　黄某,男,23岁,大学生,1997年11月18日就诊。

　　遗精年余,在公安医院服用谷维素、抗生素及六味地黄丸等多种中成药无效。初诊:遗精每月4次以上,常于精神紧张时发生。考试期间遗精频繁,甚则1天1次,心烦,易汗出口干,寐差,大便干,小便正常,舌质淡,苔薄白,脉细重按无力,有手淫史。西医诊断:自主神经功能紊乱。中医诊断:遗精(心神浮越,心肾不交)。治法:安神定志,滋养心肾。

　　处方:三才封髓丹加味。天冬10g,生地黄15g,太子参15g,黄柏10g,砂仁3g(后下),鸡内金10g,生龙骨20g,生牡蛎20g。

　　二诊(1997年12月2日):服上方14剂,遗精1次,情绪紧张缓解,夜寐渐安,口干,大便干,小便正常,舌质淡,苔薄白,脉渐有力。续以前方,加莲子肉10g、天花粉20g、生大黄3g。

　　三诊(1997年12月9日):服二诊方7剂,遗精未作。心情有愉快感,寐可,口不干,大便日1行,小便正常,舌质淡,苔薄白,脉强有力。继以前方,去天花粉,加芡实10g、山药10g,1剂,以善其后。

　　按:本案遗精常在精神紧张时发生。紧张性遗精,大、中学生多见,尤见于考试紧张期间频发。此种遗精,既非相火妄动亦非肾虚不固,而是由于精神紧张,致心神浮越、心肾不交。治疗以安神定志为主,辅以滋养心肾。[骆斌,吴少刚.王琦治疗遗精的思路与经验[J].北京中医药大学学报,1998(4):42-43.]

ER-6-5-3

遗精古籍推介

ER-6-5-4

遗精名医经验

附：早泄

　　早泄是以男子性交时过早射精而影响正常性生活为主要表现的病证。作为男子性功能障碍的常见病证,常与遗精、阳痿相伴出现。

　　早泄多由情志内伤,湿热侵袭,纵欲过度,久病体虚所致。基本病机为肾失封藏,精关失固。病位在肾,并与心肝脾相关。病理性质虚多实少。

　　辨证应分清虚实,明确脏腑定位。治疗时虚证者宜补脾肾为主,或滋阴降火,或温肾填精,或补益心脾,佐以固涩。实证者宜清热利湿,清心降火,慎用补涩,以防恋邪,忌苦寒太过,伤及脾胃。

　　1. 肝经湿热证

　　症状:泄精过早,阴茎易举,阴囊潮湿,瘙痒坠胀,口苦咽干,胸胁胀痛,小便赤涩。舌红,苔黄腻,脉弦。

　　治法:清泄肝经湿热。

　　代表方:龙胆泻肝汤。

　　常用药:龙胆、黄芩、栀子、柴胡清泻肝火;车前子、泽泻清利湿热;当归、生地黄养血柔肝。

　　2. 阴虚火旺证

　　症状:过早泄精,性欲亢进,头晕目眩,五心烦热,腰膝酸软,时有遗精。舌红,少苔,脉细数。

治法:滋阴降火。

代表方:知柏地黄丸。

常用药:知母、黄柏、牡丹皮清降相火;生地黄、山茱、山药滋补肾阴;泽泻利水泻浊可以舍去。可加金樱子、芡实、龙骨益肾固精。

3. 心脾亏虚证

症状:早泄,神疲乏力,形体消瘦,面色少华,心悸怔忡,食少便溏。舌淡脉细。

治法:补益心脾。

代表方:归脾汤。

常用药:党参、黄芪、白术健脾益气;龙眼肉、当归养血补心;酸枣仁、远志、茯神、大枣养心安神;木香行气助运;生姜、甘草调和诸药。可加山茱萸、龙骨、金樱子益肾固精。

4. 肾气不固证

症状:早泄遗精,性欲减退,面色㿠白,腰膝酸软,夜尿清长。舌淡苔薄,脉沉弱。

治法:益肾固精。

代表方:金匮肾气丸。

常用药:熟地黄、山药、山茱萸补肾阴;熟附子、桂枝助肾阳;茯苓、泽泻、牡丹皮利湿泄浊、清泻肝火可以舍去。可加龙骨、金樱子、芡实涩精。

学习小结

1. 肾系病证总纲

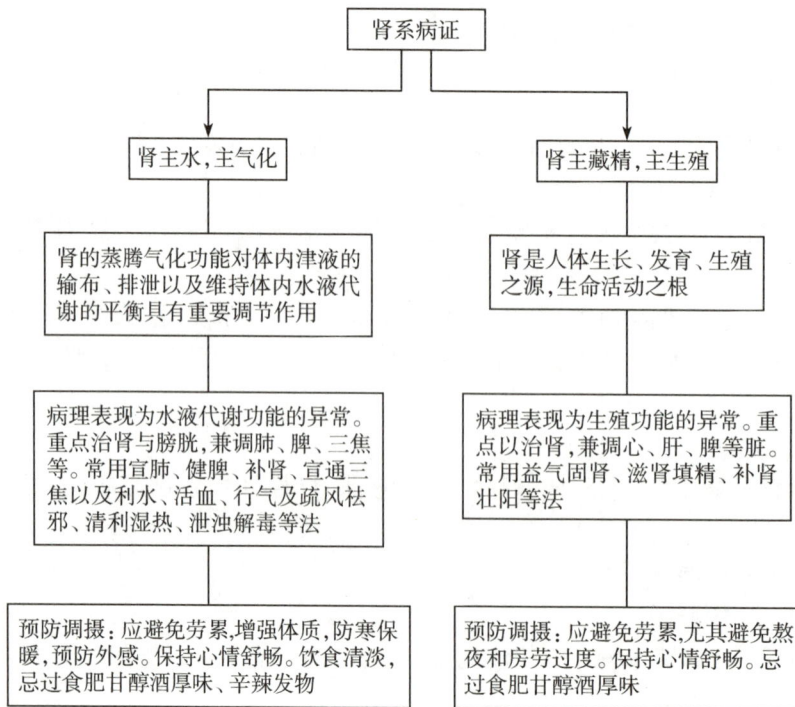

2. 各病证的主证与方药

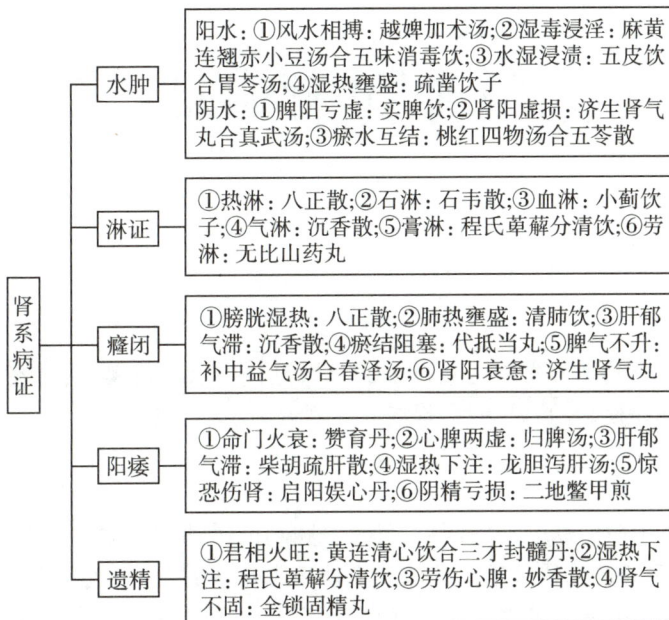

```
                ┌─ 水肿 ─┤ 阳水:①风水相搏:越婢加术汤;②湿毒浸淫:麻黄
                │         连翘赤小豆汤合五味消毒饮;③水湿浸渍:五皮饮
                │         合胃苓汤;④湿热壅盛:疏凿饮子
                │         阴水:①脾阳亏虚:实脾饮;②肾阳虚损:济生肾气
                │         丸合真武汤;③瘀水互结:桃红四物汤合五苓散
                │
                ├─ 淋证 ─┤ ①热淋:八正散;②石淋:石韦散;③血淋:小蓟饮
                │         子;④气淋:沉香散;⑤膏淋:程氏萆薢分清饮;⑥劳
                │         淋:无比山药丸
     肾系        │
     病证 ──────┼─ 癃闭 ─┤ ①膀胱湿热:八正散;②肺热壅盛:清肺饮;③肝郁
                │         气滞:沉香散;④瘀结阻塞:代抵当丸;⑤脾气不升:
                │         补中益气汤合春泽汤;⑥肾阳衰惫:济生肾气丸
                │
                ├─ 阳痿 ─┤ ①命门火衰:赞育丹;②心脾两虚:归脾汤;③肝郁
                │         气滞:柴胡疏肝散;④湿热下注:龙胆泻肝汤;⑤惊
                │         恐伤肾:启阳娱心丹;⑥阴精亏损:二地鳖甲煎
                │
                └─ 遗精 ─┤ ①君相火旺:黄连清心饮合三才封髓丹;②湿热下
                          注:程氏萆薢分清饮;③劳伤心脾:妙香散;④肾气
                          不固:金锁固精丸
```

（赵进喜　张琳琪　吴喜利）

复习思考题

1. 如何理解水肿为肺、脾、肾功能失调,三焦气化不利所致? 试述其临床意义。
2. 如何在明辨标本缓急的基础上论治水肿?
3. 试述临床应用攻逐水饮法的注意事项。
4. 如何理解"诸淋者,由肾虚膀胱热故也"及其临床价值?
5. 如何理解"淋家不可发汗""淋无补法"?
6. 试述对"提壶揭盖"法的理解。
7. 遗精为什么以肾为本,而与心肝脾三脏密切相关?

第七章

气血津液病证

学习目标

　　掌握气血津液病证的发病特点,以及郁证、血证、痰饮、消渴、自汗盗汗、内伤发热、虚劳、肥胖、癌病的概念、病因病机、诊断与鉴别诊断、辨证论治。

　　气与血是人体生命活动的动力源泉,又是脏腑功能活动的产物。脏腑的生理功能、病理变化,均以气血为重要的物质基础。津液是人体正常水液的总称,也是维持人体生理活动的重要物质。津液代谢失常多继发于脏腑病变,而它又会反过来加重脏腑病变,使病情进一步发展。

　　气血津液病证的病理表现主要是气、血、津液的运行失常,输布失度,生成不足,亏损过度。如气机郁滞引起郁证;血溢脉外可致血证;水液停聚出现痰饮;阴虚燥热发为消渴;津液外泄过度引起自汗盗汗;气血阴阳亏虚或气血水湿郁遏导致内伤发热;气血阴阳亏损,日久不复导致虚劳;气虚痰湿偏盛出现肥胖;正虚邪结,气、血、痰、湿、毒蕴结引起癌病。根据气血津液的生理功能和病机变化特点,将郁证、血证、痰饮、消渴、自汗盗汗、内伤发热、虚劳、肥胖、癌病等归属于气血津液病证。

　　治疗当分虚实。当气、血、津液生成不足,亏损过度时,采用补益之法;当气、血、津液病理表现为运行失常,输布失度时,则应以攻逐实邪为治疗原则;若为虚实夹杂之证,则攻补结合,补其亏损不足,纠其运行失常。

　　此外,"水肿"虽为水液停聚体内所致,与"痰饮"密切相关,但因其主要病位在肾,故按照脏腑分类归于肾系病证一章,学习时可相互参照。

PPT 课件

第一节　郁　　证

一、概述

　　郁证是以心情抑郁、情绪不宁、胸部满闷、胁肋胀痛,或易怒易哭,或咽中如有异物梗塞等为主要临床表现的病证。"郁"有广义、狭义之分。广义之郁,包括外邪、情志等各种因素所致的气机郁滞。狭义之郁,仅指情志不舒所致之郁。

　　《黄帝内经》有"五气之郁"的论述。如《素问·六元正纪大论》提出:"木郁达之,火郁发之,土郁夺之,金郁泄之,水郁折之。"同时也论及了情志致郁,如《素问·举痛论》所言:"思则心有所存,神有所归,正气留而不行,故气结矣。"汉代张仲景《金匮要略·妇人杂病脉证并治》记载:"妇人咽中如有炙脔,半夏厚朴汤主之。""妇人脏躁,喜悲伤欲哭,象如神灵所作,

笔记栏

数欠伸,甘麦大枣汤主之。"所创立的半夏厚朴汤、甘麦大枣汤等方剂沿用至今。元代朱震亨在《丹溪心法·六郁》中将郁证列为专篇,提出了气、血、热、食、湿、痰"六郁之说",创立了六郁汤、越鞠丸等有效的治疗方剂。明代虞抟《医学正传》率先采用郁证作为独立的病证名称。孙一奎《赤水玄珠》提出脏腑本气自郁,载有心郁、肝郁、脾郁、肺郁、肾郁、胆郁等脏腑郁证。自明代之后,已逐渐把情志之郁作为郁证的主要内容。如《古今医统大全·郁证门》云:"郁为七情不舒,遂成郁结,既郁之久,变病多端。"明代张介宾在《景岳全书·杂证谟·郁证》中将情志之郁称为因郁而病,着重论述了怒郁、思郁、忧郁三种郁证的证治。清代叶桂在《临证指南医案·郁》中提出"郁症全在病者能移情易性"情志疗法的观点。王清任强调血瘀致郁,提出用活血化瘀法治疗郁证。

西医学中的焦虑症、抑郁症、神经症、癔症、围绝经期综合征及反应性精神病,出现郁证临床特征者,可参照本节辨证论治。

二、病因病机

郁证总因情志所伤,导致脏腑功能失调,气机郁滞。

(一)病因

1. 情志失调　七情过极,刺激过于持久,超过机体的调节能力,因而致病。恼怒伤肝,肝失条达,气失疏泄,而致肝气郁结。谋虑不遂或忧思过度,久郁伤脾,肝脾气结,健运失司。

2. 体质因素　原本肝旺,或体质素弱,脏气失调,复加情志刺激,易发郁证。如《杂病源流犀烛·诸郁源流》所言:"诸郁,脏气病也,其原本由思虑过深,更兼脏气弱,故六郁之病生焉。"

(二)病机

郁证的病位主要在肝,但可涉及心、脾、肾。肝喜条达而主疏泄。长期情志不畅,肝失疏泄,气机郁滞,引起五脏功能失调。肝气郁结,横逆犯脾,则致肝脾失和;气郁日久,化火扰心,可致心肝火旺。忧思伤脾,思则气结,既可导致气郁生痰,又可因生化无源,气血不足,而形成心脾两虚或心神失养之证。更有甚者,肝郁化火,火郁伤阴,心失所养,肾阴被耗,还可出现阴虚火旺或心肾阴虚。

基本病机是气机郁滞。病理因素主要有气滞、血瘀、湿阻、痰凝、热郁、食滞。由于本病多为情志所伤,始于肝失条达,疏泄失常,故以气滞为先。气郁日久,血行不畅,而致血郁;气郁日久化火,则为火郁;气滞水湿不行,湿气停留,则为湿郁;气滞湿阻,聚而成痰,则为痰郁;气滞食糜不化而成食郁。此六郁互为因果又互相兼杂,但均以气机郁滞为病理基础。

本病初起以气、血、湿、痰、火、食郁滞为主,多属实证,日久或因火郁伤阴而导致阴虚火旺、心肾阴虚,或因脾伤气血生化不足,心神失养,出现心脾两虚,转为虚证,或见虚实夹杂。如《类证治裁·郁症论治》云:"七情内起之郁,始而伤气,继必及血,终乃成劳。"(表7-1-1)

表7-1-1　郁证病机列表

关键病机	病机要点	病机转归
气机郁滞	情志不遂,郁怒伤肝,肝失疏泄,肝气郁结;郁久化火扰心,心肝火旺	①病机之间可以虚实相互转化 ②火郁伤阴致阴虚火旺、心肾阴虚 ③脾伤气血生化不足,形成心脾两虚或心神失养之证
	情志不遂,忧思伤脾,思则气结	
	气郁日久,血行不畅,而致血郁	
	气郁日久则湿聚、酿痰、化热、积食而见湿、痰、热、食诸郁	

三、诊断与鉴别诊断

（一）诊断

1. 以忧郁不畅、情绪低落、情绪不宁、胸胁胀满，或伴疼痛为主要临床表现，或有易怒易哭，或咽中如有炙脔，吞之不下，咳之不出等症状。

2. 多有忧愁、焦虑、悲哀、恐惧、愤懑等情志内伤的病史。病情的反复常与情志因素密切相关。

3. 多发于青中年女性。

抑郁量表、焦虑量表测定，消化道 X 线、消化道内镜、心电图、脑电图、头颅 CT 等检查，有助于本病的诊断。

（二）鉴别诊断

郁证中的梅核气应与喉痹、噎膈进行鉴别，脏躁应与癫病进行鉴别（表 7-1-2～表 7-1-4）。

表 7-1-2　梅核气与喉痹鉴别表

病证	发病人群	咽部症状	诱因	影响因素
梅核气	青中年女性	自觉咽中有物梗塞，无咽痛及吞咽困难	七情所伤	咽中梗塞的感觉与情绪波动有关，心情愉悦时症状减轻
喉痹	青中年男性	咽部异物感，咽干、咽痒、灼热	外感、长期吸烟饮酒、嗜食辛辣食物等	过度辛劳或感受外邪可加剧，与情志无关

表 7-1-3　梅核气与噎膈鉴别表

病证	病理性质	症状	体征	发病人群	预后
梅核气	气逆痰阻于咽，为无形之邪	自觉咽部有异物感，与情绪波动有关，无吞咽困难	无	青中年女性	较好
噎膈	气、痰、瘀阻于食管，为有形之物	吞咽困难为主，症状进行性加重，梗塞的感觉主要在胸骨后	纤维镜或钡餐透视检查可发现食管肿块或者狭窄等	中老年男性	较差

表 7-1-4　脏躁与癫病鉴别表

病证	发病人群	临床表现
脏躁	青中年或绝经期女性	起病缓，在情志刺激下呈间歇性发作，以精神忧郁，烦躁不宁，悲伤欲哭，喜怒无常，或时时欠伸等情志异常为主，不发作时如常人。具有自知自控能力
癫病	青壮年，无显著性别差异	临床以喜怒无常、沉默痴呆、语无伦次等思维、情感、感觉甚至行为异常为主，极少自行缓解，缺乏自知自控能力

四、辨证论治

（一）辨证要点

1. 辨明六郁与受病脏腑　气郁、血郁、火郁主要关系于肝；食郁、湿郁、痰郁主要关系于脾；而虚证则与心、脾关系最为密切。

2. 辨别证候虚实　实证病程较短，表现精神抑郁，胸胁胀痛，咽中梗塞，时欲太息，脉弦或滑；虚证则病已久延，症见精神不振，心神不宁，心慌，虚烦不寐，悲忧善哭。也有虚实夹杂证候。

笔记栏

ER-7-1-2

郁证临床思
维导图

（二）治则治法

理气开郁，调畅气机是治疗郁证的基本原则。早期疏通气机对于防止病情的发展，变生他病，具有重要意义。正如《医方论·理气之剂·越鞠丸》云："凡郁病必先气病，气得流通，郁于何有？"对于实证，首当理气开郁，并根据是否兼有血瘀、火郁、痰结、湿滞、食积等而分别采用活血、降火、祛痰、化湿、消食等法；虚证则养心安神，补益心脾，滋养肝肾；虚实夹杂者，则又当视虚实的偏重而虚实兼顾。

（三）分证论治

1. 肝气郁结证

症状：精神抑郁，情绪不宁，善太息，少腹或胁肋胀痛，痛无定处，脘闷嗳气，腹胀纳呆，呕吐，大便不调，女子月事不行。舌苔薄白或薄腻，脉弦。

病机析要：情志所伤，肝失条达，故精神抑郁，情绪不宁，善太息；气机不畅，肝络失和，则少腹或胁肋胀痛，痛无定处；肝气横犯中焦，脾胃升降失和，故见脘闷嗳气，腹胀纳呆，呕吐，大便不调。精神抑郁、情绪不宁、脘闷、胸胁闷胀为本证的辨证要点。

治法：疏肝解郁，理气畅中。

代表方：柴胡疏肝散。

常用药：柴胡、枳壳疏肝解郁，行气消滞；川芎、香附行血理气，调畅气血；陈皮醒脾和胃，理气舒郁；芍药柔肝敛阴；甘草和中益气。

兼有嗳气频作，脘闷不舒，为肝气犯胃，加旋覆花、赭石、苏梗、法半夏；兼有腹胀、腹痛、腹泻者，为肝气乘脾，加苍术、厚朴夏苓汤、茯苓、白术；兼有胸胁刺痛，舌质有瘀点、瘀斑，为血瘀，加当归、丹参、红花。

2. 气郁化火证

症状：急躁易怒，胸胁胀满，口苦咽干，或头痛，目赤，耳鸣，或嘈杂吞酸，大便秘结。舌质红，苔黄，脉弦数。

病机析要：肝郁化火，肝火上炎，故性情急躁易怒，胁肋胀满，头痛，目赤，耳鸣；肝火犯胃，胃肠积热，则口苦口干，嘈杂吞酸，大便秘结。性情急躁易怒、胸胁胀满为本证的辨证要点。

治法：疏肝解郁，清肝泻火。

代表方：丹栀逍遥散。

常用药：柴胡、薄荷、当归、白芍疏肝解郁，养血柔肝；白术、茯苓、甘草、生姜健脾祛湿，培土益中；牡丹皮、栀子清肝泻火并散瘀热。

兼有胁肋疼痛，口苦，嘈杂吞酸，嗳气呕吐，为肝火犯胃，加黄连、吴茱萸；兼有头痛，目赤，耳鸣，为肝火上炎，加菊花、钩藤、蒺藜。

3. 痰气郁结证

症状：精神抑郁，胸部满闷，胁肋胀满，咽中不适，如有异物梗阻，咽之不下，咳之不出，但吞咽食物自如，喉中异物感常随情志变化而或轻或重。舌苔白腻，脉弦滑。

病机析要：此证亦称为"梅核气"。情志所伤，肝气郁滞，故精神抑郁，胁肋胀满，胸部满闷；肝气乘脾，脾失健运，郁而生痰，痰气郁结咽中，则咽中不适，如有异物梗阻，咽之不下，咳之不出。精神抑郁、咽中如有异物梗阻为本证的辨证要点。

治法：行气开郁，化痰散结。

代表方：半夏厚朴汤。

常用药：法半夏、茯苓、生姜化痰散结，健脾和胃；厚朴、紫苏理气降逆，宣通郁气，以助气行痰。

兼胸脘痞闷,嗳气,苔腻,为湿郁气滞,加香附、佛手、苍术;兼见烦躁,舌红,苔黄腻,为痰郁化热,加竹茹、黄芩、瓜蒌、黄连。

4. 心神失养证

症状:精神恍惚,心神不宁,多疑易惊,喜悲善哭,时时欠伸,或手舞足蹈,骂詈躁扰。舌质淡,苔薄白,脉弦细。

病机析要:此即《金匮要略》中的"脏躁"。情志过极,忧思不解,肝气郁结,心之气血耗伤,心神失养,神不守舍,故见精神恍惚,心神不宁,多疑易惊,喜悲善哭,时时欠伸。精神恍惚、心神不宁、多疑易惊、喜怒无常为本证的辨证要点。

治法:甘润缓急,养心安神。

代表方:甘麦大枣汤。

常用药:浮小麦补益心气;甘草甘润缓急,补脾气而养心;大枣益脾养血;酸枣仁、柏子仁、茯神、首乌藤养心安神。

兼见手足蠕动或抽搐,为血虚生风,加当归、生地黄、珍珠母、钩藤;兼喘促,为肝郁气逆,可合五磨饮子。

5. 心脾两虚证

症状:心悸胆怯,多思善疑,失眠健忘,面色无华,头晕神疲,食欲不振。舌质淡,苔薄白,脉细弱。

病机析要:劳心思虑,心脾两虚,心失所养,故见心悸胆怯,多思善疑,失眠健忘;思虑伤脾,健运失司,气血化源不足,则见纳差,面色无华,头晕神疲。心悸胆怯,多思善疑为本证的辨证要点。

治法:健脾养心,补益气血。

代表方:归脾汤。

常用药:党参、茯苓、白术、甘草、黄芪、当归、龙眼肉益气健脾生血;酸枣仁、远志、茯苓养心安神;木香、神曲理气醒脾。

兼有舌红,口干,心烦,为阴虚有火,加生地黄、麦冬、黄连;兼心胸郁闷,情志不舒,为肝郁,加香附、郁金、佛手。

6. 心肾阴虚证

症状:虚烦少寐,惊悸多梦,头晕耳鸣,健忘,腰膝酸软,五心烦热,盗汗,口咽干燥,男子遗精,女子月经不调。舌微红,少苔或无苔,脉细数。

病机析要:郁火耗伤心肾之阴,上扰心神,下动精室,故虚烦少寐,惊悸多梦,遗精;阴虚髓亏,则头晕耳鸣,健忘;肾虚腰府失养则腰膝酸软;阴虚内热,则五心烦热,盗汗,口咽干燥;肝肾失调,冲任空虚,故月经不调。虚烦少寐、心悸健忘、腰酸遗精、五心烦热、盗汗为本证的辨证要点。

治法:滋养心肾。

代表方:天王补心丹。

常用药:地黄、山药、山茱萸、天冬、麦冬、玄参滋养心肾;茯苓、五味子、当归益气养血;柏子仁、酸枣仁、远志、丹参养心安神;牡丹皮凉血清热。

兼心烦失眠,多梦遗精,为心肾不交,可合用交泰丸;兼遗精较频,为肾虚不固,加芡实、莲须、金樱子。

五、预防调护

鼓励在日常生活中保持乐观开朗的生活态度,避免忧思郁怒;正确认识个人社会定位,舒缓外界压力,如学生的学习压力、工作人群的就业问题、老年人的健康困扰等。根据自己的情况,选择适宜的工作及生活方式。适当运动锻炼,注意均衡营养,保持充足睡眠。适当地疏泄不良情绪,同时学会适当放松调适,如在音乐环境中进行深呼吸、舒展肢体等活动。

医者必须深入了解患者病史,详细进行检查,用诚恳、关怀、理解、耐心的态度善待患者,解释病情并鼓励战胜疾病的信心。了解情志致病的根本原因,做好情志调护工作,积极配合药物治疗,以促进郁证的康复。鼓励患者积极参加文体、社交活动,以转移对自身疾病的注意力。亲属应帮助患者认识其所表现的行为模式,接受其病态的行为,加强引导和安慰,避免批评和指责,以免加重患者精神负担,进而加重病情。另外,针灸推拿康复疗法具有药物不可替代的治疗效果。

六、临证要点

1. 合理选用理气药　郁证以气机郁滞为基本病机,因此,郁证治疗多以理气为先。理气药的选用,注意忌刚用柔,防香燥耗阴,尤其对久病阴血不足之体,更当谨慎,在临证选药时宜选用香橼、佛手、青皮等药性平和、理气而不伤阴之品。

2. 重视情志调护作用　如《临证指南医案·郁》所云:"郁症全在病者能移情易性。"努力解除致病原因,使患者正确认识和对待自己的疾病,增强治愈疾病的信心,保持心情舒畅,避免不良的精神刺激,对促进疾病的好转乃至痊愈都甚有裨益。

3. 用药不宜峻猛　郁证一般病程较长。实证治疗,应注意理气而不耗气,活血而不破血,清热而不败胃,祛痰而不伤阴;虚证治疗,应注意补益心脾而不过燥,滋养肝肾而不过腻。叶桂《临证指南医案·郁》华岫云按语指出,治疗郁证"不重在攻补,而在乎用苦泄热而不损胃,用辛理气而不破气,用滑润濡燥涩而不滋腻气机,用宣通而不揠苗助长"。

第二节　血　证

一、概述

血证是指血不循经,自九窍排出体外,或渗溢于肌肤的一类出血性疾病。在古代医籍中亦称血病或失血。根据出血部位的不同而有齿衄、鼻衄、肌衄、咳血、吐血或呕血、便血、尿血之称,如口、鼻、眼、耳、皮肤出血和咳血、呕血、便血、尿血并现者为大衄。

早在《黄帝内经》即记载了出血病证,对引起出血的原因及部分出血病证的预后有所论述。如《灵枢·百病始生》曰:"卒然多食饮则肠满,起居不节,用力过度则络脉伤。阳络伤则血外溢,血外溢则衄血;阴络伤则血内溢,血内溢则后血。"《素问·大奇论》曰:"脉至而搏,血衄身热者死。"汉代张仲景《金匮要略》将数种血证与有关病证列为一个篇章,最早记载了泻心汤、柏叶汤、黄土汤等治疗吐血、便血的方剂,沿用至今。隋代巢元方《诸病源候论·血病诸候》将血证称血病,对各种血证的病因病机有较详细的论述。唐代孙思邈《备急千金要方》收载治疗血证的方剂,如犀角地黄汤至今仍广泛应用。宋代严用和《济生方·血病门·失血论治》认为血证的病因有"大虚损,或饮酒过度,或强食过饱,或饮啖辛热,或忧思恚怒"等,而对血证的病机,则强调因于热者多。元代朱震亨强调阴虚火旺是导致出血的重要原因。《金匮钩玄·血属阴难成易亏论》说:"阴气一亏伤,所变之证,妄行于上则吐衄,衰涸于外则虚劳,妄返于下则便红。"明代虞抟《医学正传·血证》率先将各种出血归纳在一起,以"血证"名之。缪希雍《先醒斋医学广笔记·吐血》则提出治吐血"宜行血不宜止血"

笔记栏

"宜补肝不宜伐肝""宜降气不宜降火",分别强调了对于胃络瘀血、肝阴亏伤、胃气上逆所致吐血的三要法,为后代医家所推崇。张介宾《景岳全书·杂证谟·血证》强调:"凡治血证,须知其要,而血动之由,惟火惟气耳。故察火者但察其有火无火,察气者但察其气虚气实。"归纳了治火、治气、治血三个原则,注意辨别有火无火、气实气虚四端。清代唐宗海《血证论》提出"止血、消瘀、宁血、补虚"分别为第一、第二、第三和收功之法,实为通治血证之大纲,目前仍具有临床指导意义。

西医学中各种急、慢性疾病所引起的出血,如血液、呼吸、消化、泌尿等系统疾病所引起的出血,均可参照本节辨证论治。

血证历史沿革列表

二、病因病机

外感六淫、饮食不节、情志过极、劳倦过度以及热病或久病之后等均可引起血液不循经脉运行,溢于脉外而发病。

(一)病因

1. 感受外邪　外感风热燥邪,热伤肺络,迫血上溢而致咳血、鼻衄;湿热之邪,侵及肠道,络伤血溢,可致便血;热邪留滞下焦,损伤尿道血脉,导致尿血。

2. 饮食不节　过食辛辣,湿热蕴积,损伤胃肠,熏灼血络,化火动血;或酒食不节,损伤脾胃,脾虚失摄,统血无权,血溢脉外,则衄血、吐血、便血。

3. 情志过极　七情所伤,五志化火,火热内燔,迫血妄行而致出血。如肝气郁滞,日久化火,木火刑金,损伤肺络可致鼻衄和咳血;郁怒伤肝,肝火偏亢,横逆犯胃,胃络受伤,以致吐血。

4. 劳倦内伤　心主神明,神劳伤心;脾主肌肉,身劳伤脾;肾主藏精,房劳伤肾。劳倦过度,可致心、脾、肾之气阴损伤。气不摄血,或阴虚火旺,迫血妄行,均可致血溢脉外而致衄血、吐血、便血、尿血、紫斑。

5. 久病热病　久病或热病之后,一则可使阴津耗伤,阴虚火旺,火迫血行而致出血;二则由于正气损伤,气不摄血,血溢脉外而致出血;三则久病入络,瘀血阻滞,血不循经,因而出血。

(二)病机

血证的基本病机可以归结为火热熏灼、迫血妄行及气不摄血、血溢脉外两类。

火有虚实,气有盛衰。气火亢盛,血热妄行者属于实证;阴虚火旺,灼伤血络及气虚不能统摄血液者属于虚证。在病理演变上,多为实证向虚证演化。若开始为火盛气逆,迫血妄行,但在反复出血之后,则会导致阴血亏损,虚火内生;或因出血过多,血去气伤,以致气虚阳衰,不能摄血,甚至有气随血脱,亡阳虚脱之虞。在一定情况下,阴虚火旺及气不摄血,既是引起出血的原因,又是出血所导致的结果。

此外,出血之后,离经之血,留积体内,蓄结而为瘀血,瘀血又会妨碍新血的生成及气血的正常运行,使出血反复难止。

血证的病机转归与预后,主要与下述三个因素有关:一是引起血证的病因与病程长短。一般来说,外感易治,内伤难治;新病易治,久病难治。二是出血量的多少。出血量少者病轻,出血量多者病重,甚至形成气随血脱的危急重证候。三是是否发生并证、变证。出血而出现内伤发热、喘证、心衰、水肿、癃闭等,一般病情较重;若演变为虚劳,则久虚不复。(表7-2-1)

表7-2-1 血证病机列表

关键病机	病机要点	病机转归
火热熏灼，迫血妄行；或气虚不摄，血溢脉外	外邪侵袭，热伤血络，络伤血溢，而致出血	①火有虚实，气有盛衰，疾病发展过程中常发生实证向虚证转化 ②火盛气逆，迫血妄行，反复出血，阴血亏虚，虚火内生 ③出血过多，血去气伤，气虚阳衰，不能摄血
	饮食不节，湿热蕴积，热伤血络，引起出血	
	饮食不节，损伤脾胃，脾胃虚弱，气不摄血，血溢脉外	
	情志过极，五志化火，火热内燔，迫血妄行，溢于脉外	
	劳倦过度，气阴损伤，气不摄血，或阴虚火旺，迫血妄行而致血证	
	久病热病，耗伤阴津，阴虚火旺，火迫血行，血溢脉外	
	久病热病，正气亏损，气不摄血，血溢脉外	
	久病入络，血脉瘀阻，血行不畅，血不循经，因而出血	

三、诊断与鉴别诊断

（一）诊断

1. **鼻衄** 血从鼻腔溢出，且排除外伤、倒经。

2. **齿衄** 血自牙龈、齿缝间溢出，且排除外伤。

3. **咳血** 血由肺或气道而来，经咳嗽而出，或血色鲜红，间夹泡沫，或痰中带血丝，或痰血相间，痰中带血。多有慢性咳嗽、喘证或肺痨等肺系疾患病史。

4. **吐血** 血从胃或食管而来，随呕吐而出，常夹有食物残渣等胃内容物，血多呈褐色、紫暗色，呕血量大且急也可呈鲜红色；大便色黑如柏油样或呈暗红色，伴随头晕、面色苍白等症状。吐血前多有恶心、胃脘疼痛不适、嗳气、反酸等先兆症状。多有胃痛、吐酸、胁痛、黄疸、癥积等宿疾。

5. **便血** 便血可发生在便前或便后或血便混下，色鲜红、暗红或紫暗，甚至色黑如柏油。多有胃痛、胁痛、积聚、泄泻、痢疾等宿疾。

6. **尿血** 小便中混有血液或夹血丝、血块，但尿道不痛。

7. **紫斑** 四肢及躯干部皮肤出现瘀点或青紫瘀斑，甚至融合成片，压之不退色，常反复发作。

胸部X线、胸部CT、支气管内镜、痰找抗酸杆菌等检查有助于咳血的诊断。呕吐物、大便潜血试验，上消化道钡餐造影、纤维胃肠镜和肝胆脾胰B超等检查有助于吐血、便血的诊断。尿常规、尿红细胞位相、血清免疫学、静脉肾盂造影、膀胱镜等检查有助于尿血的诊断。血液分析、血液细胞形态学、凝血四项、骨髓穿刺与组织活检等检查有助于血液系统疾病诊断。

（二）鉴别诊断

1. 咳血与吐血、齿衄、鼻衄鉴别（表7-2-2）

表7-2-2 咳血与吐血、齿衄、鼻衄鉴别表

病证	病位	出血性状	其他症状	病史
咳血	肺与气道	血色鲜红，常伴有泡沫痰液	多伴有喉痒、胸闷之兆，血常随咳嗽而出，一般大便不黑	咳嗽、肺痨、喘证或心悸等
吐血	胃与食管	褐色，血色多紫暗	血中常混有食物残渣，常伴胃脘不适、恶心等症状，血随呕吐而出，大便常呈柏油样或黑色	胃痛、胁痛、黄疸、鼓胀等
齿衄、鼻衄	口腔与鼻咽部	鲜红色或随唾液吐出，血量较少	多无症状，或牙龈疼痛，或鼻塞流涕	牙龈疾病、鼻部疾病

2. 便血与痔疮鉴别（表7-2-3）

表7-2-3　便血与痔疮鉴别表

病证	病程	便血特点	其他症状
便血	起病一般多缓，病程或短或长	便前或便后或血便混下，色鲜红、暗红或紫暗，甚至色黑如柏油	随证候的不同，有寒热虚实的不同表现
痔疮	起病一般较急，病程长	出血在便中或便后，色鲜红，若合并肛裂，也可以便前鲜血	伴有肛门疼痛或异物感或异物突出。肛门或直肠检查可发现内痔或外痔

3. 尿血与血淋、石淋鉴别（表7-2-4）

表7-2-4　尿血与血淋、石淋鉴别表

病证	症状特点
尿血	血随尿出，不伴尿道疼痛、腰腹绞痛、小便艰涩，亦无砂石排出
血淋	血随尿出，伴尿道疼痛
石淋	先有小便排出不畅，小便时断，腰腹绞痛，痛后或排出砂石并出现血尿

4. 紫斑与出疹鉴别（表7-2-5）

表7-2-5　紫斑与出疹鉴别表

病证	症状特点	
紫斑	均为出现在肌肤的病变，而紫斑中有点状出血者须与出疹相鉴别	隐于皮内，压之不退色，触之不碍手
出疹		高于皮肤，压之退色，触之碍手

5. 紫斑与温病发斑鉴别（表7-2-6）

表7-2-6　紫斑与温病发斑鉴别表

病证	起病	症状特点	传变
紫斑	反复发作，病势和缓	一般无舌质红绛	一般无传变
温病发斑	发病急骤，或瘟疫流行	常伴有高热烦躁，头痛如劈，昏狂谵语，有时抽搐，同时可见鼻衄、齿衄、便血、尿血、舌质红绛等	传变迅速、病情险恶

四、辨证论治

（一）辨证要点

1. 辨虚实　血证有实证及虚证的不同，一般初病多实，久病多虚；由实火所致者属实，由阴虚火旺、气不摄血甚至阳气虚衰所致者属虚。

2. 辨病变部位　同为一种血证，可由不同病变脏腑引起，应注意辨明。如咳血有在肺、在肝的不同；鼻衄有在肺、在胃和在肝的不同；齿衄则有在胃、在肾的不同；尿血则有在肾、在脾和在膀胱的不同。

（二）治则治法

血证治疗遵循治火、治气、治血的三大原则。治火者，实火当清热泻火，虚火当滋阴降火。治气者，实证当清气降气，虚证当补气益气；当出血严重，气随血脱而有亡阳虚脱之虞者,当以益气固脱、回阳救逆为急。治血,即止血,火热亢盛,血溢脉外,当凉血止血;出血不止当收敛止血;瘀血阻络,血不归经当祛瘀止血。临证对于急性出血又当按照《血证论》治血四法止血、消瘀、宁血、补虚的步骤施治。

(三)分证论治

1. 鼻衄　鼻衄多因火热偏盛,迫血妄行而成,以肺热、肝火、胃火最为常见。也可因正气不足,气不摄血而致。

(1)热邪犯肺证

症状:鼻燥流血,血色鲜红,身热,口干咽燥,咳嗽痰黄,或恶风发热。舌质红,苔薄黄,脉数。

病机析要:热邪犯肺,迫血妄行,上循其窍,故鼻燥流血;火为阳邪,故其血色鲜红;热耗肺津则口干咽燥;热盛灼津为痰,肃降失司故咳嗽痰黄。如热邪尚在卫表,则可见恶风发热。鼻燥衄血、口干咽燥为本证的辨证要点。

治法:清肺泄热,凉血止血。

代表方:桑菊饮。

常用药:桑叶、金银花、菊花、薄荷、蝉蜕、竹叶、连翘辛凉透表,宣散风热;栀子炭、白茅根、牡丹皮、侧柏叶凉血止血。

兼咳嗽,痰黄稠难咳,无恶寒,为肺热盛而无表证,去薄荷、桔梗,加黄芩、桑白皮;兼见咽喉肿痛,声嘶,为邪入吭嗓,加玄参、马勃;兼见咽干口燥,为热灼津液,加麦冬、玉竹、南沙参、天花粉。

(2)肝火上炎证

症状:鼻衄,血色鲜红,目赤,烦躁易怒,头痛眩晕,口苦耳鸣,或胸胁胀痛,或寐少多梦,或便秘。舌质红,苔黄,脉弦数。

病机析要:肝郁化火,木火刑金,迫血妄行,上溢清窍而为鼻衄;肝火偏盛,故两目红赤;肝火上炎,则烦躁易怒,头痛,眩晕,口苦,耳鸣,胸胁胀痛;肝火扰心,则寐少多梦。衄血鲜红、烦躁易怒为本证的辨证要点。

治法:清肝泻火,凉血止血。

代表方:龙胆泻肝汤。

常用药:龙胆、柴胡、栀子、黄芩清肝泻火;侧柏叶、藕节、茜草、白茅根凉血止血。

兼见寐少梦多,为上扰心神,加磁石、龙齿、珍珠母、远志;兼见便秘,为热入大肠,加大黄;阴液亏耗加麦冬、玄参、墨旱莲。

(3)胃热炽盛证

症状:鼻血鲜红,胃痛口臭,鼻燥口渴,烦躁便秘,或兼齿衄。舌质红,苔黄,脉数。

病机析要:胃热亢盛,上炎肺窍则鼻衄且血色鲜红;胃火上熏则鼻燥口臭;胃热伤阴则口渴引饮;热扰心神则烦躁不安;胃热腑气不通,热伤津液,肠道失润则便秘。血色鲜红、口干欲饮为本证的辨证要点。

治法:清胃养阴,凉血止血。

代表方:玉女煎。

常用药:生石膏、知母、黄芩清泄胃热;栀子炭、地黄、牡丹皮、侧柏叶、藕节、白茅根清热凉血止血;牛膝引血下行。

兼见便秘,为津伤液耗,加大黄、瓜蒌;兼见口渴,舌质红,少苔,为热盛伤阴,加南沙参、天花粉、石斛。

(4)气血亏虚证

症状:鼻衄,血色淡红,心悸气短,神疲乏力,面白头晕,不寐,或兼肌衄、齿衄。舌质淡,苔白,脉细或弱。

病机析要:气血两亏,气不摄血,血溢脉外,故见鼻衄、齿衄,血色淡红,也可见肌衄;气血不足,心神失养,故见心悸,不寐;正气亏虚,则神疲乏力,气短;气血虚弱,不能上荣头面,故面白头晕。血色淡红、神疲乏力为本证的辨证要点。

治法:益气摄血。

代表方:归脾汤。

常用药:人参、黄芪、白术、茯苓、甘草健脾益气;仙鹤草、茜草、阿胶养血止血。

以上各种鼻衄之证,除内服汤剂以外,尚可在鼻衄发生时,采用局部外用药物治疗,以期尽快止血。可选用云南白药或三七粉局部给药以止血或用湿棉条蘸塞鼻散(百草霜15g、龙骨15g、枯矾60g,共研极细末)塞鼻治疗。

2. 齿衄　手足阳明经分别入于上下齿龈,而肾主骨,齿为骨余,即所谓"齿为肾之余,龈为胃之络",所以牙龈出血一般与胃、肾二经有关。

（1）胃火内炽证

症状:齿衄血色鲜红,齿龈红肿疼痛,口渴欲饮,口臭便秘,头痛。舌质红,苔黄或黄燥,脉洪数或滑数。

病机析要:胃热炽盛,循经上熏,血溢脉外,以致齿衄出血鲜红,齿龈红肿疼痛;胃火上熏,故口臭头痛;火热伤津,故口渴欲饮;热结阳明则便秘。衄色鲜红、齿龈红肿疼痛为本证的辨证要点。

治法:清胃泻火,凉血止血。

代表方:加味清胃散。

常用药:生地黄、牡丹皮、水牛角、黄连、连翘、黄芩、黄柏、栀子、石膏清热泻火凉血;藕节、白茅根、侧柏叶凉血止血。

兼见烦渴,为热邪伤阴,加知母、天花粉、石斛;兼见便秘,为津伤液耗,加大黄、芒硝。

（2）阴虚火旺证

症状:齿衄血色淡红,齿摇龈浮微痛,常因烦劳而发,头晕目眩,腰膝酸软,耳鸣,盗汗,潮热,手足心热。舌质红,苔少,脉细数。

病机析要:肾主骨,齿为骨余,肾虚则龈浮齿摇而不坚固;肾阴不足,虚火上炎,络损血溢,故血从齿缝渗出,血色淡红;烦劳伤肾,易诱发齿龈出血;肾阴不足,则腰膝酸软、头晕目眩、耳鸣、潮热、手足心热、盗汗。血色淡红、齿摇不坚为本证的辨证要点。

治法:滋阴降火,凉血止血。

代表方:知柏地黄丸合茜根散。

常用药:知母、黄柏、黄芩、银柴胡、胡黄连、地骨皮降虚火清虚热;生地黄、阿胶(烊)、墨旱莲、侧柏叶、茜草、白茅根、藕节滋阴凉血止血。

兼见潮热,手足心热,为阴亏热浮,加银柴胡、胡黄连、地骨皮;兼见盗汗明显,为阴气耗损,腠理不固,加五味子、玉米须。

3. 咳血　咳血主要由燥热、阴虚、肝火导致肺络损伤而成。

（1）燥热犯肺证

症状:喉痒咳痰带血,发热,鼻燥口干,或身热恶风,头痛,咽痛。舌质红,少津,苔薄黄,脉数。

病机析要:风热燥邪,损伤于肺,肺失清肃,则发热喉痒,咳嗽;肺络受伤故咳血;燥伤津液故口干鼻燥。如感受风热而肺卫失宣,则见身热恶风,头痛,咽痛。咳痰带血、口干鼻燥为本证的辨证要点。

治法：清热润肺，宁络止血。

代表方：桑杏汤。

常用药：桑叶、栀皮、香豉、薄荷、蝉蜕轻凉润燥，清宣肺热；沙参、梨皮、麦冬、天冬、石斛、玉竹养阴润肺；侧柏叶、藕节、茜草、仙鹤草、白茅根凉血止血。

兼见发热咽痛，为外感风热，加金银花、连翘、牛蒡子；兼见鼻燥咽干较甚，为燥伤津液，加麦冬、天冬、石斛、玉竹；兼见痰热壅盛，咳血，身热，咳痰黄稠，舌质红，苔黄腻，脉滑数，为热迫血行，用清金化痰汤加大小蓟、侧柏炭、茜草；若咳血较重，热象明显，为邪热入里，可用黄芩、知母、海蛤壳、枇杷叶。若咳血量多，为燥热伤肺络甚，加云南白药或三七粉冲服。

（2）肝火犯肺证

症状：咳嗽阵作，痰中带血，胸胁牵痛，烦躁易怒，目赤口苦，便秘溲赤，或寐少梦多。舌质红，苔薄黄，脉弦数。

病机析要：肝火犯肺，肺失清肃，肺络受伤，故咳嗽阵作且痰中带血；肝经布胸胁，肝火犯肺，故胸胁牵引作痛；肝火旺盛则烦躁易怒，目赤口苦，便秘溲赤；肝火扰心则寐少梦多。咳嗽阵作、胸胁胀痛为本证的辨证要点。

治法：清肝泻肺，凉血止血。

代表方：黛蛤散合泻白散。

常用药：龙胆、黄芩、栀子、牡丹皮、青黛清泻肝火；石膏、知母、金银花、连翘、桑白皮、地骨皮清泄肺热；大蓟、小蓟、白茅根、茜草、侧柏叶凉血止血。

兼见目赤口苦，为肝火较甚，重用黄芩、龙胆；兼见便秘，为液伤津亏，加大黄、芒硝；若咳血较多，血色鲜红，为邪热炽盛，可加用犀角地黄汤冲服云南白药或三七粉。

（3）阴虚肺热证

症状：咳嗽少痰，痰中带血，经久不愈，血色鲜红，口干咽燥，两颧红赤，潮热盗汗。舌质红，苔少，脉细数。

病机析要：阴虚肺热，肺失清润，损伤肺络则咳嗽少痰，痰中带血，经久不愈；阴虚火旺则潮热盗汗，两颧红赤，口干咽燥。咳嗽痰少、潮热盗汗为本证的辨证要点。

治法：滋阴润肺，降火止血。

代表方：百合固金汤。

常用药：百合、麦冬、生地黄、熟地黄、玄参、水牛角、牡丹皮养阴清热凉血，润肺生津；白及、白茅根、侧柏叶、大蓟、小蓟、茜草凉血止血。

兼见反复咳血不止，需及时收敛止血，加阿胶、三七。兼见潮热颧红，为虚热外浮，加青蒿、地骨皮、鳖甲、白薇。

以上咳血诸证当注意保持气道通畅，防止血液或血块阻塞气道引起窒息。若咳血量大，持续不止，多为危急重症，宜中西医结合救治。

4. 吐血　吐血为胃自身病变及他脏病变影响胃，使胃络受伤而吐血。临床常见胃热壅盛、肝火犯胃和气虚血溢等证。

（1）胃热壅盛证

症状：胃脘灼热作痛，吐血色红或紫暗，夹食物残渣，恶心呕吐，口臭口干，便秘，或大便色黑。舌质红，苔黄干，脉数。

病机析要：热积胃中，热伤胃络，胃失和降，故恶心呕吐，吐血色红或紫暗，夹食物残渣；热结中焦，气机不利则胃脘灼热作痛；溢于胃络之血下走大肠故大便色黑；胃热上熏则口臭；热伤大肠津液则便秘。脘腹胀闷、吐血色深为本证的辨证要点。

治法:清胃泄热,凉血止血。

代表方:泻心汤合十灰散。

常用药:大黄、黄芩、黄连、石膏、知母清泻胃火;大蓟、小蓟、荷叶、白茅根、茜草根、牡丹皮凉血止血;侧柏叶炭收涩止血。海螵蛸制酸止血。

兼见口干而渴,舌红而干,脉象细数,为胃热伤津,加南沙参、麦冬、石斛;兼见恶心呕吐,为胃气上逆,加旋覆花、赭石、竹茹。

（2）肝火犯胃证

症状:吐血色红或紫暗,脘胀胁痛,烦躁易怒,目赤口干,或寐少多梦,或恶心呕吐。舌质红,苔黄,脉弦数。

病机析要:肝郁化火,横逆犯胃,络伤血溢,故吐血色红或紫暗;肝胃失和,气机不利,故脘胀胁痛;胃气上逆则恶心呕吐;肝火旺盛,扰动心神,故烦躁易怒,寐少多梦;肝火上炎,灼伤津液,故目赤口干。吐血色深、脘腹胁痛为本证的辨证要点。

治法:清肝泻火,凉血止血。

代表方:龙胆泻肝汤。

常用药:龙胆、黄芩、栀子、牡丹皮清泻肝火;石膏、知母、金银花、连翘、桑白皮、地骨皮清泻肺热;藕节、白茅根、墨旱莲、牡丹皮凉血止血。侧柏叶炭、白及收涩止血。

兼见寐少梦多,为上扰心神,加磁石、龙齿、珍珠母、远志;兼见便秘,为液耗津亏,加大黄、麦冬、玄参、南沙参。若吐血不止,口渴不欲饮而胃脘刺痛者,为瘀血阻络,血不归经所致,宜十灰散、白及粉、三七粉合用;兼见胁痛明显,为肝气郁滞,加延胡索、香附。

（3）气虚血溢证

症状:吐血缠绵不止,血色暗淡,吐血时轻时重,神疲乏力,心悸气短,语声低微,面色苍白,或畏寒肢冷,自汗便溏。舌质淡,苔薄白,脉弱或沉迟。

病机析要:中气亏虚,摄血无力,血液外溢,故吐血缠绵不止,血色暗淡,时轻时重;气血虚弱,则神疲乏力,气短声低,自汗,心悸,面色苍白;气虚及阳,中阳不足,则畏寒肢冷,便溏。吐血不止、血色暗淡为本证的辨证要点。

治法:益气摄血。

代表方:归脾汤。

常用药:党参、黄芪、白术、茯苓、炙甘草健脾益气;阿胶养血止血。仙鹤草、炮姜炭、侧柏叶炭、白及收涩止血。海螵蛸制酸止血。

兼见肢冷畏寒,自汗便溏,脉沉迟,为气损及阳,脾胃虚寒,可用柏叶汤和理中汤。

以上吐血诸证如出血过多,表现为面色苍白、四肢厥冷、冷汗出、脉微等,为气随血脱之危候,亟当益气固脱,静脉滴注参麦注射液或参附注射液;紧急状态下行胃镜下电凝、夹闭或套扎止血,中西医结合救治。

5.便血　便血为胃肠脉络受伤所致。临床主要由肠道湿热与脾胃虚寒两类。

（1）肠道湿热证

症状:便血鲜红,腹痛不适,大便不畅或便溏,口黏而苦,纳谷不香。舌质红,苔黄腻,脉滑数。

病机析要:湿热蕴结,脉络受损,血溢肠道而便血;湿阻气机不利故腹痛;湿热困于肠胃,运化失调,则口黏而苦,纳谷不香;湿性黏滞,肠道传化失常故大便不畅。便血色红黏稠、腹痛、口苦纳差为本证的辨证要点。

治法:清热化湿,凉血止血。

代表方:地榆散。

常用药:黄连、黄芩、栀子、滑石、通草、猪苓、泽泻泻火除湿;槐角、槐花、地榆、侧柏叶、茜草、生地黄、牡丹皮凉血止血。

若便血日久,湿热未尽去而营阴已伤者,为湿热内壅,余邪伤津,可用脏连丸加茯苓、白术、泽泻;若为肠风,下血鲜红,血下如溅,舌质红,脉数,为肝经有热,风热下泄,迫血妄行,用槐花散或槐角丸;若为脏毒,下血浊而暗,为脾不运湿,湿浊随血下行,用地榆散加苍术、萆薢、黄柏。

（2）脾胃虚寒证

症状:便血紫暗或黑色,脘腹隐隐作痛,喜温喜按,怯寒肢冷,纳差便溏,神疲懒言。舌质淡,苔薄白,脉弱。

病机析要:脾胃虚寒,脾失统摄,血溢肠中,故便血紫暗或呈黑色;中阳不足,失于温煦,故脘腹隐痛,喜温喜按;阳虚不能温煦肢体,故怯寒肢冷;脾胃阳虚,生化无权,则纳差便溏;阳气不足则神疲懒言。便血腹痛、喜温喜按、神疲懒言为本证的辨证要点。

治法:温阳健脾,养血止血。

代表方:黄土汤。

常用药:炮附子、干姜、白术、茯苓、甘草温阳健脾;灶心土、炮姜炭、艾叶、鹿角霜、补骨脂温阳止血;白及、海螵蛸收敛止血。

应用该方若无灶心土,可用赤石脂代。兼有瘀血见证加花蕊石、三七;若下血日久不止,肛门下坠,为气虚下陷,可合用补中益气汤。便血诸证出血量大时可致气随血脱而致脱证,临证要仔细观察病情变化,及时救治。

6. 尿血　尿血多因热邪蓄于下焦或阴虚火旺损伤络脉,致使血液妄行引起,也有因脾虚失摄、肾虚失固而致尿血者。

（1）下焦热盛证

症状:尿血鲜红,小便黄赤灼热,心烦口渴,面赤口疮,夜寐不安。舌质红,苔黄,脉数。

病机析要:下焦热盛,灼伤膀胱之络脉,故尿血鲜红;膀胱热盛,煎灼尿液,故小便黄赤灼热;热扰神明则心烦,夜寐不安;火热上炎则面赤口疮;热伤津液则口渴。尿血、小便黄赤灼热、心烦口渴不安为本证的辨证要点。

治法:清热泻火,凉血止血。

代表方:小蓟饮子。

常用药:淡竹叶、滑石、栀子清利下焦火热;小蓟根、大蓟、生地黄、牡丹皮、侧柏叶、白茅根、蒲黄、藕节凉血止血。

兼有心烦少寐,为热扰心神,加黄连、夜交藤;若口渴甚,为火盛伤阴,可用黄芩、知母、石斛、天花粉;若尿血甚,为下焦热盛,迫血妄行,重用白茅根、侧柏叶,加琥珀。

（2）阴虚火旺证

症状:小便短赤带血,头晕目眩,颧红潮热,腰酸耳鸣。舌质红,少苔,脉细数。

病机析要:肾阴亏虚,虚火内动,灼伤脉络,故小便短赤带血;阴虚阳亢,故头晕目眩,颧红潮热;腰为肾府,耳为肾窍,肾阴不足,则外府失养,肾窍不充,故腰酸耳鸣。小便短赤带血、颧红潮热、腰酸耳鸣为本证的辨证要点。

治法:滋阴降火,凉血止血。

代表方:知柏地黄丸。

常用药:知母、黄柏、黄芩、银柴胡、胡黄连、地骨皮降虚火清虚热;生地黄、牡丹皮、墨旱莲、侧柏叶、茜草、白茅根、大蓟、小蓟滋阴凉血止血。

兼见颧红潮热明显,为阴虚火旺,虚火内灼,重用地骨皮、胡黄连、银柴胡、白薇;若盗汗明显,为汗伤内热,耗伤阴血,加五味子、玉米须。

（3）脾不统血证

症状:久病尿血,色淡红,气短声低,面色苍白,食少乏力,或兼见皮肤紫斑,齿衄。舌质淡,苔薄白,脉细弱。

病机析要:脾气亏虚,统血无力,血不归经,则尿血日久不愈,兼见紫斑、肌衄;脾胃运化无权,气血生化不足,故食少乏力,气短声低;气血不能上荣头面则面色苍白。尿血色淡红、气短食少乏力为本证的辨证要点。

治法:补脾摄血。

代表方:归脾汤。

常用药:党参、黄芪、白术、茯苓、甘草健脾益气;仙鹤草、茜草、阿胶、炮姜炭、海螵蛸养血止血。

兼有小腹坠胀,为中气不足,气虚下陷,加升麻、柴胡,亦可合用补中益气汤。

（4）肾气不固证

症状:尿血日久不愈,血色淡红,神疲乏力,头晕目眩,腰酸耳鸣。舌质淡,苔薄白,脉弱。

病机析要:肾气不足,封藏不固,血随尿出,故尿血日久不愈,血色淡红;肾虚则腰膝酸痛兼见耳鸣;髓海不充则头晕目眩,神疲乏力。尿血日久不愈、神疲乏力、腰酸耳鸣为本证的辨证要点。

治法:补益肾气,固摄止血。

代表方:无比山药丸。

常用药:熟地黄、山药、山茱萸、牛膝补益肾精;菟丝子、肉苁蓉、巴戟天、杜仲温肾助阳;煅龙骨、牡蛎、金樱子、赤石脂固摄止血;仙鹤草、蒲黄、大蓟、小蓟、槐花止血。

兼见畏寒神怯,为肾阳不足,失于温煦,加肉桂、鹿角胶(烊)、狗脊。

7. 紫斑　紫斑常因热盛迫血、阴虚火旺和气不摄血而血溢肌肤所致。

（1）热盛迫血证

症状:肌肤出现紫红或青紫斑点或斑块,发热口渴,烦躁不安,溲赤便秘,常伴有鼻衄,齿衄,尿血或便血。舌质红,苔薄黄,脉数有力。

病机析要:火热偏盛,迫血妄行,血溢于肌肤,故皮肤青紫斑点或斑块;热邪损伤鼻、龈、肠胃和膀胱脉络,则鼻衄、齿衄、便血和尿血;热扰心神则烦躁不安;火热伤津则发热,口渴,溲赤,便秘。肌肤出现紫红或青紫斑点或斑块、发热口渴、烦躁不安为本证的辨证要点。

治法:清热解毒,凉血止血。

代表方:清营汤。

常用药:水牛角、玄参、生地黄、麦冬、牡丹皮滋阴清热凉血;金银花、连翘、黄连、竹叶心清热解毒;紫草、茜草、侧柏叶、地榆凉血止血。

兼见发热口渴,烦躁不安,紫斑密集成片,为火热伤津,加生石膏、龙胆,并冲服紫雪丹,还可合用十灰散;兼见腹痛,便血,为热壅肠胃,气滞血瘀,加白芍、甘草、槐花、地榆;兼见关节肿痛,为湿热阻滞肢体经络,加秦艽、木瓜、桑枝、牛膝。

（2）阴虚火旺证

症状:肌肤出现红紫或青紫斑块,时作时止,手足心热,潮热盗汗,颧红,心烦口干,常伴齿衄、鼻衄、月经过多等症。舌质红,少苔,脉细数。

病机析要:阴虚火旺,虚火内炽,灼伤脉络,血溢肌腠,则肌肤出现红紫或青紫斑点、斑块,齿衄、鼻衄或月经过多;阴虚火旺,则手足心热,潮热盗汗;虚火扰心,则心烦、盗汗。肌肤出现红紫或青紫斑块、手足心热、潮热盗汗为本证的辨证要点。

治法:滋阴降火,宁络止血。

代表方:茜根散。

常用药:玄参、龟甲、女贞子、墨旱莲、生地黄、阿胶滋阴养血清热;紫草、牡丹皮、茜草、侧柏叶、黄芩清热凉血止血。

兼见潮热明显,为阴亏热浮,加地骨皮、鳖甲、秦艽、白薇;兼见盗汗明显,为阴气耗损,腠理不固,加五味子、煅龙骨、牡蛎。

(3) 气不摄血证

症状:紫斑反复出现,经久不愈,神疲乏力,食欲不振,面色苍白或萎黄,头晕目眩。舌质淡,苔白,脉弱。

病机析要:中气亏虚,统摄无力,血溢肌腠而见紫斑反复出现,经久不愈;脾虚运化无权,气血不足则食欲不振,神疲乏力,面色苍白或萎黄,头晕目眩。紫斑经久不愈、神疲乏力、食欲不振为本证的辨证要点。

治法:补脾摄血。

代表方:归脾汤。

常用药:黄芪、黄精、党参、白术、白茯苓益气健脾;仙鹤草、棕榈炭、血余炭、蒲黄、紫草止血消斑。

如有脾虚及肾,肾气不足,腰膝酸冷,大便不实,小便频数清长,为脾肾气虚,加菟丝子、补骨脂、续断。

五、预防调护

注意饮食有节,宜进食清淡、易消化、富有营养的食物,如新鲜蔬果、鱼、瘦肉、蛋类、牛奶等,忌食辛辣香燥、油腻炙煿之品,戒除烟酒。虚邪贼风,避之有时,适寒温,慎起居,劳逸有度,避免情志过极、纵欲过度。新居装修之后或新购置室内家具,需注意通风一段时间,避免漆毒之气侵害人体。建筑职业装修工人及油漆工人做好职业防护。

吐血患者,应暂予禁食,视病情可以考虑禁食不禁药,但汤药必须凉服或胃管鼻饲。吐血患者经治大便转为黄色,才开始进食冷全流或者半流质。鼻衄患者,必要时可用冰敷鼻部,严重者用棉球填塞法。对血证患者要注意精神调摄,消除其紧张、恐惧、忧虑等不良情绪。注意休息,病重者应卧床休息。应严密观察出血量,注意面色、血压、脉搏、呼吸、二便等变化,以防产生厥脱之证。

六、临证要点

1. 离经之血便是瘀,当用化瘀法　《血证论·瘀血》曰:"盖血初离经,清血也,鲜血也,然既是离经之血,虽清血鲜血,亦是瘀血。"正因为离经之血即为瘀血,法当活血止血。久病入络,血证久病之后,必瘀血入络导致出血,此类出血也当化瘀止血。故唐宗海曰:"旧血即是瘀血,此血不去,便阻化机。"《血证论·男女异同论》

2. 评估出血量,重在防治虚脱　血证应辨出血程度。血为气母,如出血过多,可致气随血脱,甚至亡阳虚脱,病至危殆。因而,根据中医四诊,加体查、理化检查,对神志、血压、心率、呼吸及大小二便的密切监测,辨别出血量的多少,对判断预后、制订治疗方案具有重要意义。临证出现头晕、乏力、面唇苍白、心悸、出汗、舌淡、脉微数或疾促,属于出血量大,已有亡阳虚脱之征,当以益气固脱为先,可静脉应用参麦注射液或参附注射液。必要时中西医结合救治。

3. 保持气道通畅,防止咳血致窒息　咳血患者如出血量大,若不鼓励患者气道之血液主动咳出,或者被动抽吸,容易导致血液或血块阻塞气道,导致患者窒息死亡。

4. 防患于未然,警惕脑络出血　各种致病因素而致血证日久,痰瘀互结,蕴热成火,火与气并走于上,损伤脑络,可致脑络出血,出现神昏、口舌喝斜、半身不遂等,病情凶险,必须积极救治。西医学某些出血性疾病、恶性血液病有脑络出血发生的可能。临床上,要根据突然头部剧痛、喷射状呕吐、血压变化、脉搏变化、呼吸变化、神志变化、肢体运动及感觉功能等临床表现,及时地作出判断,及早救治。

病案分析

陈某,男,31 岁。

初诊:1965 年 2 月 22 日。

支气管扩张,手术后已 3 年,呛咳频作,胸闷气急,痰中带血,咽喉干痛,腰背酸楚,易感疲乏,纳谷一般。脉弦细,苔薄白。治拟益肾清肺而利痰嗽。

玄参 4.5g,天麦冬各 9g,旋覆花(包煎)9g,代赭石 9g,法半夏 6g,川贝母 6g,茜根炭 6g,海浮石 12g,北沙参 9g,仙鹤草 12g,六味地黄丸 15g(包煎)。5 剂。

复诊:3 月 10 日。

上方连服 10 剂,精神好转,咳嗽减少,痰中之血已除,咽痛气急亦好转,腰痛较前为瘥。自诉进油腻食易致腹泻。舌红苔薄,脉弦细。宜从肺肾论治,兼扶脾土。

天麦冬各 9g,旋覆花 9g(包煎),川贝母 6g,海浮石 9g,代赭石 9g,法半夏 6g,北沙参 9g,陈皮 4.5g,土炒白术 9g,七味都气丸 12g(包煎)。5 剂。(何若苹,徐光星. 何任医案实录[M]. 北京:中国中医药出版社,2012.)

ER-7-2-3

血证古籍
推介

ER-7-2-4

血证名医
经验

07-0-03节PPT

PPT 课件

第三节　痰　饮

一、概述

痰饮是肺脾肾功能失调,津液不归正化而为饮邪,停积于体内某一局部所致的一类病证,又称饮证。根据饮停部位,饮证又可分为痰饮、悬饮、溢饮、支饮。

早在《神农本草经》就论及“留饮痰癖”“留饮宿食”等。《黄帝内经》更有“饮”“饮积”之名。《素问·经脉别论》曰:“饮入于胃,游溢精气,上输于脾。脾气散精,上归于肺,通调水道,下输膀胱。水精四布,五经并行。”此论正常的水液代谢。《素问·至真要大论》曰:“太阴在泉……湿淫所胜……民病饮积心痛。”《素问·气交变大论》曰:“岁土太过,雨湿流行,肾水受邪……甚则……饮发中满食减。”《素问·六元正纪大论》曰:“土郁之发……民病……饮发注下。”强调脾肾功能失调,水湿不归正化,即可停饮。汉代张仲景《金匮要略》设“痰饮”专篇,并指出痰饮有广义、狭义之分。广义痰饮,是诸饮的总称,包括痰饮、悬饮、溢饮、支饮四类。狭义的痰饮,则是指饮停胃肠之证。治疗方面,提出“病痰饮者,当以温药和之”的原则,名方苓桂术甘汤、五苓散、肾气丸、小半夏加茯苓汤、白术泽泻汤、十枣汤、木防己汤、厚朴大黄汤、葶苈大枣泻肺汤、大青龙汤、小青龙汤至今仍为临床常用。隋唐至金元,医家逐渐明确痰与饮有别,并提出“百病兼痰"等,对临床实践具有重要价值。隋代巢元方《诸病源候论·痰饮病诸候》系统论述了痰饮的病因、证候、所生诸病及治疗原则。唐代孙思邈《备急千金要方·大肠腑·痰饮》更有五饮之说,指出:"夫五饮者,由饮酒后及伤寒饮冷水过多所致。"立论本于仲景,而治法方药又有发明。宋代严用和《济生方·咳喘痰饮门·痰饮论治》曰:"人之气道贵乎顺,顺则津液流通,决无痰饮之患。调摄失宜,气道闭塞,水饮停于胸膈。"明确提出"气滞"可生痰饮。杨士瀛《仁斋直指方》首先将饮与痰的概念作了明确区分,提出饮清稀而痰稠浊。清代叶桂总结前人治疗痰饮病的经验,重视脾、肾,提出了"外饮治脾,内饮治肾"之说。

笔记栏

痰饮所涉及临床病证广泛,表现复杂。西医学中的胃肠功能紊乱、不完全肠梗阻、梅尼埃病、慢性阻塞性肺疾病、肺心病心衰、心包积液、渗出性胸膜炎胸腔积液等出现饮证表现者,可参照本节辨证论治。

痰饮历史沿革列表

二、病因病机

痰饮的病因与外感寒湿,饮食不当,或劳欲所伤等有关;病机为肺与脾、肾功能失调,津液不归正化,停于体内某一局部,积而为饮。

(一)病因

1. 外感寒湿　因气候湿冷,或冒雨涉水,坐卧湿地,寒湿之邪侵袭肌表,脾运化、输布津液功能失调;寒湿之邪困遏卫阳,肺失宣发肃降、通调水道功能失职;或素体阳虚,寒湿伤阳,肾蒸腾气化水液功能无权,可致停饮。

2. 饮食不当　暴饮暴食,恣饮冷水,进食生冷;或炎夏受热以及饮酒后,因热伤冷,冷热交结,中阳被遏,脾失健运,湿从内生,水液停积而为饮邪。《金匮要略·痰饮咳嗽病脉证并治》云:"夫病人饮水多,必暴喘满;凡食少饮多,水停心下,甚者则悸,微者短气。"

3. 劳倦所伤　劳倦、纵欲太过,或素体太阴脾虚,少阴肾阳不足,或因久病咳喘等,伤及脾肾之阳,水液不能正常运化、输布,可停而成饮。《儒门事亲·饮当去水温补转剧论》所载"人因劳役远来,乘困饮水,脾胃力衰",即劳倦饮停之论。

(二)病机

肺、脾、肾功能失调,三焦气化不利,津液不归正化,是形成痰饮病的关键病机。人体津液运化、输布、蒸腾、气化等,有赖于肺、脾、肾以及三焦功能的正常。如肺气失宣,通调失司,津液失于布散,则聚而为饮。如湿邪困脾,或脾虚不运,均可使水谷精微不归正化,聚为饮邪,发为饮证。如肾阳不足,蒸化失司,水湿泛滥,亦可导致饮邪内生。一般认为,痰饮病与肺、脾、肾功能失调密切相关,但肺脾肾三脏当中,脾失健运,尤为关键。因为脾为水液运行之枢纽,脾阳既伤,则上不能输精以养肺,水液不归正化,反为饮邪而干肺;下不能助肾以制水,水寒之气反伤肾阳,由此必致饮邪内停,流溢各处,波及全身。当然,三焦气化失宣,阳虚水液不化,也在饮证形成过程中起重要作用。

痰饮病的病理性质总属阳虚阴盛,津液输布失调,水饮停积为患。因水饮属于阴类,非阳不运。所以阳气虚衰,气不化津,则阴邪偏盛,可致寒饮内停。饮邪具有流动之性,饮停胃肠,则为痰饮;饮留胁下,则为悬饮;饮流肢体,则为溢饮;聚于胸膈,则为支饮。中阳素虚,脏气不足,常是发病的内在病理基础。临床上也有因时邪与内饮相搏,或饮邪久郁化热,表现饮热相杂之候,当需注意。(表 7-3-1)

表 7-3-1　痰饮病机列表

关键病机	病机要点	病机转归
肺、脾、肾功能失调，三焦气化失职	肺气失宣，通调失司，津液失于布散，则聚而为饮	①饮证治疗及时得当，多可取效 ②失治误治，尤其是支饮患者，饮邪上凌心肺，可继发喘证、心悸，或心衰，甚至厥脱
	湿邪困脾，或脾虚不运，均可使水谷精微不归正化，则内生饮邪	
	肾阳不足，蒸化失司，水湿泛滥，可导致饮邪内生	
	三焦气化失宣，阳虚水液不化，必致水饮停积	

三、诊断与鉴别诊断

（一）诊断

1. 痰饮　心下满闷，呕吐清水痰涎，或心下坚满，或腹胀，肠鸣沥沥有声，属饮停胃肠。
2. 悬饮　胸胁饱满，咳唾引痛，呼吸困难，或有肺痨病史，属饮流胁下。
3. 溢饮　身体疼痛而沉重，当汗出而不汗出，或伴咳喘，属饮溢肢体。
4. 支饮　咳逆倚息，短气不得平卧，其形如肿，属饮邪停留胸膈。

胸部或者腹部 X 线、CT 检查，胸腔 B 超定位穿刺术与病理组织检查，心脏彩超、胸腔镜检查，胸腔或腹腔或心包积液检验等，有助于本病诊断。

（二）鉴别诊断

悬饮应与胸痹心痛进行鉴别，溢饮应与风水进行鉴别（表 7-3-2，表 7-3-3）。

表 7-3-2　悬饮与胸痹心痛鉴别表

病证	症状	诱发加重的因素
悬饮	胸胁胀痛，持续不解，胸胁饱满，并有咳嗽、咳痰等肺系证候	咳唾引痛，随体位改变或呼吸而疼痛加重
胸痹心痛	心胸憋闷疼痛，可引及左侧肩背或左臂内侧放射痛	常于劳累、饱餐、受寒或情绪激动后突然发作，历时较短，休息或用药后常可缓解

表 7-3-3　溢饮与风水鉴别表

病证	症状	病因	病机
风水	可表现为眼睑、颜面浮肿，甚至周身水肿，常伴见小便不利甚至少尿，尿多浊沫，尿血，可兼有发热咽痛、咳嗽等	多继发于外感风热、乳蛾红肿	外邪犯肺，肺失宣降，不能通调水道，水液内停，外溢肌肤
溢饮	肢体肿胀、疼痛、沉重，可见有恶寒、汗出不畅或无汗，或发热、咳嗽等	可由外感或居处失宜引发	外邪犯表，肺脾功能失调，水液不归正化，化而为饮，饮邪停于身体肢体局部

知识链接

痰、饮、水、湿之异同

痰、饮、水、湿均是脏腑功能失调、水液代谢失常而产生的病理产物，同时也是诸多疾病的致病因素，《金匮要略》有超过半数的病证与之有关。然四者致病又有不同之处。痰，质稠而黏，无处不到，可分为寒痰、湿痰、热痰、风痰、顽痰、老痰等，为病甚广，不仅可见于咳喘、肺痿、肺痈、胸痹、惊悸、不寐、梅核气、呕吐、痞满,还可见于癫狂、痫证、痴呆、瘿瘤、瘰疬等,故有"百病皆由痰作祟"之说。饮,质地清稀,主要停留于人体局部,包括停于胃肠的痰饮,停于胸胁的悬饮,停留胸膈的支饮与流于肢体的溢饮,可表现为眩晕、咳喘、心悸、呕吐、痞满、心下悸、心下痞坚、肠鸣腹痛、肢体肿胀酸痛等。水主要表现为颜面、足踝甚至全身水肿、小便不利,古称水气病,有风水、皮水、正水、石水以及五脏水之分。湿伤于下,容易困阻脾胃,容易导致腰腿关节皮肤病证,湿病可分为寒湿、湿热等,而表现为风湿、湿痹、腰痛、痞满、黄疸、淋浊、泻痢、浸淫疮以及妇女带下病等。

四、辨证论治

(一)辨证要点

1. 辨饮停部位　首先应根据饮停部位区别四饮。痰饮为饮停胃肠,悬饮属水流胁下,溢饮为饮邪泛溢肢体,支饮是饮邪停留胸膈。

2. 辨标本虚实　痰饮为病,虚多实少,本虚标实。本虚多阳气不足,标实多水饮留聚。临证应辨别标本虚实主次,同时,应分辨病邪的兼夹和寒热转化,如是否夹有表邪,或兼有气滞、血瘀以及饮郁化热等。

(二)治则治法

痰饮的治疗原则为温化。因饮为阴邪,得温则行,遇寒易凝。通过温阳化气,可杜绝水饮之生成。故《金匮要略·痰饮咳嗽病脉证并治》提出:"病痰饮者,当以温药和之。"同时,还当区分表里虚实以论治。水饮壅盛者,应祛饮以治标;邪在表者,当温散发汗;在里者,应温化利水;正虚者补之;邪实者攻之。如属邪实正虚,则当消补兼施;饮热相杂者,又当温清并用。应用峻烈攻逐水饮之药,一定要注意顾护正气,中病即止,以免损伤胃气。

ER-7-3-2

痰饮临床思维导图

(三)分证论治

1. 痰饮　多由素体脾虚,运化不健,复加饮食不当,或因感受湿邪,而致脾阳受损,水湿不化而为饮,停于胃肠引起。

(1)脾阳虚弱证

症状:胸胁胀满,心下痞闷,胃中有振水声,脘腹喜温畏冷,泛吐清水痰涎,或饮入易吐,或口渴不欲饮水,伴头晕目眩,心悸气短,纳食量少,大便或溏,形体逐渐消瘦。舌苔白滑,脉弦细而滑。

病机析要:脾阳虚弱,饮停于胃,清阳不升,则脘腹喜温畏冷,泛吐清水;脾失运化,饮停于胃,则胸胁支满,脘痞,饮入易吐;水饮上犯,则头晕目眩、心悸;水饮下注则便溏;水谷精微化生饮邪而不养肌肉,则形体逐渐消瘦。胃中有振水声、呕吐清水痰涎、形体逐渐消瘦为本证的辨证要点。

治法:温脾化饮。

代表方:苓桂术甘汤合小半夏加茯苓汤。

常用药:桂枝、生姜温脾化饮;茯苓、白术、甘草补气健脾,淡渗利水;陈皮、法半夏理气化痰降逆。

如脘腹冷痛、吐泡沫痰,为寒凝气滞,饮邪上逆,可加干姜、吴茱萸、椒目;如胸满、心下痞,为胸闷痹阻,可加薤白、瓜蒌;如心下胀满,为饮邪中阻,可加枳实;如咽干、舌红,为饮郁化热,可加黄芩、知母。若时时眩冒、小便不利,为水饮内阻,清气不升,可加泽泻、猪苓,或方用白术泽泻汤加减;如脐下悸,吐涎沫,头目昏眩,为饮邪上犯,方可用五苓散。

（2）饮留胃肠证

症状：心下坚满，欲自利，利后而反快，或虽利，心下续坚满，或水走肠间，沥沥有声，或腹满，便秘，口舌干燥。舌苔腻或水滑，色白或黄，脉伏，或沉弦。

病机析要：水饮壅结，留于胃肠，故心下坚满、水走肠间而沥沥有声；水性趋下，则欲自利；利则饮邪暂去，故利后反快；水化痰饮而不能生津液以养窍，故口舌干燥；若苔已透黄，是饮邪化热。心下坚满、水走肠间沥沥有声、苔腻或水滑为本证的辨证要点。

治法：攻下逐饮。

代表方：甘遂半夏汤或己椒苈黄丸。

常用药：醋制甘遂、法半夏逐饮降逆；白芍、蜂蜜酸甘缓中，以防伤正；甘草与甘遂相反相激，祛逐留饮；大黄、葶苈子攻坚决壅，泻下逐水；防己、椒目辛宣苦泄，导水利尿。

如心下坚满突出，为饮邪内停，中焦气滞，可加陈皮、厚朴、枳实；如心下痛、大便不通，为饮停成实，可加木香、槟榔；如饮邪去，腹满反复者，为正气已伤，可加干姜、黄芪、白术。

2. 悬饮　多因体质素虚，或原有其他慢性疾病，肺卫虚弱，复受外邪，则肺失宣降，不能通调水道，水化为饮而停于胸胁，而致络气不和。若饮邪久郁，湿蕴生热，可渐伤肺阴，或耗损肺气。

（1）邪犯胸肺证

症状：寒热往来，身热起伏，汗少，或发热却不恶寒，有汗但热不解，咳嗽痰少，气急，胸胁刺痛，呼吸或转侧疼痛加重，心下痞硬，干呕，口苦，咽干。舌苔薄白或黄，脉弦数。

病机析要：邪犯胸肺，枢机不利，肺失宣降，故寒热往来，身热起伏，虽汗而热不解；邪在胸肺，故咳嗽，气急，胸胁刺痛，呼吸、转侧疼痛加重。胸胁转侧疼痛、发热为本证的辨证要点。

治法：和解宣利。

代表方：柴枳半夏汤。

常用药：柴胡、黄芩清解少阳；瓜蒌、法半夏、枳壳宽胸化痰开结；青皮、赤芍理气和络止痛；桔梗、苦杏仁宣肺止咳。

如咳逆气急突出，为痰饮内结，肺失肃降，可加白芥子、桑白皮；如咳嗽、痰难出，为痰邪阻肺，可加浙贝母、鲜竹沥、桑白皮；如胁痛甚，为气机郁结，可加郁金、桃仁、延胡索；如心下痞硬、口苦、干呕，为痰热阻滞气机，可加黄连配法半夏、瓜蒌；如身热汗出，咳嗽气粗，为肺热壅盛，可去柴胡，加麻黄、苦杏仁、石膏。

（2）饮停胸胁证

症状：胸胁疼痛，咳唾引痛，痛势较前减轻，但呼吸困难加重，咳嗽气喘，呼吸急促，难于平卧，或仅能偏卧于停饮的一侧，病侧肋间胀满，甚则可见病侧胸廓隆起。舌苔白，脉沉弦或弦滑。

病机析要：饮停胸胁，脉络受阻，肺气郁滞，故胸胁疼痛、咳唾引痛；胸为肺之府，饮邪停胸，肺气不利，气机升降失常，故咳逆气喘、急促不能平卧。胸胁疼痛、咳唾引痛、呼吸困难、病侧肋间胀满为本证的辨证要点。

治法：泻肺祛饮。

代表方：椒目瓜蒌汤合十枣汤或控涎丹。

常用药：葶苈子、桑白皮泻肺逐饮；紫苏子、瓜蒌皮、枳壳降气化痰；椒目、茯苓、猪苓、泽泻、冬瓜皮、车前子利水导饮；甘遂攻逐水饮。

十枣汤或控涎丹之大戟、芫花属峻下逐饮药，但毒副作用大，现代临床已很少应用。

如胸部满闷，舌苔浊腻，为痰湿偏盛，可加薤白、苦杏仁；如水饮久停难去，胸胁满闷，体弱,食少,为脾阳不足,可加桂枝、白术、甘草,此时不宜再予峻攻,以免徒伤其正;如咳喘不减,为肺失宣降,可加桔梗、枇杷叶、苦杏仁。

（3）络气不和证

症状:胸胁疼痛,如灼如刺,胸闷不舒,呼吸不畅,或有闷咳,甚则迁延,经久不已,阴雨更甚,可见病侧胸廓变形。舌苔薄,舌质暗,脉弦。

病机析要:饮邪久郁,气机不利,络脉痹阻,故胸胁疼痛、如灼如刺、胸闷不舒;胸中饮邪郁闭肺气,故呼吸不畅、闷咳;饮为阴邪,故阴雨天加重。胸胁疼痛、胸闷不适为本证的辨证要点。

治法:理气和络。

代表方:香附旋覆花汤。

常用药:旋覆花、紫苏子降气化痰;柴胡、香附、枳壳疏肝理气解郁;郁金、当归须、赤芍活血行血;延胡索活血止痛;沉香芳香开闭通络。

如胸闷苔腻,为痰气郁阻,可加瓜蒌、薤白;如久痛入络,痛势如刺,为血瘀,可加桃仁、红花、乳香、没药;如饮留不净,胁痛迁延,经久不已,为络脉郁滞,可加通草、路路通、冬瓜皮;如病久体虚,乏力体倦,为正气已伤,可加黄芪、白术、茯苓。

（4）阴虚内热证

症状:咳呛时作,咳吐少量黏痰,口干咽燥,午后潮热,颧红,心烦,手足心热,盗汗,或胸胁闷痛,病久不复,形体消瘦。舌质偏红,少苔,脉细数。

病机析要:饮阻气郁,化热伤阴,阴虚肺燥,故咳吐少量黏痰、口干咽燥。阴虚则午后潮热、颧红、盗汗;虚热内扰,则心烦、手足心热。痰饮伏胸,胸阳不展,故胸胁闷痛。干咳少痰、五心烦热、潮热盗汗为本证的辨证要点。

治法:滋阴清热。

代表方:沙参麦冬汤合泻白散。

常用药:沙参、麦冬、玉竹、白芍滋养肺阴;桑白皮、地骨皮清泻肺中虚热;天花粉清热生津;桑叶、枇杷叶、甘草宣肺止咳。

如潮热显著,为阴虚劳热,可加鳖甲、功劳叶;如咳嗽咳痰较多,为虚热灼津为痰,可加百部、川贝母;如胸胁闷痛,为络脉不畅,可加瓜蒌皮、广郁金、丝瓜络;如日久积液未尽,可加牡蛎、泽泻;兼有神疲、气短、易汗,为气阴受伤,可加太子参、黄芪、五味子。

3. 溢饮　外感风寒,或寒湿外侵,玄府闭塞,可致肺脾宣输失职,水饮流溢四肢为患。如宿有寒饮,复加外寒客表而致者,多属表寒内饮;若饮邪化热,可见饮溢体表而热郁于里之候。

表寒里饮证

症状:身体沉重而疼痛,甚则肢体肿胀,恶寒,汗出不畅甚或无汗,咳喘,痰多白沫,胸闷,干呕,口不渴。舌质淡,苔白,脉弦紧。

病机析要:肺脾失调,寒水内留,泛流肢体,故身体沉重疼痛、肢体浮肿;寒邪束表,则恶寒无汗;寒饮犯肺,土不生金,则咳喘、痰多白沫、胸闷;寒饮停于中焦,故干呕而口不渴。以肢体沉重疼痛甚或肿胀、咳喘、痰多白沫、恶寒为本证的辨证要点。

治法:发表化饮。

代表方:小青龙汤。

常用药:麻黄、桂枝解表散寒;法半夏、干姜、细辛温化寒饮;五味子温敛肺气;白芍、炙甘草甘缓和中,缓和麻、桂辛散太过。

如肢体肿胀酸痛、沉重,恶寒,无汗,或见发热、烦躁,苔白而兼黄,或舌红,舌苔水滑者,为表寒外束,内有郁热,可加石膏,或方用大青龙汤。如肢体肿胀明显,为水饮不化,可加茯苓、猪苓、泽泻;如喘息痰鸣不得卧,为饮邪犯肺,可加苦杏仁、射干、葶苈子。

4. 支饮　受寒饮冷,饮邪留伏,脾阳受伐,母病及子;或因久咳致喘,迁延反复,肺金受伤,不能布津,阳虚不运,饮邪留伏胸膈,凌心迫肺。此证多反复发作,在感寒触发之时,以邪实为主,缓解期以正虚为主。

（1）寒饮伏肺证

症状:咳逆喘满,不得平卧,咳吐白沫涎痰,清稀量多,经久难愈,天冷受寒加重,甚者伴面浮跗肿;或平素伏而不作,遇寒即发,形寒发热,背痛,腰痛,目泣自出,舌苔白滑或白腻,脉弦紧。

病机析要:寒饮伏肺,遇寒引动,肺失宣降,故咳逆喘满不得卧、咳吐白沫痰涎;饮为阴邪,遇寒易凝,阻碍气机,故天冷受寒加重,或遇寒即发;寒性收引,经络闭阻,则背痛、腰痛。咳喘胸闷、咳清稀痰涎、恶寒为本证的辨证要点。

治法:宣肺化饮。

代表方:小青龙汤。

常用药:麻黄、桂枝、干姜、细辛温肺散寒化饮;法半夏、厚朴、紫苏子、苦杏仁、甘草理气化痰;五味子收敛肺气。

如无寒热、身痛等表证,见动则喘甚,易汗出,为肺气已虚,可用苓甘五味姜辛汤。如外无表证,胸满气逆,喘咳不得平卧,为饮阻胸肺,可用葶苈大枣泻肺汤或加白芥子、莱菔子。如久病不愈,喘满胸闷,心下痞坚,烦渴,面色黧黑,苔黄而腻,脉沉紧,或经吐下而不愈,为邪实正虚,饮郁化热,当行水散结,补虚清热,方可用木防己汤;如心下痞坚,按之实,为饮邪内结成实,可用木防己去石膏加茯苓、芒硝汤。若饮郁热结,如咳嗽气喘,胸闷,大便干燥,为饮郁化热,可用厚朴大黄汤。如喘咳咳痰,稠厚而黄,口干咽燥,舌红少津,脉细滑数,为饮郁化热,损伤肺阴,可用麦门冬汤加瓜蒌、川贝母、木防己、海蛤粉、黄芩。

（2）脾肾阳虚证

症状:喘促动则为甚,心悸,气短,或咳嗽气怯,痰多,食少,胸闷,怯寒肢冷,神疲,少腹拘急,脐下动悸,小便不利,足跗浮肿,或吐涎沫而头目昏眩。舌体胖大,质淡,苔白润或腻,脉沉细而滑。

病机析要:支饮日久,脾肾阳虚,饮凌心肺,故喘促动则为甚、怯寒肢冷;肾阳虚不能上暖心阳,故心悸、胸闷;阳虚肺气不足,则气短、气怯;饮邪上干,则头目昏眩;饮邪下注,则少腹拘急不仁、脐下动悸。气短息促、畏寒跗肿为本证的辨证要点。

治法:温脾补肾,以化水饮。

代表方:金匮肾气丸合苓桂术甘汤。

常用药:桂枝、熟附子温阳化饮;黄芪、山药、白术、炙甘草补气健脾;紫苏子、干姜、款冬花化饮降逆;钟乳石、沉香、补骨脂、山茱萸补肾纳气;泽泻、茯苓利水化饮。

如食少痰多,为痰涎壅盛,可加法半夏、陈皮;如下肢水肿,小便不利,为水湿内停,可加薏苡仁、猪苓、泽兰、桑白皮、车前子;如久病唇舌紫暗,为饮邪夹瘀,可加丹参、泽兰、川牛膝、益母草。

五、预防调护

预防饮证,遵循"正气存内,邪不可干""邪之所凑,其气必虚"的理论。饮证可由外感或内伤因素所致。外感病邪,与个人体质关系较为密切。应参加体育锻炼,增强体质,抵御外邪侵袭。在日常生活中应着重从饮食、起居、情志、劳逸方面进行身体调养,保持脏腑调和,三焦气化司职,避免湿热、痰浊、水饮内生于体内。

凡有饮证者,应该注意饮食宜清淡富有营养。虚寒饮停,药膳宜温补化饮为要;饮热相搏,药膳宜清热养阴为则。体虚易感者,应注意防寒保暖。积极治疗导致饮证的原发病如心衰、肺痨、肿瘤、痹证等。饮证之悬饮、支饮等,部分病因由感染痨虫所致,必须按照规定长疗程服药,调护参照肺痨的措施;若进行胸腔或心包腔穿刺抽液、置管、注药,须严格按照操作规程进行。

六、临证要点

1. 饮证总属阴盛阳虚,扶正固本乃正治之法　饮证早期解表发汗、宣肺、清热、利水、攻逐诸法,乃属治标权宜之计,一旦饮邪散去,仍当温补脾肾,扶正固本。饮为阴邪,饮邪为病,阴盛阳虚,健脾温肾为正治之法,若饮邪壅盛,其证属实,可相机采用攻下逐饮、发汗散邪、通阳化气、前后分消、清热泻肺等法以祛其邪。因攻下伤正,容易损伤胃气,因此在攻下之后,又当扶脾益气温肾以固其本。

2. 注意饮证虚实寒热之转化　饮邪为病,全身无处不到,其症状复杂,且变化多端。饮证常表现为五脏相关的证候。一方面,饮证多有心衰、心悸、咳喘、肺胀、瘿病等宿疾,起病缓慢,早期多为实证,后期必虚,病情日久,肾阳虚衰,开阖不利,水饮也可凌心、射肺,进而发生厥脱危候。故病痰饮者当以温药和之。另一方面,饮证也有急性起病者,初期发热、咳嗽、咳逆倚息、咳唾引痛,或单侧胸部肋间胀满、或胸膈胀塞感并见颈脉青筋显露,多由感受外邪、入里化热、饮热相搏于胸肺或胸膈所致,治疗宜以清热泻火逐饮为大法,必要时进行胸腔或心包穿刺引流水饮之邪;若不及时处理,亦可发生厥脱危候,正所谓"热深厥亦深"。各种饮证误治、失治,日久病机必虚实夹杂,血瘀水停,可使证候更趋复杂,则病程缠绵,须加用活血通络利水法。

病案分析

某女,32岁。患两手臂肿胀,沉重疼痛,难于抬举,经过询问得知,冬天用冷水洗衣物后,自觉寒气刺骨,从此便发现手臂肿痛,沉重酸楚无力。诊脉时颇觉费力。但其人形体盛壮,脉来浮弦,舌质红绛,苔白。此证属于水寒之邪郁遏阳气,以致津液不得流畅,形成气滞水凝的"溢饮"证。虽然经过多次治疗,但始终没有用发汗之法,所以缠绵而不愈。

处方:麻黄10g,桂枝6g,生石膏6g,杏仁10g,生姜10g,大枣10枚,炙甘草6g。服药1剂,得汗出而解。

辨证:水寒之邪,郁遏阳气,不得宣泄,因而气滞水结,与"溢饮"之证相符。因其舌红而绛,身体又壮,故可发汗清热以祛饮。

"溢饮"是水饮病的一种表现形式,临床以身体疼痛沉重,其形如肿为特点。《金匮要略》指出溢饮病是因于"饮水流行,归于四肢,当汗出而不汗出"所致,偏重于内因;而《伤寒论》则偏重于外因,属于寒邪留着于四肢肌肤之间,郁闭卫阳,使气机不行、津液凝涩所致。二者起因不同,但临床表现则基本一致,所以都用大青龙汤发越阳郁,汗出阳气通利,津液流畅则愈。如仲景《伤寒论》第39条说:"伤寒脉浮缓,身不疼,但重,乍有轻时,无少阴证者,大青龙汤发之。"这一条注家见解不一,有的注家认为,从所描述症状特点来看,属于溢饮的范畴。(刘渡舟.经方临证指南[M].北京:人民卫生出版社,2013.)

ER-7-3-3

痰饮古籍推介

ER-7-3-4

痰饮名医经验

第四节　消　　渴

一、概述

消渴是以口干多饮、多食、多尿，或伴体重减轻甚至消瘦为主症的病证。

消渴之名，首见于《黄帝内经》。《素问·奇病论》云："有病口甘者，病名为何？何以得之？岐伯曰：此五气之溢也，名曰脾瘅……此肥美之所发也，此人必数食甘美而多肥也，肥者令人内热，甘者令人中满，故其气上溢，转为消渴。"认为过食肥甘，内热炽盛是其主要病因病机。《黄帝内经》提出消瘅、肺消、膈消、脾瘅、消中之称。如《素问·气厥论》云："肺消者饮一溲二。"东汉张仲景《金匮要略》设专篇讨论，并创白虎加人参汤、肾气丸等治疗方药。隋代巢元方《诸病源候论·消渴病诸候·消渴候》论其并发症："其病变多发痈疽。"唐代孙思邈《备急千金要方》言"其所慎者有三：一饮酒，二房室，三咸食及面"，指出了生活调摄对本病防治的重要性。唐代王焘《外台秘要·消中消渴肾消方》引《古今录验方》指出"渴而饮水多，小便数……甜者，皆是消渴病也"，并在他篇提到"每发即小便至甜""焦枯消瘦"等，明确了消渴主要的临床证候特点。金代刘完素对消渴变证进行论述，如《黄帝素问宣明论方·燥门·诸燥总论》指出消渴可"变为雀目或内障，痈疽疮疡"。金代张从正《儒门事亲·刘河间先生三消论》提到："夫消渴者，多变聋盲、疮癣、痤痱之类""或蒸热虚汗，肺痿劳嗽"。明代戴思恭《证治要诀》明确提出上、中、下之分类。明代王肯堂《证治准绳·消瘅》对三消的分类进行了规范："渴而多饮为上消（经谓膈消），消谷善饥为中消（经谓消中），渴而便数有膏为下消（经谓肾消）。"对后世消渴的辨证分型具有重要指导意义。

西医学中的糖尿病、尿崩症等，以口干多饮、多食、多尿，或伴体重减轻甚至消瘦为主要症状者，均可参照本节辨证论治。

二、病因病机

消渴常因禀赋不足、饮食不节、情志失调和劳逸失度，以致阴津亏耗、燥热偏盛而发。

（一）病因

1. 禀赋不足　禀赋不足，先天肾精亏虚，五脏柔弱，易发消渴，其中尤以阴虚体质最易罹患。《灵枢·五变》云："五脏皆柔弱者善病消瘅。"

2. 饮食不节　过食肥甘燥热、醇酒厚味及辛辣香燥之品，易伤脾胃，致运化失职，痰湿内生，壅郁生热，化燥伤津而发病。《素问·通评虚实论》曰："凡治消瘅仆击……肥贵人，则高梁之疾也。"

🔍 **知识链接**

唐代孙思邈论嗜酒可致消渴病

孙思邈提出饮酒亦为消渴病因，并在《备急千金要方·消渴》中详论其病机："凡积久饮酒，未有不成消渴，然则大寒凝海而酒不冻，明其酒性酷热，物无以加，脯炙盐咸，此味酒客耽嗜，不离其口，三觞之后，制不由己，饮啖无度，咀嚼鲊酱，不择酸咸，积年长夜，酣兴不解，遂使三焦猛热，五脏干燥，木石犹且焦枯，在人何能不渴。"同时提出忌酒为消渴调护的关键，"治之愈否，属在病者。若能如方节慎，旬月而瘳。不自爱惜，死不旋踵"。

3. 情志失调　恼怒惊恐,忧思过度,气机郁结,久则化火,消灼肺胃阴津。如《灵枢·五变》云:"怒则气上逆……转而为热,热则消肌肤,故为消瘅。"《临证指南医案·三消》云:"心境愁郁,内火自燃,乃消症大病。"

4. 劳逸失度　房事不节,或过于安逸,精气亏损,虚火内生,灼伤肾液,上炎肺胃。如《外台秘要·渴后小便多恐生诸疮方》云:"房室过度,肾气虚耗故也,下焦生热,热则肾燥,肾燥则渴。"

(二)病机

消渴的基本病机为阴虚燥热,以阴虚为本,燥热为标。阴虚燥热互为因果,阴愈虚则燥热愈盛,燥热愈盛则阴愈虚。故病理性质总属本虚标实。病变脏腑在肺、胃、肾,尤以肾为关键。燥热在肺,肺燥津伤,则口渴多饮;热郁于胃,消灼胃液,则多食善饥;虚火在肾,肾精亏虚,肾失封藏,则尿多而渴。三脏之中,可有偏重,并互相影响。肺燥阴虚,津液失于敷布,则胃失濡养,肾失滋润;胃热偏盛,上可灼伤肺津,下可耗损肾阴;而肾阴不足,阴虚火旺,亦可上灼肺胃,终致肺燥、胃热、肾虚同时存在,多饮、多食、多尿等"三多"之症亦相互并见。消渴迁延日久,阴损及阳,可见气阴两伤或阴阳两虚,甚则表现为肾阳虚衰之候。亦有病初即兼有气虚或阳虚,多与素体阳气虚弱有关。

若阴虚内热,耗津灼液可成瘀血,或阴损及阳,阳气不足,气血失畅亦成瘀。瘀阻气滞,水津失布,致病情加重和演变。如《血证论·发渴》所论:"瘀血发渴者,以津液之生,其根出于肾水……有瘀血,则气为血阻,不得上升,水津因不能随气上布。"

消渴日久,阴虚燥热病机转化,可致诸多变证。如肺失滋润,感染痨虫,可并发肺痨;肾阴亏损,肺失涵养,精血不能上承耳目,则可并发雀目、耳聋;燥热内结,营阴被灼,络脉瘀阻,蕴毒成脓,发为痈疽、脱疽;痰瘀互结,痹阻心脉,则为胸痹心痛。阴虚燥热内炽,炼液成痰,痰阻血瘀,阻闭神窍,而为中风;阴损及阳,脾肾衰弱,水湿潴留,泛溢肌肤,则发为水肿;湿热内蕴,浊毒内闭,进而肾气衰败,转为癃闭、虚劳;严重者阴津极度耗损,虚阳浮越而出现烦躁神昏;或阴竭阳脱而见昏迷、肢厥、脉微欲绝等危象。(表7-4-1)

表7-4-1　消渴病机列表

关键病机	病机要点	病机转归
阴虚燥热	饮食不节,过食肥甘燥热、醇酒厚味及辛辣香燥之品,脾胃受损,运化失司,积热内蕴,化燥伤津,消谷耗液,致阴虚燥热而发病	①病机之间可以虚实寒热相互转化 ②阴虚日久,气阴两虚,阴损及阳,阴阳俱虚,以肾阳虚、脾阳虚较为多见 ③气血运行不畅,瘀血内生,阴虚燥热内炽,炼液成痰,痰瘀互结,变证丛生。痹阻心脉,发为胸痹心痛;毒蕴成脓,发为痈疽;目失所养,发为雀目等
	情志不遂,郁怒伤肝,肝气失于疏泄,气郁化火,木火刑金,或劳倦强思,郁久化火,消灼肺胃阴津,发为消渴	
	劳逸失度,损伤肾精,虚火内生,消灼肾液,上炎肺胃,发为消渴	
	禀赋不足,先天肾精亏虚,五脏柔弱,发为消渴	

三、诊断

1. 以口干多饮、多食、多尿,或形体消瘦为主症。

2. 久病可出现四肢麻木、疼痛,胸痹心痛,眩晕、雀目、中风、痈疽、水肿等并发症。

3. 可有消渴家族史及饮食不节等病史。

空腹血糖及餐后 2 小时血糖、葡萄糖耐量试验、糖化血红蛋白、胰岛素-C 肽释放试验、小便常规等检查有助于本病诊断。

四、辨证论治

（一）辨证要点

1. 辨病位　消渴多饮、多食、多尿症状往往同时存在,但根据严重程度的不同,又可分为上消、中消、下消。以肺燥为主,多饮突出者为上消;以胃热为主,多食突出者为中消;以肾虚为主,多尿突出者为下消。临床亦可见三消特征不明显者,或者三消症状混杂出现。

2. 辨阴虚与燥热的主次　初病常以燥热为主,病程较长者多阴虚与燥热互见,日久则以阴虚为主,进而阴损及阳,导致阴阳两虚。上焦、中焦病变多燥热,下焦病变多阴虚。

3. 辨本证与并证、变证　以消渴本证为主,并证、变证为次。一般来说,患者出现本证,随病情的发展而出现并证、变证。但亦有部分中老年患者,"三多"及消瘦的症状不明显,常因痈疽、坏疽、雀目、胸痹心痛、眩晕、中风、水肿、癃闭、痹证等就诊,最后确诊为本病。

（二）治则治法

消渴治疗原则是三消分治,防治并证和变证。基本治法为养阴生津、清热润燥。《医学心悟·三消》所载"治上消者,宜润其肺,兼清其胃……治中消者,宜清其胃,兼滋其肾……治下消者,宜滋其肾,兼补其肺",可谓深得治疗消渴之要旨。同时必须认识到,消渴久病常发生血脉瘀滞、痰瘀互结、浊毒内闭、气阴两虚、阴损及阳等病机转化,易并发胸痹心痛、中风、癃闭、痈疽等并证变证,故临证时应结合具体病情,合理地选用活血化瘀、涤痰通络、解毒泄浊、益气养阴、滋阴补阳等药物,及早防治,做到未病先防。

ER-7-4-2

消渴临床思
维导图

（三）分证论治

1. 肺热津伤证

症状:口渴多饮,尿多,多食,烦热,口干舌燥。舌质红,苔薄黄,脉数。

病机析要:燥热伤肺,肺燥津伤,津液失布,则口渴多饮;肺为水之上源,敷布津液,热灼三焦,气化失职,津液不能敷布而直趋下行则多尿;肺胃热盛,则多食、烦热。口渴多饮、口干舌燥为本证的辨证要点。

治法:清热润肺,生津止渴。

代表方:消渴方。

常用药:桑白皮、地骨皮、天花粉、葛根、麦冬、地黄清热生津止渴;黄连、黄芩、知母清热降火。

兼烦渴不止,脉数乏力,为肺热津亏,气阴两伤,可选用玉液汤或玉泉丸;兼形体肥胖,脘腹胀满,心烦口苦,为痰热互结,可用小陷胸汤。

2. 胃热炽盛证

症状:多食易饥,口干多饮,尿量增多,形体消瘦,大便干结。舌苔黄,脉实有力。

病机析要:热郁于胃,阳明胃火,消灼水谷,耗伤津液,则多食易饥,口干喜饮,大便干结;胃热炽盛,耗伤津血,无以充养肌肉,则形体消瘦。多食易饥、大便干结为本证的辨证要点。

治法:清泻胃火,养阴增液。

代表方:玉女煎。

常用药:石膏、知母、黄连、栀子清胃泻火;玄参、玉竹、石斛、地黄、麦冬滋阴。

本证亦可选用白虎加人参汤。若口舌生疮,燥热内炎,为热毒蕴结,可用黄连解毒汤;兼大便秘结不行,为热盛伤津,可加增液承气汤。

3. 气阴两虚证

症状:口渴引饮,精神不振,倦怠乏力,或便溏,或饮食减少。舌质淡,苔少而干,脉细弱。

病机析要:消渴日久,气阴两伤,则口渴引饮,倦怠乏力;脾气亏虚,则精神不振;脾失运化,则便溏,或饮食减少。口渴引饮、倦怠乏力为本证的辨证要点。

治法:健脾益气,生津养胃。

代表方:生脉散合七味白术散。

常用药:太子参、黄芪、白术、山药健脾益气;麦冬、五味子、玉竹、石斛生津益胃;葛根升清生津。

兼口干咽燥,干咳少痰,为燥热伤肺,加地骨皮、知母、黄芩;兼气短易汗,为气阴两虚,津液失于固摄,加五味子、山茱萸;兼食少腹胀,为脾虚气滞,加砂仁、佛手。

4. 肾阴亏虚证

症状:尿频量多,混浊如脂膏,腰膝酸软,乏力,头晕耳鸣,口干唇燥,皮肤干燥,瘙痒。舌红苔少,脉细数。

病机析要:肾阴亏虚,失于固摄,则尿频量多,混浊如脂膏;阴虚失养,则腰膝酸软,头晕耳鸣,乏力,口干唇燥,皮肤干燥。尿频量多、混浊如脂膏、腰膝酸软为本证的辨证要点。

治法:滋阴固肾。

代表方:六味地黄丸。

常用药:熟地黄、山茱萸,枸杞子、五味子固肾益精;山药滋补脾阴,固摄精微;茯苓健脾渗湿;泽泻、牡丹皮清泄虚热。

兼五心烦热,盗汗,失眠,为阴虚火旺,加知母、黄柏;兼气短乏力,困倦,为气阴两虚,加太子参、黄芪。

若烦渴,头痛,唇红舌干,呼吸深快,为阴伤阳浮,可用生脉散加天冬、鳖甲、龟甲;若见神昏、肢厥、脉微细等危象,为阴竭阳亡,可合参附龙牡汤。

5. 阴阳两虚证

症状:小便频数,甚至饮一溲一,或混浊,或清长,面容憔悴,耳轮干枯,腰膝酸软,畏寒肢冷,阳痿或月经不调。舌苔淡白而干,脉沉细无力。

病机析要:阴损及阳,阴阳两虚,肾阳衰微,肾失固摄,则小便频数,甚至饮一溲一,或混浊;阴虚失养,则面容憔悴,耳轮干枯,腰膝酸软;阳虚失于温煦,则畏寒肢冷,小便清长。饮一溲一、腰膝酸软、畏寒肢冷、脉沉细无力为本证的辨证要点。

治法:补肾养阴,益阳固摄。

代表方:金匮肾气丸。

常用药:熟地黄、山茱萸、枸杞子、五味子固肾益精;山药滋补脾阴、固摄精微;茯苓、泽泻利水渗湿;熟附子、桂枝温肾助阳;牡丹皮活血行瘀,合桂枝通其肾络。

兼尿量多而混浊,为肾失固摄,加桑螵蛸、覆盆子、金樱子;兼舌质紫暗,或有瘀点或瘀斑,脉涩或结或代,为瘀血阻络,加丹参、川芎、郁金、红花、泽兰;兼胸中痞闷疼痛,呼吸不畅,咳嗽痰多,舌质紫暗有瘀点,为痰瘀互结,可加瓜蒌、薤白、法半夏。若阳痿,夜尿频数,为肾阳亏虚,可用右归丸;若肢体麻木,为气血两虚,用黄芪桂枝五物汤或补阳还五汤。

应遵循消渴治则,积极防治并证变证。若胸痹心痛、中风、水肿、癃闭、虚劳可参考有关章节辨证论治。若雀盲、耳聋者,当滋补肝肾,益精补血,用杞菊地黄丸或明目地黄丸或石斛夜光丸。若痈疽、脱疽者,属于热壅血瘀,治宜清热解毒,消散痈肿,用五味消毒饮或仙方活命饮;属于阴寒下注,治宜温阳补血,化瘀通络,用阳和汤。

五、预防调护

本病的预防主要是合理的饮食和适当的运动。调护方面,在保证机体合理能量需要的情况下,应限制主食、油脂的摄入,主食以适量米、麦、杂粮为主并严格控制,配合适量蔬菜、

ER-7-4-3

消渴拓展阅读

豆类、瘦肉、鸡蛋等;定时定量进餐;忌甜食、酒类。加强体育锻炼,保持合适的体重,预防肥胖及营养不良。运动量根据年龄及基础疾病而定,以中等强度运动及有氧运动如快步走、慢跑、骑车、游泳等为主。调节情志,避免忧思郁怒,七情过极,郁结化火,伤阴耗津,燥热更烈。

对于消渴病患者,宣传防治知识,戒烟戒酒,使患者积极配合医生对本病进行合理、全面的治疗和长期监测。防止药源性低血糖。

六、临证要点

1. 重视早诊断、早治疗　本病多起病隐匿,不少患者"三多一少"症状并不显著,甚至出现并发症后方就诊。消渴日久迁延不愈,多引起全身并证变证,严重影响患者生活质量及寿命,故而早诊断、早治疗尤为重要。必须结合患者特点制订个体化的治疗方案,坚持终生调养、终生治疗。对于儿童和青少年消渴患者,规范的持续治疗十分必要。

2. 并证变证多从痰瘀论治　痰瘀互结是消渴证久病病机变化的重要证候。久病入络,久病致瘀,消渴络脉瘀阻是多种并证变证的病理基础,如雀盲、耳鸣、胸痹心痛、中风、水肿等。涤痰祛瘀通络是防治并证变证的关键。以辨证施治为主,配伍化痰、祛瘀、通络药物或方剂,以期提高疗效。临证时在辨证处方的基础上,加入虫类药、藤类药等,每获良效。

病案分析

刘某,男,53岁。1973年9月25日初诊。

患者烦渴多饮,多尿,疲倦已年余。自1972年2月开始,自感口渴,饮水增多,排尿频数,尿量增多,体重下降,疲乏无力。同年3月6日住某医院检查:空腹血糖16.65mmol/L,尿糖(++),诊为糖尿病。开始控制饮食,用胰岛素治疗,并服用维生素、肝泰乐,肌内注射维生素B_{12}、胎盘组织液,病情好转,改用口服降糖药物,住院一年多,于1973年7月7日出院,当时空腹血糖9.44~2.77mmol/L,尿糖(+)~(++)。同年9月25日来我院门诊。证见:口干思饮,尿多,且易疲乏,饮食尚需控制,大便如常。舌红少苔,两脉弦细而滑。辨证:肾虚阴亏,肠胃蕴热。治法:补肾育阴,清胃生津。

处方:生黄芪15g,北沙参15g,五味子12g,杭白芍30g,生甘草12g,生地黄12g,熟地黄12g,当归10g,乌梅10g,淫羊藿15g,葛根10g,玉竹10g,天花粉12g,石斛30g,麦冬10g。

以上方为主,偶有加减(口渴重时加生石膏30~60g)连续服用130余剂,并停用西药。至1974年5月,空腹血糖稳定在5.55~6.66mmol/L,尿糖(-),诸症好转。

1974年11月随访:自觉情况良好,空腹血糖6.1mmol/L,尿糖(-),能坚持一般工作。临床治愈。

本案为关幼波名老中医医案。本案系肾虚阴亏、肠胃蕴热所致,方中以白芍"强五脏,补肾气",葛根生津除烦止渴,乌梅、五味子生津敛液,生黄芪益气,配温命门补肾气之淫羊藿,玉竹、石斛、天花粉滋阴润肺、生津养胃,生石膏清热泻火。全方共奏补肾育阴,清胃生津之功,使热邪清,烦渴止,津液生,消渴解。(史宇广,单书健.当代名医临证精华·消渴专辑[M].北京:中医古籍出版社,1992.)

ER-7-4-4

消渴古籍推介

ER-7-4-5

消渴名医经验

07章05节PPT

PPT 课件

第五节　自 汗 盗 汗

一、概述

自汗、盗汗是汗液外泄失常的病证。其中，不因外界环境因素的影响，而白昼时时汗出，动辄益甚者称自汗；寐中汗出，醒后自止者称盗汗。

《黄帝内经》已有"寝汗""绝汗""汗出偏沮"等记载，对汗的生理及病理认识深刻，如《素问·宣明五气》有云"五脏化液，心为汗"，并认为汗液与津液精血关系密切。病理性出汗是阴阳失调所致，如《素问·阴阳别论》指出"阳加于阴，谓之汗"，《灵枢·营卫生会》提出"夺血者无汗，夺汗者无血"的治疗禁忌。汉代张仲景《伤寒论》对外感出汗进行论述；《金匮要略·水气病脉证并治》认为盗汗主要由虚劳所致。治疗强调辨证论治，提出许多治法方药。隋代巢元方《诸病源候论·虚劳病诸候》认为自汗、盗汗均由"阳虚"所致。元代朱震亨《丹溪心法》认为"自汗属气虚、血虚、湿、阳虚、痰"《自汗》，"盗汗属血虚、阴虚"《盗汗》。明代张介宾《景岳全书·杂证谟·汗证》认为："自汗盗汗亦各有阴阳之证，不得谓自汗必属阳虚，盗汗必属阴虚也。"虞抟《医学正传·汗证》分别以"补阳调卫"和"补阴降火"治疗自汗和盗汗。清代叶桂《临证指南医案·汗》谓："阳虚自汗，治宜补气以卫外；阴虚盗汗，治当补阴以营内。"王清任《医林改错·血府逐瘀汤所治症目》中补充了血瘀所致自汗、盗汗的治疗方药。

西医学中的自主神经功能紊乱、围绝经期综合征、甲状腺功能亢进症、风湿热、结核病等所致的自汗、盗汗，均可参考本节辨证论治。

ER-7-5-1

自汗盗汗历
史沿革列表

二、病因病机

自汗、盗汗的病因与病后体虚、情志不调、饮食不节有关；病机为阴阳失调，腠理不固而致汗液外泄失常。

（一）病因

1. 病后体虚　素体薄弱，病后体虚，或久患咳喘，耗伤肺气，肺气不足，肌表疏松，表虚不固，腠理开泄而致自汗。或因表虚卫弱，复加微受风邪，导致营卫不和，卫外失司，而致汗出。如《证治汇补·外体门·汗病》说："自汗者，卫气不固，荣血渗泄。"

2. 情志不调　思虑烦劳过度，损伤心脾，血虚则血不养心，心不敛营，则汗液外泄；或耗伤阴精，阴虚则虚火内生，阴津被扰，不能自藏而汗泄。亦有因忿郁恼怒，肝失疏泄，肝郁气滞化火，火热逼津外泄，而致自汗盗汗者。如《张氏医通·杂门·汗》说："别处无汗，独心胸一片有汗，此思伤心也，其病在心。"

3. 饮食不节　主要因嗜食辛辣厚味，脾失健运，湿热内生，或素体湿热偏盛，以致湿热内盛，邪热郁蒸，津液外泄而致汗出增多。如《明医指掌·自汗盗汗心汗证》说："有湿盛自汗者……有火气上熏胃中湿而自汗者。"

（二）病机

自汗、盗汗的病位在卫表肌腠，病变涉及肺、心、脾、肝、肾等。基本病机是阴阳失调，腠理不固，汗液外泄失常。汗由津液化生而成，一是因肺气不足或营卫不和，卫外失司，腠理不固而津液外泄；二是因阴虚火旺或邪热郁蒸，阳加于阴，火热逼津外泄。

病理性质有虚实之分，但虚多实少。属于虚者，自汗多属气虚不固，盗汗多为阴虚内热。

属于实者,多由肝火或湿热郁蒸所致。虚实之间每可兼见或相互转化,如邪热郁蒸,久则伤阴耗气,转为虚证;虚证亦可兼有火旺或湿热。虚证之间自汗日久可伤阴,盗汗久延则伤阳,以致出现气阴两虚或阴阳两虚之候。

汗为心之液,由精气所化,不可过泄。若汗证持续时间较长,常发生精气耗伤的病变,以致出现神情倦怠、肢软乏力、不思饮食等症。单纯出现的自汗、盗汗,一般预后较好,治疗较易;伴见于其他疾病过程中的自汗、盗汗,病情较重,治疗较难。(表7-5-1)

表7-5-1　自汗、盗汗病机列表

关键病机	病机要点	病机转归
阴阳失调 腠理不固 营卫失和	素体薄弱,久病体虚,肺气不足	①病机之间可以虚实兼见或相互转化 ②自汗日久伤阴,盗汗日久伤阳,以致出现气阴两虚或阴阳两虚之候 ③元气大伤,固摄失司,可发展为脱汗
	阴阳失调,表虚受风,营卫不和	
	思虑太过,损耗心脾,心血亏虚	
	烦劳过度,邪热耗阴,阴虚火旺	
	肝郁化火,嗜食辛辣,素体湿热,邪热蕴蒸	

三、诊断与鉴别诊断

(一)诊断

1. 不因外界环境影响,在头面、颈胸,或四肢、全身出汗为本病的主要临床症状。
2. 白昼汗出溱溱,动则益甚者为自汗;寐中汗出津津,醒后汗止者为盗汗。
3. 常有易于感冒、乏力气短,或五心烦热,或口苦口黏等兼症。
4. 常有久病体虚、表虚受风、思虑烦劳过度、情志不舒、嗜食辛辣等病因。

红细胞沉降率、抗链球菌溶血素O试验、甲状腺功能测定、性激素测定、胸部X线摄片、痰培养等检查有助于本病的诊断。

(二)鉴别诊断

自汗、盗汗应与脱汗、战汗、黄汗进行鉴别(表7-5-2)。

表7-5-2　自汗、盗汗与黄汗、战汗、脱汗鉴别表

病证	出汗特点	主要症状	主要病机
自汗	白昼汗出,动则更甚	气短倦怠乏力,舌淡,脉细弱	阳气不足
盗汗	寐中汗出,醒后汗止	五心烦热,颧红,口干,舌红,苔少,脉细数	阴虚内热
黄汗	汗出色黄,染衣着色	口中苦黏,渴不欲饮,小便不利,舌苔黄腻,脉弦滑	湿热内蕴
战汗	急性热病病程中突然恶寒战栗,继则全身汗出	发热口渴,烦躁不安(若汗出后脉静身凉,气息调畅,为正气拒邪,病情好转)	邪正交争
脱汗	大汗淋漓或汗出如油如珠(绝汗)	声低、息短、精神疲惫,四肢厥冷,脉细欲绝或散大无力	元气欲脱

四、辨证论治

(一)辨证要点

1. 辨阴阳虚实　自汗久则伤阴,盗汗久则伤阳。本证属虚者居多,自汗多属气虚不固,

然阴虚、血虚、湿热、肝火也间或有之;盗汗多属阴虚内热,然气虚、阳虚、湿热、肝火也间或有之。

2. **辨轻重** 病情新发、基础病情轻浅,多为外感病后、表虚卫弱,汗证属轻而易治;汗证日久,基础病复杂且危重,病机虚实错杂,多见于心衰、喘脱、厥逆等,汗出淋漓,可出现气阴两虚或阴阳两虚之证。

(二)治则治法

虚证应益气养阴,固表止汗;实证当清肝泄热,化湿和营;虚实夹杂者,当根据虚实的主次适当兼顾。此外,由于自汗、盗汗均以腠理不固,津液外泄为共同病变,故可酌加麻黄根、浮小麦、糯稻根、五味子、龙骨、牡蛎等收敛固涩止汗之品。

ER-7-5-2

自汗盗汗临床思维导图

(三)分证论治

1. **肺卫不固证**

症状:汗出恶风,稍劳汗出尤甚,或表现半身、某一局部出汗,易于感冒,体倦乏力,周身酸楚,时寒时热,面色少华,苔薄白,脉细弱。

病机析要:本证的病机为肺气不足,表虚失固,营卫不和,汗液外泄。肺气亏虚,卫表不固,风邪袭表,营卫不和,腠理不密而汗出恶风,周身酸楚,或时寒时热,易于感冒;动则耗气,气不摄津,故稍劳汗出尤甚;营卫阴阳不和,气血运行失常,故表现半身、某局部出汗;面色少华、体倦乏力、舌苔薄白、脉细弱,皆为气虚之征。汗出恶风、稍劳汗出尤甚、易于感冒为本证的辨证要点。

治法:益气固表,调和营卫。

代表方:桂枝加黄芪汤或玉屏风散。前方调和营卫,适用于表虚卫弱、营卫不和引起的出汗;后方补肺益气,固表止汗,适用于表虚不固的出汗。

常用药:桂枝温经解肌,白芍和营敛阴,两药合用,一散一收,调和营卫;生姜、大枣、甘草辛温和中;黄芪益气固表,少佐防风达表。

若精神萎靡,乏力明显,为气虚甚者,加党参、白术、黄精;兼心烦口干,舌红、脉细数者,为阴虚,加麦冬、五味子;兼见形寒背冷,肠鸣便溏,为阳虚,加熟附子、干姜;若汗多者,为气虚不敛,加浮小麦、糯稻根、龙骨、牡蛎;若半身或局部出汗明显,为营卫不和、气血不足,可配甘麦大枣汤。

2. **阴虚火旺证**

症状:夜寐盗汗,或有自汗,五心烦热,或兼午后潮热,两颧色红,口渴,舌红少苔,脉细数。

病机析要:本证病机为虚火内灼,逼津外泄。阴虚火旺,虚热内蒸,逼津外泄,津不自藏,故见盗汗,或有自汗;虚热内扰,故五心烦热;阴虚不能敛阳,虚阳外越,故兼见午后潮热,两颧色红;虚火灼津,故见口渴。舌红少苔、脉细数,为阴虚火旺之象。盗汗、五心烦热、午后潮热、颧红为本证的辨证要点。

治法:滋阴降火。

代表方:当归六黄汤。

常用药:当归、生地黄、熟地黄滋阴养血,壮水之主,以制阳光;黄连、黄芩、黄柏苦寒清热,泻火坚阴;五味子、乌梅敛阴止汗;牡蛎、浮小麦、糯稻根固涩敛汗。

若潮热颧红明显,为虚火内盛,加秦艽、银柴胡、白薇;兼见体倦乏力、动则汗出者,为气虚,加黄芪、太子参;若热象不显,口干腰酸,为肺肾阴虚而火热不甚,可用麦味地黄丸。

3. **心血不足证**

症状:盗汗或自汗,心悸怔忡,少寐多梦,神疲气短,面色不华,舌质淡,苔白,脉细。

病机析要：本证因心血耗伤，心液不藏所致。心血不足，血不养心，神气浮越，心液不藏而外泄则盗汗；气虚则卫表不固，气不摄津而外泄则自汗；气血不足，心神失养则心悸怔忡、少寐多梦；气血不充，血不华色则神疲气短、面色不华。舌质淡、苔白、脉细均为血虚之象。心悸怔忡、神疲气短、面色不华为本证的辨证要点。

治法：养血补心。

代表方：归脾汤。

常用药：人参、黄芪、白术、茯苓益气健脾；当归、龙眼肉补血养血；酸枣仁、远志养心安神；五味子、牡蛎、浮小麦、麻黄根收涩敛汗。

若心悸受惊易作，为心神不安，加龙骨、琥珀粉；兼有不寐者，为心神失养，阳不交阴，加柏子仁、合欢花、首乌藤；若面色苍白、口唇色淡、头晕者，为血虚甚者，加制何首乌、枸杞子、熟地黄。

4. 邪热郁蒸证

症状：蒸蒸汗出，汗黏，汗液易使衣服黄染，面赤烘热，烦躁，口苦，小便色黄，舌苔薄黄或黄腻，脉象弦数或濡数。

病机析要：本证的病机为肝火亢盛或湿热内蒸，逼津外泄。肝火内盛兼湿热内蕴，迫津外泄，故蒸蒸汗出，汗液易黏或衣服黄染；火炎于上则面赤烘热，扰神则烦躁；湿热肝火内盛则口苦，小便色黄。舌苔薄黄或黄腻，脉象弦数或濡数为肝火或湿热内盛之象。黄汗、汗出而黏、口苦、苔黄腻为本证的辨证要点。

治法：清肝泄热，化湿和营。

代表方：龙胆泻肝汤。

常用药：龙胆、黄芩、栀子、柴胡清肝泄热；泽泻、通草、车前子清利湿热；当归、生地黄滋阴养血和营；糯稻根清热利湿，敛阴止汗。

兼有小便短赤，汗出色黄者，为湿热内蕴较甚，加茵陈；兼阴囊潮湿甚者，小便短少，为下焦湿热而热势不盛，可用四妙丸加减；兼头部蒸蒸汗出，为胃火上攻，加竹叶石膏汤。

五、预防调护

加强体育锻炼，以增强体质，是预防汗证的重要措施。适当的运动，可使人体"腠理开"而正常汗出，可调和营卫，养护心之气阴，过之则耗。注意劳逸结合，勿房劳过度，以免劳伤心肾。调情志，慎起居，适寒温。少吃辛辣发散之品。夏季暑气主令，切勿"汗出当风"，汗出淋雨，过食冰冻冷饮，贪图室内低温空调，赤膊露天乘凉等，以免伤于寒湿之邪。

汗证患者多虚，腠理疏松不固。汗出之时，易于感受外邪，故当避风寒。汗出之后，应及时用干毛巾擦干汗液。出汗多者，需更换内衣裤，并注意保持衣服干爽清洁，身体可搽抹爽身粉。针对病因治疗汗证的原发病。

六、临证要点

1. 审症求因，辨证论治　自汗、盗汗常为内伤杂病的并证或症状，治疗时应注意轻重缓急，辨证求因，审因论治。如多与心悸、失眠、眩晕、耳鸣等病证同时并见，也是虚劳、瘿病、疟疾、失血、妇人产后血虚等病证中的一个常见症状。无论对于前者，还是后者，均要审症求因，辨证论治。若辨证用药恰当，结合对原发病的病因治疗，均有良好的疗效。

2. 不要囿于"自汗属气虚""盗汗属阴虚"之说　汗证辨证，必须四诊合参，除自汗多气虚、盗汗多阴虚之说外，临床上也有阳虚盗汗、阴虚自汗者，还有由瘀血、湿热引起自汗盗汗者。如《医林改错·血府逐瘀汤所治症目》说："竟有用补气固表、滋阴降火，服之不效，而反加重者,不知血瘀亦令人自汗、盗汗,用血府逐瘀汤。"对于湿热郁蒸所致自汗盗汗,可用茵陈五苓散加减。

病案分析

叶某,女,17岁,学生。1975年1月23日初诊。

自幼即患盗汗,平时傍晚面部升火,手心灼热,寐中出汗,胃纳甚差,每餐进食二两,多食即腹胀,嗳气,大便干燥,两三天一次,口干黏而苦。舌苔薄腻,脉细数。胸透:两肺无明显病变,心肺无异常。

体质阴虚,素有盗汗,津液外泄。以致胃阴不足、气失降和,兼有肠失濡润之象。治拟滋阴清热,润燥通腑。

处方:玄参12g,北沙参12g,制川军6g,知母12g,瓜皮9g,大腹皮9g,青陈皮各9g,佛手6g。6剂。

二诊:1月30日。大便已润,略有泛恶,入暮升火,手心汗出而凉,口微苦。再守原意。原方去北沙参,制川军改为4.5g,加地骨皮12g,6剂。

三诊:2月6日。面部升火烘热已减,盗汗已少,胃纳渐香,午餐可进三两,但大便干结不爽。苔薄腻,脉细。阴液渐复,内热渐清,肠燥未润,再予滋阴降火润燥之法。

处方:北沙参12g,玄参12g,制川军6g,知母12g,瓜蒌皮9g,大腹皮9g,地骨皮12g,青陈皮各9g,白薇12g。7剂。

后闻其家属转述,服三诊方10余剂,潮热已退,盗汗亦止,胃纳及大便如常。

按:本案证属盗汗,阴虚而致虚火旺,因肺胃阴虚,虚火上炎,灼伤肺胃阴津,需标本兼治,予养阴、清热、润燥、通腑之剂。大便已通而虚火未退,加入养阴清虚热之品扶正祛邪。阴液渐复,内热渐清,肠燥未润,则可复用滋阴降火润腑之法,切忌通腑过度。

(上海中医学院附属龙华医院.黄文东医案[M].上海:上海人民出版社,1977.)

第六节 内伤发热

一、概述

内伤发热是指非外感因素直接所致的以发热或自觉发热而体温并不升高为主要临床表现的病证。

早在《黄帝内经》中即有关于内伤发热的记载。《素问·调经论》曰:"阴虚则内热。"在治疗上,《素问·至真要大论》提出了"诸寒之而热者取之阴"的原则。汉代张仲景《金匮要略·血痹虚劳病脉证并治》以小建中汤治疗虚劳所表现的"手足烦热",可视为甘温除热治法的先声。宋代钱乙《小儿药证直诀》在《黄帝内经》五脏热病学说的基础上,提出心热用导赤散、肝热用泻青丸、脾热用泻黄散、肺热用泻白散,并将金匮肾气丸化裁为六味地黄丸,为阴虚内热的治疗提供了重要方剂。金元时期,李杲《脾胃论·饮食劳倦所伤始为热中论》将甘温除热的治法具体化,提出"以辛甘温之剂,补其中而升其阳,甘寒以泻其火",并创制补中益气汤作为甘温除热的代表方剂。李杲在《内外伤辨惑论·暑伤胃气论》中对内伤发热与外感发热的鉴别作了详细的论述,并拟当归补血汤治疗血虚发热。朱震亨对阴虚发热有较多论述,在《格致余论·阳有余阴不足论》中提出阳常有余而阴常不足,强调保养阴精的重要性。明代张介宾《景岳全书》对内伤发热的病因作了比较详细的论述,尤其对阳虚发热的论述较多,并以右归饮、理中汤、大补元煎、六味回阳饮等作为治疗阳虚发热的主要方剂。明代秦昌遇在《症因脉治》中最先明确提出"内伤发热"这一病名。清代李用粹《证治汇补》补充了外感发热之外的发热类型,包括郁火、阳郁、骨蒸、内伤、阳虚、阴虚、血虚、痰证、伤食、瘀血、疮毒等,并列出相应的选方。清代王清任《医林改错》及唐宗海《血证论》对瘀血发热的辨证及治疗作出了重要贡献。

西医学中的功能性低热,肿瘤、血液病、结缔组织病、慢性感染性疾病、内分泌疾病等引起的发热,以及某些原因不明的发热,均可参照本节进行辨证论治。

ER-7-6-1
内伤发热历史沿革列表

二、病因病机

内伤发热常因久病体虚、饮食劳倦、情志失调及外伤出血,致气血阴阳失衡及气郁、血瘀、湿郁壅遏化热而发。

（一）病因

1. 久病体虚　久病或素体不足,气、血、阴、阳亏虚,阴阳失衡而引起发热。中气不足,阴火内生,可引起发热;久病心肝血虚,或脾虚不能生血,或长期慢性失血,血虚阴伤,无以敛阳,导致发热;素体阴虚,或热病日久,耗伤阴液,或误用、过用温燥药物,阴精亏虚,阴衰则阳盛,水不制火,阳气偏盛则发热;寒证日久,或久病气虚,气损及阳,或脾肾阳气亏虚,火不归原,虚阳外浮而发热。

2. 饮食劳倦　饮食失调,劳倦过度,脾胃受损,水谷精气不充,以致中气不足,阴火内生;或脾虚不能化生阴血,引起发热。若脾胃受损,运化失职,以致痰湿内生,郁而化热,可致湿郁发热。

3. 情志失调　情志抑郁,肝气不能条达,气郁化火,或恼怒过度,肝火内盛,导致发热,即《丹溪心法·火》所云"凡气有余便是火"。在气机郁滞的基础上,日久不愈,则使血行瘀滞而导致发热。

4. 外伤出血　外伤以及出血使血运不畅,瘀血阻滞经络,气血壅遏不通,引起发热。如外伤以及血证时出血过多,或长期慢性失血,以致血虚失于濡养,阴血不足,无以敛阳而引起发热。

（二）病机

内伤发热大体可归纳为虚、实两类。由中气不足、血虚失养、阴精亏虚及阳气虚衰所致者属虚,其基本病机是气血阴阳亏虚,脏腑功能失调,阴阳失衡。由气郁化火、瘀血阻滞及痰湿停聚所致者属实,其基本病机为气郁、血瘀、湿郁,壅遏化热。

本病可出现虚实的相互转化。如阴虚发热,病久耗伤精气,则致气阴两虚;阴损及阳,转为阴阳两虚。气虚发热,久则耗伤阴精,则成气阴两虚;气虚日久,不能生血,而致气血两虚;气损及阳,阳衰气弱,则转为阳虚发热。久病则由实转虚,或见虚实兼夹。如瘀血病久,损及气、血、阴、阳,可分别兼见气虚、血虚、阴虚或阳虚。

内伤发热病久可变生他证。日久不愈,脏腑气血渐亏,虚损不复而转为虚劳;气郁发热,热邪伤阴,阴虚风动,可合并出现颤证;气机郁滞,血行不畅所致的发热,因瘀血内阻不散,可渐成积证。

内伤发热的预后,与起病的原因、病程的长短、患者的身体状况有密切关系。大部分内伤发热,经过适当的治疗及护理,均可向愈。少数患者,尤其是兼夹多种证候、病情复杂,以及体质极度亏虚者,预后较差。（表7-6-1）

表 7-6-1　内伤发热病机列表

关键病机	病机要点	病机转归
气血阴阳亏虚 脏腑功能失调 阴阳失衡	中气不足，阴火内生则发热	①本病可出现虚实的相互转化，久病则由实转虚，或见虚实兼夹 ②日久不愈，脏腑气血渐亏，虚损不复而转为虚劳 ③气郁发热，热邪伤阴，阴虚风动，可合并出现颤证 ④气机郁滞，血行不畅所致的发热，因瘀血内阻不散，可渐成积证
	心肝血虚，或脾虚不能生血，或长期慢性失血，血虚阴伤，无以敛阳则发热	
	素体阴虚，或热病日久，耗伤阴液；或误用、过用温燥药物，阴精亏虚，阴衰阳盛，水不制火，阳气偏盛则发热	
	寒证日久，或久病气虚，气损及阳，或脾肾阳气亏虚，火不归原，虚阳外越则发热	
气郁血瘀湿郁 壅遏化热	情志抑郁，肝失条达，气郁化火；或恼怒过度，肝火内盛而发热	
	外伤出血，血运不畅，瘀血阻滞，气血壅遏而发热	
	饮食失调，劳倦过度，脾胃受损，运化失职，痰湿内生，郁而化热	

三、诊断与鉴别诊断

（一）诊断

1. 症状特征多为低热，不规则发热，少数患者表现为高热，或自觉发热而体温并不升高。不恶寒，或虽有怯冷，但得衣被则温。

2. 常兼有头晕、神疲、自汗、盗汗、脉弱等症。

3. 本病由非外感因素直接所致。

（二）鉴别诊断

内伤发热应与外感发热进行鉴别（表 7-6-2）。

表 7-6-2　内伤发热与外感发热鉴别表

病证	病因	病程	起病	发热类型	主症特点	兼症
内伤发热	内因或热病、伤寒日久	较长或有反复迁延史	慢性	低热者较多或仅自觉发热而体温不升高	时作时止，或发无定时，多感手足心热，大多不恶寒，或虽感怯冷但得衣被则减	常伴有头晕、神倦、自汗盗汗、脉弱无力等
外感发热	感受外邪	较短	急性	多表现为高热	外邪不除则发热不退，发热初期常伴有恶寒，得衣被而不减	常兼见头身疼痛、鼻塞、流涕、咳嗽、脉浮等

四、辨证论治

（一）辨证要点

1. 首辨虚实　实证应辨气滞、血瘀、痰湿的不同；虚证应辨别其气血阴阳之不足及脏腑的虚损。因虚致实及邪实伤正，表现正虚邪实、虚实夹杂证候者，应分清其标本主次。

2. 辨病情轻重　一般病程长、病势亢盛、持续发热、久治不愈，或反复发作，致胃气衰败，病情较重。反之则病情较轻。

（二）治则治法

内伤发热的治疗原则为实火宜清，虚火宜补。虚证当按气虚、血虚、阴虚及阳虚的不同，分别补气血阴阳之不足以消其虚火,阴虚发热可适当配伍清退虚热的药物;实证宜视气郁、湿阻及瘀血之异,分别予行气、化湿、活血,祛除病邪以清其热。虚实夹杂者,则需分清主次而兼顾。正如《景岳全书·杂证谟·火证》说:"实火宜泻,虚火宜补,固其法也。然虚中有实者,治宜以补为主,而不得不兼乎清……若实中有虚者,治宜以清为主,而酌兼乎补。"切不可一见发热,便用发散解表及苦寒泻火之剂。

（三）分证论治

1. 阴虚发热

症状:午后或夜间发热,手足心热,或骨蒸潮热,心烦,少寐,多梦,颧红,盗汗,口干咽燥,大便干结,尿少色黄。舌质干红或有裂纹,无苔或少苔,脉细数。

病机析要:阴精亏虚,阳气偏亢,虚火内炽,故见午后或夜间发热,手足心热,骨蒸潮热;虚火上炎,扰乱心神,则心烦、少寐、多梦;内热逼津液外泄则盗汗;阴虚火旺,津亏失润,故口干咽燥,便干尿少。午后潮热或夜间发热为本证的辨证要点。

治法:滋阴清热。

代表方:清骨散。

常用药:银柴胡、地骨皮、胡黄连、知母、青蒿、秦艽清退虚热;鳖甲、玄参、生地黄、制何首乌滋养阴精。

如盗汗较甚,为玄府失固,去青蒿,加煅牡蛎;如少寐明显,为心神失养,加酸枣仁、柏子仁、首乌藤;兼见头晕气短,体倦乏力,为气虚,加北沙参、麦冬、五味子。

本证亦可用知柏地黄丸治疗。

2. 血虚发热

症状:发热多为低热,头晕眼花,身倦乏力,心悸不宁,面白少华,唇甲色淡。舌质淡,脉细弱。

病机析要:血虚失养,阴血无以敛阳,故发热;血虚不能上养头目,外濡肢体,故见头晕眼花,身倦乏力;血不养心则心悸不宁;血虚不能上荣,故面白少华,唇甲色淡。低热、头晕眼花、面白少华为本证的辨证要点。

治法:益气养血。

代表方:归脾汤。

常用药:黄芪、党参、茯苓、白术、甘草益气健脾;当归、龙眼肉、阿胶补血养血;酸枣仁、远志养心安神;木香助脾理气。

兼见心悸,多梦健忘,为心神失养,加柏子仁、首乌藤;兼见纳差,为脾运不健,加鸡内金、山楂、谷芽;兼见妇女月经量少而色淡或闭经,为血虚冲任不足,合用四物汤。

3. 气虚发热

症状:发热常在劳累后发生或加剧,热势或低或高,头晕乏力,气短懒言,自汗,易于感冒,食少便溏。舌质淡,苔薄白,脉细弱。

病机析要:脾胃气衰,中气下陷,阴火内生故发热;劳则耗气,发热多在劳累后发生或加重;脾虚失于健运,气血生化不足,则食少便溏,头晕乏力,气短懒言;气虚卫表不固,则自汗,易于感冒。劳累后发生或加剧、气短懒言为本证的辨证要点。

治法:益气健脾,甘温除热。

代表方:补中益气汤。

常用药:黄芪、党参、白术、甘草益气健脾;当归养血活血;升麻、柴胡升举清阳;陈皮理气和胃。

如自汗多,为卫表不固,加牡蛎;兼有时冷时热,汗出恶风,为营卫不和,加桂枝、白芍;兼有胸闷脘痞,苔腻,为脾虚湿蕴,加苍术、厚朴、广藿香。

知识链接

甘温除热法理论发微

《素问·调经论》所谓"有所劳倦,形气衰少,谷气不盛,上焦不行,下脘不通,胃气热,热气熏胸中,故曰内热",初步论述了气虚发热的病因病机。李杲《脾胃论·饮食劳倦所伤始为热中论》认为:"脾胃气衰,元气不足,而心火独盛。心火者,阴火也……脾胃气虚,则下流于肾,阴火得以乘其土位……则气高而喘,身热而烦,其脉洪大而头痛,或渴不止。"治之当循《黄帝内经》"劳者温之""损者温之"的治则,选用甘温之品补其中气,升其中阳,如李杲创制甘温除热之名方补中益气汤。

---

4. 阳虚发热

症状:发热,形寒怯冷,四肢不温或下肢发冷,面色㿠白,头晕嗜寐,腰膝酸痛。舌质胖润或有齿痕,苔白润,脉沉细而弱,或浮大无力。

病机析要:肾阳亏虚,火不归原,失于温煦,而见形寒怯冷,四肢不温或下肢发冷,面色㿠白,头晕嗜寐,腰膝酸痛。形寒怯冷、面色㿠白为本证的辨证要点。

治法:温补肾阳。

代表方:金匮肾气丸。

常用药:熟附子、桂枝温补阳气;山茱萸、地黄补养肝肾;山药、茯苓、白术补肾健脾;牡丹皮、泽泻清泄肝肾。

如短气甚,为阳气衰微,加人参;兼有便溏腹泻,为脾胃虚寒,加白术、炮姜。

5. 气郁发热

症状:时觉身热心烦,热势常随情绪波动而起伏,精神抑郁或烦躁易怒,胸胁胀闷,喜叹息,口苦而干,妇女常兼月经不调,经来腹痛,或乳房发胀。舌苔黄,脉弦数。

病机析要:气郁日久,化火生热,故见发热,烦躁易怒,口苦而干;肝失疏泄,则精神抑郁,胸胁胀满,或月经不调,痛经,乳房发胀。热势常随情绪波动而起伏、胸胁胀闷、喜叹息为本证的辨证要点。

治法:疏肝解郁,清肝泄热。

代表方:丹栀逍遥散。

常用药:牡丹皮、栀子清肝泄热;柴胡、薄荷疏肝理气清热;当归、白芍养血柔肝;白术、茯苓、甘草培补脾土。

兼见热甚,舌红,口干,便秘,为肝胆实火,去白术,加黄芩、龙胆;兼有胸胁疼痛,为气滞不疏,加郁金、川楝子。素体阴虚兼有肝郁,或肝火日久伤阴,治宜滋养肝肾,疏肝清热,可改用滋水清肝饮。

6. 血瘀发热

症状:午后或夜晚发热,或自觉身体某些局部发热,口干咽燥而不欲饮,躯干或四肢有固定痛处或肿块,甚或肌肤甲错,面色萎黄或暗黑。舌质紫暗或有瘀点、瘀斑,脉涩。

病机析要:瘀血阻滞,气血壅遏,瘀血病在血分,属阴,故发热多在下午或晚间;瘀血停滞,气血受阻,躯干或四肢有固定痛处或肿块;瘀血内阻,新血不生,血气不能濡养,面色萎黄或暗黑,肌肤甲错。身体局部发热、躯干或四肢有固定痛处或肿块为本证的辨证要点。

治法：活血化瘀。

代表方：血府逐瘀汤。

常用药：桃仁、红花、牛膝活血化瘀；当归、赤芍、川芎、生地黄养血活血；柴胡、枳壳、桔梗理气。

如瘀血肿痛明显，为血瘀气滞，加丹参、三七、郁金、延胡索。

7. 湿郁发热

症状：低热或午后较甚，胸闷身重，不思饮食，渴不欲饮，甚或呕恶。舌苔白腻或黄腻，脉濡数。

病机析要：湿邪内生，郁而化热，湿邪为阴邪，阴邪自旺于阴分，故以午后发热较甚；湿性黏腻，故发病缓慢，且难速愈；湿邪阻滞气机，故见胸闷身重；湿阻中焦，不思饮食，甚则呕恶。午后较甚、胸闷身重、苔腻为本证的辨证要点。

治法：宣化畅中，利湿清热。

代表方：三仁汤。

常用药：苦杏仁、豆蔻、薏苡仁通畅三焦；法半夏、厚朴、苍术温燥湿邪；通草、滑石、淡竹叶清热利湿。

兼见寒热如疟，寒轻热重，口苦呕逆，为湿郁化热，阻滞少阳枢机，加青蒿、黄芩；兼见黄疸，为湿热熏蒸肝胆，胆汁外溢，可合茵陈蒿汤。

五、预防调护

对于本病的预防，应及时治疗外感发热及其他疾病，防止久病伤正，避免感受外邪、过度劳累、用药失当，保持精神愉快，注意调节饮食等。

内伤发热患者应注意休息，发热高者应卧床，部分长期低热的患者可适当活动。要保持乐观情绪，饮食宜进清淡、富于营养而又易消化之品。有自汗、盗汗的患者，当注意保暖、避风，防止感受外邪。

六、临证要点

1. 内伤发热虽有虚实之分，但以虚证为多　实证可适当清热，虚证可选清虚热之品。注意祛邪不可伤正，补益防止助邪。慎用发散及苦寒泄热的药物，因发散易耗气伤津，苦寒则易损伤中阳，亦可化燥伤阴，均可使病情加重。

2. 甘温除热　此为气虚发热的治疗大法，代表方剂为补中益气汤。西医学所称的功能性发热多见于女性，体质偏弱，常兼有多汗、怕冷、心悸、失眠等症状。中医学认为气血相关，阴阳互根，血虚者多兼气虚，阳虚为气虚之极，阳虚者必见气虚，故对于部分"功能性发热"在甘温除热法的基础上，针对病情加减化裁，常能收到较好的效果。

病案分析

陈某，男，47岁。1982年12月29日初诊。

起病4个月，发热呈周期性，每次发热持续约1周，间歇约3周。始则微有恶寒，继则身热、头晕、肢楚，得汗后身热能退，与任何治疗用药无明显关系，热退后精神饮食如常。舌苔薄白，边有齿痕，脉细。辨证：气虚发热。治法：甘温除热。

处方：柴胡5g，炙桂枝5g，党参12g，炙黄芪12g，炙甘草5g，焦白术10g，当归6g，炒白芍10g，升麻3g，生姜3片，大枣5枚。5剂。

EB-7-6-3

内伤发热拓展阅读

药后发热未起,饮食睡眠均佳,身有微汗,两胁部微感胀痛不适、苔脉如前,治守原法,原方10剂。随访5个月,病情未曾反复。

本病经全面系统检查,原因未明,其特征是发热呈周期性,可归为"热有定时"一类。患者舌苔薄白,边有齿痕,脉细,显属气虚,故取甘温除热法,选用补中益气汤。因先有形寒而后有发热,且有身楚,得汗热退,表现为卫气不和之候。《伤寒论》曰:"病人脏无他病,时发热,自汗出而不愈者,此卫气不和也,先其时发汗则愈,宜桂枝汤。"故方中加入桂枝汤以调和营卫,果然药后微汗,热未再起。(周仲瑛.周仲瑛临床经验辑要[M].北京:中国医药科技出版社,1998.)

第七节 虚 劳

一、概述

虚劳是由多种原因导致的以脏腑功能衰退、气血阴阳亏损为病机,以五脏虚候为主要临床表现的总称。虚劳又称虚损,具有慢性虚弱、久虚不复的特点。

《素问·通评虚实论》以"精气夺则虚"概括了虚证病机。《素问·调经论》提出"阳虚则外寒,阴虚则内热",阐明虚证有阴虚、阳虚之别。《素问·至真要大论》则提出治法治则"劳者温之""损者温之"。《中藏经·劳伤论》明确指出了饮食、情志、房室皆可为虚劳之病因。《难经·十四难》论述了"五损"的症状与转归,并提出了治疗大法。汉代张仲景《金匮要略·血痹虚劳病脉证并治》首先提出了虚劳的病名,其治疗虚劳的方药至今仍在使用。隋代巢元方《诸病源候论·虚劳病诸候》记载75种虚劳证候,对虚劳的病因及各类症状有详细的论述,并具体地说明了五劳、六极、七伤的内容。金元以后,诸多医家对虚劳的理论认识及临床治疗都有了较大的发展。李杲以脾胃立论,长于用甘温补中调理虚损。朱震亨重视肝肾,善用滋阴降火。明代张介宾对阴阳互根的理论作了深刻的阐发,提出了"阴中求阳,阳中求阴"的治则,创制了左归丸、右归丸,使肾阴、肾阳虚损的治疗提高到了新的阶段。明代李中梓《医宗必读》强调脾肾在虚劳发病和治疗中的重要性。明代汪绮石《理虚元鉴》为虚劳专书,对虚劳的病因、病机、治疗、预防和护理均有较全面的论述。清代吴澄《不居集》治疗虚劳尤重保护胃气,认为胃气存始能复真阳之不足。

西医学中多种慢性消耗性和功能衰退性疾病,如慢性肾衰竭(尿毒症期)、再生障碍性贫血、白血病、多发性骨髓瘤、各种肿瘤晚期等,出现类似虚劳的临床表现时,均可以参照本节辨证论治。

二、病因病机

虚劳多因禀赋薄弱、烦劳过度、饮食不节、大病久病、失治误治,导致脏腑气血阴阳亏虚,日久不复而成。

(一)病因

1. 禀赋不足 母体多病,先天不足;或胎中失养,孕育不足;或生后喂养不当,水谷精气不充。且禀赋素弱,体质较差之人,易罹患疾病,且病后难复,日久而发展为虚劳。

2. 烦劳过度 七情内伤,劳倦过度,损伤心脾,致气血亏虚,日久成劳。早婚多育,恣情纵欲,不知节制,致肾精亏虚,肾气不足,久则成劳。

3. 饮食不节　饥饱无常,暴饮暴食或过食生冷、辛辣、油腻之品,饮酒过度;或嗜食偏食,营养不良,均可损伤脾胃,导致水谷精微化生不足,气血乏源,脏腑经络失于濡养,日久形成虚劳。

4. 大病久病　久病迁延,失于调理,脏腑受损,正气难复,而致虚损。大病之后,伤及气血阴精,因虚致损;寒邪久留,伤气损阳;或热病日久损耗阴津;阳气虚弱,则瘀血留滞,新血不生;阴虚火旺,灼津为痰,流注脏腑;痰瘀互结阻滞于体内,更加重五脏虚候,均可演变为虚劳。

5. 误治失治　用药不当,损耗精气,致正气损伤,不但延误疾病的治疗,且使人体阴阳失衡,阴精或阳气受损难复,久则可为虚劳。

(二) 病机

虚劳病证,门类繁多,病机复杂,或为因虚致病,因病成劳;或为因病致虚,久虚不复成劳。病理性质主要为气、血、阴、阳的虚损。且由于五脏相关,气血同源,阴阳互根,所以在其病变发展过程中,常见一脏受损,累及他脏;阴损及阳,阳损及阴;气虚无以生血,血虚亦致气损;气虚日久及阳,血虚阴精渐耗,致使阴阳俱损,气血共伤,病势日渐发展,病情日趋复杂。病变涉及五脏,尤以脾肾两脏更为重要。因脾为后天之本,气血生化之源;肾为先天之本,五脏之根。气、血、阴、阳的虚损,与脾肾功能衰败关系最为密切。五脏和气血的阴阳功能既各有不同,又密切联系、相互协调,在病理情况下亦相互影响。故《难经》有"上损及下""下损及上"的论点。当多脏同病时,由于病情不同,仍有主次之分。亦有仅见一脏病损,而不病及他脏者。

虚劳多为久病痼疾,其预后与体质因素、脾肾盛衰、正邪关系、是否能解除病因、是否正确调治等有密切关系。一般而言,凡脾肾未衰,元气未败,脉和缓,饮食尚可,能受补益者,为虚劳顺证,预后较好;反之,形神衰惫,肉脱骨痿,喘急气促,声哑息微,脉急促细弱或芤,或内有实邪而不任攻,或诸虚并集而不受补,不思饮食,药食难进者,为虚劳逆证,预后不良。(表7-7-1)

表7-7-1　虚劳病机列表

关键病机	病机要点	病机转归
五脏气血阴阳亏损	禀赋不足, 素体虚弱, 易患疾病, 病后难复, 致脏腑气血阴阳亏虚, 成为虚劳	①一脏亏损, 累及他脏 ②阴损及阳, 阳损及阴; 气虚无以生血, 血虚无以生气; 阴阳俱损, 气血两伤
	烦劳过度, 损伤心脾, 气血亏虚; 肾精亏虚, 肾气不足, 日久成劳	
	饮食不节, 脾胃气损, 气血乏源, 脏腑失养, 形成虚劳	
	大病久病失于调理, 脏气损伤, 而致虚损; 伤及气血阴精, 因虚致损	
	误治失治, 精气亏损, 而致虚劳	

三、诊断与鉴别诊断

(一) 诊断

1. 多见神疲体倦,心悸气短,面容憔悴,自汗盗汗,或五心烦热或畏寒肢冷,脉虚无力等。若病程较长,久虚不复,症状可逐渐加重。

2. 具有引起虚劳的致病因素及较长的病史。

血常规、血液生化、心电图、X线摄片、超声、免疫功能测定等检查有助于本病的诊断。

（二）鉴别诊断

1. 虚劳应与肺痨进行鉴别（表 7-7-2）

表 7-7-2　虚劳与肺痨鉴别表

病证	病因	病机	病位	传染性	主症
虚劳	脏腑气血阴阳亏虚，日久不复	脏腑气血、阴阳亏虚	五脏	无	五脏气血阴阳虚损证候
肺痨	正气不足，复感痨虫	阴虚肺燥	肺	有	潮热盗汗、消瘦、胸痛、咳嗽、咳痰、咳血

2. 虚劳应与其他病证中的虚证进行鉴别（表 7-7-3）

表 7-7-3　虚劳与其他病证中的虚证鉴别表

病证	特征	病程	病位	预后
虚劳	精气亏虚为表现	长	累及多脏腑	久虚不复
其他病证中的虚证	以其病证主要症状为表现	短	病变脏腑单一	正确调治，多可恢复

四、辨证论治

（一）辨证要点

1. 辨证应以气血阴阳为纲，五脏虚候为目　虚劳的证候虽多，但总不离乎五脏，而五脏之辨，又不外乎气血阴阳。故对虚劳的辨证应以气、血、阴、阳为纲，五脏虚候为目。正如《杂病源流犀烛·虚损痨瘵源流》说："五脏虽分，而五脏所藏，无非精气，其所以致损者有四，曰气虚、曰血虚、曰阳虚、曰阴虚。"由于气血同源、阴阳互根、五脏相关，所以各种原因所致的虚损往往互相影响，由一虚渐致两虚，由一脏而累及他脏，使病情趋于复杂和严重，辨证时应加注意。

2. 辨有无兼夹病证　先辨是否因虚而感外邪，次辨原有疾病是否继续存在，再辨有无因虚致实。

（二）治则治法

补益为虚劳的治疗原则。正如《素问·三部九候论》所言"虚则补之"。应用补益之法，一是要根据病理属性的不同，分别采取益气、养血、滋阴、温阳之法；二是要密切结合五脏病位的不同遣方用药，以加强治疗的针对性。此外，还须重视补益脾肾在治疗虚劳中的关键作用。因脾胃为后天之本，肾为先天之本，故重视补益脾肾在虚劳的治疗中具有重要的意义。

（三）分证论治

1. 气虚

（1）肺气虚证

症状：气短不足以息，动则益甚，少气懒言，自汗乏力，咳嗽无力，痰液清稀，时寒时热，平素易于感冒，面色苍白。舌淡，脉虚无力。

病机析要：肺气不足，卫表不固，故气短不足以息，动则益甚，少气懒言，自汗乏力；肺气亏虚，宣降失常，不能布津，故咳嗽无力，痰液清稀；肺气亏虚，营卫失和，故时寒时热，平素易于感冒。气短不足以息、动则益甚、平素易于感冒为本证的辨证要点。

治法：补益肺气，益卫固表。

代表方:补肺汤

常用药:人参、黄芪、南沙参益气补肺;熟地黄、五味子、百合益肾敛肺;桑白皮、紫菀敛肺止咳。

兼见潮热、盗汗,为气阴两虚,加鳖甲、地骨皮、秦艽;兼心悸失眠,爪甲不荣,口唇色淡,为气血两虚,加阿胶、当归。

（2）心气虚证

症状:心悸,气短,动则尤甚,神疲体倦,面色淡白或㿠白,自汗。舌淡苔白,脉虚弱。

病机析要:心气不足,鼓动无力,故见心悸,气短;劳则气耗,故动则尤甚,神疲体倦;心失所养,气血不得上荣,故面色淡白或㿠白;卫阳不固则自汗。心悸、气短、动则尤甚为本证的辨证要点。

治法:益气养心,宁心安神。

代表方:七福饮。

常用药:人参、白术、炙甘草益气养心;熟地黄、当归滋补阴血;酸枣仁、远志宁心安神。

兼见脘痞、纳呆,为脾虚湿阻,加砂仁、茯苓。

（3）脾气虚证

症状:纳少腹胀,食后尤甚,倦怠乏力,大便溏薄,面色萎黄。舌淡苔白,脉弱。

病机析要:脾虚失健,运化失司,故纳少腹胀,食后尤甚;脾运失职,水湿下注,故大便溏薄;脾虚日久,气血生化乏源,故倦怠乏力;气血不能上养头面则面色萎黄。纳少腹胀、大便溏薄、倦怠乏力、面色萎黄为本证的辨证要点。

治法:健脾益气。

代表方:加味四君子汤。

常用药:人参、黄芪、白术、甘草益气健脾;茯苓、白扁豆健脾除湿。

兼胃脘胀满,嗳气呕吐,为胃失和降,加陈皮、法半夏;兼脘闷腹胀,嗳腐吞酸,舌苔厚腻,为食积停滞,加神曲、麦芽、山楂、鸡内金;若腹痛即泻,手足欠温,为气虚及阳,脾阳渐虚,加肉桂、炮姜。

（4）肾气虚证

症状:腰膝酸软,神疲乏力,听力减退,小便频数而清,或尿后余沥不尽,或夜尿频多,女子白带清稀。舌淡苔白,脉沉弱。

病机析要:肾气不充,经筋失养,故腰膝酸软,神疲乏力;肾开窍于耳,肾气虚故听力减退;肾气不固,膀胱失约,故小便频数而清,或尿后余沥不尽,夜尿频多,白带清稀。腰膝酸软、小便频数而清为本证的辨证要点。

治法:补肾益气。

代表方:大补元煎。

常用药:人参、山药、炙甘草益气健脾;杜仲、山茱萸温补肾气;熟地黄、枸杞子、当归生精补血。

兼有尿频,甚则小便失禁,为肾气不固,加菟丝子、五味子、益智仁;兼大便溏薄,为脾失健运,去熟地黄、当归,加肉豆蔻、补骨脂。

气虚是临床最常见的一类,其中尤以肺、脾气虚为多见,而心、肾气虚亦不少。如出现疲劳乏力,精神不振,舌质淡,脉弱,亦可为肝气不足,生发无力,多用补益肝脾气法。

2. 血虚

（1）心血虚证

症状:心悸,怔忡,失眠多梦,眩晕健忘,面色不华,口唇色淡。舌淡苔白,脉象细弱。

病机析要:心血不足,心失所养,故心悸怔忡;血不养心,神不守舍,故失眠多梦;血虚不能上荣头面,故眩晕健忘,面色淡白无华,口唇色淡。心悸、怔忡、面色不华、口唇色淡为本证的辨证要点。

治法:养血宁心,安神定志。

代表方:养心汤。

常用药:人参、黄芪、茯苓、五味子、甘草益气生血;当归、川芎、柏子仁、酸枣仁、远志养血宁心;肉桂、法半夏温中健脾,以助气血之生化。

兼见失眠、多梦较甚,为血不养心,加合欢花、首乌藤;心悸甚,为心血不足,加龙骨、牡蛎。

本证亦可选用归脾汤补益心脾气血。

(2) 肝血虚证

症状:头晕目眩,视力减退,面色不华,胁痛,肢体麻木,筋脉拘急,筋惕肉瞤,妇女月经不调甚则闭经。舌淡苔白,脉细弦。

病机析要:肝血亏虚,不能上养头面,故头晕目眩,面色不华;肝血不足,目失濡养,故视力减退;血虚不能养肝故胁痛;肝血虚筋脉失养,血虚生风,故肢体麻木,筋脉拘急,筋惕肉瞤;肝血不足,冲任空虚,则月经不调,甚则闭经。头晕目眩、面色不华、胁痛为本证的辨证要点。

治法:补血养肝,柔筋明目。

代表方:四物汤。

常用药:熟地黄、当归补血养肝;白芍、川芎和营调血;黄芪、党参、白术补气生血。

兼胁痛、嗳气,为肝郁气滞,加丝瓜络、郁金、香附;兼视物模糊,为肝血不足,加楮实子、枸杞子、决明子;兼目赤肿痛,急躁易怒,为肝血亏虚,肝火亢盛,加龙胆、黄芩、栀子、酸枣仁。

心主血,脾统血,肝藏血,故血虚之中以心、脾、肝的血虚较为多见。脾血虚常与心血虚同时并见,临床常称心脾血虚。除养心汤外,归脾汤亦为治疗心脾血虚的常用方剂。脾为后天之本,气血生化之源;且血为气母,气为血帅,血虚均伴有不同程度的气虚,故补血常配补气,以达到益气生血的目的。如当归补血汤、圣愈汤等,均是该法的体现。

3. 阴虚

(1) 肺阴虚证

症状:干咳或痰少而黏,甚则痰中带血,咽干甚或失音,潮热盗汗,颧红。舌红少津,脉细数。

病机析要:阴液亏虚,肺失濡润,宣肃失常,虚火灼伤肺络,故干咳或痰少而黏,甚则痰中带血,咽干甚或失音;阴虚生内热故潮热盗汗、颧红。干咳、咽干、潮热盗汗、脉细数为本证的辨证要点。

治法:润肺止咳,清热养阴。

代表方:沙参麦冬汤。

常用药:南沙参、麦冬、玉竹养阴润肺;天花粉、桑叶、甘草清热润燥。

兼声嘶或失音者,为气阴两虚,加桔梗、木蝴蝶;咯血加白及、仙鹤草、小蓟;兼颧红潮热,为阴虚火旺,虚火内灼,加地骨皮、银柴胡、秦艽、鳖甲;兼盗汗,为汗伤内热,耗伤阴血,加五味子、乌梅。

(2) 心阴虚证

症状:心烦,失眠,潮热,盗汗,颧红,或口舌生疮。舌红少津,脉细数。

病机析要:心阴虚,心失濡养,心神不宁,故心悸,失眠;阴虚生内热,故潮热,盗汗,颧红;

心开窍于舌,虚火上蒸于口舌,故口舌生疮。心烦、盗汗、颧红、脉细数为本证的辨证要点。

治法:滋阴清热,养心安神。

代表方:天王补心丹。

常用药:生地黄、玄参、麦冬、天冬养阴清热;人参、茯苓、五味子、当归益气养血;丹参、柏子仁、酸枣仁、远志养心安神。

兼有烦躁不安,口舌生疮,为虚火偏盛,去当归、远志,加黄连、通草、淡竹叶;兼颧红潮热,为阴虚火旺,虚火内灼,加地骨皮、银柴胡;兼盗汗,为汗伤内热,耗伤阴血,加牡蛎、浮小麦。

（3）脾胃阴虚证

症状:口燥咽干,不思饮食,脘部灼热隐痛,干呕呃逆,面色潮红,大便干结。舌红少苔或无苔,脉细数。

病机析要:脾胃阴虚,运化失司,阴津不能上承,故口燥咽干,不思饮食;胃阴亏虚,胃失和降,则脘部灼热隐痛,干呕呃逆;津亏不润,无水舟停,则大便燥结。口燥咽干、脘部灼热隐痛、大便干结为本证的辨证要点。

治法:滋阴养液,调胃和中。

代表方:益胃汤。

常用药:北沙参、麦冬、生地黄、玉竹滋阴养液;白芍、乌梅、甘草酸甘化阴;谷芽、鸡内金、玫瑰花醒脾健胃。

如纳呆明显,为脾气虚弱,加麦芽、白扁豆、山药;兼呃逆,为胃气上逆,加刀豆、柿蒂、竹茹;兼大便干结,为肠燥津亏,加郁李仁、火麻仁。

（4）肝阴虚证

症状:头晕,耳鸣,目干畏光,视物模糊,急躁易怒,肢体麻木,筋惕肉𥆧,面色潮红。舌干红,脉弦细数。

病机析要:肝阴虚则阴虚阳亢,上扰清空,故眩晕,耳鸣;肝阴不能上荣于目,故两目干涩,视物模糊;阴虚阳旺,肝阳化风,故急躁易怒,肢体麻木,面色潮红;肝阴虚,筋脉失养,故筋惕肉𥆧。头晕、耳鸣、急躁易怒、面色潮红、脉弦细数为本证的辨证要点。

治法:滋养肝阴,养血柔肝。

代表方:补肝汤。

常用药:熟地黄、当归、白芍、川芎养血柔肝;木瓜、甘草酸甘化阴;山茱萸、何首乌滋养肝阴。

兼见头痛、眩晕、耳鸣较甚,为肝阳上亢,加石决明、菊花、钩藤、蒺藜;兼目干畏光,视物不明,为肝血亏虚,加枸杞子、女贞子、决明子;兼急躁易怒,尿赤便秘,舌红脉数,为肝火亢盛,加夏枯草、牡丹皮、栀子。

（5）肾阴虚证

症状:腰膝酸软,眩晕耳鸣,甚则耳聋足痿,失眠多梦,男子遗精,女子经少或闭经,五心潮热盗汗,溲黄便干。舌红少津,脉细数。

病机析要:肾阴虚,精血不足,筋骨失养,故腰膝酸软,甚则足痿;肾虚髓海不足,脑失濡养,故眩晕耳鸣,甚则耳聋;阴虚内热,水不济火,故失眠多梦,五心潮热,盗汗;阴虚火旺,精关不固,则致遗精。腰膝酸软、五心潮热盗汗、脉细数为本证的辨证要点。

治法:滋补肾阴,强壮腰膝。

代表方:左归丸。

常用药:熟地黄、龟甲胶(烊)、枸杞子、山药、菟丝子、牛膝滋补养阴;山茱萸、鹿角胶

(烊)温补肾气,助阳生阴。

兼见耳聋足痿,为精血不足,加紫河车;兼遗精,为阴虚火旺,精关不固,加牡蛎、金樱子、芡实、莲须;兼潮热,口干咽痛,脉数,为阴虚火旺,去鹿角胶,加知母、黄柏,或用知柏地黄丸。

五脏均有阴虚,且常两脏并见,如肝肾阴虚、肺肾阴虚。阴虚则内热,故五脏阴虚,多兼见内热。又阴阳互根,病久及病重者,多见阴阳两虚之证。

4. 阳虚

(1) 心阳虚证

症状:心悸,自汗,神倦嗜卧,心胸闷痛,形寒肢冷,面色苍白。舌淡或紫暗,脉细弱或沉迟。

病机析要:心阳不振,心气亏虚,故心悸,自汗,神倦嗜卧;心阳虚,心脉不畅,故心胸闷痛;阳虚不能温煦,则形寒肢冷,面色苍白。心悸、自汗、形寒肢冷、面色苍白为本证的辨证要点。

治法:温通心阳,健脾益气。

代表方:保元汤。

常用药:人参、黄芪益气扶正;肉桂、甘草、生姜温通阳气。

兼心胸疼痛,为心脉瘀阻,加郁金、川芎、丹参、三七;兼形寒肢冷,为阳虚较甚,加熟附子、巴戟天、淫羊藿。

(2) 脾阳虚证

症状:腹胀纳少,喜温喜按,形寒,四肢不温,神疲乏力,遇受凉或饮食不慎而加剧,大便溏薄或完谷不化。舌质淡,苔白,脉弱。

病机析要:脾阳虚衰,运化乏力,故腹胀纳少;阳虚寒凝,则形寒,四肢不温,喜温喜按;阳虚水谷不化,故大便溏薄或完谷不化。腹胀纳少、喜温喜按、大便溏薄或完谷不化为本证的辨证要点。

治法:温中健脾。

代表方:附子理中汤。

常用药:党参、白术、甘草益气健脾;熟附子、干姜温中祛寒。

兼见腹中冷痛较甚,为阳虚寒凝,加高良姜、香附、吴茱萸;兼食后腹胀,呕逆,为胃寒气逆,加砂仁、法半夏、陈皮;兼腹泻较甚,加肉豆蔻、补骨脂、薏苡仁。

(3) 肾阳虚证

症状:腰膝酸软,畏寒肢冷,男子遗精阳痿,女子宫冷不孕。多尿,或小便不禁,下利清谷或五更泄泻。舌质淡胖、有齿痕,苔白,脉沉弱。

病机析要:肾阳不足,失于温煦,故腰膝酸软,畏寒肢冷;肾失固摄,故遗精,阳痿;肾阳虚,气化不利,水不化气故多尿;肾气不固,则小便不禁;肾阳虚,命门火衰,火不生土,故下利清谷或五更泄泻。腰膝酸软、畏寒肢冷、脉沉弱为本证的辨证要点。

治法:温补肾阳。

代表方:右归丸。

常用药:熟附子、肉桂温补肾阳;杜仲、山茱萸、菟丝子、鹿角胶(烊)温补肾气;熟地黄、山药、枸杞子、当归补益精血,滋阴以助阳。

如遗精较甚,为肾虚失摄,可用金樱子、桑螵蛸、莲子、芡实,或合金锁固精丸;兼见下利清谷,为肾阳亏虚,去熟地黄、当归,加锁阳、巴戟天、党参、炒白术、干姜、砂仁;兼五更泄泻,为脾肾阳虚,可合用四神丸;兼浮肿、尿少,为阳虚水泛,加茯苓、泽泻、车前子,或合用五苓散;兼喘促短气,动则尤甚,为肾不纳气,加补骨脂、五味子、苏子、淫羊藿、鹿衔草。

笔记栏

阳虚常由气虚进一步发展而成，以心、脾、肾阳虚为多见。由于肾阳为人身之元阳，所以心脾之阳虚日久，亦必病及于肾，而出现心肾阳虚或脾肾阳虚。

虚劳患者因体虚卫外不固，易感外邪。而感外邪之后，更易贼伤元气，治宜扶正与祛邪兼顾，可用薯蓣丸。虚劳日久，气血运行不畅，干血瘀结，新血不生，羸瘦，腹满，腹部触有癥块，硬痛拒按，肌肤甲错，妇女经闭，两目暗黑，舌有青紫瘀点、瘀斑，脉细涩者，可用大黄䗪虫丸祛瘀生新。

五、预防调护

消除及避免导致虚劳的病因是预防虚劳的根本措施。虚劳患者由于正气不足，易感外邪，耗伤正气，常是病情恶化的重要原因，故应注意适寒温，防外感。人体气血全赖水谷以资生，故调理饮食对虚劳至关重要，一般以富于营养，易于消化，不伤脾胃为原则。保持充足睡眠，生活起居要有规律，做到动静结合，劳逸适度，节制房事，如《医宗金鉴》提出"劳则体疲于外，气耗于中"。根据自己体力的情况，适当参加户外散步、气功锻炼、打太极拳、练八段锦等活动。病情轻者，可适当安排工作和学习。保持情绪稳定，舒畅乐观，有利于虚劳的康复。

六、临证要点

1. 五脏相关，补益脾肾是关键　对虚劳的辨证论治，既应以气血阴阳为纲，五脏虚候为目，又应注意其间的相互联系。如临床常见肺脾（气阴）两虚、肺肾气虚、心脾（气血）两虚、肝肾阴虚、脾肾阳虚、心肾阳虚、阴阳两虚等，必须联系处理。在五脏之中，应重视补益脾肾在治疗中的关键作用。

2. 血不自生，气能生血　血为气之母，血虚均伴不同程度的气虚，故补血应适当配伍补气药，益气以生血，如当归补血汤。《医学发明·本草十剂》曰："血不自生，须得生阳气之药，血自旺矣。"黄芪、人参、党参、白术等为常选之药。

3. 阴中求阳，阳中求阴　阴虚应补阴，阳虚应补阳，但须注意"阴阳互根"的问题。正如《景岳全书·新方八阵》所云："善补阳者，必于阴中求阳，则阳得阴助而生化无穷；善补阴者，必于阳中求阴，则阴得阳升而源泉不竭。"张介宾所制滋肾阴的左归丸及温肾阳的右归丸正体现了这一治疗原则。

4. 注意虚中夹实，勿骤补猛补　对于虚中夹实及兼感外邪者，当补虚泻实，扶正祛邪。祛邪可防止因邪恋而进一步损伤正气，起到固护正气的作用。虚证日久，恢复较慢，遣方用药，必求平和。如《济生方·诸虚门》言："后方所载，药性平补，柔而不僭，专而不杂，间有药用群队，必使刚柔相济，佐使合宜，可以取效。"。

5. 充分重视食补　李时珍在《本草纲目》中说"药补不如食补"。虚劳须将药治和食养密切结合，重视发挥饮食及药膳的补益作用，进食富于营养而易于消化的食物，以保证气血的化生。阳虚患者忌食寒凉，宜温补类食物；阴虚患者忌食燥热，宜淡薄滋润类食物。

虚劳古籍推介

虚劳名医经验

PPT 课件

第八节　肥　胖

一、概述

肥胖是指体内膏脂聚积过多，以体重异常增加为特征，或伴有头晕乏力、神疲懒言、少动气短等症状的病证。

本病的记载最早见于《黄帝内经》,如《素问·通评虚实论》有"肥贵人"的描述,此外还有"肥""脂肥""肥人"的记载。《灵枢·卫气失常》根据人之皮肉气血的多少区别人的肥瘦差异,指出"人有肥、有膏、有肉……腘肉坚,皮满者,肥;腘肉不坚,皮缓者,膏;皮肉不相离者,肉",这是对肥瘦体质类型的最早论述。《素问·奇病论》有"数食甘美而多肥"的记载,说明肥胖的发生与过食肥甘等多种因素有关。《素问·通评虚实论》又云"凡治消瘅仆击,偏枯痿厥,气满发逆,肥贵人,则高梁之疾也",指出肥胖可导致多种疾病。东汉张仲景所著《金匮要略》有"肌肤盛"的记载。《金匮要略·血痹虚劳病脉证并治》说:"夫尊荣人骨弱肌肤盛。"说明肥胖者容易发生骨的病变。《金匮要略·痰饮咳嗽病脉证并治》有"其人素盛今瘦,水走肠间,沥沥有声",并指出"病痰饮者,当以温药和之"的治疗大法。这为后世认识肥胖因痰浊膏脂内聚所致以及用温药治疗肥胖提供了理论依据。元代朱震亨提出肥人多痰湿、多气虚,如《丹溪心法·中湿》指出"凡肥人沉困怠惰,是湿热……凡肥白之人,沉困怠惰,是气虚"。明代张介宾《景岳全书》载有"肥胖"之名,在《景岳全书·杂证谟·非风》中强调"肥人多气虚",同时指出临床不能拘于"肥人多痰,瘦人多火"之说。清代陈士铎《石室秘录·肥治法》认为肥胖多气虚痰湿,治痰须补气消痰,并补命火。清代吴本立《女科切要》卷一又指出"肥白妇人,经闭而不通者,必是湿痰与脂膜壅塞之故也,宜以枳实为君,佐以苍术、法半夏、香附、乌药、厚朴、牛膝、桃仁之类,则湿痰去而脂膜开,其经自通矣",指出了肥胖与妇人经闭之间的关系。

西医学中的单纯性肥胖、医源性肥胖、继发性肥胖(如库欣综合征、甲状腺功能减退症、多囊卵巢综合征、代谢综合征等所致),均可参照本病治疗。

二、病因病机

肥胖的病因与饮食失节、缺乏运动、年老体弱、先天禀赋有关;病机为阳气虚衰,痰湿偏盛。

(一)病因

1. 饮食失节　长期暴饮暴食,过食肥甘,或嗜食零食、饮料等,一方面可致水谷精微在人体内聚积成为膏脂形成肥胖;另一方面损伤脾胃,运化无权,不能布散水谷精微及运化水湿,湿浊内生,蕴酿成痰,痰湿聚集体内,使人体臃肿肥胖。如《素问·奇病论》说:"此肥美之所发也,此人必数食甘美而多肥也。"

2. 缺乏运动　久卧伤气,久坐伤肉。长期喜卧好坐,缺乏运动,一是气血运行不畅,水谷精微不能被及时吸收运化,形成膏脂而肥胖;二是脾胃气虚,运化失司,水谷精微失于输布,形成膏脂痰浊而肥胖;三是由于动则生阳,静则生阴,阴盛阳弱,气化功能不足,津液不归正化,停聚为痰湿,化为膏脂,内聚于肌肤、脏腑、经络而致肥胖。妇女在妊娠期或产后由于营养过多,活动减少,故容易肥胖。如《备急千金要方·养性》说:"养性之道,常欲小劳""饱食即卧,乃生百病"。

3. 年老体弱　中年以后,人体阳气渐耗,阴气渐盛,生机渐衰。一方面脏腑功能衰退,气血阴阳化生不足,正气亏虚;另一方面,脏腑功能失调,心气不足则气虚血瘀,肝失疏泄则气滞血瘀,肺脾肾功能失调则痰湿水饮内生,日久则化为膏脂瘀血,内聚人体而成肥胖。肥胖的发生与年龄有关,40岁以后体重明显增加。如《素问·阴阳应象大论》说:"年四十……起居衰矣;年五十,体重,耳目不聪明矣。"

4. 禀赋异常　肥胖发病具有一定的家族性,常与先天禀赋异常有关。阳热体质,胃热偏盛,或胃之腐化水谷功能强盛,食欲亢进,食量过大,摄入过多水谷,超越脾的运化输布能力,或水谷精微过剩,转为痰湿膏脂,发为肥胖。

图7-8-1

肥胖历史沿革列表

此外,肥胖的发生还与性别、地理环境等因素有关。一般女性体力活动较男性少,肥胖的发生率也较男性更高;寒带地区人群冬季室内休息时间较长,寒冷导致饥饿感增加,常饮酒聚餐,使肥胖的发生率较亚热带地区高。

(二)病机

肥胖的基本病机总属阳气虚衰,痰湿偏盛。病理因素以痰湿为主,与水饮、气滞、血瘀、胃火密切相关。正如前人所说"肥人多痰""肥人多湿"。肥胖的病位主要在脾胃与肌肉,与肾虚关系密切,亦与心肺肝的功能失调有关。

脾气虚弱则运化转输无力,水谷精微失于输布,化为膏脂和水湿,留滞体内而致肥胖;胃火盛则食欲亢进,水谷精微摄入过剩,转为痰湿膏脂,留滞肌肤而致肥胖;脾肾阳气虚衰,则水液失于蒸腾气化,水湿内停,而成肥胖。此外,心肺气虚,则血液鼓动无力,致血行迟缓而瘀阻,肝旺脾虚则气滞血瘀痰凝,均可导致肥胖。

本病的病性有虚实之分,多表现为本虚标实之候。本虚多为脾肾气虚,或兼心肺气虚,如前人所说"肥人多气虚";标实为痰湿膏脂内停,或兼水湿、血瘀、气滞、胃火等。临床常有偏于本虚及标实之不同,但实多虚少。本病虚实之间可发生演变转化,如胃热火旺者,水谷精微超过机体需要而积聚体内,化为痰湿膏脂,形成肥胖,但长期饮食不节,可损伤脾胃,致脾虚不运,甚至由脾虚病及肺肾,形成肺脾肾亏虚,由实转虚。脾虚日久,运化无力,湿浊内生;或脾虚肝郁,气滞血瘀痰阻;或脾病及肾,肾阳虚衰,不能化气行水,以致水湿内停,泛溢于肌肤;或心肺脾肾亏虚,痰湿水饮瘀血内生,阻滞于脏腑经络,留滞肌肤,使肥胖加重,从而由虚转实,或见虚实夹杂。各种病理因素之间也可发生相互转化,如痰湿内停日久,阻滞气血运行,可致气郁、气滞或血瘀。而气郁、气滞、痰湿、瘀血日久,常可化热,而成郁热、痰热、湿热、瘀热等。

轻度肥胖在药物治疗的同时,配合节制饮食、运动锻炼,治疗效果良好;继发性肥胖要注意对原发病进行治疗;中重度肥胖,要进行综合调治。肥胖日久,常易变生他病。《黄帝内经》中已经认识到肥胖与消瘅等病证有关。肥胖者,常易合并消渴、头痛、眩晕、胸痹、中风、胆胀、痹证等。(表7-8-1)

表7-8-1　肥胖病机列表

关键病机	病机要点	病机转归
阳气虚衰 痰湿偏盛	饮食失节,脾胃运化无权,湿浊内生,蕴酿成痰	①病机之间可以虚实夹杂或相互转化 ②各种病理产物间的相互转化 ③日久变生他病,如消渴、头痛、眩晕、胸痹、中风、痹证
	缺乏运动,气血运行不畅;或脾胃气虚,运化失司;或阴盛阳弱,气化功能不足,津液不归正化	
	年老久病,脏腑功能衰退,正气不足;或心气不足,肝失疏泄,肺脾肾等脏腑功能失调,日久化为膏脂瘀血	
	先天阳热体质,胃热偏盛,或胃之腐化水谷功能强盛,超越脾的运化输布能力;或水谷精微过剩,转为痰湿膏脂	
	气郁、气滞或血瘀日久,阻碍气血运行,蕴久化热,而成郁热、痰热、湿热、瘀热等	

三、诊断与鉴别诊断

(一)诊断

1. 体内膏脂聚积过多,以体重异常增加为特征。膏脂聚积以腹部和臀部为主。

2. 体重超出标准体重{标准体重(kg)=［身高(cm)－100］×0.9}(Broca 标准体重)20%以上；或体重指数※［体重指数=体重(kg)/身高²(m²)］超过 28 为肥胖,排除肌肉发达或水分潴留因素。

3. 初期轻度肥胖,仅体重增加 20%~30%,常无自觉症状；中重度肥胖(参照以下标准)常伴神疲乏力、少气懒言、气短气喘、腹部膨隆、臀围增大等。

体重超标(%)和体重指数计算；X 线或 B 超测定腹部脂肪厚度,CT 或 MRI 扫描计算内脏脂肪面积；垂体功能、甲状腺功能、雌二醇、睾酮、肾上腺皮质激素等检查,有助于明确本病的诊断。

※中国肥胖症诊断标准：①体重指数：在 18~23.9 属于正常体重,<18 属于体重过轻；≥25 属于超重,≥28 属于轻度肥胖,30~35 属于中度肥胖,≥35 属于重度肥胖；②腰围,男性≥85cm,女性≥80cm,可能是中心性肥胖。

(二)鉴别诊断

肥胖应与水肿进行鉴别(表 7-8-2)。

表 7-8-2 肥胖与水肿鉴别表

病证	病机	主要症状
肥胖	胃强脾弱,酿生痰湿,导致气郁、血瘀、内热壅塞	体重异常增加,常伴有脘腹胀满、嗳气吞酸、嘈杂、恶心呕吐、纳呆等脾胃病症状
水肿	肺失通调,脾失转输,肾失开阖,三焦气化不利	头面、四肢甚至全身浮肿,常伴有心悸、憋闷、气短

四、辨证论治

(一)辨证要点

1. 辨标本虚实　肥胖多为标实本虚之候,本虚要辨明气虚还是阳虚；标实要辨明痰湿、水饮、血瘀、气滞、胃火之不同。

2. 辨脏腑病位　肥胖有在胃、在脾、在肾、在心、在肺、在肝的不同,临证时需加详辨。多食易饥,口干而渴,大便干结,病变主要在胃；身体重着,神疲乏力,腹大胀满,头沉胸闷,病变主要在脾；腰膝酸软疼痛,动则气喘,形寒肢冷,下肢浮肿,夜尿频多,为病久及肾；心悸气短,少气懒言,神疲自汗,口唇发绀,病变在心肺；肢体沉重,胁腹胀满,头晕目眩,烦躁易怒,病变在肝脾。

(二)治则治法

运脾祛湿化痰,节食运动是肥胖的治疗原则。运脾常通过健脾益气理气,促进脾胃运化之功能；若中老年患者,脾病及肾,则益气健脾与补肾相结合；若心肺气虚,心脾相关,脾肺相关,则调脾护心补肺相结合。祛湿化痰法,常结合疏肝理气、消食导滞通腑、清胃降浊、化湿利水、活血化瘀等法。其中,祛湿化痰、运脾清胃、通腑降浊是治疗本病的最常用治法。

(三)分证论治

1. 胃热火郁证

症状：形体肥胖,多食,消谷善饥,脘腹胀满,面色红润,心烦头昏,口干口苦,或口渴引饮,便秘或大便不爽。舌红苔黄腻,脉弦滑数。

病机析要：胃热火郁,则多食而消谷善饥；过多精微内聚,变为膏脂则肥胖；食多则脾运不及,积热内停,故脘腹胀满,便秘或大便不爽；火热上扰,面色红润,心烦头昏；火热伤津,则口干口苦、口渴引饮。多食、消谷善饥、苔黄腻为本证的辨证要点。

治法：清胃泻火，佐以消导。

代表方：枳实导滞丸。

常用药：大黄泄热通便；黄连、黄芩清胃泻火；枳实、厚朴行气；山楂、莱菔子、槟榔消食导滞；连翘、荷叶清郁热而除烦渴。

兼有汗多，乏力，为热盛耗气，肺脾气虚，加白术、太子参或西洋参另炖；若口干、口渴明显，为津伤甚者，加天花粉、葛根；若口干口苦，烦躁易怒，反酸嘈杂，为肝胃郁热者，加柴胡、栀子、淡豆豉、海螵蛸；兼有便秘，为肝火炽盛，可用更衣丸。若胃脘胀满，嗳腐吞酸，不欲饮食，为食积停滞，可用保和丸。

2. 痰湿内盛证

症状：形体肥胖，身体沉重，肢体困倦，脘痞胸满，或伴头晕，口干而不欲饮，大便少，或多日不排。舌质淡胖或大，苔白腻或白滑，脉滑。

病机析要：痰湿内盛，留于体内，阻滞气机，则形体肥胖而体重；湿性重着，湿困肌肉，则肢困懒动；痰湿阻于三焦，则头晕、胸满脘痞、大便异常；湿邪内盛，津液输布失常，不能养窍，则口干而不喜饮。身体沉重、肢体困倦、脘痞胸满、舌质淡胖或大为本证的辨证要点。

治法：燥湿化痰，理气消痞。

代表方：导痰汤合四苓散。

常用药：茯苓、白术、泽泻、猪苓健脾利湿；法半夏、陈皮、胆南星、枳实理气消痰；苍术、佩兰燥湿。

若胸满脘痞明显，为痰浊蕴盛，气机不利，加薤白、瓜蒌、枳实、砂仁；兼有身重，嗜睡，纳差，舌苔厚腻，为湿盛困脾，脾失健运，加薏苡仁、车前子、广藿香、石菖蒲；若口干，咳黄痰，便秘，舌红苔黄腻，脉滑数，为痰湿化热，加竹茹、浙贝母、黄芩、黄连、瓜蒌子；兼有面色晦暗，舌质紫暗，有瘀斑、瘀点，为瘀血内阻者，加当归、赤芍、川芎、桃仁。

3. 脾虚湿盛证

症状：肥胖臃肿，神疲乏力，身体困重，胸闷脘胀，四肢轻度浮肿，晨轻暮重，劳累后明显，饮食如常或偏少，有暴饮暴食史，小便不利，便溏或便秘。舌淡胖边有齿印，苔薄白腻，脉濡细。

病机析要：暴饮暴食日久伤脾，脾虚气弱，运化无力，水湿内停，则神疲乏力，饮食减少，肥胖臃肿，四肢浮肿，便溏或便秘，小便不利；湿浊中阻，气机不利，则脘腹痞闷；劳则耗气，阳气不足，故晨轻暮重、劳累后加重。臃肿、神疲乏力、身体困重、胸闷脘胀为本证的辨证要点。

治法：健脾益气，利水渗湿。

代表方：参苓白术散。

常用药：党参、白术、黄芪、山药健脾益气；茯苓、莲子、白扁豆、薏苡仁、泽泻、猪苓淡渗利湿；陈皮、砂仁燥湿醒脾；桔梗宣发肺气。

若身体困重明显，为水湿困脾，加广藿香、佩兰、荷叶；若肢体肿胀明显，为脾虚水停，加大腹皮、桑白皮、木瓜，或合五皮饮；兼有脘腹痞胀者，为气机阻滞，加枳实、厚朴、木香；兼有腹中畏寒，为中焦虚寒，加肉桂、干姜、吴茱萸。

4. 脾肾阳虚证

症状：形体肥胖，颜面虚浮，面色㿠白，神疲乏力，腹胀便溏，自汗，动则更甚，畏寒肢冷，下肢浮肿，小便清长或昼少夜频。舌淡胖，苔薄白，脉沉细。

病机析要：脾肾阳虚，气化不行，水饮内停，则颜面虚浮、面色㿠白、下肢浮肿，小便清长或昼少夜频；脾虚失运，气血亏虚，水湿不化，则神疲乏力，腹胀便溏；阳气亏虚，卫表失固，腠理开泄，则自汗，动则更甚；阳失温煦，则畏寒肢冷。颜面虚浮、面色㿠白、畏寒肢冷、下肢浮肿为本证的辨证要点。

治法：温补脾肾，化气利水。

代表方：真武汤合苓桂术甘汤。

常用药：熟附子、桂枝温阳化气；茯苓、白术、薏苡仁健脾利水；白芍敛阴；甘草和中；生姜温阳散寒。

兼有疲乏、动则汗出，为气虚甚，加党参、重用黄芪；若尿少浮肿，为水湿内停，加五苓散或泽泻、猪苓、大腹皮；若畏寒肢冷明显，为阳虚甚，加补骨脂、仙茅、淫羊藿、益智仁。

5. 气郁血瘀证

症状：肥胖身重懒动，喜太息，胸闷胁满，面晦唇暗，肢端色泽不鲜，甚或青紫，可伴心悸、气短、失眠，男子性欲下降甚或阳痿，女子月经不调、量少甚或经闭，经血色暗或有血块，舌质暗或有瘀斑瘀点，舌苔薄，脉滑或涩。

病机析要：心气虚，血运无力，肝气郁结，气血运行不畅，膏脂内聚，故见肥胖身重、面晦唇暗、肢端色泽不鲜，甚或青紫；肝失疏泄，心肝气机不利，故喜太息、胸闷胁满；心气虚，心神失养，则心悸、气短、失眠；肝肾精血不足，瘀浊内阻，故见男子性欲下降甚或阳痿，女子月经不调、量少甚或经闭，经血色暗或有血块。喜太息、胸闷胁满、面晦唇暗为本证的辨证要点。

治法：理气解郁，活血化瘀。

代表方：血府逐瘀汤。

常用药：枳壳、柴胡、白芍、香附理气解郁；当归、桃仁、红花、川芎、川牛膝活血化瘀；赤芍、生地黄活血养血。

兼有失眠多梦明显，为心神失养，加太子参、茯神、酸枣仁、首乌藤；兼有腰膝酸软，阳痿者，为命门火衰，加水蛭、蜈蚣、韭菜子、蛇床子、淫羊藿；兼有月经不调，痛经，经少经闭，有血块，为瘀血内阻，加泽兰、益母草、当归、鸡血藤；兼有大便干燥，为燥屎内结，加虎杖、玄参、柏子仁、郁李仁。

五、预防调护

从青少年开始养成良好的饮食生活习惯，以预防本病。在全社会做好卫生宣教，对降低肥胖发病率非常重要。饮食宜清淡，宜低糖、低脂、低盐饮食，适当增加蛋白质摄入的占比；多食蔬菜、水果、饮茶；忌肥甘醇酒厚味饮食，忌多食、偏食或暴饮暴食，戒除宵夜。

已患肥胖者，适当节制饮食配合体育运动是比较重要的措施。强调既要节食，又要保证营养；遵循科学的运动方法和运动量，适当选择符合患者个性特点的体育锻炼或体力劳动，以及文体活动如健步走、慢跑、爬山、各种球类运动、跳舞、平板运动、跑步机慢跑等，贵在持之以恒。减肥须循序渐进，使体重逐渐减轻，接近正常体重，不宜骤减，以免损伤正气，降低体力。

六、临证要点

1. 肥胖日久痰瘀互结，防止变生心脑系病证　肥胖之痰湿内盛证、气郁血瘀证等病延不愈，可形成痰瘀互结证，变生消渴、心系、脑系等诸证。痰湿阻滞气机，气滞则血瘀，终致痰瘀互结，病情缠绵难愈。治疗当活血化瘀、祛痰通络为主，可用导痰汤合血府逐瘀汤，或瓜蒌薤白半夏汤合桃红四物汤加减治疗。郁结化热加茵陈、金钱草、栀子、虎杖；腑结不通加瓜蒌、三棱、莪术、大黄、桃仁、水蛭，也可选用桃核承气汤、桂枝茯苓丸、大黄䗪虫丸等。

2. 结合中药药理学，配伍应用减肥中药　研究表明，具有减肥作用的中药有何首乌、荷叶、茶叶、山楂、莱菔子、栀子、防己、泽泻、薏苡仁、猪苓、茯苓、茵陈、大黄、芦荟、苍术、灵芝、夏枯草、

笔记栏

丹参、决明子、番泻叶、火麻仁、昆布、海藻等,应在辨证论治的基础上配伍使用。这些中药具有一定减少脂肪吸收,促进脂质代谢,调脂降糖,抗动脉粥样硬化、稳定斑块等作用。

3. 服药、节食、运动三结合,持之以恒　坚持服药、节食、运动三结合,并且持之以恒,定能获得稳定的临床疗效。药物治疗以1~3个月为1个疗程,常连续3个疗程。也可根据各型患者的临床病情而制订方案。

病案分析

赵某,女,27岁。1963年9月26日初诊。诉其近1年来,身体肥胖日益明显,尤以腹部脂肪肥厚为著,体重增加18.5kg(原体重40kg,来诊时体重58.5kg,身高133cm,体重增加超过原来正常体重46.3%),自觉头晕,记忆力减退,喉间多痰,全身无力,脚下如踩棉花,行路艰难,有时周身发木,食眠二便如常。曾在石家庄某医院检查:血钾、血钙略偏低,血糖略高。最近又到北京协和医院检查:尿17-羟皮质类固醇4.4mg/d,基础代谢率-3.7%。葡萄糖耐量试验2小时188mg/dl,X线蝶鞍相正常,诊断为"单纯性肥胖""隐性糖尿病"。

体检:发育略差,营养好,身体肥胖,矮。肺心正常,腹部脂肪肥厚,肝脾(-),四肢无浮肿,血压100/64mmHg。两脉细滑,舌苔薄白。

中医辨证:肥人多湿多痰,脾为生痰之源,痰乃湿气而生,湿由脾弱而起,治以健脾化痰湿,兼以理气。

处方:陈皮6g,制半夏6g,云苓12g,炒薏苡仁30g,制苍术6g,大腹皮10g,冬瓜皮10g,制香附10g,泽泻10g,车前草10g。

本方加减服至23剂,肥胖显著减轻,体重下降8.5kg,自觉腹胀减轻,全身无力亦较前改善,头晕好转,四肢略感轻松。治疗原则未变,用药略有出入,曾用过土炒白术、怀山药、炒谷麦芽、藿苏梗等。1964年3月12日结束治疗时体重降为47.5kg,历经5个半月的治疗,基本恢复正常,外观不显肥胖。善后调理建议常服逍遥丸、藿香正气丸,仍从肝脾着眼。(卢祥之.名中医治病绝招续编[M].北京:中国医药科技出版社,1989.)

ER-7-8-3

肥胖古籍推介

ER-7-8-4

肥胖名医经验

07第09节PPT

PPT 课件

第九节　癌　病

一、概述

癌病是多种恶性肿瘤的总称,是指由正气内虚,痰瘀、湿浊、热毒搏结于脏腑及机体而成积块,以积块逐渐增大,表面不平,质地坚硬,或有疼痛,时有发热,日渐消瘦为特征的病证。

早在殷墟甲骨文就有"瘤"的记载。《黄帝内经》从外邪、饮食、情志及人体正气等方面对"瘤"的形成进行了较详细论述。如《灵枢·九针论》曰:"四时八风之客于经络之中,为瘤病者也。"《灵枢·刺节真邪》指出瘤是"虚邪之入于身也深,寒与热相搏,久留而内著"所致,并将瘤初步分为筋瘤、肠瘤、骨瘤、肉瘤、昔瘤等。汉代张仲景创制的大黄䗪虫丸、鳖甲煎丸、桂枝茯苓丸等,现已成为治疗肿瘤的有效方剂。唐代孙思邈善用虫类药治疗乳腺、子宫等肿瘤。"癌"字在中医学上首见于宋代东轩居士所著之《卫济宝书》,将"癌"作为痈疽五发之一。南宋杨士瀛《仁斋直指附遗方论》卷二十二《癌》记载了癌的症状"癌者,上高下深,岩穴之状,颗颗累垂……毒根深藏"。金元时期李杲强调"人以胃气为本"及"养正积自消"的观点,对于指导肿瘤的治疗具有重大意义。朱震亨《丹溪心法》认为"凡人身上、中、下有块者,多是痰",提出"治痰法,实脾土,燥脾湿,是治其本也"。明代张介宾《景岳全书·杂证谟·积聚》所载"凡积聚之治,如经之云者,亦既尽矣。然欲总其要,不过四法,曰攻,曰消,曰散,曰补,四者而已",对积聚之治法作了高度概括。清代沈金鳌在《杂病源流犀烛·积聚癥瘕痃癖痞源流》中对肺癌的病因病机进行了精辟论述:"邪积胸中,阻塞气道,气不宣通,为痰,为食,为血,皆得与正相搏,邪既胜,正不得而制之,遂结成形而有块。"

历代文献中的许多病证,虽无"癌"之名,但是如《黄帝内经》之"石瘕""肠覃""息贲""噎膈",《难经》之"五积",《诸病源候论》之"癥瘕""积聚""食噎"等,均是癌病范畴。

癌病包括肺癌、大肠癌、肝癌、食管癌、胃癌、甲状腺癌、乳腺癌、肾癌、膀胱癌、脑瘤等。本节主要介绍肺癌、肝癌、大肠癌。

ER-7-9-1

癌病历史沿革列表

二、病因病机

癌病多因外感六淫,内伤七情、饮食失调及久病正虚等,导致脏腑阴阳气血失调,气滞血瘀、痰结毒聚,聚而成积。

(一)病因

1. 六淫邪毒　外感六淫之邪,由表入里犯肺;或工业废气、石棉、煤焦烟炱、放射性物质、吸烟、城市汽车尾气或灰霾之气等邪毒之气,直接吸入熏肺。若正气不能抗邪,客邪久留,脏腑气血阴阳失调,产生气滞、血瘀、痰浊、热毒等病邪,久则可形成结块。

2. 内伤七情　情志不遂,七情怫郁,气机郁结,久则导致气滞血瘀;或气机郁结,气不布津,津凝为痰,血瘀、痰浊渐结而成块。

3. 饮食失调　饮食不节,饥饱失常;嗜食腌制食物、熏制食物,酗酒,或食物过烫等,均能损伤脾胃,进而产生气滞、血瘀、痰浊、热毒等病邪,导致癌病发生。

4. 宿有旧疾　原患慢性咳喘、胃痛、胁痛、腹痛、泻痢、黄疸等诸证,如失治误治,病邪久羁,损伤正气;或正气本虚,祛邪无力,气、痰、食、湿、水、血等阻滞于体内,壅结成块。

5. 年老正虚　久病伤正或年老体衰,致正气内虚,脏腑阴阳气血失调,气虚血瘀;或生活失于调摄,劳累过度,气阴耗伤,外邪反复乘虚而入,客邪久滞不去,气机不畅,终致血行瘀滞,结而成块。正如《医宗必读·积聚》所说:"积之成也,正气不足,而后邪气踞之。"

(二)病机

癌病的基本病机为正气亏虚,脏腑功能失调,气滞血瘀、湿浊内蕴、痰结毒聚,日久积滞而结成有形之肿块。病位与肝、脾、肾的关系最为密切。因肝藏血,主疏泄,条达气机;脾为后天之本,气血生化之源;肾为先天之本,元阴、元阳之所在。痰瘀、湿浊、热毒之为结块,无处不到,无脏腑不侵犯。就本节讨论内容而言,肺癌病位主要在肺,后期及肾;肝癌病位在肝,涉及脾肾;大肠癌病位在肠,与脾胃相关,后期及肾。

主要病理因素为气滞、血瘀、湿浊、痰结、热毒。病性总属本虚标实。正气亏虚,脏腑功能失调为本;气滞、血瘀、湿浊、痰结、热毒为标。故本病是一类全身属虚,局部属实的疾病。初期邪盛而正虚不明显,故以气滞、血瘀、痰结、湿浊、热毒的实证为主;中后期因病久多虚,加之湿浊、痰瘀、热毒等邪气耗伤人体气血阴精,出现气血亏虚、阴阳两虚,邪毒留着,虚实夹杂;晚期邪愈盛而正愈虚,病变错综复杂,带瘤生存,病势日益深重,预后不断恶化。

不同的癌症在病机上又各有特点。肺癌之本虚以阴虚、气阴两虚多见,标实以气阻、瘀血、痰浊多见;肝癌以脾胃气虚、肝肾阴虚为本,气滞血瘀、湿热毒聚为标;大肠癌的本虚则以脾肾双亏、肝肾阴虚为多见,标实以湿热、瘀毒多见。(表7-9-1)

表7-9-1　癌病病机列表

关键病机	病机要点	病机转归
脏腑阴阳气血失调,气滞血瘀,痰结毒聚	外淫侵袭,由表入里,客邪久留,气血阴阳失调,聚久成结	①病机之间可以虚实寒热相互转化 ②脏腑失调,气滞血瘀;正气亏损,痰结毒聚;邪气亢盛,湿热夹杂,而致咳血、腹水、黄疸等 ③正气亏虚,气滞血瘀、痰结毒聚,日久积滞成有形之肿块。为全身属虚局部属实的疾病。晚期病势深重,预后不良
	情志不遂,气机郁结,气滞血瘀,气不布津,津聚为痰,血瘀痰浊聚而成块	
	饮食不节,损伤脾胃,产生气滞、血瘀、痰浊、热毒病邪,积聚结块	
	旧疾伤正,或正气本虚,气血失调,痰饮毒聚,壅结成块	
	久病伤正或年老体衰,脏腑气血失调,气虚血瘀或客邪留滞,气滞血瘀,结而成块	

三、诊断与鉴别诊断

(一)诊断

1. 肺癌

(1)多发生于年龄在40岁以上,有长期吸烟史的男性。

(2)不明原因的顽固性、阵发性、刺激性的呛咳持续数周不愈,或反复咳血痰、胸痛,或反复发生气急、发热,或伴有进行性消瘦、疲乏等症状。

(3)持续性出现痰中带血或有局限性哮鸣音。

血液免疫学,胸部X线、CT、MRI,纤维支气管镜,组织病理学等检查有助于诊断。

2. 肝癌

(1)右胁疼痛,上腹部肿块呈进行性增大,质地坚硬而拒按,纳呆乏力。

(2)病情进展可见形体消瘦、黄疸、腹水。

(3)常有较长时间食欲减退、乏力、胁痛病史或黄疸病史。

乙肝病毒抗原抗体,丙型肝炎抗体,甲胎蛋白(AFP),血液免疫学,肝脏B超、CT、MRI等检查有助于诊断。

3. 大肠癌

(1)无明显诱因的大便习惯改变,粪便带血、黏液或便血。

(2)常有持续性腹部不适、里急后重、隐痛、腹部或直肠触及包块,原因不明的消瘦、乏力、贫血或体重减轻等。

(3)可有慢性结肠炎、结肠腺瘤性息肉特别是家族性结肠息肉病史。

大便隐血试验,血液免疫学,直肠指检或直肠镜,X线钡剂灌肠造影,纤维肠镜及组织病理学等检查有助于诊断。

(二)鉴别诊断

1. 肺癌应与肺痨进行鉴别(表7-9-2)。

表 7-9-2　肺癌与肺痨鉴别表

病证	相同点	发病年龄	病因病机特点	伴随症状	疾病预后
肺癌	咳嗽、咯血、胸痛、发热、消瘦	40 岁以上中老年	多种病因，病机为痰瘀毒互结	不易缓解的阵发性呛咳和咳血	早期发现，病灶小，手术效果尚好；中晚期病情较重，预后差
肺痨		青壮年	病因为痨虫袭肺，病机为阴虚火旺	常伴潮热、盗汗	抗痨治疗有效；一般预后较好

2. 大肠癌应与痢疾进行鉴别（表 7-9-3）

表 7-9-3　大肠癌与痢疾鉴别表

病证	相同点	发病特点	症状特点
大肠癌	腹痛、泄泻、里急后重、排脓血	早起隐匿，中晚期伴全身症状	腹痛常为持续性隐痛，常见腹泻，但每日次数不多，泄泻与便秘交替出现是其特点，或伴黏液血便
痢疾		发病较急	腹痛腹泻，里急后重，排赤白脓血便为主要表现，粪便呈胶冻状、脓血状

四、辨证论治

（一）辨证要点

1. 辨病期　临床上常据邪正的盛衰，将癌病分为早、中、晚三期。早期，以邪实为主，痰湿、气滞、血瘀与毒互结成癌块，正虚不显；中期则正虚渐甚，癌块增大，变硬，侵及范围增宽；晚期以正衰为主，正气消残，邪气侵凌范围广泛，无处不到，或有远处转移。

2. 辨虚实　癌病多为正虚邪实。正虚首先明确何脏腑之虚，是两脏还是多脏；其次分清气血阴阳亏虚及兼夹。邪实应分清痰结、湿阻、气滞、血瘀、毒聚的不同，以及有无兼夹。

（二）治则治法

治疗原则是扶正祛邪，攻补兼施。早期邪盛为主，正虚不显，当先攻之；中期宜攻补兼施；晚期正气大伤，不耐攻伐，当以补为主。扶正要根据正虚的不同，结合主要病变脏腑，分别采用补气、补血、补阴、补阳；祛邪主要采用理气、除湿、化痰、散结、祛瘀、清热解毒等法，并应适当配伍有抗癌作用的中药。

ER-7-9-2

癌病临床思维导图

（三）分证论治

1. 肺癌

（1）肺脾气虚证

症状：咳嗽，痰白稀，胸闷气短，神疲乏力，腹胀纳呆，浮肿便溏。舌质淡，边有齿痕，苔白或白腻，脉沉细。

病机析要：肺脾气虚，不能化津，津聚成痰，痰阻结块于肺，肺气不能宣降，则咳嗽、气短、胸闷；脾虚不能运化水湿，湿痰中阻，则神疲乏力、腹胀纳呆、浮肿便溏。咳嗽气短、腹胀纳呆为本证的辨证要点。

治法：健脾补肺，益气化痰。

代表方：六君子汤。

常用药：黄芪、党参、白术、茯苓、薏苡仁健脾补肺，燥湿化痰；法半夏、陈皮理气健脾，燥湿化痰；桔梗、川贝母、苦杏仁止咳化痰；白蔹、皂角刺解毒散结。

若痰多稠厚,胸闷脘痞,苔白腻,为痰湿蕴肺,加苍术、厚朴、白芥子、紫苏子;若兼见咳嗽痰白,气喘,汗出肢冷,舌质淡苔白,脉沉细,为阴盛阳虚,用苏子降气汤加黄芪、党参、山茱萸、熟附子、紫石英、沉香。

（2）瘀毒阻肺证

症状:阵发性呛咳,无痰,或少痰,或痰中夹血,胸闷气憋,或不同程度的胸痛,痛有定处,如锥如刺,口唇紫暗,口干少饮,大便燥结。舌质暗或有瘀点、瘀斑,苔薄,脉细弦或细涩。

病机析要:气滞血瘀,痹阻于肺,肺失宣肃,则阵发性呛咳,或痰中夹血,胸闷气憋,或胸痛,痛有定处。呛咳、胸闷,胸痛有定处为本证的辨证要点。

治法:行气活血,解毒消结。

代表方:血府逐瘀汤。

常用药:桃仁、红花、川芎、赤芍活血化瘀;当归、熟地黄养血活血;柴胡、桔梗、枳壳、牛膝调理气机;甘草和中;石上柏、龙葵、白花蛇舌草、山慈菇清热解毒。

若兼见痰中夹血或咯血,为瘀血伤络,去桃仁、红花、当归、川芎,加牡丹皮、紫珠草、蒲黄、三七粉、藕节、仙鹤草、茜草;若兼见口干舌燥,大便燥结,为津亏液竭,去熟地黄,加生地黄、玄参、麦冬、北沙参、知母;若兼见食少,乏力,气短,为脾气亏虚,加黄芪、党参、白术、怀山药。

（3）痰热阻肺证

症状:咳嗽气促,痰多,痰黄黏稠,咳吐不爽,或吐血痰,胸闷气憋,发热。舌质红,苔厚腻,或黄,脉弦滑或兼数。

病机析要:痰热阻肺,热伤肺络,肺失清肃,则咳嗽气促,痰多,痰黄黏稠,咳吐不爽,或吐血痰,气憋胸闷、发热。咳嗽痰多、痰黄黏稠,胸闷,为本证的辨证要点。

治法:清热肃肺,化痰散结。

代表方:清金化痰汤。

常用药:桑白皮、黄芩、浙贝母、知母、金荞麦、鱼腥草清肺化痰,半枝莲、半边莲、白花蛇舌草、法半夏、天南星清热解毒、化痰散结;陈皮、茯苓、生薏苡仁、苦杏仁、瓜蒌理气祛湿,止咳化痰。

若兼见咳逆、便秘,为痰热闭阻,配葶苈子、大黄;若兼见口干口渴,为痰热伤津,加南沙参、川贝母、天花粉。

（4）阴虚毒热证

症状:呛咳无痰或少痰,痰中带血,甚则咯血不止,胸部灼痛,低热甚或壮热不退,盗汗,口渴,大便干结。舌质红,苔薄黄或苔少,脉细数或数大。

病机析要:肺阴亏虚,热毒炽盛,则呛咳无痰或少痰,低热甚或壮热不退,盗汗,口渴;阴虚火旺,灼伤肺络,则痰中带血,甚则咯血不止。呛咳少痰、胸部灼痛、低热盗汗为本证的辨证要点。

治法:养阴清热,解毒散结。

代表方:沙参麦冬汤合五味消毒饮。

常用药:南沙参、玉竹、麦冬、桑叶、天花粉养阴清热;金银花、野菊花、蒲公英、紫花地丁、天葵子清热解毒散结;白扁豆、甘草健脾生津;石上柏、石见穿、延胡索解毒止痛。

若兼见咯血不止,为热伤血络,加生地黄、白茅根、仙鹤草、茜草;若兼见大便干结,为阴虚肠燥,加玄参、瓜蒌仁、桃仁。

（5）气阴两虚证

症状:咳嗽,咳声低弱,痰稀而黏,或痰中带血,喘促气短。神疲乏力,面色少华,自汗恶风,或有盗汗,口干,大便燥结。舌质红或淡红,苔薄或少苔,脉细弱。

病机析要:肺脾气虚,阴伤失润,则神疲乏力,面色少华;虚火灼津耗液,则咳嗽,咳声低弱,痰稀而黏,或痰中带血,大便燥结,或有盗汗;肺卫气虚,卫外不固,则自汗恶风。咳声低弱、喘促气短、口干、便结为本证的辨证要点。

治法:益气养阴,佐以解毒。

代表方:生脉饮合百合固金汤。

常用药:生黄芪、人参益肺脾之气;北沙参、麦冬、百合养肺胃之阴;五味子敛补肺津;天冬、玄参养阴清热;藤梨根(猕猴桃根)、白花蛇舌草、干蟾皮解毒。

若兼见咳痰不利,痰少而黏,为阴虚痰热互结,加贝母、百部、苦杏仁;若兼见腰膝酸冷、夜尿多、小便清长,为肺肾同病,阴损及阳,阳气虚衰,加淫羊藿、仙茅、巴戟天、肉苁蓉、补骨脂。

2. 肝癌

(1) 肝瘀脾虚证

症状:右胁下痞块,质硬拒按,胁痛引背,入夜更甚,脘腹胀满,纳呆乏力,大便溏或干。舌质偏暗,或有瘀点瘀斑,苔薄,脉弦细或涩。

病机析要:气滞血瘀,络脉阻滞,则右胁下痞块,质硬拒按,胁痛引背,入夜更甚;木郁土壅,中焦升降失常,健运失司,则脘腹胀满,纳呆乏力,大便溏或干。胁痛引背、入夜尤甚、腹胀纳呆为本证的辨证要点。

治法:行气化瘀,健脾消积。

代表方:逍遥散合大黄䗪虫丸。

常用药:柴胡行气疏肝;当归、生地黄、白芍养血柔肝;茯苓、白术、生姜、甘草健脾和胃;瓜蒌、半枝莲、土鳖虫、水蛭、全蝎、三棱、莪术解毒化瘀消积。桃仁、红花、大黄、黄芩活血清热解毒。

若兼见气虚神倦乏力,为脾气亏虚,去大黄、黄芩,加党参、黄芪、黄精;若兼见纳呆、便溏,为脾虚失运,加苍术、焦神曲、焦山楂、焦麦芽、鸡内金。

(2) 湿热毒聚证

症状:右胁下痞块,胀痛或刺痛,身目发黄,心烦易怒,口干口苦,脘痞腹胀,纳差,小便黄,大便干结。舌质红或绛,苔黄腻,脉弦滑或滑数。

病机析要:湿热郁结肝胆脾胃,则右胁下痞块,胀痛或刺痛;肝胆疏泄失常、胆汁不循常道,外溢于肌肤,则身目发黄;湿热毒邪内盛,则心烦易怒,口干口苦,脘痞腹胀,小便黄,大便干结。身目发黄、口干口苦、脉弦滑为本证的辨证要点。

治法:清热利湿,解毒退黄。

代表方:茵陈蒿汤。

常用药:茵陈、栀子、大黄清热利湿退黄;金钱草、鸡骨草、地耳草清热利湿退黄;厚朴、白花蛇舌草、七叶一枝花、半边莲解毒调气。

若兼见大便干结,为肠道津亏,加芒硝、枳实;若兼见高热,为湿热壅盛,加生石膏、知母、黄芩;若兼见脘痞腹胀,恶心纳差,为毒邪内盛、气机郁滞,加木香、砂仁、茯苓、生姜、法半夏。

(3) 脾虚湿困证

症状:胁下结块,按之疼痛,腹部胀大,如囊裹水,身重纳呆,神疲乏力,肢困足肿,尿少,口黏不欲饮,时觉恶心,大便溏稀。舌质淡胖,苔白腻,脉弦滑或濡。

病机析要:土虚木郁,疏泄失职,气滞血瘀,则胁下结块,按之疼痛;脾虚健运失司,水湿痰浊内停,泛于肌肤,则身重纳呆,腹部胀大,如囊裹水,神疲乏力,肢肿,尿少,便溏。腹部胀大、身重纳呆、神疲乏力为本证的辨证要点。

治法:健脾理气,利湿消肿。

代表方:四君子汤合五皮饮。

常用药:黄芪、党参、白术健脾益气;桑白皮、生姜皮、茯苓皮、陈皮、大腹皮理气利水消胀;香附、枳壳、延胡索理气止痛;龙葵、半枝莲、莪术解毒消积。

若神疲乏力,怯寒纳呆,为脾阳不振,用附子理中汤合五苓散;若怯寒肢冷,腰膝酸软,为脾肾阳虚,用济生肾气丸;若兼见恶心欲呕,为胃气上逆,加法半夏、竹茹。

（4）肝肾阴虚证

症状:右胁隐痛不休,腹部胀大,青筋暴露。头晕目眩,五心烦热或潮热盗汗,纳少消瘦,腰膝酸软,或鼻衄齿衄,或呕血便血。舌红少苔或光剥有裂纹,脉细弦数或细涩。

病机析要:阴虚脉络不利,瘀阻腹中,则右胁隐痛不休,腹部胀大,青筋暴露;肝肾阴虚血少,则头晕目眩,五心烦热或潮热盗汗,纳少消瘦,腰膝酸软;阴虚火旺,灼津伤络,则鼻衄齿衄,或呕血便血。右胁隐痛不休、五心烦热、腰膝酸软为本证的辨证要点。

治法:滋养肝肾,化瘀解毒。

代表方:一贯煎。

常用药:生地黄、南沙参、麦冬、当归、枸杞子滋养肝肾;川楝子行气调肝;生鳖甲、生龟甲、牡丹皮、女贞子、墨旱莲、半边莲滋阴凉血,化瘀解毒。

若兼见鼻衄齿衄,或呕血便血,为热伤血络,加三七、生大黄、白及、白茅根、仙鹤草;若兼见腹水,为阴虚水停,可合用猪苓汤。

3. 大肠癌

（1）湿毒下注证

症状:腹部胀痛阵作,疼痛拒按,里急后重,肛门灼热,下利赤白或黏液脓血便,发热缠绵或身热不扬,纳呆恶心,脘腹胀闷。舌质红,苔黄腻,脉弦数或滑数。

病机析要:湿热下注于肠,灼血为瘀,热盛为毒,瘀毒互结,传导失司,则腹部胀痛阵作,疼痛拒按,里急后重,肛门灼热;脂络受损伤,则下利赤白或黏液脓血便;中焦升降失调,则纳呆恶心,脘腹胀闷。腹痛拒按、里急后重、肛门灼热为本证的辨证要点。

治法:清热燥湿,化瘀解毒。

代表方:槐角丸合白头翁汤。

常用药:白头翁、黄连、黄柏清热燥湿,泻火解毒;槐角、地榆、侧柏叶、秦皮凉血清肠;木香、槟榔、厚朴、薏苡仁、当归、白芍调气行血,祛湿导滞;藤梨根、莪术化瘀解毒。防风散肝舒脾,助祛湿止痛。

若兼见便秘,为肠道热结,加大黄、枳实;若兼见身热,脘痞,纳呆,为湿热中阻,加广藿香、法半夏、陈皮、枳壳。

（2）瘀毒内阻证

症状:腹内结块,硬满刺痛,里急后重,泻下脓血,或血色紫暗,发热或不发热,口干不欲多饮,面色晦暗,甚或有肌肤甲错。舌质紫暗或有瘀点、瘀斑,脉涩。

病机析要:瘀毒内阻,肠腑气机阻滞,脂络受损,则腹内结块,硬满刺痛,里急后重,泻下脓血,或血色紫暗;瘀毒郁久化热,耗伤津血,则发热或不发热,口干不欲多饮;瘀血不去,新血不生,肌肤失养,则面色晦暗,甚或有肌肤甲错。腹内结块、硬满刺痛、里急后重为本证的辨证要点。

治法:化瘀软坚,清热解毒。

代表方:膈下逐瘀汤。

常用药:桃仁、红花、牡丹皮、赤芍、当归、川芎、五灵脂、延胡索、三棱、莪术化瘀软坚,活血止痛;香附、乌药、枳壳理气活血;马齿苋、败酱草、藤梨根、土茯苓清热燥湿解毒。

若兼见排便困难,为瘀阻肠道,枳壳改枳实,加大黄、桃仁;若兼见发热甚,为瘀毒郁久化热,加石上柏、白花蛇舌草、生地黄、丹参、山慈菇。

(3)脾虚湿滞证

症状:腹内结块,腹部隐痛,脘腹胀闷,大便稀溏,或夹不消化物,便下脓血,面色萎黄,气短乏力,纳减。舌质淡,苔白腻,脉细弱。

病机析要:脾胃虚弱,运化无权,湿浊内生,气机阻滞,则腹内结块,腹部隐痛;中焦升降失常,清浊不分,则脘腹胀闷,大便稀溏,或夹不消化物,便下脓血;气血生化乏源,肌肤失养,则面色萎黄。腹部隐痛、脘腹胀闷、大便稀溏为本证的辨证要点。

治法:益气健脾,化湿消滞。

代表方:参苓白术散。

常用药:党参、白术、黄芪、茯苓、灵芝、甘草益气健脾;砂仁、陈皮、木香、桔梗、白扁豆、山药、薏苡仁理气健脾化湿;枳实、莪术行气活血消积。

若兼见腹部坠胀,久泻不止,甚则脱肛者,为脾虚气陷,可用补中益气汤;若兼见腹中冷痛,手足不温,为脾阳虚衰,阴寒内盛,用附子理中丸加吴茱萸、肉桂;若兼见下利清谷,形寒肢冷,腰膝酸软,五更泄泻,为脾肾两虚,予四神丸加熟附子、炮姜;若见心烦嘈杂,大便夹有黏冻,为寒热错杂,治当寒温并用,温脾止泻,改用乌梅丸。

(4)肝肾阴虚证

症状:腹痛隐隐,或腹内结块,便秘,大便带血,腰膝酸软,头晕目眩,咽干耳鸣,五心烦热,盗汗,遗精,月经不调,形瘦纳差。舌红少苔,脉弦细数。

病机析要:阴虚脉络不利,瘀阻腹中,则腹痛隐隐,或腹内结块;阴虚火旺,灼伤血络,则便秘,大便带血;肝肾阴血亏虚,则腰膝酸软,头晕目眩,咽干耳鸣,五心烦热,盗汗,遗精,月经不调。腹痛隐隐、腰膝酸软、头晕目眩为本证的辨证要点。

治法:滋肾养肝,清泻虚火。

代表方:知柏地黄丸。

常用药:熟地黄、山茱萸、山药、泽泻、牡丹皮、茯苓滋补肝肾;知母、黄柏清泻虚火;白芍、当归、甘草养血和营,缓急止痛;地榆凉血止血。

若见腹内结块,为瘀阻腹中,加鳖甲、龟甲、三棱、莪术;若兼见便秘,为津亏液竭,加火麻仁、杏仁、郁李仁;若兼见大便带血,为热伤血络,加三七、茜草、仙鹤草。

五、预防调护

癌病与正气内虚、脏腑气血阴阳失调、邪毒搏结有关。劳逸结合,避免熬夜;戒烟、戒酒,少吃腌制、烟熏、煎炸、腥膻发物等食品,勿食发霉之五谷、豆类;调情志,减轻心神压力;慎起居,注意体育锻炼,保养精气,预防外感等是预防癌病的养生之道。因此,养成良好的生活方式,对预防本病有重要的意义。加强年度体格检查、肿瘤排查,做到"三早"(早期发现,早期诊断,早期治疗),才有可能对早期癌病实施根治。

既病之后,要使患者树立战胜疾病的信心,消除紧张与恐惧。根据病情合理选择药物、手术、化疗、放疗或靶向治疗。使用祛邪之剂，只能衰其大半而止，过则伤正；在采用西药化疗、放射治疗时，也应发挥中医整体调治优势，缓缓图之，最大限度地延长患者生存期，减少痛苦，提高生活质量。

六、临证要点

1. 坚持"治未病"，做到"三早"　许多癌病确诊时已是中晚期，错过了最佳治疗时机。因此早期检查，早期诊断，早期治疗尤为重要。中医"治未病"强调预防为主，针对癌病的病因，采取相应的预防措施，如虚邪贼风，避之有时；调畅情志，精神内守；起居有常，饮食有节，不妄作劳等。

2. 中西医优势互补，提倡综合治疗　癌病常采取包括手术、放化疗、生物靶向、免疫治疗、中医药治疗等在内的综合治疗，应根据患者病情选择不同的方法。癌病患者预后一般较差，而大量临床研究表明，在癌病不同阶段，采用中西医相结合方法，以中医理论指导辨证施治，可以提高综合治疗的疗效，改善症状，提高生存质量，减少西医治疗措施的毒副反应，"带瘤生存"，延长生存期。

3. 壮人无积，尤当扶正　张元素曰："壮人无积，虚人则有之，脾胃怯弱，气血两衰，四时有感，皆能成积。"中医药治疗癌病的优势在于扶正，尤其对中晚期癌病患者，具有一定的优势，对于调整脏腑生理功能、提高免疫功能和抗病力、改善症状等均有很好的作用。可用益气健脾，温肾壮阳，滋阴养血，养阴生津等法。

4. 配伍使用抗癌中药　应用现代中药药理学及临床研究成果，在辨证论治的基础上，配伍使用一些具有抗癌作用的中药，有助于提高疗效。清热解毒类：白花蛇舌草、半边莲、藤梨根、龙葵、七叶一枝花、蒲公英、青黛等；活血化瘀类：莪术、三棱、桃仁、鬼箭羽、大黄、紫草、延胡索、郁金、虎杖等；化痰散结类：瓜蒌、贝母、生南星、生半夏、杏仁、百部、蛤壳、牡蛎、海藻等；利水渗湿类：猪苓、泽泻、防己、土茯苓、瞿麦、菝葜（金刚藤）、萆薢等；虫类：蟾皮、蜈蚣、露蜂房、全蝎、土鳖虫、蟋蟀等。

📖 学习小结

1. 气血津液病证总纲

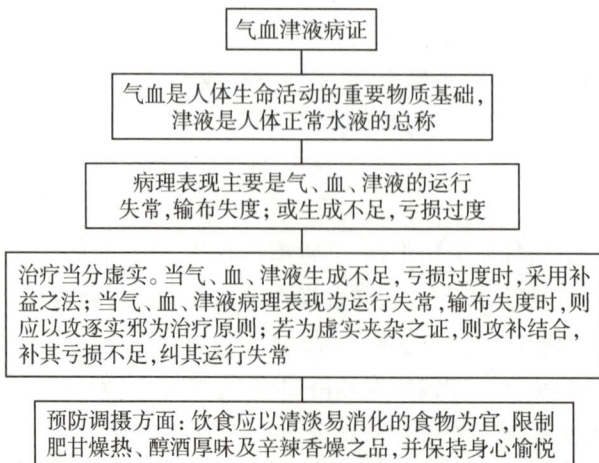

```
气血津液病证
    ↓
气血是人体生命活动的重要物质基础，
津液是人体正常水液的总称
    ↓
病理表现主要是气、血、津液的运行
失常，输布失度；或生成不足，亏损过度
    ↓
治疗当分虚实。当气、血、津液生成不足，亏损过度时，采用补
益之法；当气、血、津液病理表现为运行失常，输布失度时，则
应以攻逐实邪为治疗原则；若为虚实夹杂之证，则攻补结合，
补其亏损不足，纠其运行失常
    ↓
预防调摄方面：饮食应以清淡易消化的食物为宜，限制
肥甘燥热、醇酒厚味及辛辣香燥之品，并保持身心愉悦
```

2. 各病证的主证与方药

气血津液病证
- 郁证
  - ①肝气郁结：柴胡疏肝散；②气郁化火：丹栀逍遥散；③痰气郁结：半夏厚朴汤；④心神失养：甘麦大枣汤；⑤心脾两虚：归脾汤；⑥心肾阴虚：天王补心丹

- 血证
  - 鼻衄：①热邪犯肺：桑菊饮；②肝火上炎：龙胆泻肝汤；③胃热炽盛：玉女煎；④气血亏虚：归脾汤
  - 齿衄：①胃火内炽：加味清胃散；②阴虚火旺：知柏地黄丸合茜根散
  - 咳血：①燥热犯肺：桑杏汤；②肝火犯肺：黛蛤散合泻白散；③阴虚肺热：百合固金汤
  - 吐血：①胃热壅盛：泻心汤合十灰散；②肝火犯胃：龙胆泻肝汤；③气虚血溢：归脾汤
  - 便血：①肠道湿热：地榆散；②脾胃虚寒：黄土汤
  - 尿血：①下焦热盛：小蓟饮子；②阴虚火旺：知柏地黄丸；③脾不统血：归脾汤；④肾气不固：无比山药丸
  - 紫斑：①热盛迫血：清营汤；②阴虚火旺：茜根散；③气不摄血：归脾汤

- 痰饮
  - 痰饮：①脾阳虚弱：苓桂术甘汤合小半夏加茯苓汤；②饮留胃肠：甘遂半夏汤或己椒苈黄丸
  - 悬饮：①邪犯胸肺：柴枳半夏汤；②饮停胸胁：椒目瓜蒌汤合十枣汤或控涎丹；③络气不和：香附旋覆花汤；④阴虚内热：沙参麦冬汤合泻白散
  - 溢饮：表寒里饮：小青龙汤
  - 支饮：①寒饮伏肺：小青龙汤；②脾肾阳虚：金匮肾气丸合苓桂术甘汤

- 消渴
  - ①肺热津伤：消渴方；②胃热炽盛：玉女煎；③气阴两虚：生脉散合七味白术散；④肾阴亏虚：六味地黄丸；⑤阴阳两虚：金匮肾气丸

- 自汗盗汗
  - ①肺卫不固：桂枝加黄芪汤或玉屏风散；②阴虚火旺：当归六黄汤；③心血不足：归脾汤；④邪热郁蒸：龙胆泻肝汤

- 内伤发热
  - ①阴虚发热：清骨散；②血虚发热：归脾汤；③气虚发热：补中益气汤；④阳虚发热：金匮肾气丸；⑤气郁发热：丹栀逍遥散；⑥血瘀发热：血府逐瘀汤；⑦湿郁发热：三仁汤

- 虚劳
  - 气虚：①肺气虚：补肺汤；②心气虚：七福饮；③脾气虚：加味四君子汤；④肾气虚：大补元煎
  - 血虚：①心血虚：养心汤；②肝血虚：四物汤
  - 阴虚：①肺阴虚：沙参麦冬汤；②心阴虚：天王补心丹；③脾胃阴虚：益胃汤；④肝阴虚：补肝汤；⑤肾阴虚：左归丸
  - 阳虚：①心阳虚：保元汤；②脾阳虚：附子理中汤；③肾阳虚：右归丸

- 肥胖
  - ①胃热火郁：枳实导滞丸；②痰湿内盛：导痰汤合四苓散；③脾虚湿盛：参苓白术散；④脾肾阳虚：真武汤合苓桂术甘汤；⑤气郁血瘀证：血府逐瘀汤

- 癌病
  - 肺癌：①肺脾气虚：六君子汤；②瘀毒阻肺：血府逐瘀汤；③痰热阻肺：清金化痰汤；④阴虚毒热：沙参麦冬汤合五味消毒饮；⑤气阴两虚：生脉饮合百合固金汤
  - 肝癌：①肝瘀脾虚：逍遥散合大黄䗪虫丸；②湿热毒聚：茵陈蒿汤；③脾虚湿困：四君子汤合五皮饮；④肝肾阴虚：一贯煎
  - 大肠癌：①湿毒下注：槐角丸合白头翁汤；②瘀毒内阻：膈下逐瘀汤；③脾虚湿滞：参苓白术散；④肝肾阴虚：知柏地黄丸

（谢春光 石 岩 邓奕辉 姜俊玲）

扫一扫，测一测

复习思考题

1. 六郁为何以气郁为先？
2. 缪希雍提出"治吐血三要法"的依据是什么？
3. 如何理解"病痰饮者，当以温药和之"？试述其临床价值。
4. 试论瘀血在消渴发生发展中的意义。
5. 如何理解消渴当从火断？
6. 试论张仲景在《金匮要略·血痹虚劳病脉证并治》中对虚劳病证的治疗原则。

第八章

肢体经络病证

📝 **学习目标**

掌握肢体经络病证的发病特点,以及痹证、痉证、痿证、颤证、腰痛病证的概念、病因病机、诊断与鉴别诊断、辨证论治。

肢体经络病证是由于外感或内伤等因素,导致机体失养或气血瘀滞等病变,出现肢体经络相关症状,甚或肢体关节功能障碍、局部肿胀变形的一类疾病,其临床特征多为肢体疼痛、麻木、震颤,肢体不用或屈伸不利,甚至关节肿胀或畸形。

经络是人体气血、营卫、阴阳循行之路径,与脏腑、肢体有着独特的对应关系。若肢体受邪,邪气可以通过经络内传脏腑,而脏腑病变也可以经络为通道外达肢体。因此,经络肢体的功能状态实质上取决于脏腑气血阴阳之盛衰。

肢体经络病证的病机大致可分为痹阻和失养两方面,即所谓不通则痛、不荣则痛。如风寒湿热等邪气闭阻经络,影响气血运行,可致痹证;外感风寒湿热之邪,壅阻经络,或热盛动风而致痉证;精血受损,肌肉筋脉失养,肢体软弱不用,可致痿证;气血阴精亏虚,水不涵木,虚风内动,或痰瘀壅阻经脉,扰动筋脉,出现颤证;邪气痹阻筋脉,或者腰府失养,则为腰痛。根据肢体经络的生理功能和病机变化特点,将痹证、痉证、痿证、颤证、腰痛归属于肢体经络病证。

肢体经络病证的治疗以通经活络,缓急补虚为大法。邪壅经脉者宜祛邪,当疏风、散寒、除湿、清热;正虚经脉失养者宜补,当益肾、健脾、养肝,调养脉络。本系病证,常出现肢体关节顽固性疼痛,常在辨证基础上,应用祛风湿、止痹痛之法;基于"治风先治血,血行风自灭"的原则,若久病入络,气血阻滞,经脉不畅,当养血活血,搜风通络,常配活血药、虫类药使用。

第一节　痹　　证

一、概述

痹证是由于风、寒、湿、热等邪气痹阻经络,导致以肢体筋骨、关节、肌肉等处发生疼痛、重着、酸楚、麻木,或关节屈伸不利、僵硬、肿大、变形等为主症的疾病。

痹证,《黄帝内经》称"痹",并列有专篇。如《素问·痹论》指出:"风寒湿三气杂至,合而为痹也。其风气胜者为行痹,寒气胜者为痛痹,湿气胜者为著痹也。"又有五体痹即"骨痹""筋痹""脉痹""肌痹""皮痹"和五脏痹即"肺痹""心痹""肝痹""肾痹""脾痹"之分。在预后方面,认为痹久不愈,可内舍入脏,病情趋严重,"其入脏者死,其留连筋骨间者疼久"。

PPT 课件

笔记栏

痹证历史沿革列表

汉代张仲景《金匮要略》有湿痹、血痹、历节之名,其中历节病的特点是遍历关节疼痛,所创桂枝芍药知母汤、乌头汤等方,至今仍为临床常用。隋代巢元方《诸病源候论》又称"历节风"。唐代王焘《外台秘要》述其症状痛如虎咬,昼轻夜重,而称"白虎病"。宋代严用和则称"白虎历节"。元代朱震亨又称"痛风"。《丹溪心法·痛风》云:"四肢百节走痛是也,他方所谓之白虎历节风证。"明代王肯堂对膝关节肿大者称"鹤膝风",手指关节肿大者称"鼓槌风"。李中梓《医宗必读·痹》提出"治风先治血,血行风自灭"的治疗原则。清代叶桂对痹久不愈,邪入于络,用活血化瘀法治疗,并重用虫类药剔络搜风,对临床有较大指导意义。

西医学中的风湿热、类风湿关节炎、强直性脊柱炎、皮肌炎、骨关节炎、痛风、反应性关节炎、肌纤维炎等出现痹证临床表现者,可参照本节辨证论治。

二、病因病机

正虚卫外不固是痹证发生的内在因素,感受外邪是痹证发生的外在条件,邪气痹阻肢体筋脉、经脉气血不通是其基本病机。

(一)病因

1. 感受风寒湿邪　久居潮湿之地、严寒冻伤、贪凉露宿、睡卧当风、暴雨浇淋、水中作业或汗出入水等,外邪注于肌腠经络,滞留关节筋骨,导致气血痹阻而发为风寒湿痹。由于感受风寒湿邪各有所偏盛,而有行痹、痛痹、著痹之别。若素体阳气偏盛,受感风寒湿邪,从阳化热;或风寒湿痹经久不愈,亦可蕴而化热,发为风湿热痹。

2. 感受风湿热邪　久居炎热潮湿之地,外感风湿热邪,袭于肌腠,壅于经络,痹阻气血经脉,滞留关节筋骨,发为风湿热痹。

3. 劳逸不当　劳欲过度,将息失宜,精气亏损,卫外不固;或激烈活动,耗损正气,汗出肌疏,外邪乘袭。

4. 年老久病　老年体虚,肝肾不足,肢体筋脉失养;病后气血不足,腠理空疏,外邪乘虚而入。如《济生方·诸痹门·五痹论治》云:"皆因体虚,腠理空疏,受风寒湿气而成痹也。"

5. 禀赋不足　素体亏虚,气血不足;或脾虚运化失常,气血生化乏源,易感外邪。

此外,恣食肥甘厚腻或酒热海腥发物,导致脾失健运,湿热痰浊内生,流注肢体关节;或跌仆外伤,损及肢体筋脉,气血经脉痹阻,亦与痹证发生有关。

(二)病机

痹证基本病机为风、寒、湿、热、痰、瘀等邪气滞留肢体、筋脉、关节、肌肉,经脉闭阻,气血不通。外邪侵袭机体,又可因人的禀赋素质不同而有寒热转化。素体阳气偏盛,内有蓄热者,感受外邪,易从阳化热,而成为风湿热痹。阳气虚衰者,寒自内生,复感风寒湿邪,多从阴化寒,而成为风寒湿痹。

病初邪在经脉,累及筋骨、肌肉、关节,以实证为主。由于病邪性质的偏盛,症状表现亦有不同,其中风邪胜者为行痹,病位偏上,痛处游走;寒邪胜者为痛痹;湿邪胜者为著痹,部位偏下;热邪胜者为热痹。各种邪气之间亦可互相转化。

痹证日久可以出现三个方面的病理演变:一是风寒湿痹或风湿热痹日久不愈,气血运行不畅日甚,瘀血痰浊痹阻经络,深入骨骱,导致关节肿胀、僵硬、变形,成为尪痹;二是痹证日久耗伤气血,伤及肝肾,虚实相兼;三是痹证日久不愈,复感于邪,病邪由经络而入脏腑,出现脏腑痹证,其中以心痹较为多见。如《素问·痹论》说:"脉痹不已,复感于邪,内舍于心。"且认为:"心痹者,脉不通,烦则心下鼓,暴上气而喘。"(表8-1-1)

表 8-1-1　痹证病机列表

关键病机	病机要点	病机转归
经脉闭阻，气血不通，不通则痛	感受风寒湿邪，发为风寒湿痹	①痹证日久，气血运行不畅，瘀血痰浊痹阻经络，发展为尪痹 ②痹证日久，耗伤气血，肝肾亏虚，虚实相兼 ③痹证日久，病邪由经络而入脏腑，出现脏腑痹 ④风寒湿、风湿热痹，虚实病机可互相转化
	感受风湿热邪，发为风湿热痹	
	劳欲过度，精气内虚，卫外不固，外邪乘袭	
	年老体虚，肝肾不足	
	病后气血亏虚，外邪乘虚而入	
	禀赋不足；或脾气虚弱，气血生化乏源，易感外邪	
	恣食肥甘厚腻或酒热海腥发物，导致脾失健运，湿热痰浊内生；或跌仆外伤，损及肢体筋脉，气血经脉痹阻	

三、诊断与鉴别诊断

（一）诊断

1. 临床表现为肢体关节、肌肉疼痛，屈伸不利，或疼痛游走不定，甚则关节剧痛、肿大、僵硬、变形。

2. 发病及病情的轻重，常与劳逸不当、季节变化、寒冷或潮湿的居处作业环境等有关；某些痹证的发生和加重与饮食不当有关。

3. 本病可发生于任何年龄，但不同年龄的发病与疾病的类型有一定的关系。

骨关节 X 线、CT 和 MRI 等检查常有助于本病的诊断和了解骨关节疾病的病变部位与损伤程度。红细胞沉降率、C 反应蛋白、抗链球菌溶血素 O 试验、类风湿因子、抗环瓜氨酸肽抗体、血清抗核抗体谱、血尿酸、免疫球蛋白、人白细胞抗原 B27（HLA-B27）等有助于本病的诊断与鉴别诊断。是否合并心痹、肺痹、肾痹等需做相关理化检查。

（二）鉴别诊断

痹证应与痿证进行鉴别（表 8-1-2）。

表 8-1-2　痹证与痿证鉴别表

病证	关节痛与不痛	肢体活动及肌肉萎缩情况
痹证	以关节疼痛为主	久病而关节疼痛剧烈或僵直不能活动，出现失用性肌肉萎缩
痿证	为肢体力弱，无疼痛症状	病初就存在肢体肌肉萎缩，无力运动

四、辨证论治

（一）辨证要点

1. 辨邪气的偏盛　风邪盛者为行痹，疼痛游走不定；寒邪盛者为痛痹，痛势较甚，痛有定处，遇寒加重；湿邪盛者为著痹，关节酸痛、重着、肿胀；热邪盛者为热痹，关节肿胀，皮肤色红，灼热疼痛；痰浊重者关节疼痛反复消长，迁延难愈，肿胀局限，或见皮下结节；瘀血重者则见关节肿大、僵硬、变形，疼痛不移，夜间痛盛，或舌有瘀斑。

2. 辨虚实　痹证新发，风、寒、湿、热之邪明显者为实；痹证日久，耗伤气血，损及脏腑，肝肾脾胃不足者为虚；病程缠绵，日久不愈，常为痰瘀互结，气血亏耗，肝肾亏虚之虚实夹杂证。

（二）治则治法

治疗应以祛邪通络为基本原则，根据邪气的偏盛，分别治以祛风、散寒、除湿、清热、化痰、行瘀等方法。久痹正虚者,应重视扶正,健脾胃、补肝肾、养气血是常用之法。

痹证的治疗,临证常用祛风湿、止痹痛之法。然而,治风还要重视养血活血,即所谓"治风先治血,血行风自灭";治寒当配合温阳补火,即所谓"阳气并则阴凝散";治湿应结合健脾益气,即所谓"脾旺能胜湿,气足无顽麻"之意;治热应当清热祛风除湿,即吴瑭《医医病书》所谓治湿热痹"若用阳药补气,固住湿热,必成湿痰流注而死"。

(三) 分证论治

1. 风寒湿痹证

(1) 行痹

症状:肢体关节、肌肉疼痛酸楚,屈伸不利,可累及肢体多个关节,疼痛呈游走性,初起可见恶风、头痛、发热等表证。舌质淡红,苔薄白或薄腻,脉浮紧或浮缓。

病机析要:风邪兼夹寒湿,留滞经脉,闭阻气血,故关节肌肉疼痛酸楚,屈伸不利,痛处游走不定,可涉及肢体多个关节;风胜则卫气不固,营卫失和,则可见恶风、头痛、发热等表证。疼痛累及肢体多个关节、痛处游走不定为本证的辨证要点。

治法:祛风通络,散寒除湿。

代表方:防风汤。

常用药:防风、秦艽、麻黄、肉桂祛风散寒;当归、葛根活血通络,解肌止痛;薏苡仁、茯苓健脾渗湿;生姜、大枣、甘草调和营卫。

兼见腰背酸痛,为肾精亏虚,加杜仲、桑寄生、淫羊藿、续断。

(2) 痛痹

症状:肢体关节疼痛,痛势较剧,部位固定,遇寒则痛甚,得热则痛缓,关节屈伸不利,局部皮肤或有寒冷感,口淡不渴,恶风寒,肢体沉重。舌质淡,苔薄白,脉弦紧。

病机析要:寒邪兼夹风湿,留滞经络,闭阻气血,故关节疼痛,痛势较剧,部位固定,遇寒痛增,得热则减;湿性重着黏滞,流注关节经络,故肢体沉重,屈伸不利。痛势较剧、遇寒则痛甚、得热则痛缓为本证的辨证要点。

治法:散寒通络,祛风除湿。

代表方:乌头汤。

常用药:制川乌、麻黄温经散寒,通络镇痛;芍药、甘草、蜂蜜缓急止痛;黄芪益气固表,利血通痹。

兼肢冷,关节痛剧,遇寒痛甚,为寒邪盛,加制附子、细辛、桂枝、干姜等。

(3) 著痹

症状:肢体关节、肌肉酸楚、重着、疼痛,肿胀,关节活动不利,肌肤麻木不仁。舌质淡,苔白腻,脉濡缓。

病机析要:湿邪兼夹风寒,留滞经脉,闭阻气血,故见肢体关节、肌肉酸楚、重着、疼痛,肿胀散漫,关节活动不利;风湿相搏,气血失和则肌肤麻木不仁。关节酸楚、重着、疼痛、肿胀为本证的辨证要点。

治法:除湿通络,祛风散寒。

代表方:薏苡仁汤。

常用药:黄芪、薏苡仁、苍术益气健脾除湿;生姜、甘草健脾和中;羌活、独活、防风祛风除湿;麻黄、桂枝、制川乌温经散寒,祛湿止痛;当归、川芎养血活血通脉。

兼见关节肿胀甚,为湿邪较甚,加猪苓、萆薢;兼见肌肤麻木不仁,为风湿阻络,加海桐皮、豨莶草;兼见小便不利,肢体浮肿,为水湿内停,加茯苓、泽泻、车前子。

2. 风湿热痹证

症状:关节疼痛,活动不便,局部灼热红肿,痛不可触,得冷则舒,可有皮下结节或皮肤红斑,常伴有发热、恶风、汗出、口渴、烦躁、小便黄、大便干等全身症状。舌红,苔黄或黄腻,脉滑数或浮数。

病机析要:风湿热邪壅滞经脉,气血闭阻不通,故见关节肿痛而热,得冷则舒,发热,汗出,小便黄,大便干;湿为阴邪,重着黏滞,湿胜则肿,故有皮下结节;湿热交阻于内,可出现皮肤红斑。发热,关节红肿热痛、痛不可触、得冷则舒为本证的辨证要点。

治法:清热通络,祛风除湿。

代表方:白虎加桂枝汤合宣痹汤。

常用药:生石膏、知母、黄柏、连翘清热坚阴;桂枝疏风解肌通络;防己、杏仁、薏苡仁、滑石、赤小豆、蚕砂、威灵仙清利湿热,通络宣痹。

兼见皮肤有红斑,为血热蕴肤,加牡丹皮、赤芍、生地黄、紫草;兼见发热、恶风、咽痛,为风热犯表,加荆芥、薄荷、牛蒡子、桔梗;兼见口渴心烦,为热盛伤阴,加玄参、麦冬、生地黄;如关节红肿热痛甚,痛不可忍,为热壅络瘀,加姜黄、海桐皮、忍冬藤、桑枝;若高热烦渴,为热毒炽盛,化火伤津,可用五味消毒饮合犀黄丸。

3. 痰瘀痹阻证

症状:病程日久,肌肉关节肿胀刺痛,固定不移,夜间痛甚,或关节肌肤紫暗、肿胀,按之较硬,肢体顽麻或重着,或关节僵硬变形,屈伸不利,有硬结、瘀斑,面色暗黧,眼睑浮肿,或胸闷痰多。舌质紫暗或有瘀斑,苔白腻,脉沉涩或弦滑。

病机析要:痰瘀互结,留滞肌肤,闭阻经脉,故关节肿胀刺痛,固定不移,夜间痛甚,按之较硬,或关节僵硬变形,屈伸不利;痰瘀流注皮肤,则见肤色晦暗,皮下硬结、瘀斑、眼睑浮肿;痰饮留滞胸胁,可见胸闷痰多;痰瘀阻滞,皮肤失养,则肌肤干燥,或肌肤甲错。关节肿胀刺痛、固定不移、夜间痛甚为本证的辨证要点。

治法:化痰行瘀,蠲痹通络。

代表方:双合汤。

常用药:桃仁、红花、当归、川芎、赤芍活血化瘀,通络止痛;茯苓、法半夏、陈皮、白芥子、竹沥、姜汁健脾化痰。

兼见皮下有结节,为痰湿蕴结,加胆南星、天竺黄;兼见关节肿大、强直、畸形,为瘀血痹阻,加丹参、鸡血藤、三七、土鳖虫,或用桃红饮。

4. 肝肾两虚证

症状:痹证日久不愈,关节肿胀畸形,屈伸不利,肌肉瘦削,腰膝酸软,或畏寒肢冷,阳痿,遗精,或骨蒸劳热,心烦口干,头晕目眩,失眠。舌质淡红,舌苔薄白或少津,脉沉细弱或细数。

病机析要:痹久伤阴,肝肾不足,筋脉失于濡养,而见关节肿胀畸形,屈伸不利;虚火内旺,故关节灼热疼痛;肝肾阴虚,可见腰膝酸软,头晕目眩;肝肾不足,筋脉失于濡养、温煦,则可见畏寒肢冷,阳痿,遗精;虚火扰心,可见心烦,失眠。关节肿胀畸形、腰膝酸软、或骨蒸劳热、或畏寒肢冷,为本证的辨证要点。

治法:培补肝肾,舒筋止痛。

代表方:补血荣筋丸或独活寄生汤。

常用药:熟地黄、肉苁蓉、五味子滋阴补肾,养血暖肝;鹿茸、菟丝子、牛膝、杜仲补肝肾,壮筋骨;独活、桑寄生、天麻、木瓜祛风湿,舒筋通络止痛。

兼见面色萎黄、四肢不温、神疲乏力,为脾虚湿盛,加茯苓、白术、薏苡仁。痹证日久,若出现面色苍白,少气懒言,自汗疲乏,肌肉萎缩,腰膝酸软,头晕耳鸣,为冷风顽痹,肝肾亏损,可用蠲痹汤合独活寄生汤。

五、预防调护

本病的发生多与气候和生活环境有关,平素应注意防风、防寒、防潮,居住和作业地方保持清洁和干燥,免受风寒湿邪侵袭。注意生活调摄,加强体育锻炼,提高机体对病邪的抵御能力。

痹证初发,应积极治疗,防止病邪传变。病邪入脏,病情较重者应卧床休息。行走不便者,应防止跌仆,以免发生骨折。长期卧床者,既要保持患者肢体的功能位,有利于关节功能恢复,还要经常变换体位,防止压疮发生。久病患者,往往情绪低落,容易产生焦虑心理和消化功能低下,因此,保持乐观心境有利于疾病的康复。

六、临证要点

1. "治风先治血,血行风自灭" 痹证发病的最根本原因是正气不足而感受外邪。在风寒湿热邪气中,多以风邪为主。风为百病之长,善行而数变,又常与其他邪气合而发病。无论内风、外风的形成,总与营血的功能不足或耗损有关。通过补血养血,使气血充足,运行通畅,则各种致病因子及病理产物尤其是风邪可随血的运行而祛除。

2. 诸法酌配通络止痛药 肢体关节疼痛是痹证的一个突出症状,临证常配合通络止痛之药,以提高临床疗效。散寒止痛,常用细辛、川椒、桂枝;活血止痛,常用红花、三七、川芎、桃仁、水蛭;补虚止痛,常用鸡血藤、当归、熟地黄、芍药;搜风止痛,常用全蝎、蜈蚣、白花蛇、乌梢蛇。

3. 分辨病位,引经用药 痹在上肢选用片姜黄、羌活、桂枝、桑枝;下肢疼痛选用独活、牛膝、木瓜;痹在颈项,选用羌活、葛根、伸筋草;腰部疼痛、僵硬,选用独活、桑寄生、杜仲、淫羊藿;两膝关节肿胀,可用川牛膝、土茯苓、车前子、薏苡仁;四肢小关节疼痛、灼热,选用土贝母、露蜂房、威灵仙。

4. 谨慎应用有毒中药 痹证的治疗常用熟附子、制川乌、制草乌等。川乌、草乌生用毒性大,一般需经炮制,内服常用量为 3～6g,用量宜从小剂量开始递增,适量为度,不可久服。应用时宜久煎,或与甘草、生姜同煎,以缓解毒性。若服药后出现唇舌发麻、头晕、心悸、恶心、脉迟等中毒反应,应立即停服;危重者,按药物中毒急救处理。

雷公藤用于类风湿关节炎、强直性脊柱炎等有良好效果,但本品有大毒,内服宜慎,常用量为每天 10g,去皮、根、心,久煎 1～2 小时。

虫类药物多偏辛温,作用较猛,有一定毒性,用量不可太大,如全蝎 3～6g、蜈蚣 1～3 条、白花蛇(焙)煎汤 3～4.5g(研末吞服 1～1.5g)、乌梢蛇(焙)煎汤 9～15g(研末吞服 2～3g)。此类药选其中一种,中病即止,不宜久服。

第二节 痉 证

一、概述

痉证是以项背强直,四肢抽搐,甚至口噤、角弓反张为主要临床表现的一种病证,亦称"痉"。

痹证古籍推介

痹证名医经验

08章02节PPT

PPT 课件

笔记栏

古代中医对痉证病因的认识包括伤后致痉、外感致痉、内伤致痉、产后失于调护致痉。《黄帝内经》已有关于痉证的记载。如《素问·至真要大论》云："诸痉项强，皆属于湿……诸暴强直，皆属于风。"《灵枢·经筋》亦云："经筋之病，寒则反折筋急。"汉代张仲景提出"刚痉""柔痉"，并用瓜蒌桂枝汤、葛根汤、大承气汤作为治疗主方。隋代巢元方《诸病源候论》提出"决舌下去血，灸颊以防噤"的观点。元代朱震亨强调，痉证并非由外来之风邪所引起，而是气虚所致，认为"气虚有火，兼痰"，切不可作风治而专用"风药"。明代张介宾认为痉证主要由阴虚精血亏损所导致。《景岳全书·杂证谟·痉证》云："凡属阴虚血少之辈，不能养营筋脉，以致搐挛僵仆者，皆是此证。"清代叶桂在《临证指南医案·肝风》中，首先阐述了痉证和肝的关系，认为"倘精液有亏，肝阴不足，血燥生热，热则风阳上升，窍络阻塞，头目不清，眩晕跌仆，甚则瘛疭痉厥矣"。吴瑭则进一步将痉证概括为虚、实、寒、热四大纲领。王清任在前人"气虚致痉论"认识的基础上进一步提出致痉的关键是气虚血瘀。

中医学尚有"瘛疭"一证，瘛疭即抽搐。清代张璐《张氏医通·瘛疭》曰："瘛者，筋脉拘急也；疭者，筋脉弛纵也，俗谓之搐。"

西医学中的流行性脑脊髓膜炎、流行性乙型脑炎、中毒性脑病、脑脓肿、脑寄生虫病、脑血管疾病、破伤风等，凡符合本病临床特征者，均可参照本节进行辨证论治。

二、病因病机

痉证的病因病机可分为外感和内伤两个方面。外感为风寒湿热之邪，壅阻经络，或热盛动风；内伤为阴虚血少，筋脉失养，虚风内动。

（一）病因

1. 感受外邪　外感风、寒、湿邪，壅滞脉络，以致气血不畅，筋脉失于濡养，拘挛抽搐而成痉；外感温热之邪，或寒邪入里，郁而化热，邪热灼伤津液，筋脉失养；或泥土湿毒、铁锈之毒经过破溃皮肤，直入营血，热甚动风，而发为痉证。

2. 久病过劳　久病不愈，气血耗伤；或阳气虚衰，不能化精生血，津涸血少，筋脉失养。亦有久病脏腑功能失调，痰湿内生，阻滞气血，筋脉失养而致痉。

3. 失治或误治　汗、吐、下法误用或太过，如疮家误汗、表证过汗或误下及体虚之人误用吐法等，导致津液耗散；汗证、血证等病证失治，伤津损液，导致津伤液脱，筋脉失养，均可致痉。

（二）病机

痉证病位在筋脉，属肝所主。筋脉依赖肝血濡养，约束、联系和保护骨节肌肉。若阴血不足，肝失濡养，筋脉失柔，则发为痉证。其病变尚与心、胃、肺、肾等脏腑相关。如胃热腑实，阴津耗伤；或肺热炽盛，蒸灼津液；或肾精不足，阴血亏虚，均与痉证的发生有关。若热毒内陷心包，神明逆乱，则发痉时兼有神志障碍。（表8-2-1）

表8-2-1　痉证病机列表

关键病机	病机要点	病机转归
壅阻经络 筋脉失养	感受外邪，邪壅经络，或热盛动风	①虚实可以相互转化。热盛灼津，阴虚火旺；痰瘀阻络，筋脉失养；正盛邪实，虚实夹杂
	久病过劳，脏腑虚损，阴亏血少，筋脉失养	②外感发痉，邪实正盛，如能迅速驱散外邪，预后较好；若邪毒入里，内陷心包，神明逆乱
	汗、吐、下误用或太过，失治误治，津伤液脱	③内伤发痉，虚实夹杂，如有口张目瞪，昏昧无知，戴眼反折，汗出如油，亦为预后不良

三、诊断与鉴别诊断

（一）诊断

1. 多突然起病,以项背强急,四肢抽搐,甚至角弓反张为临床特征。

2. 部分危重患者可有神昏谵语等神志异常。

3. 发病前多有外感或内伤等病史;或外伤皮肤破损有创口。

颅脑 CT 或 MRI、脑脊液、肝肾功能、血常规等检查有助于本病的诊断。

（二）鉴别诊断

痉证应与痫病、中风、颤证进行鉴别(表 8-2-2)。

表 8-2-2　痉证与痫病、中风、颤证鉴别表

病证	关键病机	症状特点	伴随症状
痉证	邪壅经络,或筋脉失养	项背强直,四肢抽搐,甚至口噤、角弓反张	严重者可伴神昏谵语等神志异常
痫病	阴阳失调,气机逆乱	突然昏倒,不省人事,两目上视,四肢抽搐,口中怪叫,口吐白沫	移时苏醒,醒后如常
中风	阴阳失调,气血逆乱	突然昏倒,不省人事,半身不遂,口舌歪斜,言语不利,肢体麻木	一般会遗留肢体偏瘫、言语謇涩等后遗症
颤证	肝风内动,筋脉失养	头颈、手足不自主颤动、振摇	病情迁延难愈,反复发作,无意识障碍,老年人多见

四、辨证论治

（一）辨证要点

1. 辨外感与内伤　在临床辨证中,首先要根据痉证的特征,确定患者是属于外感致痉,还是内伤致痉。外感致痉多有恶寒、发热、脉浮等表证,即使热邪直中,可无恶寒,但必有发热。内伤发痉则多无恶寒发热。

2. 辨虚证与实证　颈项强直,牙关紧闭,角弓反张,四肢抽搐频繁有力而幅度较大者,多属实证。实证多由外感或瘀血、痰浊所致,病机为壅阻经络,或热盛动风。手足蠕动,或抽搐时休时止,神疲倦怠,多属虚证。虚证多由内伤所致,病机为气血阴津不足。

（二）治则治法

痉证治疗原则为急则治其标,缓则治其本。治标应针药并施,舒筋解痉。感受风、寒、湿、热之邪而致痉者,祛邪为主,祛风散寒,清热祛湿,择而用之。肝经热盛者,治以清肝潜阳,息风镇痉;阳明热盛者,治以清泄胃热,存阴止痉;心营热盛者,治以清心凉营,开窍止痉;瘀血内阻而致痉者,治以活血化瘀,通窍止痉;痰浊阻滞而致痉者,治以豁痰化浊,息风止痉。阴血亏虚者,病势较缓,治以养血滋阴,息风止痉。在治疗上,滋养营阴是痉证的重要治疗方法。各个证候之间,有时虚实夹杂,如热邪夹痰浊、气血亏虚又感外邪等,需明辨虚实,标本兼顾,知常达变,灵活运用。

（三）分证论治

1. 邪壅经络

症状:头痛,项背强直,恶寒发热,无汗或汗出,肢体酸重,甚至口噤不能语,四肢抽搐。舌苔薄白或白腻,脉浮紧。

病机析要:风寒湿邪侵于肌表,壅滞经络,故项背强直,头痛;外邪侵于肌表,营卫不和,

痉证临床思维导图

则恶寒发热;如湿邪阻滞经络肌肉,故肢体酸重;寒邪较甚,则见无汗,口噤不得语,甚则四肢抽搐。恶寒发热,头痛,项背强直,肢体酸重,为本证辨证要点。

治法:祛风散寒,燥湿和营。

方药:羌活胜湿汤。

常用药:羌活、独活、防风、藁本、川芎、蔓荆子祛风胜湿;葛根、白芍、甘草解肌和营,缓急止痉。

若项背强急,肢痛拘挛,为寒邪较甚,可用葛根汤为主方加味;若项背强急,发热不恶寒,汗出,头痛,为风邪偏盛,可用瓜蒌桂枝汤为主方;若身热,筋脉拘急,胸脘痞闷,渴不欲饮,小便短赤,大便黏腻,为湿热偏盛,可用三仁汤为主方;若神昏谵语,躁动不安,四肢挛急抽搐,角弓反张,邪毒蒙蔽神窍,可用安宫牛黄丸。

2. 肝经热盛

症状:高热,口噤龂齿,手足躁动,甚则项背强急,四肢抽搐,角弓反张。舌质红绛,舌苔薄黄或少苔,脉弦细而数。

病机析要:邪热炽盛,动风伤津,筋脉失养,故见项背强急,四肢抽搐,甚则角弓反张;热入心营,故见高热,神昏,谵语。舌绛苔少,脉细数,均为热入心营之征。高热,四肢抽搐,舌质红绛,为本证辨证要点。

治法:清肝潜阳,息风镇痉。

方药:羚角钩藤汤。

常用药:羚羊角(或用山羊角代)、钩藤、桑叶、菊花凉肝息风止痉;川贝母、竹茹清热化痰通络;茯神宁神定志;白芍、生地黄、生甘草酸甘化阴,补养肝血,缓急止痉。

兼口苦,苔黄厚干,为肝火暴盛,加龙胆、山栀子、黄芩;兼肢体抽搐持续状态,为热壅络瘀,络风内动,加全蝎、蜈蚣、僵蚕、蝉蜕;若时时发痉,为热盛灼伤真阴,可用大定风珠;若神昏肢厥,高热不退,为火毒炽盛,可用紫雪丹。

3. 阳明热盛

症状:壮热汗出,项背强急,手足挛急,口噤龂齿,甚则角弓反张,腹满便结,口渴喜冷饮。舌质红、苔黄燥,脉弦数。

病机析要:阳明胃热炽盛,腑气不通,热盛伤津,筋脉失养,故见壮热,项背强急,手足挛急,甚则角弓反张;胃热亢盛,故口渴饮冷;热邪内结,腑气不通,故腹满便结。壮热汗出,腹满便结,苔黄燥,为本证辨证要点。

治法:清泄胃热,增液止痉。

方药:白虎汤合增液承气汤。

常用药:生石膏、知母、玄参、麦冬、生地黄养阴清热生津,濡润筋脉;大黄、芒硝通便泄热以存阴;粳米、甘草和胃养阴。

若烦渴,大便干燥,舌干红苔少,属于热邪伤津而无腑实者,可用白虎加人参汤;若手足痉挛抽搐,为火热之邪偏盛,可用羚麻白虎汤。

4. 心营热盛

症状:高热烦躁,神昏谵语,项背强急,四肢抽搐,甚则角弓反张。舌质红绛,苔黄少津,脉细数。

病机析要:热入心营,扰动神明,灼伤阴津,筋脉失养,故见项背强急,四肢抽搐,甚则角弓反张;热入心营,故见高热,神昏,谵语。高热神昏,四肢抽搐,为本证辨证要点。

治法:清心凉营,开窍止痉。

方药:清营汤。

常用药:水牛角、莲子心、淡竹叶、金银花、连翘清心泄热、凉血解毒;生地黄、麦冬、玄参滋阴养津。

兼高热、烦躁明显,为热入心营,重用生石膏,加知母、牡丹皮、山栀子;若神昏谵语,为痰火闭窍,可用安宫牛黄丸鼻饲;若热毒深重,可用清瘟败毒饮。

5. 痰浊阻滞

症状:头痛昏蒙,神识呆滞,项背强急,四肢抽搐,胸脘满闷,呕吐痰涎。舌苔白腻,脉滑或弦滑。

病机析要:痰浊阻滞经脉,筋脉失养,故项背强急,四肢抽搐;痰浊中阻,上蒙清窍,经络阻塞,清阳不升,故头痛昏蒙;痰浊阻滞胸膈,故胸脘满闷,上逆则呕吐痰涎。头部昏蒙重坠感,胸脘满闷,呕吐痰涎,苔腻,为本证辨证要点。

治法:豁痰开窍,息风止痉。

方药:导痰汤。

常用药:法半夏、石菖蒲、陈皮、胆南星、姜汁、竹沥豁痰化浊开窍;枳实、茯苓、白术健脾化湿;全蝎、地龙、蜈蚣息风止痉。

兼神志昏蒙,言语不利,为痰浊上壅,蒙闭清窍,加白芥子、远志;兼喉中痰多,黏稠难咳,为痰郁化热,加天竺黄、瓜蒌皮、黄芩、竹茹、青礞石;若突然昏厥抽搐,可用至宝丹鼻饲。

6. 阴血亏虚

症状:项背强急,四肢麻木,抽搐或筋惕肉瞤,直视口噤,头目昏眩,盗汗,神疲气短,或低热。舌质淡或舌红无苔,脉细数。

病机析要:阴血亏虚,不能濡养筋脉,故项背强急,四肢麻木,抽搐或筋惕;血虚不能上奉于脑,故头目昏眩;气血不足,故神疲短气而自汗。筋惕肉瞤,头目昏眩,盗汗,神疲气短,或低热,为本证的辨证要点。

治法:滋阴养血,息风止痉。

方药:四物汤合大定风珠。

常用药:熟地黄、生地黄、当归、白芍、川芎、人参、茯苓、白术、阿胶、五味子益气补血;龟甲、鳖甲、生牡蛎息风止痉;鸡子黄养阴宁心。

兼心烦失眠,抽搐不安,为气血暴虚,津液不固,加牡蛎散;若阴虚多汗欲脱者,可加用生脉散,重用山茱萸、黄芪;若久病阴血不足,气虚血瘀者,可用补阳还五汤。

知识链接

痉证针灸急救疗法

古代医家常用针灸治疗镇惊止痉以救其急。《灵枢·热病》中记载用针灸治疗本证:"风痉身反折,先取足太阳及腘中及血络出血;中有寒,取三里。"隋代的《诸病源候论》记载:"决舌下去血,灸颊以防噤。"唐代《备急千金要方·针灸下》云:"百会主汗出而呕痉。"明代张介宾《类经图翼》云:"角弓反张:百会、神门、间使、仆参(七壮)、命门、太冲。"自唐宋至明清,有关针灸治疗痉病的文献颇多。在取穴上,重视头部穴和肢端穴,如大椎、百会、人中、合谷等穴位,防止滞针、弯针、断针现象。在方法上,包括刺法、灸法和刺血等。大椎属督脉,又为三阳之会,百会亦属督脉,刺此两穴,既可止搐镇痉,又能清泄阳热。痉止之后必须查明病因,及早作出诊断,采取针对病因的治疗措施。

五、预防调护

在预防上,要劳逸结合,锻炼身体,增强体质,防止外邪侵袭和外伤感染。如果外伤出现伤口,必须及时清洁、消毒,尤其接触泥土、锈铁等的伤口,必须注射破伤风疫苗。一旦感受外邪,要进行积极有效的治疗,避免邪壅经络,邪毒入里,内陷心营,蒙蔽神窍。若感受热邪、湿毒,热盛于里,应及时清热解毒祛湿并注意固护阴津。

痉证多属急危重症,其死亡率极高。护理上,患者病床要平整松软,并设床栏,发病时应尽量减少搬动患者,居室要安静,应有专人护理;急性发作时注意用纱布包绕开口器保护患者舌体,防止患者咬伤舌体;保持呼吸道通畅,防止痰涎窒息气道;对频繁肢体抽动者,要避免强行按压和捆绑,防止骨折;因高热而痉者,要给予物理降温或其他退热措施。

六、临证要点

1. 详辨外感与内伤、虚证与实证　外感发痉多属实证,内伤发痉多属虚证。在治疗上,外感者,当先祛其邪;若邪热入里,消灼津液,当泄热存阴。内伤者,治以滋阴益气养血为主。此外,肝主筋,主风主动,故常酌加天麻、钩藤、蜈蚣、全蝎等平肝息风止痉之品。在发病时,可配合针灸治疗,重点应用头针疗法及灸法。

2. 中西医优势互补,辨病与辨证结合治疗　痉证是一种危急重症。大多发病较急,变化迅速,预后较差。因此,除必要的对症处理外,其关键在于对原发疾病的治疗,应尽快明确诊断,进行有效的病因治疗。充分发挥中西医各自的优势,积极治疗原发病,防止病情恶化。

病案分析

李某,女,25岁,干部。因难产行剖腹产术,术后两日即发"痉病"。昏晕,便秘,诊为"破伤风"。邀数家医院会诊,皆未取效,病情日重。见其面色苍白,痛苦面容,口噤流涎,抽搐频作,角弓反张,自汗,尿闭,脉涩。究其症乃产后血虚,筋脉失养所致,宜养血除风。处方:当归9g、酒生地9g、川芎9g、金黄草30g、荆芥炭9g、防风3g、化橘红9g、清半夏9g、蝉蜕9g,清童便60ml冲服。因口噤药不得进,改为保留灌肠。

二诊:给上药2小时后小便通,诸症悉减,神清,已能进粥,复予前方1剂。

三诊:诸症俱除,再服前方1剂,巩固疗效而收全功。

按:产后痉病每因产后失血过多,血虚不能养肝,肝风内动或外风侵袭而成,亦有"去血过多,阴气暴虚,阴虚生内热,热极生风"(缪仲淳语)。总不外血虚与风动,血虚为本,风动为标,然风有内外之别,又有血虚不养而生风,热盛风火相煽之分,皆需依证而辨。[李桂才.李敏斋产后痉病验案二则[J].中医研究,1993(1):39-40.]

第三节　痿　证

一、概述

痿证是以肢体筋脉弛缓、软弱无力,不能随意运动,或因长久不能随意运动而致肌肉萎缩为主症的病证。临床上以下肢痿弱较为多见,故称"痿躄"。"痿"是指肢体痿弱不用,

"躄"是指下肢软弱无力、不能步履之意。

《黄帝内经》阐述了痿证的病因病机、分类及治疗原则。《素问·痿论》指出本病的主要病因是"肺热叶焦",肺燥则不能输精于五脏,因而五体失养,导致痿软证候,并将痿证按照病因、证候之不同,分为皮、脉、筋、骨、肉五痿。《素问·生气通天论》又指出:"因于湿,首如裹,湿热不攘,大筋緛短,小筋弛长,緛短为拘,弛长为痿。"认为湿热也是痿证成因之一。在治疗原则上,提出"治痿独取阳明"之说。

宋代陈言《三因极一病证方论·五痿叙论》指出人身五体内属五脏,若"随情妄用,喜怒不节,劳佚兼并,致内脏精血虚耗,荣卫失度……使皮血、筋骨、肌肉痿弱无力以运动,故致痿躄"。并明其病机:"脏气不足之所为也。"

金代张从正《儒门事亲·指风痹痿厥近世差玄说》强调"痿病无寒",对《黄帝内经》"肺热叶焦"病机进行了进一步探讨,认为"痿之为状……由肾水不能胜心火,心火上烁肺金,肺金受火制,六叶皆焦,皮毛虚弱,急而薄著,则生痿躄"。元代朱震亨在治法方面提出了"泻南方,补北方"的原则,在具体辨证方面又有湿热、湿痰、气虚、瘀血之别,对后世影响颇深。

明清以后对痿证的辨证论治日趋完善。明代《景岳全书·杂证谟·痿证》指出:"元气败伤,则精虚不能灌溉,血虚不能营养者,亦不少矣,若概从火论,则恐真阳衰败,及土衰水涸者,有不能堪。"说明"阴虚火旺"的病机亦可见。清代邹滋九在《临证指南医案·痿》按语中,将痿证病机概括为"肝肾肺胃四经之病",认为此四脏气血津精不足是发生痿证的直接原因。黄庭镜《目经大成》提出"睑废"的病名,并认为是由邪所中,血气不和所致的"上胞下垂"重症。

西医学中的吉兰-巴雷综合征、慢性炎性脱髓鞘性多发性神经病、重症肌无力、运动神经元病、多发性硬化、视神经脊髓炎谱系疾病、肌炎、肌营养不良症、脊髓病变、周期性瘫痪等出现痿证表现者,均可参照本节辨证论治。

痿证历史沿革列表

二、病因病机

痿证形成原因较为复杂。正如《证治准绳·痿》所说:"若会通八十一篇而言,便见五劳、五志、六淫,尽得成五脏之热以为痿也。"外感湿热温毒之邪、内伤情志、饮食劳倦、先天不足、房事不节以及接触神经毒性药物等,致五脏受损,精津不足,气血亏耗,肌肉筋脉失养而发本病。

（一）病因

1. 感受温毒　温热毒邪内侵,首先犯肺,或病后余邪未尽,内热燔灼,肺热叶焦,津伤失布,不能润泽五脏,肢体失养而痿弱不用。

2. 湿热浸淫　久处湿地或涉水冒雨,感受湿邪,营卫运行受阻,郁遏生热,湿热浸淫经脉,筋脉失于滋养而成痿。即《素问·痿论》所言:"有渐于湿,以水为事,若有所留,居处相湿,肌肉濡渍,痹而不仁,发为肉痿。"

3. 饮食所伤　饮食不节,或过食肥甘,嗜酒辛辣,损伤脾胃,运化失健,聚湿生痰蕴热,均可致痿。湿热困脾,久则伤及中气,转为脾虚湿热,虚实互见。平素脾胃虚弱,或久病成虚,中气受损,则受纳、运化、输布的功能失常,气血津液生化之源不足,无以濡养五脏,运行血气,以致筋骨失养,关节不利,肌肉瘦削,而产生肢体痿弱不用。

4. 久病过劳　先天不足,或久病体虚,或劳役太过,伤及肝脾肾,正亏难复;或房劳太过而伤肾,耗损阴精,肾水亏虚,筋脉失于灌溉濡养而致痿。体虚日久,可因虚致瘀,脉络不畅,甚则瘀血内阻,以致筋脉失养,四肢痿弱,肌肉瘦削,痿证更甚。

（二）病机

痿证病变部位在筋脉肌肉,病变脏腑涉及肺、脾（胃）、肝、肾。基本病机为津液、气血、精髓亏虚,不能濡养肌肉筋脉。津液、气血、阴精有赖肺、脾（胃）、肝、肾的生成敷布,通过脾胃的生化、肺的输布、肝的疏藏、肾的藏泻,相互协调为用,若四脏功能失调,易患痿病。湿热毒邪灼肺,耗伤津液,则肌肤筋脉失其濡养,可致手足痿弱不用;脾胃虚弱,运化不健,气血生化乏源,脾不能为胃行其津液,肌肉、筋脉失于濡养,以致肢体痿软无力;久病体虚,劳役或劳欲太过,肝肾精血亏损,不能濡养筋骨,皆可致骨弱筋软无力。肝肾主藏精血,久病迁延,势必损及肝肾,耗伤精血,以致肌肉消瘦,筋骨痿弱不用;体虚日久,甚则因虚致瘀,血气不畅,筋骨肌肉失养而致痿证更甚。

痿证之病机重点包括以下几方面:肺热叶焦,导致五脏失濡,筋脉失养。湿热浸淫病机在脾胃,湿热困脾,转为脾虚湿热,虚实互见。甚或湿热流注于下,灼伤肾阴。脾胃虚弱颇为常见,然脾胃虚弱,往往夹杂湿热内蕴。肝肾亏虚,可因肺燥、脾虚、湿热久羁而致。脉络瘀阻,多在久病之后,肝、肾、脾（胃）、肺虚损,因虚致瘀,脉道不利,气虚血滞而致。

在病机转化方面,如肺热叶焦,津失敷布,久则五脏失濡,肾水下亏,水不制火,则火烁肺金,导致肺热津伤;脾虚与湿热更是互为因果;湿热亦能下注于肾,伤及肾阴;体虚日久,亦可因虚致瘀。但总的说来,本病与肝肾肺胃关系最为密切。（表8-3-1）

表8-3-1　痿证病机列表

关键病机	病机要点	病机转归
肺燥、脾虚、湿热、阴亏、痰瘀互为因果,筋脉肌肉失于濡养	温热疫毒,邪热未尽,可致肺热津伤,五脏失润	①肺热叶焦,津失输布,久则五脏失濡,肾水下亏,水不制火,则火烁肺金,导致肺热津伤 ②脾虚与湿热可互为因果 ③湿热亦能下注于肾,灼伤肾阴 ④体虚日久,亦可因虚致瘀,痰瘀互结 ⑤本病与肝肾肺胃关系最为密切
	居处潮湿,饮食所伤,可致湿热浸淫,气血不运	
	后天失养,久病大病,可致脾胃亏虚,精微不输,五脏失濡	
	禀赋不足,房劳太过,可致肝肾亏虚,髓枯筋痿	
	久病入络或脾失健运,痰浊内生,以致痰瘀阻络	

三、诊断与鉴别诊断

（一）诊断

1. 肢体筋脉弛缓不收,下肢或上肢、一侧或双侧软弱无力,甚则瘫痪,部分患者伴有肌肉萎缩。若病变累及眼部肌肉、声带、颈部肌肉,可症见眼睑下垂,斜视或复视,声嘶低暗,抬头无力等,甚则出现呼吸困难、吞咽困难。

2. 患者发病前常有外感温热病史,或有泄泻病史,或有特殊用药史、家族史、跌仆损伤史、反复发作史等。

神经系统查体可见肌力降低、肌肉萎缩,以及血清酶学、乙酰胆碱受体抗体、脑脊液、肌电图、肌肉活检、CT、MRI 等检查有助于本病的诊断及鉴别诊断。

（二）鉴别诊断

痿证应与中风、痹证等进行鉴别（表8-3-2）。

表8-3-2　痿证与中风、痹证鉴别表

病证	发病部位	伴随症状	疾病的预后
痿证	肢体肌肉	筋脉弛缓、软弱无力，不能随意运动，或肌肉萎缩	存在肌肉萎缩者，一般预后较差
中风	一侧上、下肢	常伴有语言謇涩、口舌歪斜等症状	一般会遗留肢体活动不利、语言謇涩等后遗症
痹证	四肢末端及关节	肢体关节红肿、疼痛，运动受限等症状	病情迁延难愈，特别是"尪痹"病程较长

四、辨证论治

（一）辨证要点

1. 辨病位　有在肺、在脾胃、在肝肾之不同。初起见发热，咳嗽，咽痛，或在热病之后出现肢体软弱不用者，病多在肺；若四肢痿软，食少便溏，纳呆腹胀者，病在脾胃；若下肢痿软无力明显，甚则不能站立，兼见腰膝酸软，头晕耳鸣者，病在肝肾。

2. 辨病情缓急与病性虚实　凡急性发病，发展较快，肢体力弱，或拘急麻木，肌肉萎缩不明显，多为肺热津伤或湿热浸淫之实证。而病程长，病情渐进发展，肢体迟缓，肌肉萎缩明显者，多属于脾胃肝肾亏损之虚证。但又常兼湿、热、痰、瘀等实邪。

（二）治则治法

治疗痿证应以扶正补虚、独取阳明为原则。基本治法是调理脾胃，补益肝肾，清利湿热。"治痿独取阳明"其义有二：①补益后天。即健脾益气法。肺之津液来源于脾胃，肝肾的功能有赖于脾胃的生化，若脾胃虚弱，津液精血生化无源，肌肉筋骨失养，则肢体痿废不用，故用健脾益气法。②清阳明之热。

关于滋阴清热，痿证日久，常累及肝肾，因此应注意应用滋肾清热之法。对于祛风药的应用，考虑痿病多为虚证，实在也多偏热，而治风之剂，多为发散之品，若用之阴血暗耗，津液更亏。

痿证临床思维导图

（三）分证论治

1. 肺热津伤证

症状：病起发热，或热后突然出现肢体软弱无力，病势急者，甚至会出现呼吸困难，咳呛少痰，咽干不利，心烦口渴，小便黄赤或热痛，大便干燥。舌质红，苔黄，脉细数。

病机析要：温热之邪犯肺，肺燥伤津，津液不足以敷布全身，致筋脉皮肤失养则出现肢体软弱无力；肺失宣降，可见呼吸困难，咳呛少痰，咽干不利。热邪伤津，故见心烦口渴，小便黄赤或热痛，大便干燥。病起发热，病势急，肢软无力，咳呛无力，甚则呼吸困难，大便干燥为本证的辨证要点。

治法：清热润燥，养阴生津。

代表方：清燥救肺汤。

常用药：生石膏、桑叶清宣肺金，阿胶、火麻仁、麦冬润肺养阴血，杏仁、枇杷叶宣利肺气，人参、炙甘草益气和中。

兼见高热，口渴有汗，为肺热壅盛，重用生石膏，加金银花、连翘、黄芩；兼咳嗽痰黄且多，为痰热壅盛，加瓜蒌皮、桑白皮、川贝母；兼咳呛少痰，咽喉干燥，为阴虚肺燥，加天花粉、芦根。若身热已退，兼见食欲减退，口干咽干较甚，为胃阴不足，可用益胃汤加减。

2. 湿热浸淫证

症状：肢体痿软，困重无力，尤以下肢或两足痿弱为甚，或见手足麻木微肿，扪及微热，喜

笔记栏

凉恶热,胸脘痞闷,小便赤涩热痛。舌质红,舌苔黄腻,脉濡数或滑数。

病机析要:湿热浸渍肌肤,壅遏经脉,故身体困重。营卫受阻,气血运行不畅,故四肢痿软,常以下肢或两足为甚,手足麻木;湿热郁蒸,气机不化,身热不扬,胸脘痞闷;湿热下注,故小便赤涩热痛。肢体痿软,下肢或双足痿弱为甚,小便赤涩热痛,舌红苔黄腻为本证的辨证要点。

治法:清热利湿,通利经脉。

代表方:加味二妙散。

常用药:黄柏清热;苍术燥湿;萆薢、防己渗湿分利,导湿热从小便而出;当归、牛膝通经活络,龟甲滋阴。

兼肢重且肿,为痰湿偏盛,加法半夏、厚朴、茯苓;兼形态消瘦,舌红少苔,脉细数,为湿热伤阴,加生地黄、玄参;久病兼舌有瘀斑,为有瘀血阻滞,加丹参、赤芍、红花、鸡血藤。

3. 脾胃虚弱证

症状:肢体软弱无力,神疲肢倦,肌肉萎缩,少气懒言,纳呆便溏,面浮色无华。舌淡,苔薄白,脉细。

病机析要:脾失健运,生化乏源,气血亏虚,筋脉失养,故肢体痿弱无力,逐渐加重,甚则肌肉萎缩,纳呆便溏,气短懒言,神疲肢倦;气虚不能运化水湿,则见面色浮肿。肢体软弱无力,少气懒言,纳呆便溏为本证的辨证要点。

治法:健脾益气,补中升清。

代表药:参苓白术散合补中益气汤。

常用药:人参、白术、山药、白扁豆、莲子、甘草、大枣补脾益气;黄芪、当归益气养血;薏苡仁、茯苓、陈皮健脾理气化湿;升麻、柴胡升举清阳。

兼腹胀食少,为脾胃虚弱,食积不运,加麦芽、山楂、神曲;兼面色苍白,自汗,短气,为气血虚甚,重用黄芪、党参、当归,加阿胶;若舌下脉络青紫,脉细涩,为气虚致瘀,可联用桃红四物汤。

4. 肝肾亏损证

症状:肢体痿软无力,尤以下肢明显,腰膝酸软,不能久立,甚至步履艰难,腿胫大肉渐脱,或伴有眩晕,脱发,耳鸣,咽干,夜尿频繁或遗尿,或妇女月经不调。舌红少苔,脉细数。

病机析要:肝肾亏虚,精血不能濡养筋脉,痿证渐成,下肢痿软无力;腰为肾之府,精髓不足,则腰膝酸软,不能久立,甚则步履艰难,腿胫大肉渐脱;肝开窍于目,肾开窍于耳,发为血之余,肝肾精血亏虚,则见目眩脱发,咽干耳鸣。肢体痿软无力,下肢明显,腰膝酸软为本证的辨证要点。

治法:补益肝肾,滋阴清热。

代表药:虎潜丸。

常用药:牛胫骨(代虎胫骨)、牛膝壮筋骨利关节;熟地黄、龟甲、知母、黄柏滋阴清虚热;锁阳温肾益精;当归、白芍养血柔肝;陈皮、干姜理气温中和胃,既防苦寒败胃,又使滋补而不滞。

兼肢冷畏寒、阳痿早泄,为病久阴损及阳,阴阳两虚,去黄柏、知母,加淫羊藿、鹿角胶(烊)、熟附子、肉桂;兼面色萎黄、怔忡,舌淡红,脉细弱者,为气血两亏,加黄芪、党参、当归、鸡血藤。若腰脊酸软,夜尿多,为阳虚生内寒,可用右归丸加续断、补骨脂、金樱子。

5. 脉络瘀阻证

症状:久病体虚,四肢痿弱,肌肉瘦削,手足麻木不仁,四肢青筋显露,可伴有肌肉活动时隐痛不适。舌萎不能伸缩,舌质暗淡或有瘀点、瘀斑,脉细涩。

病机析要：气虚血瘀，阻滞经络，筋脉失养，故见四肢痿弱，肌肉瘦削；气虚不能鼓舞血行，四末失养，则手足麻木不仁，四肢青筋显露，舌痿不能伸缩。四肢痿弱，肌肉瘦削，舌质暗淡或有瘀点、瘀斑为本证的辨证要点。

治法：益气养血，化瘀通络。

代表药：圣愈汤合补阳还五汤。

常用药：人参、黄芪益气；当归、川芎、熟地黄、生地黄、白芍养血和血；赤芍、地龙、桃仁、红花活血化瘀通脉。

兼手足麻木疼痛，舌苔厚腻，为痰瘀阻络，加橘络、木瓜；兼下肢痿软无力，夜尿频，为肝肾亏损，加杜仲、锁阳、桑寄生；若肌肤甲错，形体消瘦，手足痿弱，为瘀血久留，可用圣愈汤送服大黄䗪虫丸。

五、预防调护

痿证的发生常与久居湿地、感受湿热邪有关。因此，避居湿地，防御外邪侵袭，有助于痿证的预防和康复。

病情稳定期或慢性期，注意生活调摄，避免疲劳；适寒温，避免外感；调畅情志，避免精神刺激；饮食清淡，营养均衡，增强脾胃运化水谷精微。

根据疾病的临床表现，加强护理，双下肢乏力、行走困难者，应注意避免发生意外；吞咽困难者，注意饮食护理，避免误吸，必要时给予留置胃管；勤拍背帮助排痰，或吸痰，预防肺部感染；瘫痪不能随意活动的患者，应勤翻身以防压疮，被动活动肢体以预防失用性肌肉萎缩。

本病是一种慢性疾病，病情迁延，患者长期不能坚持正常的工作、学习和生活。因此，对患者和家属应进行健康教育，给予耐心、细致的心理治疗，要关心、体贴患者，帮助患者和家属树立战胜疾病的信念，争取患者积极配合是治疗疾病的关键。

六、临证要点

1. "治痿独取阳明" 所谓"独取阳明"，主要是指采用补益脾胃的方法治疗痿证。肺之津液来源于脾胃，肝肾的精血亦有赖于脾胃的生化，故脾胃虚弱者，应益气健脾。脾胃功能健旺，饮食得增，气血津液充足，脏腑功能旺盛，筋脉得以濡养，有利于痿证恢复。临床可以从以下两方面来理解：一是不论选方用药，针灸取穴，都应重视补益脾胃；二是"独取阳明"尚包括调理脾胃以清胃火、祛湿热；三是不能偏执一法，仍要重视辨证施治，辨证为主，兼顾护脾胃。

2. 补虚泻实兼顾 本病临床一般虚证居多，或虚实错杂，实证较少。临证又有夹湿、夹热、夹痰、夹瘀者，治疗时还当配合利湿、清热、化痰、祛瘀等法。此外，用苦寒、燥湿、辛温等药物时要注意祛邪勿伤正，时时注意护阴，而补虚扶正亦当防止恋邪助邪。

3. 治痿慎用风药 痿证多虚，实证亦多偏热。因治风之剂，皆发散风邪、开通腠理之药，若误用之，阴血愈燥，易酿成坏病。因七情六欲太过而成痿者，必以调理气机为法，盖气化改善，百脉皆通，其病可愈。

4. 血肉有情之品，滋补最甚 《临证指南医案》曰："血肉有情之品，滋补最甚。"痿证后期在补益肝肾时，须重视使用具有滋补作用之动物药，以补精益髓，如龟甲、紫河车、阿胶、鹿角胶等。

5. 针药结合，综合治疗 除内服药物外，还应配合针灸、推拿、气功等综合疗法，并应加强肢体活动，有助于提高疗效。

病案分析

邢某,男,28岁。2005年9月13日初诊。

患者进行性四肢乏力7年余。自1999年始出现双下肢乏力,上楼时明显。2000年行肌电图、肌肉活检等检查,诊断为"肌营养不良"。一直于当地中医诊所行拔火罐、针灸、推拿等治疗,效果一般,四肢乏力逐渐进展,2003年出现双上肢乏力。发病以来无明显肌肉震颤,无体重下降,无吞咽呛咳。

初诊:疲倦,四肢乏力,跛行,双侧大腿及双侧上肢近端肌肉萎缩,无肌肉震颤,无体重下降,无吞咽呛咳;舌淡暗、有齿痕,苔浊,脉滑,尺脉弱。诊断:痿病(肌营养不良)。辨证:脾肾两虚证。治疗:健脾益肾。方拟补中益气汤加减。

处方:北芪120g,党参30g,柴胡10g,升麻10g,当归头15g,桑寄生30g,防风5g,白术20g,陈皮5g,巴戟天15g,云苓15g,甘草3g,菟丝子20g,田七片10g。

复诊:服用药10个月后,患者自觉精神好转,四肢乏力再无恶化。复诊时上方加用五爪龙30g、淫羊藿12g,以加强补益之力。

肌为脾之所主,其人四肢乏力,跛行,双侧大腿及双侧上肢近端肌肉萎缩,此为脾虚之象,尺脉弱者,肾亦虚,为脾肾两虚之证。宜用健脾补气之良方补中益气汤加减,其中黄芪为君,补气之力胜,以当归身和血通脉,陈皮以导气,又能益元气,升麻引胃气上腾而复其本位,行春升之令,柴胡引清气,行少阳之气上升,诸药合用可起健脾起痿之效。

(贺兴东,翁维良,姚乃礼.当代名老中医典型医案集·内科分册·邓铁涛医案[M].北京:人民卫生出版社,2009.)

FR-8-3-3
痿证古籍推介

FR-8-3-4
痿证名医经验

08章04节PPT
PPT课件

第四节 颤 证

一、概述

颤证是以头部或肢体摇动颤抖,不能自制为主要临床表现的病证。轻者表现为头部摇动或手足微颤;重者可见头部振摇,肢体颤动不止,甚则肢节拘急,失去生活自理能力。本病又称"振掉""颤振""震颤"。

《黄帝内经》对本病已有认识。《素问·至真要大论》曰:"诸风掉眩,皆属于肝。"其"掉"字,即含震颤之义。《素问·脉要精微论》有"骨者,髓之府,不能久立,行则振掉,骨将惫矣"之论,阐述了肢体摇动与肝、肾有关,为后世对颤证的认识奠定了基础。明代楼英《医学纲目·肝胆部·中风》说:"风颤者,以风入于肝脏经络,上气不守正位,故使头招面摇,手足颤掉也。"《医学纲目·肝胆部·颤振》说:"此症多由风热相合,亦有风寒所中者,亦有风挟湿痰者,治各不同也。"肯定了《黄帝内经》肝风内动的观点,扩充了病因病机内容。王肯堂《证治准绳·颤振》云:"颤,摇也;振,动也。筋脉约束不住而莫能任持,风之象也……皆木气太过而兼火之化也。"孙一奎《赤水玄珠·颤振门》阐述气虚、血虚均可引起颤证,并提出相应的方剂"气虚颤掉"用参术汤,"血虚而振"用秘方定心丸。清代张璐《张氏医通·诸风门》有"颤振"之名,认为本病主要是风、火、痰为患,并按脾胃虚弱、心气虚热、心虚夹痰、肾虚、实热积滞等证候分别立方。高鼓峰《医宗己任编·西塘感症》提出:"须大补气血,人参养荣汤

笔记栏

颤证历史沿革列表

或加味人参养荣汤;若身摇不得眠者,十味温胆汤倍加人参,或加味温胆汤。"

西医学中的震颤麻痹、肝豆状核变性、帕金森病、甲状腺功能亢进症等,凡具有颤证临床特征者,均可参照本节辨证论治。

🔍 知识链接

孙思邈论治颤证

唐代孙思邈《备急千金要方》用石膏汤治疗身体颤掉,手足缓纵,药用石膏、龙胆、升麻、芍药、贝齿、甘草、鳖甲、黄芩、羚羊角、橘皮、当归。大竹沥汤,用治风入五脏,四肢纵缓,痉急恍惚之颤证,药用竹沥、独活、芍药、防风、茵芋、甘草、白术、葛根、细辛、黄芩、芎䓖、桂心、防己、人参、石膏、麻黄、生姜、茯苓、乌头。石南汤,用治五缓六急,手足拘急痉挛,药用石南、干姜、黄芩、细辛、人参、桂心、麻黄、当归、芎䓖、甘草、干地黄、吴茱萸。八风散,用治身悉振摇,挛掣不得屈伸。此外,从食疗的角度对本病进行了药食性味范围的限定,提出"酸走筋,筋病勿食酸;苦走骨,骨病勿食苦"。

二、病因病机

颤证多因年老体衰、情志不遂、劳欲过度、饮食不节,导致气血阴精亏虚,风火痰瘀互结而发。

（一）病因

1. **年老体衰**　中年之后,脾胃渐损,肝肾亏虚;或久病体弱,脏腑功能减退,气血阴阳不足,筋脉失养,虚风内动而颤振。

2. **情志失调**　郁怒太过,肝失疏泄,气滞而筋脉失养;或思虑过度,劳伤心脾,气血暗耗,筋脉失养;或五志过极,化火伤阴,阴亏阳亢化风,皆可致颤振。

3. **饮食不节**　饥饱无度,损伤脾胃,气血生化乏源,筋脉失养;恣食膏粱厚味或嗜酒成癖,脾失健运,聚湿生痰,痰浊痰热壅阻经脉而动风,发为颤证。

4. **劳逸过度**　行役劳苦,动作不休,使肌肉筋膜疲极损伤,虚风内动;或房劳过度,肝肾亏虚,精血暗耗;或贪逸少动,脾滞气缓,气血生化乏源,筋脉失于濡养而不得任持自主,发为颤证。

（二）病机

颤证病位在筋脉,与肝、脾、肾关系密切。基本病机为肝风内动,筋脉失养。肝"主身之筋膜",为风木之脏。肝风内动,筋脉不能任持自主,随风而动,牵动肢体及头颈颤抖摇动。肝肾乙癸同源,若水不涵木,肝肾两亏,肾虚髓减,脑髓不充,下虚则高摇。若脾胃受损,痰湿内生,土不栽木,亦致风木内动。

病理性质总属本虚标实。本虚为气血阴精亏虚,标实为风、火、痰、瘀留滞。标本密切关联,风、火、痰、瘀可因虚而生,诸邪又可耗伤阴津气血。风、火、痰、瘀相互联系,并可兼夹及转化。风以阴虚动风为主,也有阳亢风动或痰热化风者;火有实火、虚火之分,实火为五志过极化火,虚火为阴虚化热生火;痰或因脾虚不能运化水湿而成,或热邪煎熬津液所致,且多与肝风或热邪兼夹为患;久病多瘀,瘀血常与痰浊并病,致筋脉肌肉失养而震颤。

本病早期,尚无正气大亏的表现,积极治疗后,震颤尚可减轻。反之,病情迁延,渐进加重,出现阴阳气血衰败,肝、脾、肾等多脏受损,以致不治。部分患者病初即可见真阴亏耗、肝脾肾受损的表现,多难根治,预后较差。（表8-4-1）

表 8-4-1　颤证病机列表

关键病机	病机要点	病机转归
肝风内动 筋脉失养	年老体衰，脏腑功能减退，气血阴阳不足	①本病早期，正气尚存，积极治疗，尚可减轻 ②病情迁延，渐进加重，出现阴阳气血衰败，肝、脾、肾等多脏受损，多难根治，预后较差
	郁怒太过，肝郁气滞而筋脉失养；或思虑过度，劳伤心脾，气血亏虚，筋脉失养；或五志过极，化火伤阴，阴亏阳亢化风	
	饮食不节，损伤脾胃，气血生化乏源，筋脉失养；恣食膏粱厚味或嗜酒成癖，脾失健运，聚湿生痰，壅阻经脉而动风	
	劳欲过度，虚风内动；或房劳过度，精血暗耗；或贪逸少动，脾滞气缓，气血生化乏源，筋脉失养而不得任持	

三、诊断与鉴别诊断

（一）诊断

1. 头部及肢体颤抖、摇动，不能自制，甚者颤动不止，四肢强急。

2. 常伴表情呆滞，动作笨拙，活动减少，语言缓慢不清，多汗流涎，烦躁不寐等症状。

3. 多发生于中老年人，一般呈隐袭起病，逐渐加重，不能自行缓解。部分患者发病与情志有关，或继发于脑部病变。

肝功能，眼底检查，血、尿铜的测定，甲状腺功能检查，颅脑 CT、MRI 检查等有助于本病诊断。

（二）鉴别诊断

颤证应与瘛疭进行鉴别（表 8-4-2）。

表 8-4-2　颤证与瘛疭鉴别表

病证	起病方式	临床表现	伴随症状
颤证	一般呈缓慢起病，逐渐加重	头部及肢体颤抖、摇动，不能自制，甚者颤动不止，四肢强急	常伴表情呆滞，动作笨拙，活动减少，多汗流涎，语言缓慢不清，烦躁不寐等
瘛疭	多见于急性热病或某些慢性疾病急性发作	抽搐多呈持续性，有时短阵性间歇，手足屈伸牵引，弛纵交替	可有发热，两目上视，神昏等

四、辨证论治

（一）辨证要点

颤证重在辨虚实。肝肾阴虚、气血不足属虚；风、火、痰、瘀为患属实。一般震颤较剧，肢体僵硬，烦躁不宁，胸闷体胖，遇郁怒而发，多为实证；颤抖无力，缠绵难愈，腰膝酸软，体瘦眩晕，遇烦劳而加重，多为虚证。病久常标本虚实夹杂，临证需细辨其主次、邪正盛衰。

（二）治则治法

初期以标实为主，治当清热、化痰、息风；病程迁延至后期，本虚之象逐渐突出，治疗当滋补肝肾，益气养血，调补阴阳，兼以息风通络。由于风、火、痰、瘀多在本虚的基础上产生，治疗尤应重视补益肝肾。

ER-8-4-2

颤证临床思维导图

357

（三）分证论治

1. 风阳内动证

症状：肢体颤动粗大，程度较重，不能自制，眩晕耳鸣，面赤烦躁，易激动，心情紧张时颤动加重，伴有肢体麻木，口苦而干，语言迟缓不清，流涎，尿赤，大便干。舌质红，苔黄，脉弦。

病机析要：肝郁化火，肝阳上亢，风阳内动，故见眩晕，头胀，面红，渐见头摇肢颤，不能自主；阳亢火旺则易怒，口干舌燥。面赤烦躁、易激动、紧张时颤动加重为本证的辨证要点。

治法：镇肝息风，舒筋止颤。

代表方：天麻钩藤饮合镇肝熄风汤。

常用药：天麻、钩藤、石决明、代赭石、生龙骨、生牡蛎镇肝息风止颤；生地黄、白芍、玄参、龟甲、天冬育阴清热，潜阳息风；怀牛膝、杜仲、桑寄生滋补肝肾；黄芩、栀子清热泻火。

兼见焦虑心烦，为肝火偏盛，加龙胆、夏枯草；兼见咳吐痰涎，为痰湿内蕴，加竹沥、天竺黄；兼见眩晕耳鸣，为肾阴不足、虚火上扰，加知母、黄柏、牡丹皮；兼心烦失眠，为心神不宁，加炒酸枣仁、柏子仁。

2. 痰热风动证

症状：头摇不止，肢麻震颤，重则手不能持物，头晕目眩，胸脘痞闷，口苦口黏，甚则口吐痰涎。舌体胖大，有齿痕，舌质红，舌苔黄腻，脉弦滑数。

病机析要：脾运失职，聚湿生痰，痰热内蕴，阳盛风动，筋脉失于约束，以致颤振；胸脘痞闷，口苦口黏皆由痰热而生。胸脘痞闷、口苦口黏、口吐痰涎为本证的辨证要点。

治法：清热化痰，平肝息风。

代表方：导痰汤合羚角钩藤汤。

常用药：法半夏、胆南星、竹茹、川贝母、黄芩清热化痰；羚羊角（或用山羊角代）、桑叶、钩藤、菊花平肝息风止颤；生地黄、生白芍、甘草育阴清热，缓急止颤；橘红、茯苓、枳实健脾理气。

兼见心烦易怒，痰热扰心，加天竺黄、牡丹皮、郁金；兼见肌肤麻木不仁，为痰湿阻络，加地龙、丝瓜络、竹沥；兼见神识呆滞，为痰迷心窍，加石菖蒲、远志。

3. 气血亏虚证

症状：头摇肢颤，面色㿠白，表情淡漠，神疲乏力，动则气短心悸健忘，眩晕，纳呆。舌体胖大，舌质淡红，舌苔薄白滑，脉沉濡无力或沉细弱。

病机析要：气血两虚，筋脉失养，虚风内动，故颤振症状较重；面色㿠白，表情淡漠，神疲乏力，动则气短，心悸健忘，眩晕皆是气血两虚之象。面色㿠白、神疲乏力、动则气短为本证的辨证要点。

治法：益气养血，濡养筋脉。

代表方：人参养荣汤。

常用药：熟地黄、当归、白芍、人参、白术、黄芪、茯苓、炙甘草健脾益气养血；肉桂助阳，鼓舞气血生长；天麻、钩藤、珍珠母平肝息风止颤；五味子、远志养心安神。

兼见咳吐痰涎，为气虚运化无力，湿聚成痰，加法半夏、白芥子、胆南星；兼见心悸、失眠、健忘，为血虚心神失养，加炒酸枣仁、柏子仁；兼见肢体疼痛麻木，为气虚血滞，加鸡血藤、丹参、桃仁、红花。

4. 髓海不足证

症状:头摇肢颤,持物不稳,腰膝酸软,失眠心烦,头晕耳鸣,善忘,老年患者常兼无神,或神识呆滞。舌质红,舌苔薄白,或红绛无苔,脉象细数。

病机析要:肾虚髓海不足,筋脉失养,则头摇肢颤,持物不稳,腰膝酸软;肝肾亏虚,不能上荣头目,故头晕,神识呆滞,耳鸣,善忘。腰膝酸软、头晕耳鸣、善忘、无神,或神识呆滞为本证的辨证要点。

治法:填精补髓,育阴息风。

代表方:龟鹿二仙膏合大定风珠。

常用药:龟甲、鳖甲、生牡蛎、钩藤、黄精、阿胶育阴潜阳,平肝息风;枸杞子、鹿角胶(烊)、熟地黄、生地黄、白芍、麦冬补益肝肾,滋阴养血润燥;人参、山药、茯苓健脾益气,化生气血;五味子、甘草酸甘化阴以安神,

兼见五心烦热、躁动失眠,为阴虚火旺,加黄柏、知母、牡丹皮、玄参;兼见肢体麻木,拘急强直,为经络痹阻,加木瓜、僵蚕、地龙。

5. 阳气虚衰证

症状:头摇肢颤,筋脉拘挛,畏寒肢冷,四肢麻木,心悸懒言,动则气短,自汗,小便清长或失禁,大便溏,阳痿。舌质淡,舌苔薄白,脉沉迟无力。

病机析要:久病阴损及阳,阳气虚衰,筋脉失于温煦,虚风内动,则头摇肢颤,表情呆滞,反应迟缓,头晕耳鸣;肾虚不能作强,而见腰脊酸软,步态拖沓,行走不稳;阳气虚衰,则畏寒肢冷,小便清长或失禁,便溏。畏寒肢冷,动则气短,夜尿频繁,或小便清长,阳痿为本证的辨证要点。

治法:补肾助阳,温煦筋脉。

代表方:地黄饮子。

常用药:熟附子、肉桂、巴戟天补肾温阳;山茱萸、熟地黄补肾填精;党参、白术、生姜补气健脾,祛痰除湿;白芍、甘草缓急止颤。

若面浮身肿、四肢厥冷、筋脉拘急,为肾阳衰微,可用真武汤。

五、预防调护

预防颤证应注意生活调摄,保持情绪稳定,心情舒畅,避免忧思郁怒等不良精神刺激。饮食宜清淡而富有营养,戒烟限酒。避免中毒、中风、颅脑损伤,对预防颤证发生有重要意义。

颤证患者应注意保持情绪稳定,心情舒畅,饮食宜清淡而富有营养。生活要有规律,不妄作劳,注意肢体功能锻炼,参加适度的体育活动。晚期卧床者要预防压疮的发生。

六、临证要点

1. 虚为本,风为标,治当权衡　本病属本虚标实之证,培补肝肾、息风通络为基本治疗大法。一般而言,虚为本,风为标。震颤较甚,风象为著者,重在平肝息风,治标为先;震颤不甚者以补虚为要,治本为主,肝肾得养,肝风自平。本病属内伤积损所致,又常多病重叠,治疗颇费时日,既要守法守方,又宜根据症情发展演变,相机变通。

2. 息风定颤,搜风通络　颤证属"风病"范畴,临床对各证型的治疗均可在辨证的基础上配合息风之法。虫类药能息风定颤,搜风通络,有助于提高临床疗效。

笔记栏

病案分析

范某,男,19岁。初诊(1996-05-24)。1年来,患者经常两手不自主抖动,并有身体晃动,经西医诊断为"肝豆状核变性"。症状在紧张后加重,经常头昏,后脑时痛,欲饮不清,步履困难,饮食、咀嚼不利,情绪易于激动,口稍干,手心热,苔薄黄,质偏红,唇红,脉细数。肝肾阴虚,内风暗动。

处方:大生地15g,大麦冬10g,赤芍20g,白芍20g,川石斛15g,白薇15g,炙甘草5g,牡丹皮10g,广地龙10g,炙全虫6g,炙僵蚕10g,炙鳖甲(先煎)15g,牡蛎(先煎)30g,炙龟甲(先煎)15g,阿胶(烊化)10g。7剂。

另:羚羊角粉1支,日服2次(冲服)。

二诊(1996-05-30):投滋液息风、育阴潜阳剂后,手足抖动较前减轻,口干不著,手心发热,语言欠爽,苔薄质暗,唇红,脉细弦滑。继守原法。上方加炙水蛭5g,30剂。

三诊(1996-08-12):上方服用1个月,手抖晃动已不明显,但蹲后起立比较困难,头晕,构音困难,手心灼热,苔薄中黄腻,质红,脉细弦。肾虚肝旺,内风暗动,仍当育阴潜阳,滋阴息风。上方加胆南星6g、熟枣仁15g,80剂。

四诊(1996-11-02):前从肝肾亏虚,内风暗动治疗,病情基本稳定,抖动不著,语言转清,口干减轻,汗出减少,苔薄黄腻,舌尖边红,脉细弦滑。拟滋肾养肝,育阴潜阳,息风和络再进。上方去牡丹皮、全虫,改陈胆星10g、熟枣仁20g。

按:本例用滋阴息风、育阴潜阳的方法,处方是三甲复脉汤加减,取得较好的临床疗效。(顾勤.跟周仲瑛抄方[M].北京:中国中医药出版社,2008.)

ER-8-4-3

颤证古籍推介

ER-8-4-4

颤证名医经验

PPT课件

ER-8-5-1

腰痛历史沿革列表

第五节 腰 痛

一、概述

腰痛又称"腰脊痛",是以腰部疼痛为主要症状的病证。

腰痛在历代医籍中早有论述。《素问·脉要精微论》云:"腰者,肾之府,转摇不能,肾将惫矣。"说明了肾虚腰痛的特点。《素问·刺腰痛》阐述了足三阴、足三阳以及奇经八脉为病所出现的腰痛,并介绍了相应的针灸治疗。《金匮要略·五脏风寒积聚病脉证并治》言:"肾著之病,其人身体重,腰中冷,如坐水中……腰以下冷痛,腹重如带五千钱,甘姜苓术汤主之。"论述了寒湿腰痛的发病、症状与治法。隋代巢元方《诸病源候论·腰背病诸候》认为腰痛乃由"肾经虚损,风冷乘之"或"劳损于肾,动伤经络,又为风冷所侵,血气击搏"所致。元代《丹溪心法·腰痛》谓:"腰痛主湿热,肾虚,瘀血,挫闪,有痰积。"清代《七松岩集·腰痛》指出:"然痛有虚实之分,所谓虚者,是两肾之精神气血虚也,凡言虚证,皆两肾自病耳。所谓实者,非肾家自实,是两腰经络血脉之中,为风寒湿热之所侵,闪肭挫气之所碍,腰内空腔之中为湿痰瘀血凝滞,不通而为痛。"对腰痛常见的病因和虚实作了概括。李用粹《证治汇补·腰痛》提出治疗应分标本缓急,指出:"治惟补肾为先,而后随邪之所见者以施治,标急则治标,本急则治本,初痛宜疏邪滞,理经隧,久痛宜补真元,养血气。"

西医学中的腰肌纤维炎、强直性脊柱炎、腰椎骨质增生、腰椎间盘病变、腰肌劳损以及某些内脏疾病,凡以腰痛为主要症状者,可参照本节辨证论治。

二、病因病机

腰痛病因为外感风、寒、湿、热邪，或内伤体虚年老、跌仆挫伤；基本病机为筋脉痹阻，腰府失养。

（一）病因

1. 外邪侵袭 多由居处潮湿，或劳作汗出当风，衣着单薄，或冒雨着凉，或暑夏贪凉，腰府失护，风、寒、湿、热之邪乘虚侵入，阻滞经脉，气血运行不畅而发腰痛。湿性黏滞重坠，故感受外邪所致的腰痛，多离不开湿邪为患。

2. 体虚年老 先天禀赋不足，或劳役负重，或久病体虚，或年老体衰，或房事不节，以致肾之精气亏虚，腰府失养。如《景岳全书·杂证谟·腰痛》言："腰痛之虚证十居八九，但察其既无表邪，又无湿热，而或以年衰，或以劳苦，或以酒色斫丧，或七情忧郁所致者，则悉属真阴虚证。"

3. 跌仆闪挫 抬舁重物，暴力扭转，坠堕跌打，或体位不正，用力不当，屏气闪挫等，损伤腰肌筋骨，导致腰部经络气血运行不畅，气血阻滞不通，瘀血留着而发生疼痛。

（二）病机

腰为肾之府，由肾之精气所溉。足太阳膀胱经、任督冲带诸脉布其间，故腰痛病位在肾，与经脉相关。

外感腰痛为风寒湿热之邪痹阻经脉，气血运行不畅。因湿性黏滞重坠，最易痹着腰部，所以外感总离不开湿邪为患。湿邪留着筋骨肌肉，闭阻气血，碍滞气机，腰府经气不通，阳气不运，以致肌肉筋脉拘急而痛；感受热邪，常与湿合，或湿蕴生热而滞于腰府，经脉不畅而生腰痛。

内伤腰痛多因肾之精气亏虚，腰府失养。偏于阴虚则腰府失于濡养，偏于阳虚则腰府不得温煦，故发生腰痛。内外二因，相互影响，风寒湿热诸邪，常因肾虚而客，痹阻经脉，发生腰痛。故肾虚是本病发病关键所在，诚如《杂病源流犀烛·腰脐病源流》所云"腰痛，精气虚而邪客病也"。

经脉以通为常，跌仆、挫闪、扭伤，影响气血运行，以致气滞血瘀，壅滞经络，凝涩血脉，气血阻滞不通而痛。如《景岳全书·杂证谟·腰痛》所云："跌扑伤而腰痛者，此伤在筋骨而血脉凝滞也。"

外感腰痛，或跌仆损伤，多属实证，为邪阻经脉，"不通则痛"；内伤腰痛多属虚证，为肾精亏虚，腰府失养，"不荣则痛"。（表 8-5-1）

表 8-5-1 腰痛病机列表

关键病机	病机要点	病机转归
筋脉痹阻 腰府失养	外感腰痛为风寒湿热之邪痹阻经脉，气血运行不畅	①外感腰痛，起初多实，"不通则痛" ②内伤腰痛，多为虚证，"不荣则痛" ③实证与虚证可相互转化
	内伤腰痛多因肾之精气亏虚，腰府失养	
	跌仆、挫闪、扭伤，影响气血运行，以致气滞血瘀，壅滞经络，凝涩血脉，气血阻滞不通而痛	

三、诊断与鉴别诊断

（一）诊断

1. 急性腰痛，病程较短，轻微活动即可引起一侧或两侧腰部疼痛加重，脊柱两旁常有明显的按压痛。

2. 慢性腰痛,病程较长,缠绵难愈,腰部多隐痛或酸痛。常因体位不当、劳累过度、天气变化等因素而加重。

3. 常有居处潮湿阴冷、涉水冒雨、跌仆挫闪或劳损等相关病史。

血尿常规、抗链球菌溶血素 O 试验、红细胞沉降率、类风湿因子,腰椎、骶髂关节 X 线、CT、MRI 及泌尿系统影像学检查,有助于本病的诊断。

（二）鉴别诊断

腰痛应与背痛、胯痛进行鉴别（表 8-5-2）。

表 8-5-2　腰痛与背痛、胯痛鉴别表

病证	疼痛部位	病证	疼痛部位
腰痛	腰部	胯痛	尻尾以下及两侧胯部
背痛	脊膂以上部位		

四、辨证论治

（一）辨证要点

1. 辨虚实　外感腰痛,多起病较急,腰痛明显,常伴表证,属实;内伤腰痛,起病隐袭,腰部酸痛,病程缠绵,常伴有脏腑症状,多属肾虚;跌仆闪挫所致者,起病急,疼痛部位固定,多属瘀血为患,亦以实证为主。

2. 辨病邪性质　腰重痛,难以转侧,行时无力,为湿;腰冷痛,得热则舒,四肢倦怠,足寒肢冷,为寒;腰部热痛,身热汗出,小便热赤,苔黄腻,为湿热。

（二）治则治法

腰痛治疗原则当辨清虚实,通则不痛。感受外邪属实,宜祛邪通络,根据寒湿、湿热的不同,分别予以温散或清利;外伤腰痛属实,宜活血祛瘀,通络止痛;内伤致病多属虚,宜补肾固本为主,又当兼顾温经通络;虚实兼见者,宜辨主次轻重,标本兼顾。

（三）分证论治

1. 寒湿腰痛

症状:腰部冷痛重着,转侧不利,逐渐加重,静卧病痛不减,寒冷和阴雨天则加重。舌质淡,苔白腻,脉沉而迟缓。

病机析要:寒湿闭阻,滞碍气血,经脉不利,故腰部冷痛重着,转侧不利;寒湿为阴邪,得阳始化,静卧则寒湿停滞,故静卧病痛不减;阴雨气候,水湿偏盛,内外相合,腰痛加剧,故遇寒冷和阴雨天则加重。腰部冷痛,遇寒加重为本证的辨证要点。

治法:散寒行湿,温经通络。

代表方:甘姜苓术汤。

常用药:干姜、桂枝、甘草、牛膝温经散寒,通络止痛;茯苓、白术健脾渗湿;杜仲、桑寄生、续断补肾壮腰。

兼见腰冷拘急,为寒邪偏胜,加熟附子、细辛;兼见痛引下肢,酸重无力,为湿邪偏胜,加苍术、五加皮、薏苡仁。

2. 湿热腰痛

症状:腰部疼痛,重着而灼热感,暑湿阴雨天气症状加重,活动后或可减轻,身体困重,口苦烦热,小便短赤。舌红,苔黄腻,脉濡数或弦数。

ER-8-5-2

腰痛临床思维导图

病机析要:湿热壅遏,经气不畅,筋脉失舒,故见腰部疼痛,重着而热;湿热当令之际,内外之邪相引,故气候湿热偏盛时为甚;湿热蕴结中焦,而见口苦烦热;湿热下注,小便短赤。腰痛重着而灼热感,暑湿阴雨天加重为本证的辨证要点。

治法:清热利湿,舒筋止痛。

代表方:四妙丸。

常用药:苍术、黄柏、薏苡仁清利下焦湿热;木瓜、络石藤舒筋通络止痛;川牛膝通利筋脉,引药下行,兼能强壮腰脊。

兼见小便热赤,为膀胱湿热偏盛,加栀子、萆薢、猪苓;兼见口燥咽干,手足心热,为湿热蕴久,耗伤阴津,加生地黄、女贞子、墨旱莲。

3. 瘀血腰痛

症状:腰痛如刺,痛有定处,痛处拒按,日轻夜重,轻者俯仰不便,重则不能转侧。舌质暗紫,或有瘀斑,脉涩。部分患者有跌仆闪挫病史。

病机析要:瘀血阻滞,经脉痹阻,不通则痛,故腰痛如刺,痛有定处,轻者俯仰不便,重则不能转侧;瘀血内阻属实,故痛处拒按;入夜阴盛,愈致瘀凝气滞,故疼痛日轻夜重。腰痛如刺拒按,痛有定处,入夜为甚为本证的辨证要点。

治法:活血化瘀,通络止痛。

代表方:身痛逐瘀汤。

常用药:当归、川芎、桃仁、红花、鸡血藤活血祛瘀,疏通经脉;香附、没药、五灵脂、地龙行气活血,通络止痛,祛瘀消肿;川牛膝活血化瘀,引药下行,并能强壮腰脊。

兼见腰背疼痛走窜,为风湿偏盛,加独活、秦艽、狗脊;兼见尿血,尿色暗红者,为瘀血偏盛,加大蓟、小蓟、白茅根;兼见腰痛引胁,为肝气瘀滞,加柴胡、郁金理气止痛;若久病伴形瘦、腰膝无力者,为肾虚夹瘀,可加杜仲、川断、熟地黄、山茱萸。

4. 肾虚腰痛

(1)肾阴虚

症状:腰部隐隐作痛,酸软无力,缠绵不愈,心烦少寐,口燥咽干,面色潮红,手足心热。舌红少苔,脉弦细数。

病机析要:肾阴不足,不能濡养腰脊,腰部隐隐作痛,酸软无力,缠绵不愈;肾阴亏虚,虚火上炎,心烦少寐,口燥咽干,面色潮红,手足心热。腰部隐痛,手足心热为本证的辨证要点。

治法:滋补肾阴,濡养筋脉。

代表方:左归丸。

常用药:熟地黄、枸杞子、山茱萸、山药、龟甲胶(烊)滋补肾阴;菟丝子、鹿角胶、杜仲、牛膝温肾壮腰,阳中求阴;鸡血藤、土鳖虫、全蝎活血通络。

若口干渴、小便黄,为肾阴虚而火旺,可用知柏地黄丸或大补阴丸;若虚劳腰痛,日久不愈,阴阳俱虚,阴虚内热者,可用杜仲丸。

(2)肾阳虚

症状:腰部隐隐作痛,酸软无力,缠绵不愈,局部发凉,喜温喜按,遇劳更甚,卧则减轻,常反复发作,少腹拘急,面色㿠白,肢冷畏寒。舌质淡,苔薄白,脉沉细无力。

病机析要:肾阳不足,不能温煦筋脉,故见腰部隐隐作痛,酸软无力,缠绵不愈,局部发凉,喜温喜按,少腹拘急;劳则气耗,遇劳更甚,卧则减轻;肾阳不振,不能温煦,而现面色㿠白,肢冷畏寒。腰部隐痛,畏寒肢冷为本证的辨证要点。

治法：补肾壮阳，温煦经脉。

代表方：右归丸。

常用药：肉桂、熟附子、鹿角胶(烊)、杜仲、菟丝子温阳补肾，强壮腰脊；熟地黄、山药、山茱萸、枸杞子滋阴益肾，阴中求阳。独活、当归、土鳖虫、全蝎、路路通活血通络。

兼见倦怠乏力，不思饮食，为脾失健运，加黄芪、党参、升麻、柴胡、白术、薏苡仁；若无明显阴阳偏盛者，可服用青娥丸；若房劳过度而致肾虚腰痛者，可用血肉有情之品调理，如河车大造丸、补髓丹。

知识链接

《未刻本叶氏医案》腰痛辨治用药特点

在《未刻本叶氏医案》中，明确记录"腰痛"或"腰酸"的病案共有 19 条，在其医案中，滋补肝肾，佐以健脾为治疗腰痛的总则。叶桂善用熟地黄、杜仲、菟丝子等补益精血，茯苓、茯神等淡渗健脾。对于肝肾阴虚证的腰痛，除滋补肝肾外，叶桂还注重诊察内风，从兼症判断并酌情使用息风潜阳药如牡蛎等；属肾阳不足的腰痛，叶桂并非一味补阳，而是注重阴阳气血之况，或大补元阳，或阴中求阳，或纯补无泻，或以通为用，常使用附子、肉苁蓉、枸杞子等药物；肾精不足者，用以鹿角霜、鱼胶、羊肉、羊内肾等"柔剂阳药""血肉有情之品"以达到填补之目的；对于证属奇经病变的腰痛，叶桂常使用鹿角霜、续断、巴戟天、沙苑子等调理奇经之药。

五、预防调护

预防腰痛，应注意在日常生活中要保持正确的坐、卧、行体位，劳逸适度，不可强力负重，避免腰部跌仆闪挫。避免纵欲过度，过耗肾之元阴元阳。避免坐卧湿地，暑季湿热郁蒸时，亦应避免夜宿室外，贪冷喜凉。

急性腰痛，应及时治疗，结合针灸敷贴疗法，愈后注意休息调养，以巩固疗效。慢性腰痛除药物治疗外，针灸推拿治疗，注意腰部保暖，或加用腰托固护，避免腰部损伤。节制房事，防止感受外邪，经常活动腰部，或进行自我腰部按摩、打太极拳、练八段锦等，有助于腰痛的康复。

六、临证要点

1. 腰为肾府，壮腰健肾　常用熟地黄、山药、山茱萸培补肾精，杜仲强腰益精，菟丝子、鹿角胶、牛膝温肾壮腰。肾虚日久，不能温煦脾土，常致脾气亏虚，甚则下陷，当补肾为主，佐以健脾益气，常用党参、黄芪、柴胡、白术等补气升提之品，以助升举。

2. 活血通络，通则不痛　初发急性期，常选用小剂量的当归、川芎养血和血，温通血脉；病情相对缓解时，可加大活血化瘀药物的剂量；腰痛日久，屡次复发者，可予活血化瘀配合搜风通络药物，如桃仁、红花、三七、莪术、水蛭、露蜂房、全蝎、蜈蚣等。

3. 查明病因，辨病治疗　宜针对原发疾病，采用不同的治疗方法。如泌尿系统感染、结石引起腰痛，治疗可参考淋证等节，采用清热通淋排石法；肝胆系统疾病、骨伤科疾病、妇科生殖系统疾病等，也可累及腰部，引起疼痛，治疗时首先应考虑原发疾病的治疗，切忌腰痛治腰,以免贻误病情。

4. 综合治疗,促进康复·除辨证给予药物内服外,根据病情选用牵拉复位、推拿、针灸、拔罐、理疗、穴位注射、药膏敷贴、中药离子透入等方法,有助于疾病康复。

病案分析

尹某,男,54 岁。

初诊:1993 年 4 月 20 日。罹患慢性肾炎 5 年,尿蛋白常年在(++)~(++++)。虽经中、西药治疗,仍缠绵未愈。自诉平日常感腰部酸痛,倦怠肢软,偶见颜面浮肿,纳谷寡味,极易感冒。大便时稀,口和不渴,面色㿠白,舌质淡,苔薄白,脉细。尿常规示蛋白(++++),红细胞少许,白细胞少许,颗粒管型偶见。中医诊断:腰痛(脾肾阳虚型),治法:益肾健脾,温阳利水。

处方:生黄芪 50g,土茯苓 20g,车前草子各 15g,山茱萸 15g,金狗脊 15g,淫羊藿 12g,石韦 15g,净蝉衣 8g,益母草 15g,川草薢 15g,墨旱莲 15g。

二诊:药服 10 剂,浮肿消失,腰酸亦减轻。尿蛋白(+++)。仍纳差,乏力。脾阳被阻,致运化失常,宜温运中宫,以期三焦气化流畅则佳。上方加白术 12g,制附片 9g 继服。

三诊:迭进益肾、健脾、温阳、利尿之剂,诸症大为改善,自觉症状消失,尿蛋白降为(+)。继用上方调治月余而功竟。

本案系脾肾两虚引起,脾胃之生化是由肾的元阳所鼓舞,元阳固密而贵,又赖脾胃生化阴静以涵育,故方中用白术、狗脊、山茱萸、制附片。对因治疗,又用土茯苓、墨旱莲、石韦专消蛋白尿,果收效迅速。(李艳·国医大师临床经验实录:国医大师李济仁[M].北京:中国医药科技出版社,2011.)

ER-8-5-3

腰痛古籍
推介

ER-8-5-4

腰痛名医
经验

学习小结

1. 肢体经络病证总纲

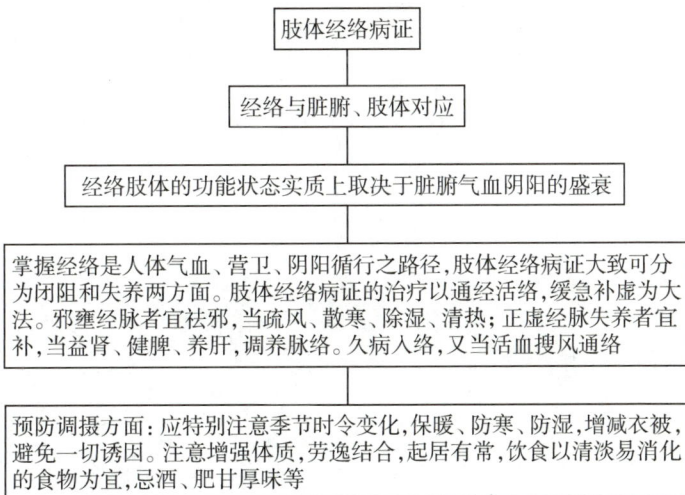

```
         ┌─────────────┐
         │  肢体经络病证  │
         └──────┬──────┘
                │
      ┌─────────────────┐
      │ 经络与脏腑、肢体对应 │
      └────────┬────────┘
               │
┌──────────────────────────────────┐
│ 经络肢体的功能状态实质上取决于脏腑气血阴阳的盛衰 │
└────────────────┬─────────────────┘
                 │
```

掌握经络是人体气血、营卫、阴阳循行之路径,肢体经络病证大致可分为闭阻和失养两方面。肢体经络病证的治疗以通经活络,缓急补虚为大法。邪壅经脉者宜祛邪,当疏风、散寒、除湿、清热;正虚经脉失养者宜补,当益肾、健脾、养肝,调养脉络。久病入络,又当活血搜风通络

预防调摄方面:应特别注意季节时令变化,保暖、防寒、防湿,增减衣被,避免一切诱因。注意增强体质,劳逸结合,起居有常,饮食以清淡易消化的食物为宜,忌酒、肥甘厚味等

2. 各病证的主证与方药

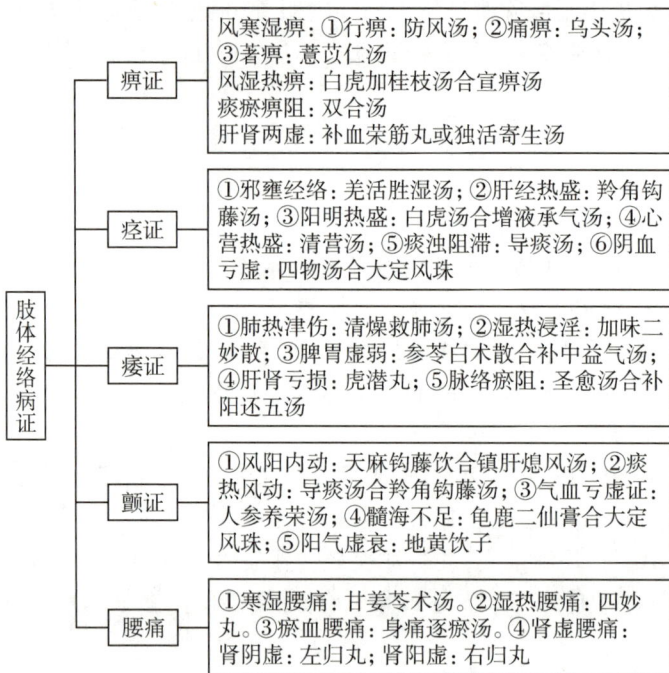

```
                    ┌─────┐   风寒湿痹：①行痹：防风汤；②痛痹：乌头汤；
                    │ 痹证 │   ③著痹：薏苡仁汤
                    └─────┘   风湿热痹：白虎加桂枝汤合宣痹汤
                              痰瘀痹阻：双合汤
                              肝肾两虚：补血荣筋丸或独活寄生汤

                    ┌─────┐   ①邪壅经络：羌活胜湿汤；②肝经热盛：羚角钩
                    │ 痉证 │   藤汤；③阳明热盛：白虎汤合增液承气汤；④心
                    └─────┘   营热盛：清营汤；⑤痰浊阻滞：导痰汤；⑥阴血
                              亏虚：四物汤合大定风珠

      肢          ┌─────┐   ①肺热津伤：清燥救肺汤；②湿热浸淫：加味二
      体          │ 痿证 │   妙散；③脾胃虚弱：参苓白术散合补中益气汤；
      经          └─────┘   ④肝肾亏损：虎潜丸；⑤脉络瘀阻：圣愈汤合补
      络                     阳还五汤
      病
      证          ┌─────┐   ①风阳内动：天麻钩藤饮合镇肝熄风汤；②痰
                  │ 颤证 │   热风动：导痰汤合羚角钩藤汤；③气血亏虚证：
                  └─────┘   人参养荣汤；④髓海不足：龟鹿二仙膏合大定
                              风珠；⑤阳气虚衰：地黄饮子

                  ┌─────┐   ①寒湿腰痛：甘姜苓术汤。②湿热腰痛：四妙
                  │ 腰痛 │   丸。③瘀血腰痛：身痛逐瘀汤。④肾虚腰痛：
                  └─────┘   肾阴虚：左归丸；肾阳虚：右归丸
```

（吴　伟　王　健　吴喜利　苏天生　彭　锐）

复习思考题

1. 痹证日久可发生哪些病理演变？
2. 治疗痹证常使用一些有毒药物,使用时应注意哪些事项？
3. 如何理解"治痿独取阳明"？
4. 痹证和痿证如何鉴别？
5. 试述腰痛和痹证的病因病机。治疗有何异同？
6. 痉证的虚证与实证如何辨证？

扫一扫，
测一测

常用方剂汇编

一　画

一贯煎(《柳州医话》)　北沙参　麦冬　当归身　生地黄　枸杞子　川楝子

二　画

二地鳖甲煎(《男科纲目》)　生地黄　熟地黄　沙苑子　茯苓　枸杞子　巴戟天　生鳖甲　龟甲　牡丹皮　丹参　白芷　杜仲　桑寄生

二阴煎(《景岳全书》)　生地黄　麦冬　酸枣仁　生甘草　玄参　黄连　茯苓　木通　灯心(或竹叶)

二陈平胃散(《太平惠民和剂局方》)　半夏　陈皮　茯苓　甘草　苍术　川朴

二陈汤(《太平惠民和剂局方》)　半夏　橘红　茯苓　甘草　生姜　乌梅

十灰散(《十药神书》)　大蓟　小蓟　侧柏叶　荷叶　茜草根　栀子　白茅根　大黄　丹皮　棕榈皮

十全大补汤(《太平惠民和剂局方》)　熟地黄　白芍　当归　川芎　人参　白术　茯苓　炙甘草　黄芪　肉桂

十枣汤(《伤寒论》)　芫花　甘遂　大戟　大枣

丁香柿蒂汤(《症因脉治》)　丁香　柿蒂　人参　生姜

丁香透膈散(《太平惠民和剂局方》)　白术　香附　人参　砂仁　丁香　麦芽　木香　肉豆蔻　白豆蔻　神曲　炙甘草　沉香　青皮　厚朴　檀香　陈皮　半夏　草果

丁香散(《三因极一病证方论》)　丁香　柿蒂　炙甘草　高良姜

七味白术散(《小儿药证直诀》)　人参　茯苓　炒白术　甘草　藿香叶　木香　葛根

七味都气丸(《医宗己任编》)　熟地黄　山茱萸　山药　茯苓　牡丹皮　泽泻　五味子

七福饮(《景岳全书》)　人参　熟地黄　当归　白术　炙甘草　枣仁　远志

人参养荣丸(《中华人民共和国药典》2020年版)　人参　熟地黄　当归　白芍　白术　茯苓　炙甘草　炙黄芪　陈皮　五味子　肉桂　炒远志

人参养营汤(《太平惠民和剂局方》)　人参　熟地黄　当归　白芍　白术　茯苓　炙甘草　黄芪　陈皮　五味子　肉桂　炒远志

八正散(《太平惠民和剂局方》)　木通　车前子　萹蓄　瞿麦　滑石　甘草梢　大黄　栀子　灯心

八珍汤(《正体类要》)　人参　白术　茯苓　甘草　当归　白芍　川芎　熟地黄　生姜　大枣

三　画

三才封髓丹(《卫生宝鉴》)　天冬　熟地黄　人参　黄柏　砂仁　甘草

三子养亲汤(《韩氏医通》)　紫苏子　白芥子　莱菔子

三仁汤(《温病条辨》)　杏仁　飞滑石　白通草　白蔻仁　竹叶　厚朴　生薏苡仁　半夏

三妙丸(《医学正传》)　苍术　黄柏　川牛膝

三拗汤(《太平惠民和剂局方》)　麻黄　杏仁　甘草

大补元煎(《景岳全书》)　人参　炒山药　熟地黄　杜仲　枸杞子　当归　山茱萸　炙甘草

大青龙汤(《伤寒论》)　麻黄　桂枝　杏仁　炙甘草　石膏　生姜　大枣

大定风珠(《温病条辨》)　白芍　干地黄　麦冬　生龟甲　牡蛎　鳖甲　阿胶　炙甘草　五味子　火麻仁　鸡子黄

大建中汤(《金匮要略》)　蜀椒　干姜　人参　饴糖

大承气汤(《伤寒论》)　大黄　厚朴　枳实　芒硝

大柴胡汤(《伤寒论》)　柴胡　黄芩　半夏　枳实　白芍　大黄　生姜　大枣

大黄甘草汤(《金匮要略》)　大黄　甘草

大黄牡丹汤(《金匮要略》)　大黄　牡丹皮　桃仁　冬瓜子　芒硝

大黄附子汤(《金匮要略》)　大黄　附子　细辛

大黄䗪虫丸(《金匮要略》)　大黄　黄芩　甘草　桃仁　杏仁　芍药　干地黄　干漆　虻虫　水蛭　蛴螬　䗪虫

小半夏加茯苓汤(《金匮要略》)　半夏　生姜　茯苓

小青龙加石膏汤(《金匮要略》)　麻黄　桂枝　芍药　炙甘草　干姜　细辛　半夏　五味子　生石膏

小青龙汤(《伤寒论》)　麻黄　芍药　细辛　干姜　炙甘草　桂枝　五味子　半夏

小承气汤(《伤寒论》)　大黄　厚朴　枳实

小建中汤(《伤寒论》)　桂枝　芍药　甘草　生姜　大枣　饴糖

小柴胡汤(《伤寒论》)　柴胡　黄芩　半夏　人参　炙甘草　生姜　大枣

小陷胸汤《伤寒论》　瓜蒌实　黄连　半夏

小蓟饮子(《济生方》)　生地黄　小蓟　滑石　木通　炒蒲黄　淡竹叶　藕节　当归　栀子　甘草

千金苇茎汤(《备急千金要方》)　苇茎　生薏苡仁　冬瓜子　桃仁

川芎茶调散(《太平惠民和剂局方》)　川芎　荆芥　防风　细辛　白芷　薄荷　羌活　甘草

己椒苈黄丸(《金匮要略》)　防己　椒目　葶苈子　大黄

四　画

开噤散(《医学心悟》)　人参　黄连　石菖蒲　丹参　石莲子　茯苓　陈皮　冬瓜子　陈米　荷叶蒂

天王补心丹(《校注妇人良方》)　人参　玄参　丹参　茯苓　桔梗　远志　生地黄　当归身　五味子　天冬　麦冬　柏子仁　酸枣仁　朱砂(为衣)

天台乌药散(《医学发明》)　天台乌药　木香　茴香　青皮　高良姜　槟榔　川楝子　巴豆

天麻钩藤饮(《中医内科杂病证治新义》)　天麻　钩藤　生石决明　川牛膝　桑寄生　杜仲　栀子　黄芩　益母草　朱茯神　夜交藤

无比山药丸(《太平惠民和剂局方》)　山药　肉苁蓉　熟地黄　山茱萸　茯神　菟丝子　五味子　赤石脂　巴戟天　泽泻　杜仲　牛膝

木防己汤(《金匮要略》)　木防己　石膏　桂枝　人参

木香顺气散(《证治准绳》)　木香　青皮　陈皮　炙甘草　枳壳　川厚朴　香附　苍术　砂仁　槟榔

木香槟榔丸(《医方集解》)　木香　香附　青皮　陈皮　枳壳　牵牛子　槟榔　黄连　黄柏　三棱　莪术　大黄　芒硝

五仁丸(《世医得效方》)　桃仁　杏仁　柏子仁　松子仁　郁李仁　陈皮

五生饮(《世医得效方》)　生南星　生半夏　生白附子　川乌　黑豆

五汁安中饮(《新增汤头歌诀》引张任侯方)　韭汁　牛乳　生姜汁　梨汁　藕汁

五皮饮(《华氏中藏经》)　桑白皮　橘皮　生姜皮　大腹皮　茯苓皮

五味消毒饮(《医宗金鉴》)　金银花　野菊花　蒲公英　紫花地丁　紫背天葵

五苓散(《伤寒论》)　桂枝　白术　茯苓　猪苓　泽泻

五磨饮子(《医方集解》)　乌药　沉香　槟榔　枳实　木香

不换金正气散(《太平惠民和剂局方》)　苍术　陈皮(去白)　半夏　厚朴　藿香　甘草　生姜　大枣

止嗽散(《医学心悟》)　桔梗　荆芥　紫菀　百部　白前　甘草　陈皮

中满分消丸(《兰室秘藏》) 人参 白术 茯苓 炙甘草 猪苓 半夏 橘皮 干姜 姜黄 砂仁 泽泻 知母 黄芩 黄连 枳实 姜厚朴

少腹逐瘀汤(《医林改错》) 小茴香 干姜 延胡索 没药 当归 川芎 肉桂 赤芍药 蒲黄 五灵脂

牛黄清心丸(《痘疹世医心法》) 牛黄 朱砂 黄连 郁金 黄芩 栀子

化肝煎(《景岳全书》) 青皮 陈皮 芍药 丹皮 栀子 泽泻 土贝母

化积丸(《类证治裁》) 三棱 莪术 阿魏 海浮石 香附 雄黄 槟榔 苏木 瓦楞子 五灵脂

月华丸(《医学心悟》) 天冬 麦冬 生地黄 熟地黄 山药 百部 沙参 川贝母 阿胶 茯苓 獭肝 三七 白菊花 桑叶

丹参饮(《时方歌括》) 丹参 檀香 砂仁

丹栀逍遥散(《内科摘要》) 牡丹皮 栀子 当归 芍药 茯苓 白术 柴胡 甘草 生姜 薄荷

乌头汤(《金匮要略》) 麻黄 芍药 黄芪 甘草 川乌

乌头赤石脂丸(《金匮要略》) 蜀椒 乌头 附子 干姜 赤石脂

乌头桂枝汤(《金匮要略》) 乌头 桂枝 芍药 生姜 甘草 大枣

乌梅丸(《伤寒论》) 乌梅 黄连 黄柏 人参 当归 附子 桂枝 蜀椒 干姜 细辛

六一散(《伤寒标本心法类萃》) 滑石 甘草

六君子汤(《校注妇人良方》) 人参 炙甘草 茯苓 白术 陈皮 制半夏 生姜 大枣

六味地黄丸(《小儿药证直诀》) 熟地黄 山萸肉 干山药 泽泻 牡丹皮 茯苓

六磨汤(《证治准绳》) 沉香 木香 槟榔 乌药 枳实 大黄

双合汤(《杂病源流犀烛》) 当归 川芎 白芍 生地黄 陈皮 半夏 茯苓 桃仁 红花 白芥子 甘草 鲜竹沥 生姜汁

五　画

玉女煎(《景岳全书》) 石膏 熟地黄 麦冬 知母 牛膝

玉枢丹(《外科正宗》) 山慈菇 续随子 大戟 麝香 雄黄 朱砂 五倍子

玉泉丸(《万病回春》) 黄连 干葛 天花粉 知母 麦冬 人参 五味子 生地黄汁 莲子肉 乌梅肉 当归 甘草 人乳汁 牛乳汁 甘蔗叶 梨汁 藕汁

玉泉丸(《杂病源流犀烛》) 人参 黄芪 天花粉 葛根 麦冬 乌梅 甘草 茯苓

玉屏风散(《医方类聚》引《究原方》) 黄芪 白术 防风

玉液汤(《医学衷中参西录》) 生山药 生黄芪 知母 葛根 五味子 天花粉 生鸡内金

正气天香散(《保命歌括》) 乌药 香附 干姜 紫苏 陈皮

甘麦大枣汤(《金匮要略》) 甘草 浮小麦 大枣

甘草干姜汤(《金匮要略》) 甘草 干姜

甘姜苓术汤(《金匮要略》) 甘草 白术 干姜 茯苓

甘遂半夏汤(《金匮要略》) 甘遂 半夏 芍药 甘草

甘露消毒丹(《温热经纬》) 滑石 茵陈 黄芩 石菖蒲 川贝母 木通 藿香 射干 连翘 薄荷 白蔻仁

左归丸(《景岳全书》) 熟地黄 山药 山茱萸 菟丝子 枸杞子 川牛膝 鹿角胶 龟甲胶

左归饮(《景岳全书》) 熟地黄 山茱萸 枸杞子 山药 茯苓 炙甘草

左金丸(《丹溪心法》) 黄连 吴茱萸

右归丸(《景岳全书》) 熟地黄 山药 山茱萸 枸杞子 杜仲 菟丝子 附子 肉桂 当归 鹿角胶

右归饮(《景岳全书》) 熟地黄 山药 山茱萸 枸杞子 甘草 杜仲 附子 肉桂

石韦散(《证治汇补》) 石韦 冬葵子 瞿麦 滑石 车前子

龙胆泻肝汤(丸)(《兰室秘藏》) 龙胆草 泽泻 木通 车前子 当归 柴胡 生地黄(近代方中有黄芩、甘草、栀子)

平胃散(《太平惠民和剂局方》)　苍术　厚朴　陈皮　甘草　生姜　大枣

平喘固本汤(验方)　党参　五味子　冬虫夏草　胡桃肉　沉香　灵磁石　脐带　苏子　款冬花　法半夏　橘红

归脾汤(《济生方》)　人参　黄芪　白术　茯神　酸枣仁　龙眼肉　木香　炙甘草　当归　远志　生姜　大枣

四七汤(《太平惠民和剂局方》)　苏叶　半夏　厚朴　茯苓　生姜　大枣

四妙丸(《成方便读》)　黄柏　薏苡仁　苍术　牛膝

四君子汤(《太平惠民和剂局方》)　党参　白术　茯苓　炙甘草

四苓散(《丹溪心法》)　猪苓　泽泻　白术　茯苓

四味回阳饮(《景岳全书》)　人参　制附子　炙甘草　炮姜

四物汤(《太平惠民和剂局方》)　当归　白芍　川芎　熟地黄

四逆加人参汤(《伤寒论》)　附子　干姜　人参　炙甘草

四逆汤(《伤寒论》)　炙甘草　干姜　附子

四逆散(《伤寒论》)　柴胡　枳实　芍药　炙甘草

四神丸(《证治准绳》)　补骨脂　肉豆蔻　吴茱萸　五味子　生姜　大枣

四海舒郁丸(《疡医大全》)　青木香　陈皮　海蛤粉　海带　海藻　昆布　海螵蛸

生脉地黄汤(《医宗金鉴》)　人参　麦冬　五味子　熟地黄　山萸肉　山药　茯苓　牡丹皮　泽泻

生脉散(《备急千金要方》)　人参　麦冬　五味子

生铁落饮(《医学心悟》)　天冬　麦冬　贝母　胆南星　橘红　远志肉　石菖蒲　连翘　茯苓　茯神　玄参　钩藤　丹参　辰砂　生铁落

失笑散(《太平惠民和剂局方》)　五灵脂　蒲黄

代抵当汤(《证治准绳》)　大黄　归尾　生地黄　穿山甲　芒硝　桃仁　肉桂

仙方活命饮(《妇人大全良方》)　白芷　贝母　防风　赤芍　当归尾　甘草　皂角刺　穿山甲　天花粉　乳香　没药　金银花　陈皮

白头翁汤(《伤寒论》)　白头翁　黄柏　黄连　秦皮

白虎加人参汤(《伤寒论》)　知母　石膏　甘草　粳米　人参

白虎加桂枝汤(《金匮要略》)　知母　石膏　甘草　粳米　桂枝

白虎汤(《伤寒论》)　知母　石膏　粳米　炙甘草

瓜蒌桂枝汤(《金匮要略》)　瓜蒌根　桂枝　芍药　生姜　大枣　甘草

瓜蒌薤白白酒汤(《金匮要略》)　瓜蒌　薤白　白酒

瓜蒌薤白半夏汤(《金匮要略》)　瓜蒌　薤白　半夏　白酒

半夏白术天麻汤(《医学心悟》)　半夏　白术　天麻　橘红　茯苓　甘草　生姜　大枣

半夏泻心汤(《伤寒论》)　半夏　黄芩　干姜　人参　黄连　大枣　炙甘草

半夏厚朴汤(《金匮要略》)　半夏　厚朴　茯苓　生姜　苏叶

圣愈汤(《医宗金鉴》)　人参　黄芪　当归　白芍　熟地黄　川芎

加味二妙散(《丹溪心法》)　黄柏　苍术　当归　牛膝　防己　萆薢　龟甲

加味不换金正气散(验方)　厚朴　苍术　陈皮　甘草　藿香　佩兰　草果　半夏　槟榔　石菖蒲　荷叶

加味四君子汤(《三因极一病证方论》)　人参　茯苓　白术　炙甘草　黄芪　白扁豆

加味四物汤(《金匮翼》)　白芍　当归　生地黄　川芎　蔓荆子　菊花　黄芩　炙甘草

加味桔梗汤(《医学心悟》)　桔梗　甘草　贝母　橘红　银花　苡仁　葶苈子　白及

加味清胃散(《张氏医通》)　生地黄　丹皮　当归　黄连　连翘　犀角(现用水牛角代)　升麻　生甘草

加减泻白散(《医学发明》)　桑白皮　地骨皮　粳米　甘草　五味子　人参　白茯苓　青皮　陈皮

加减复脉汤(《温病条辨》)　炙甘草　生地黄　白芍　麦冬　阿胶　火麻仁

加减葳蕤汤(《通俗伤寒论》)　葳蕤　葱白　桔梗　白薇　淡豆豉　薄荷　炙甘草　大枣

六　画

地黄饮子(《宣明论方》)　熟地黄　巴戟天　山茱萸　石斛　肉苁蓉　附子　五味子　肉桂　茯苓　麦冬　菖蒲　远志　生姜　大枣　薄荷

地榆散(《验方》)　地榆　茜根　黄芩　黄连　栀子　茯苓

芍药甘草汤(《伤寒论》)　芍药　甘草

芍药汤(《素问病机气宜保命集》)　芍药　当归　黄连　槟榔　木香　炙甘草　大黄　黄芩　肉桂

芎芷石膏汤(《医宗金鉴》)　川芎　白芷　石膏　菊花　藁本　羌活

百合固金汤(《医方集解》)　熟地黄　生地黄　当归　白芍　甘草　桔梗　玄参　贝母　麦冬　百合

至宝丹(《太平惠民和剂局方》)　朱砂　麝香　安息香　金银箔　犀角(现用水牛角代)　牛黄　琥珀　雄黄　玳瑁　龙脑

当归六黄汤(《兰室秘藏》)　当归　生地黄　熟地黄　黄芩　黄柏　黄连　黄芪

当归龙荟丸(《宣明论方》)　当归　龙胆草　栀子　黄连　黄芩　黄柏　大黄　青黛　芦荟　木香　麝香

当归四逆汤(《伤寒论》)　当归　桂枝　芍药　细辛　甘草　通草　大枣

当归补血汤(《内外伤辨惑论》)　黄芪　当归

回阳救急汤(《伤寒六书》)　附子　干姜　肉桂　人参　白术　茯苓　陈皮　甘草　五味子　半夏

朱砂安神丸(《医学发明》)　朱砂　黄连　甘草　生地黄　当归

竹叶石膏汤(《伤寒论》)　竹叶　石膏　麦冬　人参　半夏　甘草　粳米

血府逐瘀汤(《医林改错》)　当归　生地黄　桃仁　红花　枳壳　赤芍　柴胡　甘草　桔梗　川芎　牛膝

舟车丸(《景岳全书》)　甘遂　芫花　大戟　大黄　黑丑　木香　青皮　陈皮　轻粉　槟榔

交泰丸(《韩氏医通》)　黄连　肉桂

安宫牛黄丸(《湿热条辨》)　牛黄　郁金　犀角(现用水牛角代)　黄连　朱砂　冰片　珍珠　栀子　雄黄　黄芩　麝香　金箔衣

安神定志丸(《医学心悟》)　人参　茯苓　茯神　菖蒲　姜远志　龙齿

导赤散(《小儿药证直诀》)　生地黄　木通　竹叶　甘草

导痰汤(《校注妇人良方》)　半夏　陈皮　茯苓　甘草　枳实　制南星　生姜

阳和汤(《外科证治全生集》)　熟地黄　麻黄　鹿角胶　白芥子　肉桂　生甘草　炮姜炭

防己黄芪汤(《金匮要略》)　防己　黄芪　白术　甘草　生姜　大枣

防风汤(《宣明论方》)　防风　甘草　当归　茯苓　官桂　秦艽　葛根　麻黄　生姜　大枣　杏仁　黄芩

防风通圣散(《宣明论方》)　防风　川芎　当归　芍药　薄荷　大黄　芒硝　连翘　麻黄　石膏　桔梗　黄芩　白术　栀子　荆芥　滑石　甘草　生姜

如金解毒散(《景岳全书》)　桔梗　甘草　黄芩　黄柏　栀子　黄连

七　画

麦门冬汤(《金匮要略》)　麦冬　人参　半夏　甘草　粳米　大枣

麦味地黄丸(《医级》)　熟地黄　山茱萸　干山药　泽泻　茯苓　牡丹皮　麦冬　五味子

苏子降气汤(《太平惠民和剂局方》)　紫苏子　橘皮　半夏　当归　前胡　厚朴　肉桂　甘草　生姜

苏合香丸(《太平惠民和剂局方》)　苏合香　冰片　麝香　安息香　青木香　香附　白檀香　丁香　沉香　荜茇　熏陆香　白术　诃子　朱砂　犀角(现用水牛角代)

杜仲丸(《医学入门》)　杜仲　龟甲　黄柏　知母　枸杞子　五味子　当归　芍药　黄芪　补骨脂　猪脊髓

杏苏散(《温病条辨》)　苏叶　半夏　茯苓　前胡　桔梗　枳壳　甘草　生姜　大枣　橘皮　杏仁

杞菊地黄丸(《医级》)　枸杞子　菊花　熟地黄　山茱萸　山药　泽泻　牡丹皮　茯苓

更衣丸(《先醒斋医学广笔记》)　芦荟　朱砂

还少丹(《医方集解》) 熟地黄 枸杞子 山萸肉 肉苁蓉 远志 巴戟天 小茴香 杜仲 怀牛膝 楮实子 茯苓 山药 大枣 五味子 石菖蒲 人参

连朴饮(《霍乱论》) 厚朴 黄连 石菖蒲 半夏 香豉 栀子 芦根

连理汤(《张氏医通》) 人参 白术 炙甘草 干姜 茯苓 黄连

吴茱萸汤(《伤寒论》) 吴茱萸 人参 大枣 生姜

牡蛎散(《太平惠民和剂局方》) 煅牡蛎 黄芪 麻黄根 浮小麦

何人饮(《景岳全书》) 何首乌 人参 当归 陈皮 生姜

身痛逐瘀汤(《医林改错》) 秦艽 川芎 桃仁 红花 甘草 羌活 没药 当归 灵脂 香附 牛膝 地龙

龟鹿二仙胶(膏)(《医便》) 鹿角 龟甲 人参 枸杞子

羌活胜湿汤(《内外伤辨惑论》) 羌活 独活 藁本 防风 炙甘草 川芎 蔓荆子

沙参麦冬汤(《温病条辨》) 北沙参 玉竹 麦冬 天花粉 白扁豆 桑叶 生甘草

沙参清肺汤(验方) 北沙参 生黄芪 太子参 合欢皮 白及 生甘草 桔梗 苡仁 冬瓜子

沉香散(《金匮翼》) 沉香 石韦 滑石 当归 橘皮 白芍 冬葵子 甘草 王不留行

良附丸(《良方集腋》) 高良姜 香附

启阳娱心丹(《辨证录》) 茯苓 人参 远志 茯神 菖蒲 甘草 橘红 砂仁 柴胡 菟丝子 白术 生枣仁 当归 白芍 山药 神曲

启膈散(《医学心悟》) 沙参 茯苓 丹参 川贝 郁金 砂仁壳 荷叶蒂 杵头糠

补天大造丸(《医学心悟》) 人参 白术 当归 黄芪 枣仁 远志 芍药 山药 茯苓 枸杞 熟地黄 紫河车 龟甲 鹿角

补中益气汤(《脾胃论》) 人参 黄芪 白术 甘草 当归 陈皮 升麻 柴胡

补气运脾汤(《医学统旨》) 人参 白术 茯苓 甘草 黄芪 陈皮 砂仁 半夏曲 生姜 大枣

补血荣筋丸(《杏苑生春》) 肉苁蓉 牛膝 天麻 木瓜 鹿茸 熟地黄 菟丝子 五味子

补阳还五汤(《医林改错》) 当归尾 川芎 黄芪 桃仁 红花 地龙 赤芍

补肝汤(《医宗金鉴》) 当归 熟地黄 白芍 川芎 酸枣仁 木瓜 甘草

补肺汤(《永类钤方》) 人参 黄芪 熟地黄 五味子 紫菀 桑白皮

补肺汤(《备急千金要方》) 黄芪 甘草 钟乳 人参 桂心 干地黄 茯苓 白石英 厚朴 桑白皮 干姜 紫菀 橘皮 当归 五味子 远志 麦冬

补虚汤(《圣济总录》) 黄芪 茯苓 甘草 五味子 干姜 半夏 厚朴 陈皮

补髓丹(《百一选方》) 杜仲 补骨脂 鹿茸 没药 胡桃肉

附子理中丸(《太平惠民和剂局方》) 炮附子 人参 白术 炮姜 炙甘草

附子理苓汤(《内经拾遗》) 人参 白术 干姜 甘草 黑附子 猪苓 泽泻 白术 茯苓 桂枝

附子粳米汤(《金匮要略》) 炮附子 粳米 半夏 甘草 大枣

妙香散(《沈氏尊生书》) 山药 茯苓 茯神 远志 黄芪 人参 桔梗 甘草 木香 辰砂 麝香

纯阳正气丸(《中华人民共和国药典》2020年版) 藿香 姜半夏 木香 陈皮 丁香 肉桂 苍术 白术 茯苓 朱砂 硝石 硼砂 雄黄 煅金礞石 麝香 冰片

八 画

苓甘五味姜辛汤(《金匮要略》) 茯苓 甘草 五味子 干姜 细辛

苓桂术甘汤(《金匮要略》) 茯苓 桂枝 白术 甘草

虎潜丸(《丹溪心法》) 龟甲 黄柏 知母 熟地黄 白芍药 锁阳 陈皮 虎骨(现用狗骨代) 干姜

明目地黄丸(《中药成方配本》) 熟地黄 山萸肉 怀山药 丹皮 茯苓 泽泻 当归 白芍 枸杞子 白菊花 白蒺藜 石决明

知柏地黄丸(《医宗金鉴》) 知母 黄柏 熟地黄 山茱萸 山药 茯苓 丹皮 泽泻

金水六君煎(《景岳全书》) 当归 茯苓 半夏 熟地黄 陈皮 炙甘草

金铃子散(《素问病机气宜保命集》)　金铃子　延胡索

金匮肾气丸(《金匮要略》)　桂枝　附子　干地黄　山茱萸　山药　茯苓　丹皮　泽泻

金锁固精丸(《医方集解》)　沙苑蒺藜　芡实　莲须　龙骨　牡蛎　莲子

炙甘草汤(《伤寒论》)　炙甘草　生姜　桂枝　人参　生地黄　阿胶　麦冬　火麻仁　大枣

河车大造丸(《扶寿精方》)　紫河车　熟地黄　天冬　麦冬　杜仲　牛膝　黄柏　龟甲

泻心汤(《金匮要略》)　大黄　黄连　黄芩

泻白散(《小儿药证直诀》)　桑白皮　地骨皮　生甘草　粳米

定志丸(《备急千金要方》)　人参　茯神　菖蒲　远志　甘草(一方有茯苓　白术　麦冬)

定喘汤(《摄生众妙方》)　白果　麻黄　桑白皮　款冬花　半夏　杏仁　苏子　黄芩　甘草

定痫丸(《医学心悟》)　天麻　川贝　法夏　云苓　茯神　胆南星　石菖蒲　全蝎(去尾)　僵蚕　琥珀粉　灯心草　陈皮　远志　丹参　麦冬　朱砂粉　竹沥　姜汁

实脾饮(《济生方》)　附子　干姜　白术　甘草　厚朴　木香　草果　木瓜　槟榔　茯苓　生姜　大枣

参苏饮(《太平惠民和剂局方》)　人参　苏叶　葛根　前胡　法半夏　茯苓　橘红　甘草　桔梗　枳壳　木香　陈皮　生姜　大枣

参附龙牡汤(《方剂学》)　人参　制附子　龙骨　牡蛎

参附再造丸(《通俗伤寒论》)　人参　附子　桂枝　羌活　黄芪　细辛　炙甘草　防风

参附汤(《妇人大全良方》)　人参　熟附子　生姜　大枣

参苓白术散(《太平惠民和剂局方》)　人参　茯苓　白术　桔梗　山药　甘草　白扁豆　莲子肉　砂仁　薏苡仁　陈皮

参蛤散(《普济方》)　人参　蛤蚧

驻车丸(《中华人民共和国药典》2020年版)　黄连　当归　阿胶　炮姜

九　画

春泽汤(《医方集解》)　白术　桂枝　猪苓　泽泻　茯苓　人参

封髓丹(《医宗金鉴》)　黄柏　砂仁　甘草

荆防达表汤(《时氏处方学》)　荆芥　防风　苏叶　白芷　橘红　杏仁　赤苓　生姜　葱头　炒建曲

荆防败毒散(《外科理例》)　荆芥　防风　羌活　独活　柴胡　前胡　川芎　枳壳　茯苓　桔梗　甘草

茜根散(《重订严氏济生方》)　茜根　黄芩　阿胶(蛤粉炒)　侧柏叶　生地黄　甘草(炙)

茜根散(《景岳全书》)　茜草根　黄芩　阿胶　侧柏叶　生地黄　炙甘草

茵陈五苓散(《金匮要略》)　茵陈蒿　桂枝　茯苓　白术　泽泻　猪苓

茵陈术附汤(《医学心悟》)　茵陈蒿　白术　附子　干姜　炙甘草　肉桂

茵陈蒿汤(《伤寒论》)　茵陈蒿　栀子　大黄

枳术丸(《脾胃论》)　枳实　白术

枳实导滞丸(《内外伤辨惑论》)　大黄　枳实　黄芩　黄连　神曲　白术　茯苓　泽泻

枳实消痞丸(《兰室秘藏》)　干生姜　炙甘草　麦芽曲　白茯苓　白术　半夏曲　人参　厚朴　枳实　黄连

枳实薤白桂枝汤(《金匮要略》)　枳实　厚朴　薤白　桂枝　瓜蒌实

柏叶汤(《金匮要略》)　侧柏叶　干姜　艾叶　马通汁

栀子柏皮汤(《伤寒论》)　栀子　甘草　黄柏

栀子清肝汤(《外科正宗》)　栀子　牡丹皮　黄芩　黄连　牛蒡子　柴胡　川芎　白芍　石膏　当归　甘草

栀子清肝汤(《类证治裁》)　栀子　牡丹皮　柴胡　当归　白芍　茯苓　川芎　牛蒡子　甘草

厚朴三物汤(《金匮要略》)　厚朴　大黄　枳实

厚朴麻黄汤(《金匮要略》)　厚朴　麻黄　石膏　杏仁　半夏　五味子　干姜　细辛

牵正散(《杨氏家藏方》)　白附子　僵蚕　全蝎

胃苓汤(《丹溪心法》)　苍术　厚朴　陈皮　甘草　生姜　大枣　桂枝　猪苓　泽泻　白术　茯苓

香苏散(《太平惠民和剂局方》)　香附　紫苏　陈皮　甘草

香连丸(《太平惠民和剂局方》)　黄连　木香

香附旋覆花汤(《温病条辨》)　生香附　旋覆花　苏子霜　薏苡仁　半夏　茯苓　橘皮

香茸丸(《证治准绳》)　麝香　鹿茸　麋茸　肉苁蓉　熟地黄　沉香　五味子　茯苓　龙骨

香砂六君子汤(《时方歌括》)　木香　砂仁　陈皮　半夏　党参　白术　茯苓　甘草

复元活血汤(《医学发明》)　柴胡　瓜蒌根　当归　红花　甘草　穿山甲　大黄　桃仁

顺气导痰汤(验方)　半夏　陈皮　茯苓　甘草　生姜　胆南星　枳实　木香　香附

保元汤(《博爱心鉴》)　人参　黄芪　肉桂　生姜　甘草

保和丸(《丹溪心法》)　神曲　山楂　茯苓　半夏　陈皮　连翘　莱菔子

保真汤(《十药神书》)　人参　黄芪　白术　甘草　赤茯苓　白茯苓　五味子　当归　生地黄　熟地黄　天冬　麦冬　赤芍　白芍　柴胡　厚朴　地骨皮　黄柏　知母　莲心　陈皮　生姜　大枣

独参汤(《景岳全书》)　人参

独活寄生汤(《备急千金要方》)　独活　桑寄生　秦艽　防风　细辛　当归　芍药　川芎　干地黄　杜仲　牛膝　人参　茯苓　甘草　桂心

养心汤(《证治准绳》)　黄芪　茯苓　茯神　当归　川芎　炙甘草　半夏曲　柏子仁　酸枣仁　远志　五味子　人参　肉桂

洗心汤(《辨证录》)　人参　甘草　半夏　陈皮　石菖蒲　附子　茯神　酸枣仁　神曲

活人败毒散(败毒散)(《南阳活人书》)　人参　羌活　独活　前胡　柴胡　川芎　枳壳　桔梗　茯苓　甘草　生姜

活络效灵丹(《医学衷中参西录》)　当归　丹参　生乳香　生没药

济川煎(《景岳全书》)　当归　牛膝　肉苁蓉　泽泻　升麻　枳壳

济生肾气丸(《济生方》)　熟地黄　山药　山茱萸　丹皮　茯苓　泽泻　炮附子　官桂　川牛膝　车前子

宣痹汤(《温病条辨》)　防己　杏仁　连翘　滑石　薏苡仁　半夏　蚕砂　赤小豆皮　栀子

神术散(《医学心悟》)　苍术　陈皮　厚朴　甘草　藿香　砂仁

神犀丹(《温热经纬》)　犀角(现用水牛角代)　石菖蒲　黄芩　生地黄　银花　金汁　连翘　板蓝根　淡豆豉　玄参　天花粉　紫草

十　　画

秦艽鳖甲散(《卫生宝鉴》)　地骨皮　柴胡　秦艽　知母　当归　鳖甲　青蒿　乌梅

真人养脏汤(《太平惠民和剂局方》)　诃子　罂粟壳　肉豆蔻　白术　人参　木香　肉桂　炙甘草　当归　白芍

真武汤(《伤寒论》)　炮附子　白术　茯苓　芍药　生姜

桂附理中汤(《证治宝鉴》)　肉桂　附子　干姜　人参　白术　炙甘草

桂枝甘草龙骨牡蛎汤(《伤寒论》)　桂枝　炙甘草　龙骨　牡蛎

桂枝加厚朴杏子汤(《伤寒论》)　桂枝　芍药　生姜　炙甘草　大枣　厚朴　杏仁

桂枝加黄芪汤(《金匮要略》)　桂枝　白芍　炙甘草　生姜　大枣　黄芪

桂枝芍药知母汤(《金匮要略》)　桂枝　芍药　炙甘草　麻黄　生姜　白术　知母　防风　炮附子

桂枝汤(《伤寒论》)　桂枝　芍药　生姜　炙甘草　大枣

桂枝茯苓丸(《金匮要略》)　桂枝　茯苓　芍药　牡丹皮　桃仁

桔梗汤(《伤寒论》)　桔梗　生甘草

桔梗杏仁煎(《景岳全书》)　桔梗　杏仁　甘草　银花　贝母　枳壳　红藤　连翘　夏枯草　百合　麦冬　阿胶

桃仁红花煎(《素庵医案》)　丹参　赤芍　桃仁　红花　香附　延胡索　青皮　当归　川芎　生地黄

桃红四物汤(《医宗金鉴》)　桃仁　红花　当归　熟地黄　白芍　川芎

桃红饮(《类证治裁》)　桃仁　红花　川芎　当归尾　威灵仙

桃花汤(《伤寒论》)　赤石脂　干姜　粳米

桃核承气汤(《伤寒论》)　桃仁　大黄　桂枝　甘草　芒硝

柴胡桂枝干姜汤(《伤寒论》)　柴胡　桂枝　干姜　瓜蒌根　黄芩　牡蛎　炙甘草

柴胡疏肝散(《景岳全书》)　陈皮　柴胡　枳壳　芍药　炙甘草　香附　川芎

柴胡截疟饮(《医宗金鉴》)　柴胡　黄芩　人参　甘草　半夏　常山　乌梅　槟榔　桃仁　生姜　大枣

柴枳半夏汤(《医学入门》)　柴胡　黄芩　半夏　瓜蒌仁　枳壳　桔梗　杏仁　青皮　甘草

逍遥散(《太平惠民和剂局方》)　柴胡　白术　白芍　当归　茯苓　炙甘草　薄荷　煨生姜

射干麻黄汤(《金匮要略》)　射干　麻黄　细辛　紫菀　款冬花　半夏　五味子　生姜　大枣

脏连丸(《中华人民共和国药典》2020年版)　黄连　黄芩　当归　地黄　赤芍　猪大肠　炒槐花　地榆炭　槐角　阿胶　荆芥

皱肺丸(《三因极一病证方论》)　贝母　知母　秦艽　阿胶　款冬花　紫菀茸　百部　糯米　杏仁

凉膈散(《太平惠民和剂局方》)　川大黄　朴硝　甘草　栀子子仁　薄荷　黄芩　连翘　竹叶　蜂蜜

烧盐方(《医方集解》)　单用烧盐熟水调饮,以指探吐

消渴方(《丹溪心法》)　黄连末　天花粉末　生地黄汁　藕汁　人乳汁　姜汁　蜂蜜

海藻玉壶汤(《医宗金鉴》)　海藻　昆布　海带　半夏　陈皮　青皮　连翘　浙贝母　当归　川芎　独活　甘草

益胃汤(《温病条辨》)　沙参　麦冬　冰糖　细生地黄　玉竹

涤痰汤(《济生方》)　制半夏　制南星　陈皮　枳实　茯苓　人参　石菖蒲　竹茹　甘草　生姜

润肠丸(《沈氏尊生书》)　当归　生地黄　麻仁　桃仁　枳壳

调营饮(《证治准绳》)　莪术　川芎　当归　延胡索　赤芍　瞿麦　大黄　槟榔　陈皮　大腹皮　葶苈　赤茯苓　桑白皮　细辛　官桂　炙甘草　姜　枣　白芷

通幽汤(《兰室秘藏》)　生地黄　熟地黄　桃仁泥　红花　当归　炙甘草　升麻

通脉四逆汤(《伤寒论》)　生附子　干姜　甘草

通窍活血汤(《医林改错》)　赤芍　川芎　桃仁　红花　老葱　鲜姜　红枣　麝香　酒

通瘀煎(《景岳全书》)　当归尾　山楂　香附　红花　乌药　青皮　木香　泽泻

桑白皮汤(《景岳全书》)　桑白皮　半夏　苏子　杏仁　贝母　黄芩　黄连　栀子

桑杏汤(《温病条辨》)　桑叶　杏仁　沙参　浙贝母　淡豆豉　栀子　梨皮

桑菊饮(《温病条辨》)　桑叶　菊花　杏仁　连翘　薄荷　桔梗　甘草　芦根

十一画

理中丸(《伤寒论》)　人参　干姜　甘草　白术

控涎丹(《三因极一病证方论》)　甘遂　大戟　白芥子

黄土汤(《金匮要略》)　灶心黄土　甘草　干地黄　白术　炮附子　阿胶　黄芩

黄芪汤(《金匮翼》)　黄芪　陈皮　火麻仁　白蜜

黄芪建中汤(《金匮要略》)　黄芪　白芍　桂枝　炙甘草　生姜　大枣　饴糖

黄连上清丸(《古今医方集成》)　黄芩　黄连　黄柏　栀子　菊花　桔梗　薄荷　川芎　大黄　连翘　当归　葛根　玄参　花粉　姜黄

黄连阿胶汤(《伤寒论》)　黄连　黄芩　阿胶　白芍　鸡子黄

黄连清心饮(《沈氏尊生书》)　黄连　生地黄　当归　甘草　酸枣仁　茯神　远志　人参　莲子肉

黄连温胆汤(《备急千金要方》)　半夏　陈皮　茯苓　甘草　枳实　竹茹　黄连　大枣　生姜

黄连解毒汤(《外治秘要》)　黄连　黄芩　黄柏　栀子

菖蒲郁金汤(《温病全书》)　石菖蒲　郁金　炒栀子　鲜竹叶　牡丹皮　连翘　灯心　木通　淡竹沥　紫金片

银翘散(《温病条辨》)　金银花　连翘　淡豆豉　牛蒡子　薄荷　荆芥穗　桔梗　甘草　竹叶　鲜芦根

猪苓汤(《伤寒论》)　猪苓　茯苓　泽泻　阿胶　滑石

麻子仁丸(《伤寒论》)　麻子仁　芍药　枳实　大黄　厚朴　杏仁

麻杏石甘汤(《伤寒论》)　麻黄　杏仁　石膏　炙甘草

麻黄汤(《伤寒论》)　麻黄　桂枝　杏仁　炙甘草

麻黄连翘赤小豆汤(《伤寒论》)　麻黄　杏仁　桑白皮　连翘　赤小豆　炙甘草　生姜　大枣

麻黄附子细辛汤(《伤寒论》)　麻黄　附子　细辛

鹿角胶丸(《医学正传》)　鹿角胶　鹿角霜　熟地黄　川牛膝　白茯苓　菟丝子　人参　当归　白术　杜仲　虎胫骨　龟甲

鹿茸补涩丸(《沈氏尊生书》)　人参　黄芪　菟丝子　桑螵蛸　莲子肉　茯苓　肉桂　山药　附子　鹿茸　桑皮　龙骨　补骨脂　五味子

旋覆代赭汤(《伤寒论》)　旋覆花　赭石　人参　生姜　炙甘草　半夏　大枣

羚羊角汤(《医醇賸义》)　羚羊角　龟甲　生地黄　牡丹皮　白芍　柴胡　薄荷　蝉衣　菊花　夏枯草　生石决明

羚角钩藤汤(《通俗伤寒论》)　羚羊角　桑叶　川贝母　鲜生地黄　钩藤　菊花　白芍药　生甘草　鲜竹茹　茯神

清中汤(《证治准绳》引《医学统旨》)　黄连　栀子　半夏　茯苓　陈皮　草豆蔻　甘草

清金化痰汤(《医学统旨》)　黄芩　栀子　桔梗　麦冬　桑白皮　贝母　知母　瓜蒌仁　橘红　茯苓　甘草

清肺饮(《证治汇补》)　茯苓　黄芩　桑白皮　麦冬　车前子　栀子　木通　泽泻

清胃散(《兰室秘藏》)　当归　生地黄　牡丹皮　升麻　黄连

清骨散(《证治准绳》)　银柴胡　胡黄连　秦艽　鳖甲　地骨皮　青蒿　知母　甘草

清营汤(《温病条辨》)　犀角(现用水牛角代)　生地黄　玄参　竹叶心　麦冬　丹参　黄连　银花　连翘

清暑益气汤(《温热经纬》)　西洋参　石斛　麦冬　黄连　竹叶　荷梗　知母　甘草　粳米　西瓜翠衣

清瘴汤(验方)　青蒿　柴胡　茯苓　知母　陈皮　半夏　黄芩　黄连　枳实　常山　竹茹　益元散

清燥救肺汤(《医门法律》)　桑叶　石膏　杏仁　甘草　麦冬　人参　阿胶　炒胡麻仁　炙枇杷叶

十　二　画

越婢加术汤(《金匮要略》)　麻黄　石膏　生姜　大枣　甘草　白术

越婢加半夏汤(《金匮要略》)　麻黄　石膏　生姜　大枣　甘草　半夏

越鞠丸(《丹溪心法》)　川芎　苍术　香附　栀子　神曲

葛根汤(《伤寒论》)　葛根　麻黄　桂枝　生姜　甘草　芍药　大枣

葛根芩连汤(《伤寒论》)　葛根　黄芩　黄连　炙甘草

葱白七味饮(《外台秘要》)　葱白连根　干葛根　淡豆豉　生姜　麦冬　干地黄

葶苈大枣泻肺汤(《金匮要略》)　葶苈子　大枣

椒目瓜蒌汤(《医醇賸义》)　川椒目　瓜蒌仁　葶苈子　桑白皮　紫苏子　半夏　茯苓　橘红　蒺藜　生姜

硝石矾石散(《金匮要略》)　硝石　矾石

紫雪丹(《太平惠民和剂局方》)　滑石　石膏　寒水石　磁石　羚羊角　青木香　犀角(现用水牛角代)　沉香　丁香　升麻　玄参　甘草　朴硝　朱砂　麝香　黄金　硝石

黑锡丹(《太平惠民和剂局方》)　黑锡　硫黄　川楝子　胡芦巴　木香　炮附子　肉豆蔻　阳起石　沉香　茴香　肉桂　补骨脂

程氏萆薢分清饮(《医学心悟》)　萆薢　车前子　茯苓　莲子心　菖蒲　黄柏　丹参　白术

痛泻要方(《景岳全书》)　白术　白芍　防风　炒陈皮

温胆汤(《三因极一病证方论》)　半夏　陈皮　甘草　枳实　竹茹　茯苓　生姜　大枣

温脾汤(《备急千金要方》)　附子　干姜　人参　甘草　大黄

滋水清肝饮(《医宗己任编》)　熟地黄　山茱萸　茯苓　归身　山药　牡丹皮　泽泻　白芍　柴胡　栀子　酸

枣仁

　　滋肾通关丸(《兰室秘藏》)　知母　黄柏　肉桂

　　犀角地黄汤(《备急千金要方》)　犀角(现用水牛角代)　生地黄　牡丹皮　芍药

　　犀黄丸(《外科证治全生集》)　牛黄　麝香　没药　乳香　黄米饭

　　疏凿饮子(《世医得效方》)　商陆　泽泻　赤小豆　椒目　木通　茯苓皮　大腹皮　槟榔　生姜　羌活　秦艽

十 三 画

　　槐花散(《普济本事方》)　槐花　侧柏叶　荆芥穗　炒枳壳

　　槐角丸(《中华人民共和国药典》2020 年版)　炒槐角　地榆炭　黄芩　当归　炒枳壳　防风

　　暖肝煎(《景岳全书》)　肉桂　小茴香　茯苓　乌药　枸杞子　当归　沉香　生姜

　　解语丹(《医学心悟》)　白附子　石菖蒲　远志　天麻　全蝎　羌活　南星　木香　甘草

　　新加香薷饮(《温病条辨》)　香薷　鲜扁豆花　厚朴　金银花　连翘

十 四 画

　　截疟七宝饮(《杨氏家藏方》)　常山　草果　厚朴　槟榔　青皮　陈皮　炙甘草

　　酸枣仁汤(《金匮要略》)　酸枣仁　知母　茯苓　川芎　甘草

　　膈下逐瘀汤(《医林改错》)　五灵脂　当归　川芎　桃仁　牡丹皮　赤芍　乌药　延胡索　甘草　香附　红花　枳壳

　　膏淋汤(《医学衷中参西录》)　山药　芡实　龙骨　牡蛎　生地黄　党参　白芍

十 五 画

　　增液汤(《温病条辨》)　玄参　麦冬　生地黄

　　增液承气汤(《温病条辨》)　玄参　麦冬　细生地黄　大黄　芒硝

　　镇肝熄风汤(《医学衷中参西录》)　怀牛膝　生赭石　生龙骨　生牡蛎　生龟甲　生杭芍　玄参　天冬　川楝子　生麦芽　茵陈蒿　甘草

十 六 画

　　薯蓣丸(《金匮要略》)　薯蓣　人参　白术　茯苓　甘草　当归　芍药　川芎　干地黄　阿胶　麦冬　杏仁　桔梗　大豆黄卷　防风　柴胡　桂枝　神曲　干姜　白蔹　大枣

　　薏苡仁汤(《类证治裁》)　薏苡仁　川芎　当归　麻黄　桂枝　羌活　独活　防风　草乌　制川乌　白术　甘草　生姜

　　橘皮竹茹汤(《金匮要略》)　橘皮　竹茹　甘草　生姜　大枣　人参

　　橘皮汤(《备急千金要方》)　橘皮　麻黄　柴胡　紫苏　杏仁　生姜　石膏

　　赞育丹(《景岳全书》)　熟地黄　当归　杜仲　巴戟肉　肉苁蓉　淫羊藿　蛇床子　肉桂　白术　枸杞　仙茅　山茱萸　韭菜子　附子　或加人参　鹿茸

十七画及以上

　　黛蛤散(《中华人民共和国药典》2020 年版)　青黛　蛤壳

　　礞石滚痰丸(《玉机微义》引《养生主论》"滚痰丸")　青礞石　沉香　大黄　黄芩　朴硝

　　藿朴夏苓汤(《医原》)　藿香　半夏　赤苓　杏仁　生薏苡仁　白蔻仁　猪苓　淡豆豉　泽泻　厚朴　通草

　　藿香正气散(《太平惠民和剂局方》)　藿香　紫苏　白芷　桔梗　白术　厚朴　半夏曲　大腹皮　茯苓　陈皮　甘草　大枣　生姜

　　藻药散(《证治准绳》)　海藻　黄药子

　　鳖甲煎丸(《金匮要略》)　鳖甲　乌扇　黄芩　柴胡　鼠妇　干姜　大黄　芍药　桂枝　葶苈子　石韦　厚朴

丹皮　瞿麦　紫葳　半夏　人参　䗪虫　阿胶　蜂房　赤硝　蜣螂　桃仁

癫狂梦醒汤(《医林改错》)　桃仁　柴胡　香附　木通　赤芍　半夏　大腹皮　青皮　陈皮　桑白皮　苏子　甘草

蠲痹汤(《医学心悟》)　羌活　独活　桂心　秦艽　当归　川芎　炙甘草　海风藤　桑枝　乳香　木香

主要参考书目

1. 张伯臾. 中医内科学[M]. 上海：上海科学技术出版社，1985.

2. 董建华. 中国现代中医医案精华[M]. 北京：北京出版社，1990.

3. 彭怀仁. 中医方剂大辞典[M]. 北京：人民卫生出版社，1996.

4. 王永炎，鲁兆麟. 中医内科学[M]. 北京：人民卫生出版社，1999.

5. 国家中医药管理局《中华本草》编委会. 中华本草[M]. 上海：上海科学技术出版社，1999.

6. 王永炎，严世芸. 实用中医内科学[M]. 2版. 上海：上海科学技术出版社，2009.

复习思考题
答案要点

模拟试卷